Nutzung von Routinedaten für die Qualitätsmessung in der ambulanten Pflege

Kathrin Wehner

Nutzung von Routinedaten für die Qualitätsmessung in der ambulanten Pflege

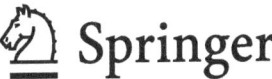

Kathrin Wehner
Berlin, Deutschland

Dissertation Universität Witten/Herdecke, 2023

ISBN 978-3-658-45322-0   ISBN 978-3-658-45323-7 (eBook)
https://doi.org/10.1007/978-3-658-45323-7

Die Deutsche Nationalbibliothek verzeichnet diese Publikation in der Deutschen Nationalbibliografie; detaillierte bibliografische Daten sind im Internet über https://portal.dnb.de abrufbar.

Planung/Lektorat: Renate Scheddin
Springer ist ein Imprint der eingetragenen Gesellschaft Springer Fachmedien Wiesbaden GmbH und ist ein Teil von Springer Nature.
Die Anschrift der Gesellschaft ist: Abraham-Lincoln-Str. 46, 65189 Wiesbaden, Germany

Geleitwort

Die häusliche pflegerische Versorgung bildet das Rückgrat der Langzeitversorgung in Deutschland und sie trägt in erheblichem Maß zur Bewältigung von chronischer Krankheit in der häuslichen Umgebung bei. Mehr als 80 % der pflegebedürftigen Menschen werden zu Hause versorgt. Zwar erfolgt ein Großteil dieser Versorgung innerhalb von Familien oder sozialen Beziehungen, nicht zu vernachlässigen ist aber auch der Sektor der professionellen ambulanten Pflege. Sie kann vielfach dazu beitragen, dass eine häusliche Pflegesituation fortgesetzt und die von vielen Menschen nicht gewünschte Übersiedlung in eine stationäre Pflegeeinrichtung vermieden werden kann.

Trotz dieser hohen Bedeutung der professionellen ambulanten Pflege erhält diese in pflege-, gesundheits-, sozial- oder qualitätspolitischen oder -wissenschaftlichen Debatten kaum ausreichende Bedeutung, sofern sie überhaupt Beachtung findet. Ob dies auf die Einschätzung zurückzuführen ist, dass der ambulanten Pflege kein wichtiger Beitrag zur Versorgung zugeschrieben oder zugetraut wird oder sich kaum jemand der Mühe unterziehen möchte, die Heterogenität der häuslichen Pflege und die alltägliche Wirklichkeit ambulanter Pflegedienste genauer in den Blick zu nehmen, ist nicht abschließend zu beantworten. Erfreulich ist es jedoch, dass Kathrin Wehner sich in ihrer Promotion dieser Tendenz entgegengestellt hat und nicht nur die Qualität der ambulanten Pflege in den Blick genommen, sondern vor allem eine wichtige Diskussion aus der Qualitätssicherung im Gesundheitswesen – die Chancen und Herausforderungen bei der Nutzung von Routinedaten – aufgegriffen und hinsichtlich ihrer Eignung für die Bestimmung der Qualität der ambulanten Pflege untersucht hat.

Die Arbeit von Frau Wehner hat somit Grundlagencharakter. Ausgehend von einem eigens für diese Arbeit entwickelten Qualitätsmodell für die ambulante Pflege, welches sich an einem etablierten Qualitätsmodell orientiert und auf einer Analyse der relevanten Literatur basiert, werden in der Arbeit Ansatzpunkte für die Nutzung von Routinedaten zur Qualitätsbestimmung der ambulanten Pflege beschrieben und analysiert. Das Qualitätsmodell ist auch über den Zweck dieser Arbeit hinaus geeignet, die Diskussion um die Qualität der ambulanten Pflege zu beeinflussen und ihr einen konzeptuellen Rahmen zu geben. Das Modell vermittelt ein umfassendes und fundiertes Bild zur Situation der ambulanten Pflege und der ambulanten Pflegedienste. Es zeigt wesentliche An- und Herausforderungen auf und arbeitet die dafür erforderlichen Kompetenzen der in diesem Bereich tätigen Pflegekräfte heraus.

Auch die Auseinandersetzung mit und Nutzung von Routinedaten in der Pflege im Allgemeinen und in der ambulanten Pflege im Besonderen ist sehr grundlegend. Zwar liegen Erfahrungen mit der Nutzung von Routinedaten für die Qualitätssicherung im Krankenhaus zum Thema Dekubitusprophylaxe sowie Vorschläge für die Nutzung zur Qualitätssicherung in der stationären Langzeitpflege vor, der ambulante Bereich wurde bislang noch nicht betrachtet. Genau diese Lücke wird durch die vorliegende Arbeit zum Teil geschlossen. Dass dazu hohe Akribie und Geduld erforderlich sind, zeigt die Lektüre der Arbeit eindrücklich auf. Zwar konnten im Ergebnis nur drei von insgesamt 17 möglichen Versorgungsaspekten für eine weitere Operationalisierung identifiziert werden – darunter das Medikamentenmanagement sowie verschiedene pflege- und gesundheitsbezogene (Outcome-)Parameter –, diese zeigen jedoch das Potenzial der Nutzung von Routinedaten eindrücklich auf. Die Analyse der Aspekte Medikamentenversorgung, Dekubitus, Mangel-/Unterernährung, Krankenhausaufenthalte aufgrund von Sturzereignissen und Pneumonien, Harninkontinenz sowie multiresistente Erreger zeigt nicht nur die grundsätzliche Abbildbarkeit der genannten Versorgungsaspekte, sondern auch die in diesen Bereichen tatsächlich existierenden Qualitätsdefizite in der Versorgung auf.

Zum Ende der Arbeit werden Perspektiven für die weitere Auseinandersetzung mit Routinedaten für die Gewinnung von Erkenntnissen zur häuslichen pflegerischen Versorgung angesprochen, die in vielfältiger Weise für die Weiterentwicklung dieses Bereichs genutzt werden können – im Sinne der Kompetenzentwicklung in der Pflege- und Gesundheitswissenschaft, hinsichtlich der

Nutzung zur Qualitätsbestimmung sowie hinsichtlich eines umfassenderen Verständnisses von Qualitätsaspekten der ambulanten Pflege. Frau Wehner ist für diese Arbeit großes Lob und großer Dank auszusprechen und der Arbeit eine gute Verbreitung zu wünschen.

Osnabrück
April 2024

Prof. Dr. Dr. h. c. Andreas Büscher

Danksagung

Bedanken möchte ich mich bei allen beteiligten Personen, die mich auf dem Weg der Erarbeitung der Dissertation begleitet und unterstützt haben:

Mein besonderer Dank gilt meinem Betreuer Prof. Dr. Dr. h. c. Andreas Büscher für die Unterstützung und hervorragende Betreuung bei der Durchführung meiner wissenschaftlichen Arbeit.

Prof. Dr. Margareta Halek und Prof. Dr. Falk Hoffmann danke ich darüber hinaus für die wissenschaftliche Begutachtung der Arbeit.

Mein Dank richtet sich zudem an Dr. Antje Schwinger, Sören Matzk sowie Susann Behrendt vom Wissenschaftlichen Institut der AOK (WIdO) für die Bereitstellung und Aufbereitung der Daten, ohne die die durchgeführte Arbeit nicht möglich gewesen wäre, sowie die Anregungen und produktiven Diskussionen, die zum Gelingen meiner Arbeit beitrugen.

Außerdem bedanke ich mich bei Fanny Schoeler, Erik Bauer, Dr. Henning Bobzin, Felizitas Winkler sowie Prof. Dr. Jürgen Pauletzki für ihre Bemühungen und hilfreiche Unterstützung bei der Erarbeitung und Fertigstellung der Arbeit.

Meinen Kommilitoninnen und Kommilitonen vom Promotionskolleg des Departments für Pflegewissenschaft der Universität Witten/Herdecke danke ich für den stetigen Austausch, den ich als enorme Unterstützung auf dem Weg der Erarbeitung der Dissertation empfunden habe.

Zuletzt danke ich meiner Familie und meinen Freundinnen und Freunden für ihre Geduld und ihren Zuspruch während der Arbeit an der Dissertation.

Berlin   Dr. Kathrin Wehner
April 2024

Zusammenfassung

Einleitung

Der demografische Wandel in Deutschland ist längst kein Zukunftsthema mehr. Die zunehmende Alterung der Bevölkerung stellt das deutsche Gesundheitssystem vor enorme Herausforderungen. Da es immer mehr ältere und hochaltrige Menschen gibt, nimmt auch die Anzahl von Menschen mit altersassoziierten bzw. krankheitsbedingten Beeinträchtigungen zu. Die Pflege, Betreuung und Unterstützung von älteren gesundheitlich beeinträchtigten oder hilfebedürftigen Menschen ist demnach bereits heute ein wichtiger Teil der Gesundheitsversorgung, der in Zukunft noch an Bedeutung gewinnen wird. Vielen Menschen, die eine Pflege, Betreuung oder Unterstützung im Alltag benötigen, ist es wichtig, in der eigenen häuslichen Umgebung bleiben zu können und dort versorgt zu werden. Neben der Pflege durch Angehörige spielen dabei ambulante Pflegedienste eine zunehmend wichtige Rolle für die Gewährleistung der häuslichen Versorgung. Ein Viertel der zu Hause betreuten pflegebedürftigen Menschen wird bereits heute zusammen mit oder vollständig durch einen ambulanten Pflegedienst versorgt.

Für die Gewährleistung einer adäquaten Versorgung ist neben der ausreichenden Verfügbarkeit von ambulanten Pflegediensten auch die Qualität der erbrachten pflegerischen bzw. medizinisch-pflegerischen Leistungen von Bedeutung. Entsprechend sind die Themen Qualität in der Pflege sowie Qualitätsentwicklung und -sicherung bereits seit Einführung der sozialen Pflegeversicherung Gegenstand pflegefachlicher und politischer Diskussionen sowie der gesetzgeberischen Aktivitäten. Dabei stand zu Beginn vor allem die stationäre Pflege im Mittelpunkt, in den letzten Jahren rückte aber auch die ambulante Pflege zunehmend in den Vordergrund. Dennoch gibt es im Hinblick auf die Qualitätsentwicklung und -sicherung in der

Pflege weiter Bedarf an intensiven Auseinandersetzungen in der Pflege insgesamt
und der ambulanten häuslichen Pflege im Besonderen.

Im Fokus der Qualitätsentwicklung und -sicherung im Bereich der sozialen Pflegeversicherung standen in den vergangenen Jahren vor allem Ansätze zur Messung
und Darstellung der Qualität. Eine Möglichkeit für eine umfassende und zudem
aufwandsarme Messung von Versorgungsqualität, die sich im Bereich der Messung der medizinischen Versorgungsqualität in den letzten Jahren etabliert hat,
ist die Nutzung von Routinedaten. Auch im Bereich der stationären Pflege wurde
bereits ein erster Ansatz für die Qualitätsmessung mittels Routinedaten entwickelt.
Für den Bereich der ambulanten Pflege gibt es diesbezüglich bisher noch keine
Überlegungen.

Diese Forschungslücke wird mit der vorliegenden Arbeit aufgegriffen und der
Blick auf die Möglichkeiten der Qualitätsmessung anhand von Routinedaten in der
ambulanten Pflege gerichtet. Ziel der Arbeit ist es, die generelle Nutzbarkeit von
Routinedaten auch für die Qualitätsmessung und -darstellung in der ambulanten
Pflege zu prüfen.

Methode

Zu Beginn erfolgte die Aufbereitung der Versorgungssituation sowie die Identifikation und Beschreibung von qualitätsrelevanten struktur-, prozess- und ergebnisbezogenen Versorgungsaspekten im Bereich der ambulanten Pflege. Hierfür wurde in
Anlehnung an das methodische Vorgehen zur Durchführung von Scoping Reviews
eine Literaturübersicht erstellt, um sich einen systematischen Überblick über den
Themenbereich der ambulanten Pflege zu verschaffen und den aktuellen Wissens-
stand zu erschließen. Daraufhin erfolgte die Analyse der identifizierten Literatur
im Hinblick auf die inhaltlich relevanten Themenschwerpunkte bei der Versorgung von pflegebedürftigen Menschen in der häuslichen Umgebung bei Beteiligung
eines ambulanten Pflegedienstes. Für diese aus der Literatur abgeleiteten relevanten
Versorgungsaspekte der ambulanten Pflege erfolgte die Zuordnung zu den Qualitätsdimensionen eines Rahmenkonzepts für Qualität der Gesundheitsversorgung sowie
die Zusammenführung zu einem Rahmenmodell für die Qualität in der ambulanten
Pflege.

Die identifizierten qualitätsrelevanten Versorgungsaspekte wurden anschließend
im Hinblick auf ihre grundsätzliche Abbildbarkeit über die Routinedaten geprüft.
Die Prüfung erfolgte auf Grundlage der bei den Kranken- bzw. Pflegekassen vorliegenden Abrechnungs- und Verordnungsdaten nach SGB XI bzw. SGB V zu
pflegerischen, medizinischen sowie therapeutischen Leistungen. Hierfür wurde für
jeden Versorgungsaspekt im Detail beurteilt, ob grundsätzlich Informationen in
den Routinedaten vorliegen und inwieweit sich die einzelnen Abrechnungs- und

Verordnungsdaten zur Abbildung des Versorgungsaspekts eignen. Darüber hinaus erfolgte zur weiteren Prüfung der Abbildbarkeit die konkrete Operationalisierung von ausgewählten Versorgungsaspekten und deren empirische Prüfung anhand eines bundesweiten Forschungsdatensatzes einer großen Kranken- bzw. Pflegekasse (AOK).

Ergebnisse

Auf Grundlage der eingeschlossenen Literatur wurden 17 relevante Versorgungsaspekte für die ambulante Pflege abgeleitet. Zwei Aspekte beziehen sich auf relevante Versorgungsstrukturen sowie zwölf Aspekte auf bedeutsame Versorgungsprozesse bei der pflegerisch bzw. medizinisch-pflegerischen Versorgung. Darunter zwei Versorgungsaspekte, die die Beziehungsgestaltung im Rahmen des häuslichen Pflegearrangements sowie die Unterstützung von pflegebedürftigen Menschen und deren pflegende Angehörige bei der Bewältigung der Pflegesituation adressieren. Die weiteren prozessbezogenen Versorgungsaspekte fokussieren die adäquate bedarfs- und bedürfnisorientierte Versorgung von pflegebedürftigen Menschen in der ambulanten Pflege. Darüber hinaus wurden drei Versorgungsaspekte abgeleitet, die relevante Ergebnisse der ambulanten pflegerischen und medizinisch-pflegerischen Versorgung adressieren. Jeder der identifizierten Versorgungsaspekte adressiert dabei mindestens eine relevante Qualitätsdimension. Im Ergebnis wurde damit ein umfassendes Qualitätsmodell für die ambulante Pflege entwickelt, das als grundlegender Rahmen für die Messung und Beurteilung der Qualität in der ambulanten Pflege dienen kann.

Die Prüfung der generellen Abbildbarkeit der identifizierten qualitätsrelevanten Versorgungsaspekte anhand der Abrechnungsdaten bei den Kranken- bzw. Pflegekassen ergab, dass lediglich drei der 17 Versorgungsaspekte als vollständig oder teilweise über Routinedaten abbildbar sind:

- Medikamentenmanagement
- Kontinuität in der Versorgung
- Pflege- und gesundheitsbezogene (Outcome-)Parameter.

Hierbei handelt es sich vorwiegend um die ergebnisbezogenen Versorgungsaspekte. Bei der Prüfung wurden verschiedene grundsätzliche Einschränkungen deutlich, die die Abbildung der Versorgungsaspekte mittels der Routinedaten der Kranken- bzw. Pflegekassen beeinflussen. Vor allem für die struktur- und prozessbezogenen Versorgungsaspekte zeigte sich, dass aufgrund der ursprünglichen Zweckbestimmung der Routinedaten zur Abrechnung und Vergütung von medizinischen, pflegerischen oder therapeutischen Leistungen keinerlei Informationen zur Abbildung der entsprechenden Versorgungsaspekte vorliegen. Darüber hinaus wird eine zielgenaue Abbildung der Versorgungsaspekte durch die speziellen Abrechnungs- und Vergütungsmodalitäten in der ambulanten Pflege eingeschränkt. Dies trifft vor allem auf Leistungen im Regelungsbereich des SGB XI und auch teilweise auf Leistungen der häuslichen Krankenpflege nach § 37 SGB V zu. Eine Abbildung der Versorgungsaspekte wird daher insbesondere aufgrund der weiteren Abrechnungs- und Verordnungsdaten nach SGB V möglich.

Die Ergebnisse der empirischen Prüfung von sieben beispielhaft ausgewählten qualitätsrelevanten Merkmalen bzw. relevanten Endpunkten der abbildbaren Versorgungsaspekte bestätigten, dass eine Operationalisierung mittels der Routinedaten der Kranken- bzw. Pflegekassen möglich ist. Dabei wurde aber auch auf verschiedene Limitationen bei der Berechnung sowie auf mögliche Analysen für eine weitere Optimierung der operationalisierten Kennzahlen hingewiesen. Die berechneten Kennzahlergebnisse belegen jedoch bereits jetzt bedeutsame Versorgungs- und Qualitätsdefizite im Versorgungsbereich der ambulanten Pflege.

Fazit

Die Routinedaten der Kranken- bzw. Pflegekassen sind grundsätzlich für die Messung der Qualität in der ambulanten Pflege nutzbar. Routinedatenbasierte Kennzahlen können eine sinnvolle Ergänzung der bisher entwickelten Instrumente und Verfahren für die Qualitätsprüfung und -darstellung in der ambulanten Pflege sein. Sie bieten dabei die Möglichkeit, aufwandsarm auch sektoren- und sozialleistungsträgerübergreifende Informationen bei der Messung der Versorgungsqualität in der ambulanten Pflege zu berücksichtigen. Um auch pflegerische Leistungen nach SGB XI umfassend in eine entsprechende Qualitätsbetrachtung einbeziehen zu können, sind jedoch Anpassungen der gesetzlichen Rahmenbedingungen unabdingbar.

Summary

Introduction

Demographic change in Germany is no longer a topic to be dealt with in the future. The steady increase in the number of older and high aged people poses enormous challenges to the German health care system. It also results in an increasing number of age-associated or illness-related impairments. The care and support of older people with health problems or in need of care is already an important part of health care today and will become even more important in the future. For many people, it is important to be cared for in their own home environment. In addition to care provided by relatives, the care provided by professional home care services is also important to ensure home care. A quarter of the people in need of care who are cared for at home are already (co-)cared by a home care service.

In order to ensure adequate care, the quality of nursing and medical services is of particular importance, in addition to the availability of home care services. Accordingly, the topics of quality in long-term care as well as quality development and assurance have been the subject of professional and political discussions as well as legislative activities since the introduction of social long-term care insurance. At first, the focus was primarily on institutional care. But in recent years, home care has also increasingly come to the fore. Nevertheless, with regard to quality development and assurance in care, there is still a need for intensive debate in care and especially in home care.

In recent years, the focus of quality development and assurance in social long-term care insurance has been primarily on the measurement and reporting of quality in long-term care. In this context, the use of routine data is a possibility for a comprehensive and low-effort measurement of quality of care, which is already established in the measurement of medical care quality. An approach for quality measurement using routine data has already been developed in inpatient long-term care as well. For home care, there are no considerations in this regard so far.

This study addresses this research gap and focuses on the possibilities of quality measurement based on routine data in home care. Accordingly, the aim is to examine the general usability of routine data for measuring and reporting quality in home care.

Methods

First, the care situation was analysed and quality-related structure, process and outcome aspects of care in home care were identified and described. For this purpose, a literature review was prepared following the methodology of a scoping review. This enabled a systematic overview of the topic area of home care as well as the development of the current state of knowledge. Afterwards, the literature was analysed with regard to the main topics relevant to the content of the care of people in need of care in the home environment when a home care service is involved. These relevant care aspects of home care derived from the literature, were assigned to the quality dimensions of a framework for the quality of health care in general and merged into a framework model for quality in home care.

Subsequently, it was examined whether the identified quality-related aspects of care can be mapped via routine data. This analysis was carried out on the basis of routine data from health and long-term care insurance funds on nursing, medical and therapeutic services according to the German Social Code, Book Eleven (SGB XI) and Book Five (SGB V). For this purpose, a detailed assessment was made for each aspect of care as to whether information is generally available in the routine data and to what extent individual data sets are suitable for mapping the aspect of care. In addition, the operationalisation of selected aspects of care and their empirical examination using a nationwide research data set of a large health and long-term care insurance fund (AOK) was carried out for further examination.

Results

Based on the included literature, 17 relevant aspects of care were derived for home care. Two of these aspects relate to relevant care structures and the other twelve aspects to significant care processes in the provision of nursing or medical care. These include two aspects of care that address the shaping of relationships in home care arrangements and the support of people in need of care and their (caring) relatives in coping with the care situation. The other process-related aspects of care focus on the adequate needs-oriented care of people in home care. In addition, three aspects of care were derived that address relevant outcomes of home-based medical and nursing care. Each of these identified aspects of care addresses at least one relevant quality dimension. This results in a comprehensive quality model for home care that can serve as a basic framework for measuring and assessing quality in home care.

The analysis whether the quality-related aspects of care can be mapped via routine data of the health and long-term care insurance funds showed that this is possible complete or only partial for three of the 17 aspects of care:

- Medication management
- Continuity of care
- Care- and health-related outcomes.

These are predominantly the outcome-related aspects of care. The examination revealed limitations that influence the mappability of the care aspects by means of the routine data of the health and long-term care insurance funds. Particularly for the structure- and process-related aspects of care, it became apparent that, due to the original purpose of the routine data for billing and reimbursement of medical, nursing or therapeutic services, no information is available in the routine data for mapping the aspects of care. In addition, a precise mapping of the care aspects is limited by the modalities of billing and remuneration in home care. This applies above all to benefits in the regulatory area of SGB XI and also in part to services of home nursing care according to section 37 SGB V. Mapping the aspects of care therefore is possible especially on the basis of the further routine data according to SGB V.

The results of the empirical examination of seven exemplarily selected quality-relevant attributes respectively relevant outcomes confirmed that an operationalisation based on the routine data of the health and long-term care insurance funds is possible. However, various limitations of the calculation as well as possible analyses for further optimisation of the operationalised indicators were presented. The results of the indicators already show significant deficits in the provision and quality of home care.

Conclusion

Routine data from the health and long-term care insurance funds can principally be used to measure quality in home care. Indicators based on routine data can be a useful addition to the instruments and procedures developed so far for quality assessment and reporting in home care. They enable a low-effort measurement of the quality of care in home care across sectors and cost-units. However, in order to include nursing services according to SGB XI in the quality assessment as well, adjustments to the legal framework are indispensable.

Inhaltsverzeichnis

1	**Einleitung**	1
	1.1 Pflege im Kontext des demografischen Wandels	1
	1.2 Qualität in der Pflege	5

2	**Problemhintergrund**	9
	2.1 Qualitätsmessung und -darstellung in der Pflege	10
	2.2 Nutzung von Routinedaten für die Messung von Versorgungsqualität	16
	2.2.1 Nutzung von Routinedaten zur Messung der medizinischen Versorgungsqualität	17
	2.2.2 Nutzung von Routinedaten zur Messung der Versorgungsqualität in der Pflege	21

3	**Forschungsfrage**	23

4	**Literaturrecherche und Vorgehen zur Ableitung qualitätsrelevanter Versorgungsaspekte**	27
	4.1 Literaturrecherche	28
	4.1.1 Ziel der Literaturrecherche	28
	4.1.2 Konkrete Fragestellungen der Literaturrecherche	29
	4.1.3 Literaturrecherche zur aktuellen Versorgungssituation in Deutschland, Österreich und der Schweiz im Versorgungsbereich der ambulanten Pflege (Frage 1)	30

4.1.4   Literaturrecherche zur Perspektive der
         pflegebedürftigen Menschen in der ambulanten
         Pflege und von weiteren an der ambulanten
         Pflege Beteiligten (Frage 2)   35
4.1.5   Literatur- und Leitlinienrecherche von Kriterien
         für die Qualität in der ambulanten Pflege   38
4.2   Ableitung relevanter Versorgungsaspekte und
      Zusammenführung zum Qualitätsmodell für die
      ambulante Pflege   42

5   Ergebnisse der Literaturrecherche   47
5.1   Ergebnisse der Literaturrecherche zur aktuellen
      Versorgungssituation in der ambulanten Pflege (Frage 1)   47
5.2   Ergebnisse der Literaturrecherche zur Perspektive der
      pflegebedürftigen Menschen und der weiteren an der
      ambulanten Pflege Beteiligten (Frage 2)   49
5.3   Ergebnisse der Literatur- und Leitlinienrecherche von
      Kriterien für die Qualität in der ambulanten Pflege
      (Frage 3)   51
5.4   Zusammenschau der eingeschlossenen Literatur   53

6   Relevante Versorgungsaspekte und Qualitätsmodell für die
     ambulante Pflege   55
6.1   Strukturbezogene Versorgungsaspekte   55
      6.1.1   (Strukturelle) Rahmenbedingungen und
               Anforderungen   56
      6.1.2   Qualifikation der Pflege(fach)kräfte   70
6.2   Versorgungsaspekte zur Beziehungsgestaltung mit
      pflegebedürftigen Menschen und pflegenden Angehörigen ...   77
      6.2.1   Personenzentrierte Kommunikation und
               Interaktion mit pflegebedürftigen Menschen/
               pflegenden Angehörigen   77
      6.2.2   Beziehungsgestaltung mit und Einbezug von
               pflegenden Angehörigen   82
      6.2.3   Setzung professioneller und Respektieren
               persönlicher Grenzen   86
6.3   Versorgungsaspekte zur Unterstützung von
      pflegebedürftigen Menschen und pflegenden Angehörigen ...   89

6.3.1   Information und Aufklärung von
        pflegebedürftigen Menschen/pflegenden
        Angehörigen   89
6.3.2   Beratung, Schulung und Anleitung von
        pflegebedürftigen Menschen/pflegenden
        Angehörigen   93
6.3.3   Unterstützung im Selbstmanagement und Erhalt
        der Selbständigkeit der pflegebedürftigen
        Menschen   96
6.4   Prozessbezogene Versorgungsaspekte   97
6.4.1   Planung und Durchführung einer bedarfs- und
        bedürfnisorientierten Pflege   98
6.4.2   Kultursensible Pflege   101
6.4.3   Adäquate Durchführung von grund- und
        behandlungspflegerischen Tätigkeiten   105
6.4.4   Umsetzung notwendiger und geeigneter
        Hygienemaßnahmen   111
6.4.5   Medikamentenmanagement   115
6.4.6   Intra- und interprofessionelle Zusammenarbeit   119
6.5   Ergebnisbezogene Versorgungsaspekte   126
6.5.1   Kontinuität in der Versorgung   126
6.5.2   Pflegerische Unterversorgung   129
6.5.3   Pflege- und gesundheitsbezogene (Outcome-)
        Parameter   131
6.6   Qualitätsmodell mit den relevanten Versorgungsaspekten
        der ambulanten Pflege   137

7   Prüfung der Abbildbarkeit der qualitätsrelevanten
     Versorgungsaspekte über Routinedaten der Kranken- bzw.
     Pflegekassen   145
7.1   Pflegeleistungen nach SGB XI   150
7.1.1   Rechtliche Grundlage und Rahmenbedingungen   150
7.1.2   Leistungsinhalte und Abrechnungsbedingungen   153
7.2   Leistungen der häuslichen Krankenpflege nach
        § 37 SGB V   158
7.2.1   Rechtliche Grundlage und Rahmenbedingungen   158
7.2.2   Leistungsinhalte und Abrechnungsbedingungen   161
7.3   Medizinische und weitere Leistungen nach SGB V   168

8 Abbildbarkeit der qualitätsrelevanten Versorgungsaspekte über die Routinedaten der Kranken- bzw. Pflegekassen 177

8.1 Strukturbezogene Versorgungsaspekte 177

8.2 Versorgungsaspekte zur Beziehungsgestaltung mit pflegebedürftigen Menschen und pflegenden Angehörigen ... 180

8.3 Versorgungsaspekte zur Unterstützung von pflegebedürftigen Menschen und pflegenden Angehörigen ... 181

8.4 Prozessbezogene Versorgungsaspekte 191

8.5 Ergebnisbezogene Versorgungsaspekte 199

8.6 Zusammenfassung zur Abbildbarkeit der qualitätsrelevanten Versorgungsaspekte 222

9 Auswahl und Operationalisierung von Versorgungsaspekten und empirische Prüfung 227

9.1 Auswahl von qualitätsrelevanten Merkmalen bzw. relevanten Endpunkten für die weitere Operationalisierung 228

9.2 Vorgehen zur Operationalisierung der ausgewählten qualitätsrelevanten Merkmale bzw. relevanten Endpunkten 230

9.2.1 Recherche nach national und international vorliegenden routinedatenbasierten Kennzahlen bzw. Indikatoren zur Qualität in der ambulanten Pflege 230

9.2.2 Konzeptionelle Definition für die empirische Prüfung 231

9.3 Empirische Prüfung der ausgewählten qualitätsrelevanten Merkmale bzw. relevanten Endpunkte 232

9.3.1 Datengrundlage und Studienpopulation der empirischen Analysen 233

9.3.2 Empirische Analysen 238

10 Ergebnisse der Operationalisierung und empirischen Prüfung der ausgewählten Versorgungsaspekte der ambulanten Pflege 239

10.1 Ausgewählte qualitätsrelevante Merkmale bzw. relevante Endpunkte für die Operationalisierung und empirische Prüfung 239
10.2 Ergebnis der Recherche nach routinedatenbasierten Kennzahlen bzw. Indikatoren 240
10.3 Beschreibung der Studienpopulation für die empirische Prüfung 243
10.4 Operationalisierte qualitätsrelevante Merkmale bzw. relevante Endpunkte zur routinedatenbasierten Messung der Qualität in der ambulanten Pflege 250
  10.4.1 Pflegebedürftige Menschen ($\geq$ 65 Jahre) in der ambulanten Pflege mit Verordnungen von inadäquaten Psychopharmaka 250
  10.4.2 Pflegebedürftige Menschen in der ambulanten Pflege mit Dekubitus 256
  10.4.3 Pflegebedürftige Menschen in der ambulanten Pflege mit Mangel/-Unterernährung 270
  10.4.4 Pflegebedürftige Menschen in der ambulanten Pflege mit einer Hospitalisierung aufgrund von sturzassoziierten Verletzungen 282
  10.4.5 Pflegebedürftige Menschen in der ambulanten Pflege mit einer Hospitalisierung aufgrund einer Pneumonie 290
  10.4.6 Pflegebedürftige Menschen in der ambulanten Pflege mit Harninkontinenz 299
  10.4.7 Pflegebedürftige Menschen in der ambulanten Pflege mit multiresistenten Erregern 306
11 Diskussion und Beantwortung der Forschungsfrage 319
11.1 Zusammenfassung und kritische Diskussion der Ergebnisse 319
  11.1.1 Identifikation der qualitätsrelevanten Versorgungsaspekte 319
  11.1.2 Abbildbarkeit der qualitätsrelevanten Versorgungsaspekte anhand der Routinedaten der Kranken- bzw. Pflegekassen 323

11.1.3   Operationalisierung und empirische Prüfung
          ausgewählter Versorgungsaspekte mittels
          Routinedaten einer Kranken- bzw. Pflegekasse 328
11.2   Eignung der Routinedaten der Kranken- bzw.
       Pflegekassen für die Qualitätsmessung und -darstellung
       in der ambulanten Pflege 334

12 Fazit und Ausblick 337

Literatur 339

Abkürzungsverzeichnis

ANA	American Nurses Association
AOK	Allgemeine Ortskrankenkassen und -pflegekassen
AQUA	AQUA – Institut für angewandte Qualitätsförderung und Forschung im Gesundheitswesen GmbH
ATC	Anatomisch-therapeutisch-chemische-Klassifikation
AWMF	Arbeitsgemeinschaft der Wissenschaftlichen Medizinischen Fachgesellschaften e. V.
bad e. V.	Bundesverband Ambulante Dienste und Stationäre Einrichtungen e. V.
BfArM	Bundesinstitut für Arzneimittel und Medizinprodukte
BMG	Bundesministerium für Gesundheit
DEK	Dekubitus
DeQS-RL	Richtlinie zur datengestützten einrichtungsübergreifenden Qualitätssicherung
DNQP	Deutsches Netzwerk für Qualitätsentwicklung in der Pflege
EBM	Einheitlicher Bewertungsmaßstab
EHIS	European Health Interview Survey
ESBL	Enterobacteriaceae mit erweiterter Resistenz gegen β-Laktam-Antibiotika
G-BA	Gemeinsamer Bundesausschuss
GEDA	Gesundheit in Deutschland aktuell (Befragungssurvey des Robert Koch-Instituts)
G-I-N	Guidelines International Network

GKV	Gesetzliche Krankenversicherung
GKV-Spitzenverband	Spitzenverband Bund der Kranken- und Pflegekassen
GKV-VStG	GKV-Versorgungsstrukturgesetz
GOP	Gebührenordnungsposition
HKP	Häusliche Krankenpflege
ICD-10-GM	Internationale statistische Klassifikation der Krankheiten und verwandter Gesundheitsprobleme, 10. Revision, German Modification
ICD-10-WHO	Internationale statistische Klassifikation der Krankheiten und verwandter Gesundheitsprobleme, 10. Revision, WHO-Ausgabe
IfSG	Infektionsschutzgesetz
InEK	Institut für das Entgeltsystem im Krankenhaus GmbH
IQM	Initiative Qualitätsmedizin e. V.
IQTIG	Institut für Qualitätssicherung und Transparenz im Gesundheitswesen
KBV	Kassenärztliche Bundesvereinigung
KRINKO	Kommission für Krankenhaushygiene und Infektionsprävention
MDK	Medizinischer Dienst der Krankenversicherung
MDS	Medizinischer Dienst des Spitzenverbandes Bund der Krankenkassen
MRE	Multiresistente Erreger
MRGN	Multiresistente gramnegative Erreger
MRSA	Methicillin-resistenter Staphylococcus aureus
NICE	National Institute for Health and Care Excellence
OPS	Operationen- und Prozedurenschlüssel
PCCL	Patient Clinical Complexity Level
PflegeVG	Pflege-Versicherungsgesetz
PflWEG	Pflege-Weiterentwicklungsgesetz
PQsG	Pflege-Qualitätssicherungsgesetz
PSG	Pflegestärkungsgesetz
PTVA	Pflege-Transparenzvereinbarung ambulant
PTVS	Pflege-Transparenzvereinbarung stationär
PZN	Pharmazentralnummer
QPR	Qualitätsprüfungs-Richtlinie
QSR	Qualitätssicherung mit Routinedaten
RKI	Robert Koch-Institut
RL	Richtlinie

SGB	Sozialgesetzbuch
SPV	Soziale Pflegeversicherung
SVR	Sachverständigenrat zur Begutachtung der Entwicklung im Gesundheitswesen und in der Pflege
TRIP	Trip Medical Database
vdek	Verband der Ersatzkassen e. V.
WHO	World Health Organization
WIdO	Wissenschaftliches Institut der AOK
ZQP	Zentrum für Qualität in der Pflege

Abbildungsverzeichnis

Abbildung 5.1   Flowchart der systematischen Literaturrecherche zur aktuellen Versorgungssituation in der ambulanten Pflege (Frage 1) 48

Abbildung 5.2   Flowchart der Zeitschriften- und Webseitenrecherche zur aktuellen Versorgungssituation in der ambulanten Pflege (Ergänzende Suchen) 49

Abbildung 5.3   Flowchart der systematischen Literaturrecherche zur Perspektive der pflegebedürftigen Menschen und der weiteren an der ambulanten Pflege Beteiligten (Frage 2) 50

Abbildung 5.4   Flowchart der Recherche nach nationalen und internationalen Leitlinien sowie nationalen Expertenstandards (Frage 3) 52

Abbildung 5.5   Flowchart zur systematischen Literaturrecherche von Kriterien für Qualität in der ambulanten Pflege (Frage 3) 53

Abbildung 5.6   Anzahl und Studien-/Publikationstypen der eingeschlossenen Publikationen (Wehner et al. 2021) 54

Abbildung 6.1   Qualitätsmodell für die ambulante Pflege (Wehner et al. 2021) 142

Abbildung 7.1   Rechtliche Grundlagen und Rahmenbedingungen
                  der Leistungserbringung und -abrechnung nach
                  SGB XI 152
Abbildung 7.2   Rechtliche Grundlagen und Rahmenbedingungen
                  der Leistungserbringung und -abrechnung der
                  häuslichen Krankenpflege nach § 37 SGB V 160
Abbildung 9.1   Struktur des Forschungsdatensatzes sowie
                  Ein- und Ausschlusskriterien zur Bildung der
                  Studienpopulation (Darstellung in Anlehnung
                  an Behrendt et al. (2022d)) 237
Abbildung 10.1   Publikationen zu routinedatenbasierten
                  Kennzahlen/Indikatoren – Flowchart zur
                  Recherche 241
Abbildung 10.2   Beobachtungszeitraum der Versicherten (ab 1.
                  Quartal 2018 bis 4. Quartal 2019 oder bis zum
                  Versterben) 244
Abbildung 10.3   Überblick zur Geschlechterverteilung in der
                  Teilpopulation (SGB XI) 2018/2019 (eigene
                  Berechnung) und der Pflegestatistik 2019
                  (Statistisches Bundesamt 2020) 247
Abbildung 10.4   Überblick zur Altersverteilung in der
                  Teilpopulation (SGB XI) im Jahresdurchschnitt
                  2018/2019 (eigene Berechnung) und der
                  Pflegestatistik 2019 (Statistisches Bundesamt
                  2022d) 249
Abbildung 10.5   Überblick zur Verteilung der Pflegegrade in der
                  Teilpopulation (SGB XI) 2018/2019 (eigene
                  Berechnung) und der Pflegestatistik 2019
                  (Statistisches Bundesamt 2020) 250
Abbildung 10.6   Anteil pflegebedürftiger Menschen ($\geq$ 65 Jahre)
                  in der ambulanten Pflege mit Verordnungen von
                  inadäquaten Psychopharmaka 255

Abbildung 10.7   Häufigkeiten von Dekubitus-Diagnosen
                  (DEK-Diagnose), abgerechneten Leistungen
                  der häuslichen Krankenpflege zur
                  Dekubitusversorgung/-behandlung (DEK-GOP)
                  sowie der Verordnungen von entsprechenden
                  Verbandmaterialien (DEK-PZN) bei
                  pflegebedürftigen Menschen mit ambulanten
                  Pflegeleistungen im Durchschnitt der Quartale
                  der Berichtsjahre 2018 bzw. 2019   263
Abbildung 10.8   Anteil pflegebedürftiger Menschen in der
                  ambulanten Pflege mit Dekubitus   265
Abbildung 10.9   Anteil pflegebedürftiger Menschen in der
                  ambulanten Pflege mit einer ambulant
                  gesicherten Diagnose oder stationären Haupt-
                  oder Nebendiagnose zur Mangelernährung   279
Abbildung 10.10   Anteil pflegebedürftiger Menschen in der
                  ambulanten Pflege mit Mangel-/Unterernährung
                  bei Berücksichtigung ausschließlich der
                  ambulanten Diagnosen   280
Abbildung 10.11   Anteil pflegebedürftiger Menschen in der
                  ambulanten Pflege mit einer Hospitalisierung
                  aufgrund von sturzassoziierten Verletzungen   286
Abbildung 10.12   Anteil pflegebedürftiger Menschen in der
                  ambulanten Pflege mit einer Hospitalisierung
                  aufgrund einer Pneumonie   295
Abbildung 10.13   Anteil pflegebedürftiger Menschen mit einer
                  Hospitalisierung aufgrund einer Pneumonie
                  stratifiziert nach Pflegegrad für die Berichtsjahre
                  2018 und 2019   296
Abbildung 10.14   Anteil pflegebedürftiger Menschen in der
                  ambulanten Pflege mit Harninkontinenz   303
Abbildung 10.15   Anteil ambulanter bzw. stationärer
                  Harninkontinenz-Diagnosen bei
                  pflegebedürftigen Menschen mit Harninkontinenz ...   304

Abbildung 10.16   Häufigkeiten der Diagnosen zur Besiedlung
                   oder Infektion mit multiresistenten Erregern
                   (MRE-Diagnose) und abgerechneten
                   MRE-spezifischen Leistungen der
                   häuslichen Krankenpflege (MRE-GOP) bei
                   pflegebedürftigen Menschen mit ambulanten
                   Pflegeleistungen im Durchschnitt der Quartale
                   der Berichtsjahre 2018 bzw. 2019 312
Abbildung 10.17   Anteil pflegebedürftiger Menschen in der
                   ambulanten Pflege mit multiresistenten Erregern 313

Tabellenverzeichnis

Tabelle 4.1 Frage 1 – Einschlusskriterien 32

Tabelle 4.2 Frage 2 – Einschlusskriterien 37

Tabelle 4.3 Frage 3 – Einschlusskriterien für Leitlinien und
nationale Expertenstandards 40

Tabelle 4.4 Frage 3 – Einschlusskriterien für systematische
Übersichtsarbeiten 42

Tabelle 4.5 Vorgehen zur Ableitung von Versorgungsaspekten
aus der vorliegenden Literatur 43

Tabelle 7.1 Verteilung der Kostenträger für Leistungen der
ambulanten Pflege im Jahr 2020, in Mill. Euro (%)
(Statistisches Bundesamt 2022b) 148

Tabelle 7.2 Verteilung der Kostenträger für ärztliche und
weitere Leistungen von ambulanten Einrichtungen
im Jahr 2020, in Mill. Euro (%) (Statistisches
Bundesamt 2022a) 149

Tabelle 7.3 Zur Prüfung der grundsätzlichen Abbildbarkeit der
qualitätsrelevanten Versorgungsaspekte verwendete
Datenbestände nach SGB V bzw. SGB XI 150

Tabelle 7.4 Gegenüberstellung der Leistungspakete/-komplexe
von Pflegeleistungen nach SGB XI am Beispiel von
fünf landesspezifischen Rahmenverträgen nach § 75
Absatz 1 SGB XI (Auszüge) (vdek 2021) 155

Tabelle 7.5   Beispielhafte Darstellung der Leistungskomplexe/
-pauschalen einer Vergütungsvereinbarung zum
Rahmenvertrag gemäß §§ 132 und 132a SGB V
zur Erbringung häuslicher Krankenpflege und
Haushaltshilfe (Auszug) (entsprechend Anlagen 8
und 9 zum Rahmenvertrag; bad e. V. et al. 2018) 166

Tabelle 8.1   Übersicht zur Einschätzung der Abbildbarkeit der
qualitätsrelevanten Versorgungsaspekte 223

Tabelle 9.1   Übersicht der im Forschungsdatensatz enthaltenen
Datenbestände nach SGB XI und SGB V sowie
deren spezifische Datenfelder 234

Tabelle 10.1   Identifizierte routinedatenbasierte Kennzahlen/
Indikatoren 242

Tabelle 10.2   Anzahl der Versicherten mit ambulanten
Pflegeleistungen pro Quartal der beiden
Berichtsjahre 2018 und 2019 243

Tabelle 10.3   Anzahl der Versicherten mit Sach- oder
Kombinationsleistungen bzw. Leistungen der
häuslichen Krankenpflege pro Quartal der beiden
Berichtsjahre 2018 und 2019 244

Tabelle 10.4   Beschreibung der Studienpopulation 246

Tabelle 10.5   Anzahl der Versicherten in der Studienpopulation
mit einer Pflegebedürftigkeit nach SGB XI
(Pflegegrad 1–5) 247

Tabelle 10.6   Datenblatt mit der Operationalisierung der
Kennzahl „Pflegebedürftige Menschen (≥ 65 Jahre)
in der ambulanten Pflege mit Verordnungen von
inadäquaten Psychopharmaka" 252

Tabelle 10.7   Anzahl der Versicherten (≥ 65 Jahre) mit
ambulanten Pflegeleistungen pro Quartal der beiden
Berichtsjahre 2018 und 2019 254

Tabelle 10.8   Datenblatt mit der Operationalisierung der Kennzahl
„Pflegebedürftige Menschen in der ambulanten
Pflege mit Dekubitus" 259

Tabelle 10.9   Häufigkeit der abgerechneten HKP-Leistungen im
Forschungsdatensatz 268

Tabelle 10.10 Datenblatt mit der Operationalisierung der Kennzahl
„Pflegebedürftige Menschen in der ambulanten
Pflege mit Mangel-/Unterernährung" 273

Tabelle 10.11   Anteil pflegebedürftiger Menschen mit Mangel-/
                 Unterernährung gemäß der ursprünglichen
                 Diagnosen-Liste 275
Tabelle 10.12   Liste der final einbezogenen Diagnosen einer
                 Mangel-/Unterernährung 275
Tabelle 10.13   Verteilung der zehn häufigsten Diagnosen unter
                 den einbezogenen Diagnosen einer Mangel-/
                 Unterernährung (ambulant) 277
Tabelle 10.14   Verteilung der zehn häufigsten Diagnosen unter
                 den einbezogenen Diagnosen einer Mangel-/
                 Unterernährung (stationär) 277
Tabelle 10.15   Datenblatt mit der Operationalisierung der Kennzahl
                 „Pflegebedürftige Menschen in der ambulanten
                 Pflege mit einer Hospitalisierung aufgrund von
                 sturzassoziierten Verletzungen" 284
Tabelle 10.16   Häufigkeitsverteilung der Hauptdiagnosen
                 bei stationärer Krankenhausaufnahme von
                 pflegebedürftigen Menschen wegen einer Verletzung
                 oder Fraktur 287
Tabelle 10.17   Datenblatt mit der Operationalisierung der Kennzahl
                 „Pflegebedürftige Menschen in der ambulanten
                 Pflege mit einer Hospitalisierung aufgrund einer
                 Pneumonie" 293
Tabelle 10.18   Datenblatt mit der Operationalisierung der Kennzahl
                 „Pflegebedürftige Menschen in der ambulanten
                 Pflege mit Harninkontinenz" 301
Tabelle 10.19   Datenblatt mit der Operationalisierung der Kennzahl
                 „Pflegebedürftige Menschen in der ambulanten
                 Pflege mit multiresistenten Erregern" 310
Tabelle 10.20   Anteil pflegebedürftiger Menschen in der
                 ambulanten Pflege mit multiresistenten Erregern
                 ohne Berücksichtigung der Leistungen der
                 häuslichen Krankenpflege zur MRE-Behandlung
                 (Berichtjahre 2018 und 2019) 314

1.1 Pflege im Kontext des demografischen Wandels

Der demografische Wandel in Deutschland galt lange Zeit als gesellschaftlich relevantes Zukunftsthema (Statistisches Bundesamt 2023). In diesem Zusammenhang wurden seit vielen Jahren die Herausforderungen durch die zunehmende Alterung der Gesellschaft für die Wirtschaft, aber vor allem auch für die Gesundheits- und Sozialsysteme thematisiert. Aktuelle Analysen des Statistischen Bundesamtes zum Durchschnittsalter der deutschen Bevölkerung zeigen nun, dass die demografische Alterung der Bevölkerung bereits heute weit vorangeschritten ist und die damit verbundenen Herausforderungen Teil der Gegenwart sind. Im Jahr 2021 lag das Durchschnittsalter der Bevölkerung in Deutschland bei 45 Jahren und damit gut fünf Jahre höher als im Jahr der deutschen Wiedervereinigung (1990: 39 Jahre) (Statistisches Bundesamt 2023). Dabei wird die demografische Alterung vor allem durch die sog. Babyboomer-Generation der Jahrgänge 1955 bis 1970 geprägt, die bereits heute bzw. in den kommenden Jahren das Seniorenalter (67 Jahre und älter) erreichen. Lag die Anzahl der über 67-Jährigen 1990 noch bei 10,5 Millionen, stieg diese bis 2021 um 58 % auf 16,4 Millionen. Damit liegt der Anteil älterer Menschen ($\geq$ 67 Jahre) in der deutschen Gesamtbevölkerung bereits bei 20 %. Vorausberechnungen der Bevölkerungsentwicklung zeigen, dass die Anzahl von älteren Menschen ($\geq$ 67 Jahre) bis 2030 auf mindestens 20,4 Millionen anwachsen wird (Statistisches Bundesamt 2023). Auf Basis der Bevölkerungsvorausberechnungen ist zu erwarten, dass der Anteil der 67-Jährigen und Älteren in der Gesamtbevölkerung bis 2040 auf 23–26 % bzw. bis 2070 auf 22–30 % steigt. Eine entsprechende Entwicklung zeigt sich ebenso bei Betrachtung der hochaltrigen Menschen (80 Jahre und älter). Lag der Anteil der hochaltrigen Menschen 2021 noch bei 7 %, wird dieser bis 2050 auf 12 % zunehmen. Im

© Der/die Autor(en), exklusiv lizenziert an Springer Fachmedien Wiesbaden GmbH, ein Teil von Springer Nature 2024
K. Wehner, *Nutzung von Routinedaten für die Qualitätsmessung in der ambulanten Pflege*, https://doi.org/10.1007/978-3-658-45323-7_1

Jahr 2070 ist mit einem Anteil von insgesamt 14 % hochaltriger Menschen in der Bevölkerung zu rechnen (Statistisches Bundesamt 2023).

Die stete Alterung der Bevölkerung führt dazu, dass auch die Anzahl von Menschen mit altersassoziierten bzw. krankheitsbedingten Beeinträchtigungen zunimmt (RKI 2016). Die Daten eines bundesweiten Gesundheitsmonitorings des Robert Koch-Instituts (GEDA 2019/2020-EHIS) zeigen diesbezüglich eine ansteigende Prävalenz von chronischen Krankheiten (u. a. Koronare Herzkrankheit, Diabetes mellitus, Chronisch obstruktive Lungenerkrankung, Demenz) sowie von lang andauernden gesundheitlichen Problemen und gesundheitsbedingten Beeinträchtigungen bei Alltagsaktivitäten mit zunehmendem Alter (Heidemann et al. 2021). In der Konsequenz wächst damit auch der Kreis der Menschen, der bereits heute oder in Zukunft vorübergehend oder auch dauerhaft unterstützungs- oder pflegebedürftig ist bzw. sein wird. Die Pflege, Betreuung und Unterstützung von älteren, gesundheitlich beeinträchtigen oder hilfebedürftigen Menschen (im Weiteren: pflegebedürftige Menschen) ist demnach bereits heute ein wichtiger Teil der Gesundheitsversorgung, der in der Zukunft noch an Bedeutung gewinnen wird (RKI 2016). Der aktuellen Pflegestatistik 2021 ist zu entnehmen, dass in Deutschland derzeit insgesamt knapp 5 Millionen Menschen Leistungen der sozialen Pflegeversicherung in Anspruch nehmen (Statistisches Bundesamt 2022c). Im Vergleich zu der vorausgehenden Pflegestatistik 2019 ist hierbei ein Anstieg der Zahl pflegebedürftiger Menschen um 20,2 % zu verzeichnen (Statistisches Bundesamt 2022c). Bereits von 2017 bis 2019 war die Anzahl der pflegebedürftigen Menschen um ca. 20 % gestiegen (Statistisches Bundesamt 2020). 79 % der pflegebedürftigen Menschen sind dabei 65 Jahre und älter. Bei 33 % handelt es sich um hochaltrige pflegebedürftigen Menschen im Alter von 85 Jahren und älter (Statistisches Bundesamt 2022c).

Bei der Mehrheit der Menschen, die Pflege, Betreuung und Unterstützung im Alltag bedürfen, besteht der Wunsch in der eigenen häuslichen Umgebung zu verbleiben und dort versorgt zu werden (Büscher 2011, Hajek et al. 2018). Dabei sollte die Betreuung möglichst durch die eigenen Familienangehörigen oder andere vertraute Personen aus dem persönlichen Umfeld erfolgen (Hajek et al. 2018). Dies spiegelt sich auch in den Ergebnissen der Pflegestatistik zur Versorgungsart der pflegebedürftigen Menschen wider. Insgesamt 84 % der pflegebedürftigen Menschen (4,17 Millionen) werden zu Hause versorgt. Hierbei zeigt sich ein Anstieg von 25,9 % im Vergleich zur vorausgehenden Pflegestatistik 2019 (Statistisches Bundesamt 2022c). Die Mehrheit der pflegebedürftigen Menschen (61 %, 2,55 Millionen) beansprucht ausschließlich Pflegegeldleistungen, weshalb davon ausgegangen werden kann, dass diese alleine durch Angehörige gepflegt werden (sog. informelle Pflege) (Statistisches Bundesamt 2022c).

Die häusliche Versorgung bzw. Pflege von Menschen wird – dem sozial-
versicherungsrechtlichen Grundsatz „ambulant vor stationär" folgend – jedoch
zunehmend durch die Ambulantisierung der medizinischen sowie pflegerischen
Versorgung beeinflusst (SVR Gesundheit 2014). Durch die Verfügbarkeit von
technischen Möglichkeiten können heutzutage z. B. intensiv medizinisch und
pflegerisch betreuungsbedürftige Menschen (z. B. dauerbeatmete Patient:innen)
aus der stationären Versorgung entlassen und ambulant in der Häuslichkeit
weiterversorgt werden. Darüber hinaus führt die generelle Verkürzung der Kran-
kenhausverweildauern dazu, dass vielfach Menschen noch in der akuten Phase
ihrer chronischen Erkrankung bzw. mit einem poststationären Behandlungs-
und Unterstützungsbedarf entlassen werden und ambulant (weiter-)versorgt werden müssen (SVR Gesundheit 2014). Dies führt dazu, dass in der häuslichen
Versorgung bzw. Pflege mehr pflegebedürftige Menschen mit komplexen gesundheitlichen Problemlagen, z. B. schwerwiegenden (chronischen) Krankheiten oder
auch mehreren Erkrankungen (Multimorbidität), zu versorgen sind, wodurch
die Anforderungen an die medizinische und pflegerische häuslichen Versorgung
zunehmend steigen (SVR Gesundheit 2014). Darüber hinaus ist die häusliche
Versorgung bzw. Pflege von pflegebedürftigen Menschen ausschließlich durch
Familienangehörige oder vertraute Personen unter Umständen von vornherein
oder ab einem bestimmten Zeitpunkt im Verlauf der Pflegesituation nicht (mehr)
möglich (Büscher 2020, SVR Gesundheit 2014). Zur Sicherstellung der häuslichen Versorgung bzw. Pflege oder auch zur Unterstützung der Bewältigung
von komplexen Versorgungssituationen kann daher der Bedarf an professioneller Unterstützung, z. B. durch ambulante Pflege- und Betreuungsdienste (sog.
formelle Pflege), entstehen. Die Ergebnisse der Pflegestatistik 2021 belegen dies:
bereits heute werden 25 % der zu Hause betreuten pflegebedürftigen Menschen
(ca. 1.047.000) zusammen mit oder vollständig durch einen ambulanten Pflege-
und Betreuungsdienst versorgt. Im Vergleich zur vorausgehenden Pflegestatistik 2019 wird hierbei ein Anstieg von 6,5 % deutlich (Statistisches Bundesamt
2022c).

Dabei übernehmen ambulante Pflege- und Betreuungsdienste neben Aufgaben
der pflegerischen Versorgung nach dem Sozialgesetzbuch (SGB) XI auch Aufgaben der medizinisch-pflegerischen Versorgung nach SGB V (sog. häusliche
Krankenpflege, HKP) (Büscher und Krebs 2018). Leistungen der ambulanten Pflege- und Betreuungsdienste nach SGB XI umfassen pflegebezogene
Sachleistungen, wie körperbezogene Pflegemaßnahmen, pflegerische Betreuungsmaßnahmen oder Hilfen bei der Haushaltsführung (§ 36 Absatz 1 SGB XI). Laut
aktueller Pflegestatistik 2021 erbringt die Mehrheit der ambulanten Pflege- und
Betreuungsdienste (88 %) sowohl körperbezogene Pflegemaßnahmen als auch die

genannten pflegerischen Betreuungs- und Hilfeleistungen (Statistisches Bundesamt 2022c). Lediglich 0,4 % der ambulanten Dienste erbringt ausschließlich reine Betreuungsleistungen (ohne körperbezogene Pflegemaßnahmen) (Statistisches Bundesamt 2022c)[1]. Im Rahmen der häuslichen Krankenpflege werden verschiedene Maßnahmen der Grund- und Behandlungspflege sowie der hauswirtschaftlichen Versorgung erbracht, die vorab ärztlich zu verordnen sind. Grundsätzlich verordnungsfähig sind Leistungen der häuslichen Krankenpflege nach § 37 SGB V dann, wenn eine Krankenhausbehandlung geboten, aber nicht durchführbar ist bzw. wenn eine Behandlung im Krankenhaus durch die häusliche Krankenpflege vermieden oder verkürzt werden kann (§ 37 Absatz 1 Satz 1 SGB V). Hinweise auf die Verteilung der jeweiligen Leistungsarten in der ambulanten Pflege geben die Strukturdaten der im Rahmen der Qualitätsprüfungen des Medizinischen Dienstes des Spitzenverbandes Bund der Krankenkassen e. V. (MDS)[2] nach § 114a Absatz 6 SGB XI geprüften ambulanten Pflegedienste. Von den in die Qualitätsprüfung einbezogenen ambulant betreuten pflegebedürftigen Menschen (ca. 1,4 Millionen) erhielten 19,5 % ausschließlich pflegerische Leistungen nach SGB XI (MDS 2020). Bei 29,5 % der betreuten Personen wurden allein medizinisch-pflegerische Leistungen der häuslichen Krankenpflege nach SGB V durchgeführt. Sowohl pflegerische Leistungen nach SGB XI als auch medizinisch-pflegerische Leistungen der häuslichen Krankenpflege nach SGB V erhielten insgesamt 28,3 % der ambulant versorgten pflegebedürftigen Menschen (MDS 2020).

Für die Versorgung von pflegebedürftigen Menschen in der Häuslichkeit stehen derzeit insgesamt ca. 15.400 zugelassene ambulante Pflegedienste zur Verfügung (Statistisches Bundesamt 2022c). In den vergangenen zwei Jahren ist damit ein Anstieg von ambulanten Pflegediensten um 4,7 % (700 Einrichtungen) zu verzeichnen. Im Schnitt betreut jeder ambulante Pflegedienst 68 Menschen (Statistisches Bundesamt 2022c). Die Ergebnisse verdeutlichen die über die letzten Jahre zunehmende Bedeutung der professionellen ambulanten Pflege zur Gewährleistung einer adäquaten ambulanten pflegerischen bzw. medizinisch-pflegerischen Versorgung von pflegebedürftigen Menschen.

Für die Gewährleistung einer adäquaten Versorgung ist neben der ausreichenden Verfügbarkeit von ambulanten Pflegediensten auch die Qualität der erbrachten pflegerischen bzw. medizinisch-pflegerischen Leistungen von Bedeutung.

---

[1] Aufgrund des geringen Anteils von ambulanten Diensten, die ausschließlich pflegerische Betreuungsmaßnahmen erbringen, wird in der Arbeit auf die differenzierte Begrifflichkeit „ambulante Pflege- und Betreuungsdienste" verzichtet und im Weiteren die Bezeichnung „ambulante Pflegedienste" verwendet.

[2] Seit 1. Januar 2022 „Medizinischer Dienst Bund".

1.2 Qualität in der Pflege

Bereits mit Einführung der sozialen Pflegeversicherung 1995, die der sozialen Absicherung der Pflegebedürftigkeit dienen sollte (BT-Drs. 12/5617 vom 04.09.1993), begannen die fachwissenschaftlichen und politischen Diskussionen der Themen Qualität in der Pflege sowie Qualitätsentwicklung und -sicherung (Büscher 2015, Büscher et al. 2018a), die bis heute andauern. Hintergrund hierfür ist, dass die Pflege durch die Einführung des Elften Buches im Sozialgesetzbuch (SGB) nun zu einem eigenständigen Bereich des Sozialversicherungssystems wurde und unabhängig von der Medizin grundlegende Definitionen und Regelungen zur Qualität in der Pflege erarbeitet werden mussten (Igl 2007). Darüber hinaus erforderte die rasante Zunahme von ambulanten und stationären Pflegeeinrichtungen die Ausgestaltung von konkreten Maßnahmen zur Qualitätssicherung, um eine qualitativ hochwertige pflegerische Versorgung für alle pflegebedürftigen Menschen gleichermaßen zu gewährleisten (Büscher et al. 2018a).

Definition von Qualität in der Pflege

Gegenstand der pflegefachlichen Debatten war dementsprechend u. a. die grundlegende Definition von „Qualität in der Pflege", da eine angemessene und konkrete Begriffsbestimmung – unabhängig von den eher medizinisch ausgerichteten Definitionen von Qualität der Gesundheitsversorgung – bislang fehlte und somit keine Grundlage für die Messung, Prüfung und Darstellung der Pflegequalität bestand (Büscher et al. 2018a, Hasseler und Stemmer 2018, Hasseler et al. 2016). Orientiert an vorliegenden Definitionen, vor allem der internationalen Definition des Institutes of Medicine (IOM) für die Qualität der Gesundheitsversorgung sowie der allgemeinen Qualitätsdefinition des Deutschen Instituts für Normung (DIN EN ISO 9000), wurden seither verschiedene grundlegende Definitionen von Qualität in der Pflege herausgearbeitet (Büscher und Krebs 2022, Hasseler und Stemmer 2018), z. B.:

„Pflegequalität ist der Grad an Übereinstimmung zwischen den anerkannten Zielen der Berufsgruppe und dem erreichten Erfolg in der Pflege." (Dahlgaard und Schiemann 1996: 27)

„Qualität in der Pflege bzw. Pflegequalität entsteht [...], wenn Merkmale der pflegerischen Versorgung ein im Vorfeld definiertes Niveau erreichen, welches sich an den Bedürfnissen und Bedarfen der relevanten beteiligten Gruppen (Klienten, Bewohner, Berufsgruppen, Träger u. a.) messen lässt." (Hasseler und Fünfstück 2015: 369)

Beide Definitionen haben gemeinsam, dass Pflegequalität als Grad der Erfüllung von vorab definierten Anforderungen an die pflegerische Versorgung beschrieben wird. Die spezifischen Anforderungen an die Pflege werden dabei sowohl aus der Perspektive der pflegebedürftigen Menschen als auch aus der Perspektive der an der pflegerischen Versorgung beteiligten Berufsgruppen festgelegt (Büscher und Krebs 2022).

In der Zusammenschau beider Definitionen zeigt sich ein gemeinsames grundlegendes Verständnis von „Qualität in der Pflege", das so auch für die vorliegende Arbeit als maßgeblich angesehen wird. Qualität in der Pflege ist demnach der Grad, in dem die Versorgung von pflegebedürftigen Menschen Anforderungen erfüllt, die an den Bedürfnissen und Bedarfslagen von pflegebedürftigen Menschen ausgerichtet sind und mit dem verfügbaren professionellen Wissen übereinstimmen. Anhand des Vergleichs der definierten Anforderungen an die pflegerische und medizinisch-pflegerische Versorgung (Soll-Zustand) und dem Ist-Zustand der Versorgung, kann der Grad der Erfüllung der Anforderungen bestimmt werden, wodurch die Qualität in der Pflege messbar und bewertbar wird (Hasseler und Fünfstück 2015, IQTIG 2022c).

Gesetzliche Bestimmungen zur Qualität in der Pflege
Im Fokus der politischen Auseinandersetzungen und gesetzgeberischen Aktivitäten standen vor allem Maßnahmen zur Qualitätsentwicklung und -sicherung in der Pflege, „*[...] durch die ein Schutz pflegebedürftiger Menschen vor unsachgemäßer Pflege gewährleistet und eine Verbesserung der Pflegequalität erreicht werden kann.*" (Büscher et al. 2018a: 37)

Bei Einführung der sozialen Pflegeversicherung mit dem Pflege-Versicherungsgesetz (PflegeVG) 1994[3] wurde lediglich ein Paragraph, der die Qualitätssicherung (§ 80) adressierte, aufgenommen, in dessen Folge gemeinsame und einheitliche Grundsätze und Maßstäbe für die Qualität und Qualitätssicherung der ambulanten sowie stationären Pflege erarbeitet sowie ein erstes Verfahren zur Qualitätsprüfung durch den Medizinischen Dienst der Krankenversicherung (MDK)[4] vereinbart wurden (Igl 2007, Paquet 2020). Eine erhöhte Aufmerksamkeit wurden den Themen der Qualitätsentwicklung und -sicherung jedoch erst mit dem Pflege-Qualitätssicherungsgesetz 2001 (PQsG)[5] zuteil (Büscher et al. 2018a, Igl 2007, Paquet 2020). Aufgrund der Vielzahl an neuen ambulanten und stationären

---

[3] Gesetz zur sozialen Absicherung des Risikos der Pflegebedürftigkeit (Pflege-Versicherungsgesetz – PflegeVG) vom 26. Mai 1994. Bundesgesetzblatt Jahrgang 1994, Teil I, in Kraft getreten am 1. Januar 1995.

[4] Seit 1. Januar 2022 „Medizinischer Dienst (MD)".

[5] Gesetz zur Qualitätssicherung und zur Stärkung des Verbraucherschutzes in der Pflege (Pflege-Qualitätssicherungsgesetz – PQsG) vom 9. September 2001. Bundesgesetzblatt Jahrgang 2001 Teil I Nr. 47, in Kraft getreten am 1. Januar 2002.

Pflegeeinrichtungen seit Einführung der sozialen Pflegeversicherung 1995 und eines dadurch immer unübersichtlicher werdenden Pflege-Angebotes (Büscher et al. 2018a) trat die Qualität in der Pflege zunehmend ins Bewusstsein der breiten Öffentlichkeit und eine entsprechende Qualitätsdiskussion in Pflegeeinrichtungen, bei Trägern von Pflegeeinrichtungen sowie bei Berufsverbänden wurde angestoßen (BT-Drs. 14/5395 vom 23.02.2001). Diese wurde vom Gesetzgeber mit dem PQsG aufgegriffen. Erklärtes Ziel des PQsG war, u. a. die Pflegequalität zu sichern und weiterzuentwickeln sowie die Verbraucherrechte zu stärken (BT-Drs. 14/5395 vom 23.02.2001). Ein Schwerpunkt des Gesetzes war dementsprechend „*[...] die Sicherung, Weiterentwicklung und Prüfung der Pflegequalität [...]*" (BT-Drs. 14/5395 vom 23.02.2001: 2), was u. a. in der Einführung eines neuen elften Kapitels „Qualitätssicherung, Sonstige Regelungen zum Schutz der Pflegebedürftigen" im SGB XI mündete (Artikel 1 Nr. 23 PQsG). Maßnahmen hierzu waren z. B. die verpflichtende Einführung eines einrichtungsinternen Qualitätsmanagements bei allen ambulanten, teilstationären und stationären Pflegeeinrichtungen (Artikel 1 Nr. 8 PQsG), die Verpflichtung der Pflegeeinrichtungen sich an Maßnahmen zur Qualitätssicherung zu beteiligen (z. B. Qualitätsprüfungen nach § 114 SGB XI) sowie die erbrachten Leistungen und deren Qualität gegenüber den Landesverbänden der Pflegekassen nachzuweisen (Artikel 1 Nr. 23 PQsG).

Weitere relevante gesetzliche Regelungen im Hinblick auf die Qualitätsentwicklung und -sicherung in der Pflege wurden mit dem Pflege-Weiterentwicklungsgesetz (PflWEG) 2008[6] sowie dem 2. Pflegestärkungsgesetz (PSG II) 2015[7] getroffen. Nachdem die Anliegen des Pflege-Qualitätssicherungsgesetzes nicht zufriedenstellend umgesetzt wurden (Büscher et al. 2018a, Igl 2007), war es das Ziel des Gesetzgebers mit dem Pflege-Weiterentwicklungsgesetz „*[...] die Qualität der pflegerischen Versorgung weiter zu verbessern und die Instrumente der Qualitätssicherung und Qualitätsentwicklung zu stärken.*" (BT-Drs. 16/7439 vom 07.12.2007: 1) Maßnahmen hierzu waren u. a. die Änderung des Turnus der Qualitätsprüfungen von Pflegeeinrichtungen nach §§ 114 und 114a SGB XI von anlassbezogen bzw. in unregelmäßigen Abständen stattfindenden Qualitätsprüfungen zu jährlich durchzuführenden Qualitätsprüfungen durch den MDK (Artikel 1 Nr. 72 und 73 PflWEG), die Aufbereitung sowie verständliche und übersichtliche Darstellung der Ergebnisse der Qualitätsprüfungen (§ 115 SGB XI) für die pflegebedürftigen Menschen und

---

[6] Gesetz zur strukturellen Weiterentwicklung der Pflegeversicherung (Pflege-Weiterentwicklungsgesetz) vom 28. Mai 2008. Bundesgesetzblatt Jahrgang 2008 Teil I Nr. 20, in Kraft getreten am 1. Juli 2008.

[7] Zweites Gesetz zur Stärkung der pflegerischen Versorgung und zur Änderung weiterer Vorschriften vom 21. Dezember 2015. Bundesgesetzblatt Jahrgang 2015 Teil I Nr. 54, in Kraft getreten am 1. Januar 2016.

ihre Angehörigen (Artikel 1 Nr. 74 PflWEG) sowie die gesetzlich verpflichtende Anwendung von Expertenstandards der Pflege (neuer § 113a SGB XI, Artikel 1 Nr. 71 PflWEG). Mit dem PSG II wurden darüber hinaus weitere zukunftsweisende Neuregelungen zur Qualitätssicherung in der Pflege getroffen. Vor dem Hintergrund der fachlichen Kritik an dem Verfahren der bestehenden Qualitätsprüfungen des MDK und der Einführung des neuen Pflegebedürftigkeitsbegriffs war „*[…] die Entwicklung eines neuen wissenschaftlich fundierten Verfahrens zur Qualitätsmessung und Qualitätsdarstellung unter Berücksichtigung der Ergebnisqualität mit einer Änderung der Entscheidungsstrukturen […]*" (BT-Drs. 18/5926 vom 07.09.2015: 2) eines der vom Gesetzgeber erklärten Ziele des PSG II. Darüber hinaus wurde zur fachlichen Verstetigung der Themen Qualitätssicherung, Qualitätsmessung und Qualitätsdarstellung die im Jahr 2008 mit dem PflWEG eingeführte Schiedsstelle Qualitätssicherung zu einem entscheidungsfähigen Ausschuss, dem sog. „Qualitätsausschuss Pflege", umgestaltet (BT-Drs. 18/5926 vom 07.09.2015), der von nun an alle normvertraglichen Regelungen und Beschlüsse, die von den für die Sicherung und Weiterentwicklung der Pflegequalität zuständigen Vertragsparteien beschlossen wurden, erlässt (Artikel 1 Nr. 34 PSG II). Hierzu zählen u. a. die Maßstäbe und Grundsätze zur Sicherstellung und Weiterentwicklung der Pflegequalität (§ 113 SGB XI), die Expertenstandards zur Sicherung und Weiterentwicklung der Qualität in der Pflege (§ 113a SGB XI) sowie die Vereinbarungen zur Qualitätsdarstellung nach § 115 SGB XI.

Die vielfältigen Überlegungen zu den Themen Qualität in der Pflege sowie Qualitätsentwicklung und -sicherung verdeutlichen den Bedarf an einer intensiven Auseinandersetzung in der Pflege insgesamt und der ambulanten häuslichen Pflege im Besonderen.

Problemhintergrund

Die nach und nach getroffenen gesetzlichen Regelungen im SGB XI veranschaulichen gut die kontinuierliche politische und auch fachwissenschaftliche Auseinandersetzung mit den Themen Qualität in der Pflege sowie Qualitätsentwicklung und -sicherung im Bereich der sozialen Pflegeversicherung seit deren Einführung Mitte der 90er Jahre. Im Hinblick auf die Qualitätssicherung standen in den letzten Jahren vor allem Ansätze zur Messung und Darstellung der Qualität von Pflegeeinrichtungen und hierbei speziell die Entwicklung von Instrumenten zur Qualitätsprüfung und -berichterstattung im Mittelpunkt. Der Fokus bei den Entwicklungen zur Messung und Darstellung der Qualität in der Pflege lag dabei jedoch vorwiegend auf dem Bereich der stationären Pflege (Büscher 2015, Büscher et al. 2018b, Paquet 2020). Für den Bereich der ambulanten Pflege wurden diesbezüglich bisher lediglich erste Überlegungen angestellt (siehe Abschnitt 2.1).

Eine Möglichkeit für eine umfassende und zudem aufwandsarme Messung von Versorgungsqualität, die sich im Bereich der Messung der medizinischen Versorgungsqualität in den letzten Jahren zunehmend etabliert hat, ist die Nutzung von Routinedaten. Auch im Bereich der stationären Pflege wurde bereits ein erster Ansatz für eine Messung der Versorgungsqualität mittels Routinedaten entwickelt. Für den Bereich der ambulanten Pflege gibt es wiederum noch keine entsprechenden Ansätze (siehe Abschnitt 2.2).

K. Wehner, *Nutzung von Routinedaten für die Qualitätsmessung in der ambulanten Pflege*, https://doi.org/10.1007/978-3-658-45323-7_2

2.1 Qualitätsmessung und -darstellung in der Pflege

Im Hinblick auf die Regelungen zur Qualitätsmessung und -darstellung in der Pflege wird anhand des Tätigkeitsberichts des zuständigen Qualitätsausschusses Pflege 2016–2019 deutlich, dass seit Beginn seiner Tätigkeit vor allem Maßnahmen zur (Weiter-)Entwicklung der Messung und Darstellung der Qualität der stationären Pflege angestoßen wurden. Angefangen mit einem wissenschaftlichen Auftrag zur Entwicklung der Instrumente und Verfahren für die Qualitätsprüfung und die Qualitätsberichterstattung für stationäre Pflegeeinrichtungen, der im Jahr 2017 vergeben wurde (Geschäftsstelle Qualitätsausschuss Pflege 2020). Auf Basis der Ergebnisse des hierzu im Jahr 2018 vorgelegten Abschlussberichts wurden seither die Maßstäbe und Grundsätze zur Sicherung und Weiterentwicklung der Pflegequalität nach § 113 SGB XI für die stationäre Pflege neu verhandelt und darin das weiterentwickelte System der Qualitätsprüfung anhand eines indikatorgestützten Verfahrens für vollstationäre Pflegeeinrichtungen verpflichtend eingeführt (Geschäftsstelle Qualitätsausschuss Pflege 2020). Darüber hinaus wurden Vereinbarungen zur Darstellung und Bewertung der Qualitätsindikatoren für die stationäre Pflege (§ 113 Absatz 1a SGB XI) und der Ergebnisse der Qualitätsprüfungen nach § 114 (sog. Qualitätsdarstellungsvereinbarungen gemäß § 115 Absatz 1a SGB XI) getroffen, die die bisher geltende Pflege-Transparenzvereinbarung stationär (PTVS) ablösten (Geschäftsstelle Qualitätsausschuss Pflege 2020).

Die Qualitätsmessung und -darstellung im Bereich der stationären Pflege wurde damit umfassend ausgestaltet und basiert auf insgesamt drei verschiedenen Säulen (GKV-Spitzenverband 2022m):

1. Ergebnisse der externen Qualitätsprüfungen nach §§ 114 f. SGB XI durch den Medizinischen Dienst
2. Ergebnisse der indikatorgestützten Qualitätsmessung zur Ergebnisqualität nach § 113 Absatz 1a SGB XI
3. Ergebnisse der von den stationären Pflegeeinrichtungen bereitzustellenden Einrichtungsinformationen (u. a. Versorgungsschwerpunkte, Personalausstattung, Erreichbarkeit).

Daneben erfolgten weitere Forschungsprojekte, die sich mit der Sicherung und Weiterentwicklung der Qualität in der stationären Pflege beschäftigten. Einen neuen Ansatz der Qualitätsmessung verfolgte dabei das vom Innovationsfond geförderte Projekt „Qualitätsmessung in der Pflege mit Routinedaten" (QMPR)

(Behrendt et al. 2022d, G-BA 2022a), das ausgehend von den entwickelten Indikatoren für die Qualitätsmessung in der vollstationären Pflege (Wingenfeld et al. 2018), die sektoren- und sozialleistungsträgerübergreifende Perspektive auf die Versorgungsqualität von pflegebedürftigen Menschen in der stationären Pflege in den Fokus nahm und mithilfe von Routinedaten der gesetzlichen Krankenversicherung sowie der sozialen Pflegeversicherung erstmals routinedatenbasierte Qualitätsindikatoren zur Messung der Versorgungsqualität von Pflegeheimbewohner:innen entwickelte (Behrendt et al. 2022d) (siehe Abschnitt 2.2.2).

Ambulante Pflege

Der Bereich der ambulanten Pflege wurde im Hinblick auf die Qualitätssicherung und mögliche Ansätze zur Qualitätsmessung und -darstellung dagegen bisher eher nachrangig behandelt, weshalb die fachlichen und politischen Diskussionen zur Qualitätssicherung in der ambulanten Pflege immer noch andauern und über die tatsächliche Qualität der ambulanten Pflege bisher nur wenig bekannt ist (Büscher et al. 2018b, Paquet 2020). Und dies obwohl bereits 2014 der Sachverständigenrat zur Begutachtung der Entwicklung im Gesundheitswesen und in der Pflege (SVR Gesundheit) in seinem Gutachten „Bedarfsgerechte Versorgung – Perspektiven für ländliche Regionen und ausgewählte Leistungsbereiche" darauf hingewiesen hat, dass die Weiterentwicklung des internen Qualitätsmanagements von ambulanten Pflegediensten sowie der externen Qualitätssicherung in der ambulanten Pflege zu den anzugehenden Herausforderungen für eine bedarfsgerechte ambulante pflegerische Versorgung zähle (SVR Gesundheit 2014). Aufgrund der zunehmend komplexeren Versorgungssituationen in der ambulanten häuslichen Pflege mit meist multimorbiden pflegebedürftigen Menschen, seien zukünftig verstärkte Bemühungen im Hinblick auf die kontinuierliche Qualitäts- und Ergebnissicherung in der ambulanten Pflege notwendig (SVR Gesundheit 2014).

Als Gründe für eine nachrangige Auseinandersetzung mit der Qualität und Qualitätssicherung in der ambulanten Pflege werden vor allem die Herausforderungen, die u. a. durch die spezielle Versorgungssituation, unter der die ambulante pflegerische Versorgung von pflegebedürftigen Menschen stattfindet, angeführt (Büscher et al. 2018b). Im Gegensatz zur stationären Pflege findet die ambulante pflegerische Versorgung durch ambulante Pflegedienste lediglich zeitlich begrenzt und in der speziellen häuslichen Umgebung der pflegebedürftigen Menschen statt. Darüber hinaus sind an der pflegerischen Versorgung neben der professionellen Pflege auch Angehörige oder weitere Personen aus dem sozialen Umfeld beteiligt (Büscher und Krebs 2018, Büscher et al. 2018b). Hieraus wird deutlich, dass die Qualität in der ambulanten Pflege nicht alleinig von einer qualitativ hochwertigen Versorgung

durch einen professionellen ambulanten Pflegedienst, sondern ebenfalls von weiteren Einflussfaktoren abhängig ist, die jedoch nicht vollständig durch die ambulanten
Pflegedienste beeinflusst und verantwortet werden können (Büscher 2015, Büscher
und Krebs 2018, Büscher et al. 2018b). Aufgrund der Besonderheiten der häuslichen
Pflegearrangements besteht zudem bis heute die Herausforderung Qualität in der
ambulanten Pflege umfassend zu definieren. Im pflegewissenschaftlichen Diskurs
werden verschiedene Ansätze hinsichtlich der relevanten Aspekte der Qualität in
der ambulanten Pflege vertreten (Büscher und Krebs 2018), letztlich fehlt es aber
noch an einem grundlegenden Qualitätsrahmen für die ambulante Pflege, der auch
als Rahmen für die Qualitätssicherung dienen könnte.

Die Maßnahmen zur Qualitätssicherung in der ambulanten Pflege umfassen bislang lediglich die stichprobenhaften externen Qualitätsprüfungen von ambulanten
Pflegediensten nach §§ 114 f. SGB XI durch den Medizinischen Dienst[1], die auf den
vereinbarten „Maßstäbe(n) und Grundsätze(n) für die Qualität und Qualitätssicherung sowie für die Entwicklung eines einrichtungsinternen Qualitätsmanagements
nach § 113 SGB XI in der ambulanten Pflege" beruhen (MDS 2020)[2] und sich
jedoch, bedingt durch die bestehende Pflege-Transparenzvereinbarung ambulant
(PTVA), bisher vorwiegend auf die Prüfung von Dokumentationsanforderungen
beziehen (Büscher und Krebs 2018, Büscher et al. 2018b).

**Maßstäbe und Grundsätze für die Qualität und Qualitätssicherung nach § 113
SGB XI in der ambulanten Pflege**

Die „Maßstäbe und Grundsätze für die Qualität und Qualitätssicherung sowie
für die Entwicklung eines einrichtungsinternen Qualitätsmanagements nach § 113
SGB XI in der ambulanten Pflege" (im Weiteren: Maßstäbe und Grundsätze für die
Qualität und Qualitätssicherung nach § 113 SGB XI in der ambulanten Pflege; GKV-
Spitzenverband 2022h) beinhalten generelle Prinzipien des pflegerischen Handelns

---

[1] Mit dem 3. Pflegestärkungsgesetz (PSG III) 2016 wurden die Qualitätsprüfungen nach
§ 114 SGB XI auch auf erbrachte Leistungen der häuslichen Krankenpflege nach § 37 SGB V
ausgeweitet (Artikel 1 Nr. 21 PSG III) (Drittes Gesetz zur Stärkung der pflegerischen Versorgung und zur Änderung weiterer Vorschriften (Drittes Pflegestärkungsgesetz – PSG III) vom
23. Dezember 2016. Bundesgesetzblatt Jahrgang 2016 Teil I Nr. 65, in Kraft getreten am 1.
Januar 2017).

[2] Nach Zulassung der ambulanten Betreuungsdienste als Leistungserbringer im Bereich der
sozialen Pflegeversicherung mit dem „Gesetz für schnellere Termine und bessere Versorgung
(Terminservice- und Versorgungsgesetz – TSVG)" 2019 wurden ebenfalls für diese Leistungserbringer Maßstäbe und Grundsätze für die Qualität und Qualitätssicherung in Form
der „Richtlinie des GKV-Spitzenverbandes nach § 112a SGB XI zu den Anforderungen
an das Qualitätsmanagement und die Qualitätssicherung für ambulante Betreuungsdienste"
festgelegt (GKV-Spitzenverband 2021e).

zur Sicherstellung einer qualifizierten ambulant pflegerischen und hauswirtschaftlichen Versorgung von unterstützungs- und pflegebedürftigen Menschen. Daneben
werden grundsätzliche Anforderungen an ambulante Pflegedienste bzw. deren Träger im Hinblick auf die Etablierung und Durchführung eines einrichtungsinternen
Qualitätsmanagements sowie der Durchführung einer internen sowie Beteiligung an
der externen Qualitätssicherung formuliert (GKV-Spitzenverband 2022h). Darüber
hinaus werden grundlegende Maßstäbe für die Struktur-, Prozess- und Ergebnisqualität für die ambulante Pflege dargelegt. Hierzu zählen u. a. Anforderungen an die
sachliche und personelle Ausstattung von ambulanten Pflegediensten, die erforderliche Qualifikation der Mitarbeitenden, die elektronische Pflegedokumentation, die
Pflegeplanung und -dokumentation, die interprofessionelle Zusammenarbeit sowie
wesentliche ergebnisbezogene Kriterien einer qualitativ hochwertigen ambulanten
pflegerischen Versorgung (GKV-Spitzenverband 2022h).

Qualitätsprüfungen von ambulanten Pflegediensten nach §§ 114 f. SGB XI und
Darstellung der Ergebnisse gemäß Pflege-Transparenzvereinbarung (PTVA)
Der Durchführung der externen Qualitätsprüfung von ambulanten Pflegediensten
nach §§ 114 f. SGB XI liegt die „Richtlinie über die Prüfung der in Pflege-
einrichtungen erbrachten Leistungen und deren Qualität nach § 114 SGB XI
(Qualitätsprüfungs-Richtlinie – QPR)" (GKV-Spitzenverband 2020a) zugrunde.
Teil 1 der QPR bezieht sich auf den Bereich der ambulanten Pflege[3] (im Weiteren:
QPR ambulant) und regelt die Grundlagen für die Qualitätsprüfungen (Prüfauftrag,
Prüfinhalte und Umfang der Prüfung) durch den Medizinischen Dienst und legt einheitliche Kriterien für die Prüfung der Qualität fest. Die Qualitätsprüfungen können
als Regel-, Anlass oder Wiederholungsprüfungen durchgeführt werden. Geprüft
werden dabei einrichtungs- und personenbezogene Kriterien. Zu jeder Prüfung ist
ein umfassender Prüfbericht zu erstellen, in dem die festgestellten Qualitätsdefizite sowie Empfehlungen zu Qualitätsverbesserungsmaßnahmen dargelegt werden
(GKV-Spitzenverband 2020a). Die im Rahmen der Qualitätsprüfungen durch den
Medizinischen Dienst erhobenen Daten sind gleichzeitig den geprüften ambulanten Pflegeeinrichtungen zur Verfügung zu stellen, da diese als Grundlage für die
gemäß Pflege-Transparenzvereinbarung ambulant (PTVA) zu erstellenden Pflege-
Transparenzberichte dienen, die als Information für pflegebedürftige Menschen und
deren pflegende Angehörige im jeweiligen Pflegedienst zu veröffentlichen sind
(GKV-Spitzenverband 2015). Die Pflege-Transparenzvereinbarung regelt hierzu

---

[3] Für die Qualitätsprüfung ebenfalls von ambulanten Betreuungdiensten wurde der
QPR ambulant 2021 ein zweiter Teil „Ambulante Betreuungsdienste" angefügt
(GKV-Spitzenverband 2021f).

die Kriterien der Veröffentlichung der Ergebnisse der Qualitätsprüfungen des Medizinischen Dienstes einschließlich der angewendeten Bewertungssystematik (GKV-Spitzenverband 2015). Die in der Pflege-Transparenzvereinbarung (ambulant) vorgegebenen Transparenzkriterien bilden dabei jedoch nur eine Teilmenge der in der QPR ambulant enthaltenen und durch den Medizinischen Dienst geprüften Kriterien (GKV-Spitzenverband 2020a).

Mit Einführung der Qualitätsprüfungen nach § 114 SGB XI wurde auch für erbrachte Leistungen der häuslichen Krankenpflege nach § 37 SGB V eine entsprechende „Richtlinie [...] über die Durchführung und den Umfang von Qualitäts- und Abrechnungsprüfungen gemäß § 275b SGB V von Leistungserbringern mit Verträgen nach § 132a Abs. 4 SGB V (Qualitätsprüfungs-Richtlinie häusliche Krankenpflege – QPR-HKP)" (GKV-Spitzenverband 2019b) erarbeitet. Hierin werden in Anlehnung an die QPR ambulant zusätzliche Regelungen zur Prüfung von Leistungserbringern, die Leistungen der häuslichen Krankenpflege erbringen (z. B. ambulante Pflegedienste mit einem Versorgungsvertrag nach § 132a Absatz 4 SGB V), getroffen. Auch hier können die Qualitätsprüfungen als Regel-, Anlass- oder Wiederholungsprüfung erfolgen. Darüber hinaus sind in der QPR-HKP ebenso spezifische einrichtungsbezogene und personenbezogene Kriterien für die Prüfung festgelegt (GKV-Spitzenverband 2019b). Über das Ergebnis der Qualitätsprüfungen ist vom Medizinischen Dienst auch hier ein Prüfbericht zu erstellen, der an den geprüften Pflegedienst sowie an die entsprechenden Landesverbände der Krankenkassen zu übermitteln ist (GKV-Spitzenverband 2019b). Eine Veröffentlichung der Prüfergebnisse gegenüber den pflegebedürftigen Menschen und deren pflegenden Angehörigen ist in diesem Zusammenhang nicht vorgesehen.

Zukünftige Weiterentwicklung der Qualitätsmessung und -darstellung in der ambulanten Pflege
Eine intensivere Beschäftigung mit dem Thema der Qualitätssicherung in der ambulanten Pflege und der (Weiter-)Entwicklung der Instrumente der Qualitätsmessung und -darstellung wurde im Jahr 2017 vom neu gegründeten Qualitätsausschuss Pflege angestoßen. Analog zur stationären Pflege wurde ebenfalls für die ambulante Pflege ein wissenschaftlicher Auftrag zur Entwicklung von Instrumenten und Verfahren für die Qualitätsprüfung und Qualitätsberichterstattung vergeben (Geschäftsstelle Qualitätsausschuss Pflege 2020). Der entsprechende Abschlussbericht wurde dem Qualitätsausschuss Pflege im August 2018 vorgelegt (Büscher et al. 2018b) und nachfolgend eine Pilotierung der entwickelten Instrumente zur Qualitätsprüfung in ambulanten Pflegediensten beauftragt (Geschäftsstelle Qualitätsausschuss Pflege 2020). Als Kernpunkte des weiterentwickelten Konzepts zur

Qualitätsmessung und -darstellung werden hierbei die Abkehr von der bisher vorrangig dokumentationsbasierten Prüfung, hin zu einer Qualitätsprüfung, bei der die wirkliche Pflegesituation sowie der Pflegeprozess und dessen Ergebnisse in den Vordergrund rücken, vorgeschlagen (Büscher et al. 2018b). Dementsprechend soll der Fokus auf das Gespräch mit den pflegebedürftigen Menschen und deren pflegenden Angehörigen in der häuslichen Umgebung sowie die Inaugenscheinnahme der pflegebedürftigen Menschen gelegt werden. Einrichtungsbezogene Prüfungen der ambulanten Pflegedienste sollen nur noch bei festgestellten Auffälligkeiten bzw. Defiziten bei den vor Ort in der Häuslichkeit der pflegebedürftigen Menschen durchgeführten personenbezogenen Prüfungen erfolgen (Büscher et al. 2018b).

Auf Basis der Ergebnisse des Abschlussberichts zur Pilotierung der neu ausgestalteten ambulanten Qualitätsprüfung (Haaß et al. 2021) sollten, wie bei der stationären Pflege, auch hier im Anschluss die Verhandlungen zur Überarbeitung der Vereinbarung der Maßstäbe und Grundsätze für die Qualität und Qualitätssicherung nach § 113 SGB XI in der ambulanten Pflege erfolgen und nach entsprechender Anpassung der Richtlinien über die Durchführung der Qualitätsprüfung des Medizinischen Dienstes nach § 114a Absatz 7 SGB XI für den ambulanten Bereich (QPR ambulant) auch die Verhandlungen zur Vereinbarung der Qualitätsdarstellung für ambulante Pflegeeinrichtungen (Qualitätsdarstellungsvereinbarung für die ambulante Pflege – QDVA) aufgenommen werden (Geschäftsstelle Qualitätsausschuss Pflege 2020). Der Webseite der Geschäftsstelle Qualitätsausschuss Pflege e. V. ist jedoch zu entnehmen, dass sich der Qualitätsausschuss Pflege zum Zeitpunkt der Erstellung dieser Arbeit (März 2023) noch mit den Ergebnissen der beiden Abschlussberichte befasst und mögliche Anpassungen der Instrumente und Verfahren zur Qualitätsprüfung und -darstellung prüft (Geschäftsstelle Qualitätsausschuss Pflege 2022). Mit einer diesbezüglichen Überarbeitung der Maßstäbe und Grundsätze für die Qualität und Qualitätssicherung in der ambulanten Pflege nach § 113 SGB XI, der entsprechenden Anpassung der QPR ambulant für die externen Qualitätsprüfungen des Medizinischen Dienstes und dem Abschluss einer Qualitätsdarstellungsvereinbarung für die ambulante Pflege ist daher erst in den kommenden Jahren zu rechnen, sodass diese wichtigen Instrumente zur Qualitätssicherung der ambulanten Pflege erst zukünftig vorliegen und zur Anwendung kommen können.

Wie bereits im Kontext der Qualitätsmessung und -darstellung im Bereich der stationären Pflege erwähnt, kann ein ergänzender Ansatz zur Messung der Versorgungsqualität die Nutzung von Routinedaten sein. Durch die Nutzung von Routinedaten wird zusätzlich eine sektoren- und sozialleistungsträgerübergreifende Sicht auf die Versorgungsqualität möglich, wie sie im Bereich der Messung der medizinischen Versorgungsqualität schon seit vielen Jahren berücksichtigt wird.

Eine sektoren- und sozialleistungsträgerübergreifende Messung der Versorgungsqualität anhand von Routinedaten erscheint auch für den – im Hinblick auf das generelle Versorgungsgeschehen – sehr komplexen Versorgungsbereich der ambulanten Pflege prinzipiell sinnvoll. Durch den Rückgriff auf Routinedaten könnte somit eine noch umfassendere Messung der Versorgungsqualität in der ambulanten Pflege, ohne zusätzlichen Aufwand für die ambulanten Pflegedienste oder die pflegebedürftigen Menschen und deren pflegende Angehörige, möglich werden. Die Möglichkeiten einer ergänzenden Qualitätsmessung unter Nutzung von Routinedaten sollte daher auch für den Versorgungsbereich der ambulanten Pflege geprüft werden.

2.2   Nutzung von Routinedaten für die Messung von Versorgungsqualität

Bei Routinedaten im Gesundheitswesen handelt es sich um standardisierte Daten, die vor allem im deutschen Sozialversicherungssystem von den unterschiedlichen Sozialversicherungsträgern erhoben werden. Die Daten entstehen im Zuge der Erbringung der vom Sozialversicherungssystem getragenen Leistungen bzw. deren Kostenerstattung durch die Sozialversicherungsträger und sind damit routinemäßig bei den verschiedenen Kostenträgern verfügbar (Swart und Ihle 2015). Im gesundheitswissenschaftlichen Kontext werden Routinedaten dabei vielfach mit den routinemäßig verfügbaren Daten der gesetzlichen Krankenversicherung gleichgesetzt. Darüber hinaus verfügen aber auch die weiteren Sozialversicherungsträger (u. a. soziale Pflegeversicherung, gesetzliche Renten- oder Unfallversicherung) über entsprechende Routinedaten. Des Weiteren können die Daten von Registern (z. B. bevölkerungsbezogenen Krankheitsregistern) zu den Routinedaten gezählt werden (Maier et al. 2015, Swart et al. 2015).

Die Routinedaten der Sozialversicherungsträger werden primär zu administrativen Zwecken erhoben. Im Rahmen der darüberhinausgehenden Nutzung der Daten, z. B. zum Zwecke der Versorgungsforschung oder Messung der Versorgungsqualität, werden sie daher als Sekundärdaten bezeichnet. Im Hinblick auf die Sekundärdatenanalysen der Routinedaten der Sozialversicherungsträger werden in diesem Zusammenhang generell verschiedene Vorteile, aber auch einige Nachteile gesehen (Laux et al. 2014, Slagman et al. 2023, Swart und Ihle 2015). Als Vorteile gelten die Möglichkeiten einer schnellen, aufwandsarmen und kostengünstigen Nutzung von aktuellen und umfangreichen Daten aus der tatsächlichen Routineversorgung. Darüber hinaus werden die Vollständigkeit der Daten sowie der eindeutige Personen- bzw. Bevölkerungsbezug der Daten hervorgehoben. Dadurch werden anhand der Routinedaten längsschnittliche sowie sektoren- und leistungserbringerübergreifende Analysen möglich (Laux et al. 2014, Slagman et al. 2023, Swart und Ihle 2015). Als Nachteile werden dagegen u. a. das Fehlen von wichtigen klinischen Informationen, die eingeschränkte Datenvalidität aufgrund unzureichender Klassifikationen (z. B. von Diagnosen und Prozeduren) sowie die Verzerrung der Ergebnisse aufgrund der Analyse in der Regel von einzelnen Datenbeständen von einzelnen Sozialversicherungsträgern gesehen (Slagman et al. 2023, Swart und Ihle 2015).

Verschiedene Arbeiten zur grundsätzlichen Nutzbarkeit von Routinedaten zum Zwecke der Versorgungsforschung sowie für Versorgungsanalysen kamen trotz der skizzierten Nachteile dennoch zu der einheitlichen Einschätzung, dass insbesondere die Stammdaten der Versicherten, die zur Verwaltung der Mitgliedschaft sowie des Versichertenverhältnisses z. B. von den Krankenkassen erhoben werden, sowie die Abrechnungs- und Verordnungsdaten von ambulanten und stationären Leistungserbringern ein besonderes Potenzial für die Messung der Versorgungsqualität im deutschen Gesundheitswesen aufweisen (Heller et al. 2015, Laux et al. 2014).

2.2.1 Nutzung von Routinedaten zur Messung der medizinischen Versorgungsqualität

Bereits im Jahr 2002 wurde ein erstes Forschungsprojekt zur Prüfung der Möglichkeiten einer Qualitätsmessung auf Basis von Routinedaten der gesetzlichen Krankenversicherung gestartet. Der Schwerpunkt des Projekts „Qualitätssicherung der stationären Versorgung mit Routinedaten" (QSR) lag dabei auf der Entwicklung von Instrumenten zur routinedatengestützten Qualitätsmessung der medizinischen Ergebnisqualität. Als Datengrundlage dienten die bundesweiten Abrechnungsdaten nach § 301 SGB V zur Krankenhausbehandlung von allen vollstationären Patient:innen, die bei den Allgemeinen Ortskrankenkassen und -pflegekassen (AOK) versichert waren (AOK-Bundesverband et al. 2007). Als Ergebnis des Projektes konnte am Beispiel ausgewählter Krankheiten bzw. Behandlungen (sog. Tracer) gezeigt werden, dass mittels der stationären Abrechnungsdaten eine aufwandsarme und valide Qualitätsmessung und -beurteilung möglich ist und die routinedatenbasierten Indikatoren hilfreiche Informationen für das einrichtungsinterne Qualitätsmanagement sowie hinsichtlich möglicher externer Qualitätsvergleiche von Krankenhäusern liefern können

(Heller 2008). Dabei fokussierten die entwickelten routinedatenbasierten Qualitätsindikatoren sowohl auf die Sterblichkeit von Patient:innen während des Krankenhausaufenthaltes sowie innerhalb von 30 bzw. 90 Tagen oder 1 Jahr nach einer stationären Aufnahme in ein Krankenhaus als auch auf schwerwiegende medizinische Komplikationen (z. B. Wiederaufnahmen aufgrund von Komplikationen durch Endoprothesen, einer Thrombose oder Lungenembolie oder auch notwendige Revisionseingriffe nach Implantation einer Knie-Totalendoprothese) (AOK-Bundesverband et al. 2007, Heller 2008). Mittels der Routinedaten wurden daher erstmals Längsschnittbetrachtungen individueller Behandlungsverläufe auch über den Krankenhausaufenthalt hinweg möglich (Heller 2008). Als Optionen zur Weiterentwicklung von QSR wurde damals bereits die Einbeziehung weiterer Routinedaten, z. B. aus der ambulanten vertragsärztlichen Versorgung sowie der Arzneimittel- bzw. Hilfs- und Heilmittelversorgung diskutiert, um anhand dieser sektorenübergreifenden Informationen eine noch validere Messung der Ergebnisqualität zu erreichen (AOK-Bundesverband et al. 2007, Heller 2008).

Aktuell werden im QSR-Verfahren routinedatenbasierte Qualitätsindikatoren in 23 Leistungsbereichen aus den Versorgungsgebieten Bauchchirurgie, Endokrine Chirurgie, Geburtshilfe/Neonatologie, Hals-, Nasen-, Ohrenheilkunde, Kardiologie und Herzchirurgie, Neurologie, Orthopädie/Unfallchirurgie sowie Urologie betrachtet (Jeschke und Günster 2022, WIdO 2022). Die Ergebnisse der Qualitätsindikatoren werden den teilnehmenden Krankenhäusern in einem jährlichen Bericht (QSR-Klinikbericht) als Unterstützung für das interne Qualitätsmanagement übermittelt (Jeschke und Günster 2022). Darüber hinaus werden die QSR-Klinikergebnisse von ausgewählten, geeigneten Leistungsbereichen auf der Webseite der AOK (sog. AOK-Gesundheitsnavigator)[4] veröffentlicht. Derzeit handelt es sich dabei um insgesamt 13 Leistungsbereiche (u. a. Blinddarm- und Gallenblasenentfernung, Hüft- und Knieprothesenwechsel oder vollständige Prostataentfernung bei Prostatakrebs) für die eine klinikbezogene öffentliche Berichterstattung erfolgt, weitere Leistungsbereiche sollen in Zukunft folgen. An der freiwilligen Qualitätsinitiative des QSR-Verfahrens sind zurzeit mehr als 500 Krankenhäuser in Deutschland beteiligt (Jeschke und Günster 2022).

Darüber hinaus werden bereits seit 2008 in zahlreichen deutschen Krankenhäusern weitere routinedatenbasierte Kennzahlen, die auf der Grundlage der eigenen Abrechnungsdaten des jeweiligen Krankenhauses (Daten nach § 21 Krankenhausentgeltgesetz – KHEntgG) berechnet werden, genutzt. Zum Beispiel verwenden die Mitgliedskrankenhäuser der Initiative Qualitätsmedizin (IQM) den

---

[4] https://www.aok.de/pk/cl/uni/medizin-versorgung/krankenhaussuche/ (zuletzt aufgerufen am 3. März 2023).

Kennzahlensatz der „German Inpatient Quality Indicators (G-IQI)", der sich an den international entwickelten routinedatenbasierten Qualitätsindikatoren „Inpatient Quality Indicators (IQI)" der amerikanischen Agency for Healthcare Research and Quality (AHRQ) orientiert (Mansky und Nimptsch 2010). Die ebenfalls vorrangig auf die Ergebnisqualität bezogenen Qualitätsindikatoren können aufgrund der kontinuierlichen Auswertungsmöglichkeiten der routinedatenbasierten Kennzahlen, die beteiligten Krankenhäuser zeitnah bei der Steuerung der entsprechenden Prozesse und somit insgesamt im Hinblick auf ein wirksames internes Qualitätsmanagement unterstützen (Mansky und Nimptsch 2010). Derzeit umfasst der Kennzahlsatz ca. 450 verschiedene Kennzahlen zu mehr als 65 Krankheitsbildern und Behandlungen, u. a. Erkrankungen des Nervensystems und Schlaganfall, Erkrankungen des Herzens, der Lunge oder der Bauchorgane, Geburtshilfe und Frauenheilkunde, Hautkrankheiten und Palliativmedizin (IQM 2023c, IQM und 3M 2021). Die Kennzahlergebnisse werden von den Mitgliedskrankenhäusern auf den eigenen Webseiten veröffentlicht (IQM 2023b). Darüber hinaus veröffentlicht IQM die Durchschnittsergebnisse aller Mitgliedskrankenhäuser in Form eines umfassenden Qualitätsberichts (IQM 2022). Die Kennzahlergebnisse stoßen zudem ein Peer-Review-Verfahren an, einem kollegialen, interprofessionellen und trägerübergreifenden Dialog zwischen den IQM-Mitgliedern zu möglichen Schwachstellen im Versorgungsprozess oder den klinikinternen Strukturen, mit dem Ziel gemeinsam mögliche Lösungsansätze für die Optimierung der medizinischen Behandlungsqualität abzuleiten (Eberlein-Gonska et al. 2017, IQM 2023a).

Auch in der externen gesetzlichen Qualitätssicherung nach §§ 136 ff. SGB V werden die Routinedaten der gesetzlichen Krankenversicherung bereits seit Jahren für die Qualitätsmessung herangezogen. Mit dem GKV-Versorgungsstrukturgesetz (GKV-VStG) 2011[5] wurde der § 299 SGB V zur Datenverarbeitung für Zwecke der Qualitätssicherung dahingehend ergänzt, dass die bei den Krankenkassen vorliegenden einrichtungs- und personenbezogenen Abrechnungsdaten, u. a. der Leistungserbringer der vertragsärztlichen Versorgung sowie der nach § 108 SGB V zugelassenen Krankenhäusern, auch zum Zwecke der Qualitätssicherung gemäß §§ 136 ff. SGB V genutzt werden können und von den Krankenkassen hierfür zur Verfügung zu stellen sind (Artikel 1 Nr. 80a GKV-VStG). In den Richtlinien und Beschlüssen des Gemeinsamen Bundesausschusses (G-BA) sind die für die Ermittlung der Qualität erforderlichen Daten festzulegen und zu

---

[5] Gesetz zur Verbesserung der Versorgungsstrukturen in der gesetzlichen Krankenversicherung (GKV-Versorgungsstrukturgesetz – GKV-VStG) vom 22. Dezember 2011. Bundesgesetzblatt Jahrgang 2011 Teil I Nr. 70, in Kraft getreten am 1. Januar 2012.

begründen (§ 299 Absatz 1 SGB V). Die entsprechende „Richtlinie zur datengestützten einrichtungsübergreifenden Qualitätssicherung" (DeQS-RL) des G-BA
enthält derzeit sechs sektorspezifische, sektorengleiche bzw. sektorenübergreifende Qualitätssicherungsverfahren (QS-Verfahren)[6], bei denen die Routinedaten
der Krankenkassen zur Berechnung von Qualitätsindikatoren verwendet werden
(G-BA 2022d). Zwei QS-Verfahren adressieren dabei die Qualität im Versorgungsbereich Kardiologie und Herzchirurgie; die weiteren vier QS-Verfahren
beziehen sich auf die Versorgungsbereiche Transplantationsmedizin und Nie-
renersatztherapie, Viszeralchirurgie sowie Hygiene und Infektionsmanagement
(G-BA 2022d). Die Ergebnisse der (routinedatenbasierten) Qualitätsindikatoren
der jeweiligen QS-Verfahren werden auch hier den beteiligten Leistungserbringern in Form von Rückmeldeberichten für ihr internes Qualitätsmanagement zur
Verfügung gestellt (§ 18 DeQS-RL). Bei rechnerisch auffälligen Ergebnissen
der Qualitätsindikatoren erfolgt die Einleitung und Umsetzung von qualitäts-
verbessernden Maßnahmen. Im Rahmen eines Stellungnahmeverfahrens können
sich die Leistungserbringer mit einem auffälligen Indikatorergebnis schriftlich
zu den Gründen des Ergebnisses äußern. Darüber hinaus sind die Durchführung von Gesprächen sowie die Begehung von Einrichtungen vorgesehen, um die
betroffenen Leistungserbringer bei der Aufklärung etwaiger Qualitätsmängel zu
unterstützen (§ 17 DeQS-RL). Auf Grundlage der Ergebnisse des Stellungnahmeverfahrens ist zu entscheiden, inwieweit weitere Maßnahmen zur Förderung der
Qualität (u. a. Teilnahme an Qualitätszirkeln, Durchführung von Audits oder Peer
Reviews oder Teilnahme an Fortbildungen) anzustoßen sind (Maßnahmenstufe 1).
Beim Vorliegen schwerwiegender Qualitätsmängel bzw. verbleiben identifizierter
Qualitätsmängel über längere Zeit, kann dies die Anwendung restriktiverer Maßnahmen, z. B. Vergütungsabschläge, für den betroffenen Leistungserbringer zur
Folge habe (Maßnahmenstufe 2, § 17 DeQS-RL). Die bundesweiten Ergebnisse
der Qualitätsindikatoren sowie die aggregierten Ergebnisse der Durchführung der
Qualitätssicherungsmaßnahmen und der durchzuführenden Datenvalidierung werden als Bundesqualitätsbericht (§ 20 DeQS-RL) jährlich veröffentlicht (IQTIG
2022b).

---

[6] In der DeQS-RL sind zurzeit insgesamt 15 QS-Verfahren enthalten. Die Daten für die
übrigen neun QS-Verfahren werden alleinig über eine fallbezogene Qualitätssicherungs-
Dokumentation bei Krankenhäusern erhoben (G-BA 2022d).

2.2.2 Nutzung von Routinedaten zur Messung der Versorgungsqualität in der Pflege

Die Darstellungen zu den freiwilligen Qualitätsinitiativen sowie der gesetzlich verpflichtenden Qualitätssicherung gemäß §§ 136 ff. SGB V verdeutlichen, dass die Nutzung von Routinedaten der gesetzlichen Krankenversicherung im Bereich der Messung und Darstellung der medizinischen Versorgungsqualität bereits als etabliert gelten kann. Die Überlegungen und Ansätze zur Nutzung von Routinedaten zur Messung der Versorgungsqualität in der Pflege sind dagegen noch nicht annähernd so weit vorangeschritten. Für den Bereich der stationären Pflege wurde diesbezüglich im Jahr 2022 mit dem Abschlussbericht zu dem bereits erwähnten Innovationsfonds-geförderten Projekt „Qualitätsmessung in der Pflege mit Routinedaten" (QMPR) erstmals ein Ansatz zur Messung der Versorgungsqualität in der stationären Pflege anhand von Routinedaten der gesetzlichen Krankenversicherung bzw. sozialen Pflegeversicherung vorgelegt (Behrendt et al. 2022d). Im Rahmen des Projekts wurde ein Indikatorenset mit zwölf routinedatenbasierten Qualitätsindikatoren zur Messung der Versorgungsqualität an verschiedenen Schnittstellen der Versorgung von Pflegeheimbewohner:innen entwickelt. Fünf Qualitätsindikatoren adressieren dabei die Schnittstelle der ambulant-ärztlichen und pflegerischen Versorgung von Pflegeheimbewohner:innen (z. B. Indikator A.3 „Dehydrationsbefund bei Hospitalisierung bei Demenz" oder Indikator A.4 „Saisonale Influenzaimpfung") (Behrendt et al. 2022a) sowie weitere vier Qualitätsindikatoren die Schnittstelle der Arzneimittelversorgung bei Pflegeheimbewohner:innen (z. B. Indikator B.1 „Dauerverordnung von Antipsychiotika bei Demenz" oder Indikator B.4 „Verordnung von 9 + unterschiedlichen Wirkstoffen in mindestens einem Quartal (Polymedikation)") (Behrendt et al. 2022c). Mit den übrigen drei Qualitätsindikatoren wird der Fokus auf die Schnittstelle der Hospitalisierungen bei Pflegeheimbewohner:innen gelegt (z. B. Indikator C.1 „Sturzassoziierte Krankenhausaufenthalte bei sturzrisikoerhöhender Medikation (FRIDs)" oder Indikator C.2 „Krankenhausaufenthalte in den letzten 30 Tagen vor Versterben") (Behrendt et al. 2022b). Somit liegt im Ergebnis ein erstes Set an routinedatenbasierten Qualitätsindikatoren für die stationäre Pflege vor, das sowohl für die interne Qualitätsentwicklung von stationären Pflegeeinrichtungen genutzt als auch zukünftig als Ergänzung der gesetzlichen Qualitätssicherung in der stationären Pflege dienen kann (Behrendt et al. 2022d).

Im Bereich der ambulanten Pflege gab es bisher dagegen noch keinerlei Bestrebungen die Nutzung von Routinedaten der gesetzlichen Krankenversicherung bzw. sozialen Pflegeversicherung zur Messung der Versorgungsqualität zu untersuchen.

Dieses Desiderat soll mit der vorliegenden Arbeit aufgegriffen werden, um auch die Möglichkeiten einer Qualitätsmessung und -darstellung anhand von Routinedaten in der ambulanten Pflege in den Blick zu nehmen.

Vor dem Hintergrund, dass es derzeit noch keine Ansätze zur Messung der Versorgungsqualität in der ambulanten Pflege anhand von Routinedaten gibt, ist es das Ziel der vorliegenden Arbeit diese Forschungslücke zu schließen und die generelle Nutzbarkeit von Routinedaten auch für die Qualitätsmessung in der ambulanten Pflege zu prüfen.

Ambulante Pflege wird hierbei als diejenige pflegerische Versorgung definiert, die pflegebedürftige Menschen durch oder unter Beteiligung von professionellen ambulanten Pflegediensten in der eigenen häuslichen Umgebung erhalten. Damit sind sowohl Leistungen der pflegerischen Versorgung nach § 36 und § 38 SGB XI (körperbezogene Pflegemaßnahmen, pflegerische Betreuungsmaßnahmen und Hilfen bei der Haushaltsführung) als auch medizinisch-pflegerische Leistungen der häuslichen Krankenpflege nach § 37 SGB V (Leistungen der Grundpflege und hauswirtschaftlichen Versorgung sowie Leistungen der Behandlungspflege), die durch ambulante Pflegedienste erbracht werden, umfasst.

Der Arbeit liegt damit folgende zentrale Frage zugrunde: **„Sind Routinedaten der Kranken- bzw. Pflegekassen für die Messung und Darstellung der Versorgungsqualität von pflegebedürftigen Menschen, die Leistungen von einem ambulanten Pflegedienst erhalten, geeignet?"**

Aus der übergeordneten Forschungsfrage leiten sich verschiedene untergeordnete Fragestellungen ab, die für die Beantwortung der Forschungsfrage im Hinblick auf die Nutzbarkeit von Routinedaten für die Qualitätsmessung in der ambulanten Pflege relevant und somit im Rahmen der Arbeit handlungsleitend sind:

1. *Was sind die qualitätsrelevanten struktur-, prozess- und ergebnisbezogenen Versorgungsaspekte im Versorgungsbereich der ambulanten Pflege?*

   Voraussetzung für die Messung der Versorgungsqualität in der ambulanten Pflege ist die Beschreibung von konkreten Anforderungen, die für eine qualitativ hochwertige Versorgung relevant sind bzw. erfüllt sein müssen. Dementsprechend erfolgt im ersten Schritt die Aufbereitung der aktuellen Versorgungssituation in der ambulanten Pflege und darauf aufbauend die Ableitung und Beschreibung der qualitätsrelevanten struktur-, prozess- und ergebnisbezogenen Anforderungen (sog. Versorgungsaspekte) im Versorgungsbereich der ambulanten Pflege (siehe Kapitel 4 bis 6).

2. *Welche der identifizierten qualitätsrelevanten Versorgungsaspekte lassen sich mit den Routinedaten der Kranken- bzw. Pflegekassen operationalisieren?*

   Bedingung für die Nutzbarkeit der Routinedaten für die Messung der Versorgungsqualität in der ambulanten Pflege ist, dass sich die identifizierten qualitätsrelevanten Versorgungsaspekte der ambulanten Pflege auch über die Routinedaten (hier der Kranken- bzw. Pflegekassen) operationalisieren lassen. Die Operationalisierbarkeit der Versorgungsaspekte ist dabei zum einen davon abhängig, dass zu den identifizierten Anforderungen grundsätzlich Informationen in den Routinedaten der Kranken- bzw. Pflegekassen vorliegen. Zum anderen wird die Operationalisierbarkeit der grundsätzlich über Routinedaten abbildbaren Versorgungsaspekte dadurch bestimmt, inwieweit die spezifisch in den Routinedaten der Kranken- bzw. Pflegekassen vorliegenden Informationen der Leistungsabrechnung von ambulanten und/oder stationären Leistungserbringern dazu geeignet sind, die identifizierten Anforderungen zu erfassen. Daher erfolgt im zweiten Schritt die Prüfung der grundsätzlichen Abbildbarkeit der identifizierten qualitätsrelevanten Versorgungsaspekte über die Routinedaten der Kranken- bzw. Pflegekassen (siehe Kapitel 7 und 8) sowie die konkrete Operationalisierung von ausgewählten Versorgungsaspekten anhand der Routinedaten einer Kranken- bzw. Pflegekasse (siehe Kapitel 9 und 10).

3. *Geben die über Routinedaten abbildbaren Versorgungsaspekte Hinweise auf Versorgungs- und Qualitätsdefizite im Bereich der ambulanten Pflege?*

   Voraussetzung für eine valide Messung und Darstellung der Qualität in der ambulanten Pflege auf Grundlage von Routinedaten ist, dass die Operationalisierung der entsprechenden Versorgungsaspekte angemessen ist. Bei der Operationalisierung der Versorgungsaspekte anhand der Routinedaten ist dementsprechend zu prüfen, inwieweit die ausgewählten Daten sowie die formulierten Rechenregeln geeignet sind, eine valide Messung der adressierten

Versorgungsaspekte zu erreichen. Im dritten Schritt wird daher eine empirische Prüfung der ausgewählten Versorgungsaspekte anhand der Routinedaten einer Kranken- bzw. Pflegekasse vorgenommen, um anhand von Echtdaten die Operationalisierung der ausgewählten Versorgungsaspekte zu prüfen und mögliche Limitationen der routinedatenbasierten Operationalisierung aufzudecken. Zudem werden anhand der empirischen Prüfung erste routinedatenbasierte Ergebnisse zur Versorgungssituation in der ambulanten Pflege ermittelt, die Hinweise auf mögliche Versorgungs- und Qualitätsdefizite im Bereich der ambulanten Pflege geben können (siehe Kapitel 9 und 10).

Literaturrecherche und Vorgehen zur Ableitung qualitätsrelevanter Versorgungsaspekte

Zur Beantwortung der Forschungsfrage wurde im ersten Schritt eine umfassende Literaturrecherche durchgeführt, um die aktuelle Versorgungssituation in der ambulanten Pflege aufzuarbeiten und darauf aufbauend die qualitätsrelevanten struktur-, prozess- und ergebnisbezogenen Versorgungsaspekte zu identifizieren und zu beschreiben. Ausgehend von der für die Literaturrecherche konkretisierten Fragestellung „*Was sind die qualitätsrelevanten struktur-, prozess- und ergebnisbezogenen Versorgungsaspekte im Versorgungsbereich der ambulanten Pflege?*" erfolgte die Recherche sowie Aufbereitung der Literatur in Anlehnung an das methodische Vorgehen des Joanna Briggs Institutes (JBI) zur Erstellung eines Scoping Reviews (siehe Abschnitt 4.1). Ein Scoping Review dient generell der Darlegung des aktuellen Wissenstandes sowie der Schaffung eines systematischen Überblicks über ein betrachtetes Themengebiet (Arksey und O'Malley 2005, Peters et al. 2020). Ziel eines Scoping Reviews ist dementsprechend, die vorhandene Evidenz zu einer Fragestellung überblicksartig darzulegen. Die Ergebnisse können dabei nach Veröffentlichungszeitpunkten, Quellen (Peer-Review oder graue Literatur) oder auch konzeptionellen Kategorien (angewandte Methodik oder Hauptergebnisse) u. a. in Form einer „Karte" (Map) dargestellt werden (Peters et al. 2020, von Elm et al. 2019). Ein Vorgehen in Anlehnung an die Methodik zur Erstellung von Scoping Reviews wurde für die vorliegende Arbeit als geeignet eingeschätzt, um sich anhand einer Literaturübersicht einen systematischen Überblick über den Themenbereich der ambulanten Pflege zu verschaffen und den aktuellen Wissenstand zu erschließen.

Im zweiten Schritt erfolgte die Aufbereitung und Analyse der identifizierten Literatur im Hinblick auf die inhaltlich relevanten Themenschwerpunkte bei der Versorgung von pflegebedürftigen Menschen in der häuslichen Umgebung bei Beteiligung eines ambulanten Pflegedienstes. Für diese aus der Literatur abgeleiteten relevanten Versorgungsaspekte der ambulanten Pflege erfolgte im Weiteren die Zuordnung zu einem Rahmenkonzept für die Qualität der Gesundheitsversorgung sowie die Zusammenführung zu einem Rahmenmodell für die Qualität in der ambulanten Pflege (siehe Abschnitt 4.2).

4.1   Literaturrecherche

Zu Beginn der Literaturrecherche wurde orientiert an den Empfehlungen von Peters et al. (2020) zur Erstellung eines Scoping Reviews sowie entlang der erweiterten „PRISMA-Checkliste für Scoping Reviews (PRISMA-ScR)" zur Durchführung und Berichterstattung von Scoping Reviews von Tricco et al. (2018) ein Protokoll für die vorgesehene Literaturrecherche erstellt. Ausgehend von der übergeordneten Fragestellung wurden dabei zunächst das Ziel der Literaturrecherche (siehe Abschnitt 4.1.1) sowie die im Einzelnen zu beantwortenden konkreten Fragestellungen (siehe Abschnitt 4.1.2) formuliert. Die Ableitung der konkreten Fragestellungen sowie die sich anschließende Festlegung von entsprechenden Ein- und Ausschlusskriterien erfolgte dabei entlang der PCC-Kriterien (Population, Concept, Context). Anschließend wurden die jeweils zu berücksichtigenden Informationsquellen (bibliographische Datenbanken, Zeitschriften, Webseiten etc.) festgelegt sowie die entsprechenden Suchstrategien entwickelt. Darüber hinaus wurde festgehalten, nach welchem Prozedere die Auswahl der Publikationen erfolgen (Titel-/Abstractscreening sowie Volltextscreening), welche Informationen aus den eingeschlossenen Publikationen extrahiert (siehe Abschnitte 4.1.3 bis 4.1.5) und wie die Ergebnisse synthetisiert und dargestellt werden sollen (siehe Abschnitt 4.2) (Peters et al. 2020, Tricco et al. 2018, von Elm et al. 2019).

4.1.1   Ziel der Literaturrecherche

Als Ziel der Literaturrecherche wurde entsprechend der zugrunde liegenden Fragestellung die Aufbereitung der Versorgungssituation in der ambulanten Pflege und die Beschreibung von relevanten Versorgungsaspekten formuliert.

4.1.2 Konkrete Fragestellungen der Literaturrecherche

Ausgehend von dem Ziel der Literaturrecherche erfolgte zunächst die Formulierung der PCC-Kriterien sowie daran orientierend die Konkretisierung der zugrunde liegenden Fragestellung (siehe Abschnitt 4.1.1) in mehreren, im Rahmen einer systematischen Literatur-/Leitlinienrecherche, adressierbaren Fragen. PCC-Kriterien (von Elm et al. 2019):

- Population (Studienteilnehmer):
  - pflegebedürftige Menschen, die durch einen ambulanten Pflegedienst (mit)versorgt werden
  - pflegende Angehörige[1] von pflegebedürftigen Menschen, die durch einen ambulanten Pflegedienst (mit)versorgt werden
  - Mitarbeitende von ambulanten Pflegediensten
- Concept (Intervention): Grund- bzw. Behandlungspflege durch einen ambulanten Pflegedienst
- Context (Setting): Häuslichkeit/ambulante häusliche Pflege

Dementsprechend sind die abgeleiteten Fragestellungen für die Literatur- und Leitlinienrecherche:

1. Wie sieht die aktuelle Versorgungssituation in Deutschland, Österreich und der Schweiz im Versorgungsbereich der ambulanten Pflege aus?
2. Welche Erfahrungen und Erwartungen haben die pflegebedürftigen Menschen bzw. die weiteren an der Pflege Beteiligten, wenn die häusliche Pflege (teilweise) durch einen ambulanten Pflegedienst übernommen wird?
   - Welche Erfahrungen und Erwartungen haben pflegebedürftige Menschen und Angehörige von pflegebedürftigen Menschen, wenn die häusliche Pflege (teilweise) durch einen ambulanten Pflegedienst übernommen wird?
   - Welche Erfahrungen und Erwartungen haben Mitarbeitende von ambulanten Pflegediensten, wenn die häusliche Pflege (teilweise) durch einen ambulanten Pflegedienst übernommen wird?

---

[1] Unter „pflegenden Angehörigen" werden in der vorliegenden Arbeit alle dritten Personen verstanden, die neben den pflegebedürftigen Menschen und den Mitarbeitenden von ambulanten Pflegediensten in die häusliche Pflege involviert sind/sein können. Dies können pflegende oder sorgende Familienangehörige (z. B. Eltern, Ehepartner oder Kinder) oder auch nicht verwandte Zugehörige wie Freunde, Bekannte oder andere Personen mit einer sozialen Beziehung zu den pflegebedürftigen Menschen sein.

3. Welche Kriterien beschreiben die Qualität im Versorgungsbereich der ambulanten Pflege?

Ein- und Ausschlusskriterien für die Literatur-/Leitlinienrecherche
Vor Beginn der Literatur-/Leitlinienrecherche wurden zudem die inhaltlichen sowie methodisch-formalen Ein- und Ausschlusskriterien festgelegt:

- inhaltliche Einschluss- und Ausschlusskriterien je Fragestellung (entsprechend Population, Concept, Context)
- methodisch-formale Ein- und Ausschlusskriterien:
  - Recherche- bzw. Publikationszeitraum ab 2010
  - Publikationssprache: deutsch oder englisch
  - Studientypen: keine Editorials, Konferenzabstracts, Kommentare, Fallberichte, Einzelinterviews, Abstracts oder Letter

4.1.3 Literaturrecherche zur aktuellen Versorgungssituation in Deutschland, Österreich und der Schweiz im Versorgungsbereich der ambulanten Pflege (Frage 1)

Um die Evidenz zur Versorgungssituation in der ambulanten Pflege im deutschsprachigen Raum möglichst umfassend darzustellen, wurde zur Beantwortung der ersten Frage „*Wie sieht die aktuelle Versorgungssituation in Deutschland, Österreich und der Schweiz im Versorgungsbereich der ambulanten Pflege aus?*", nach aggregierter Evidenz in Form von systematischen Übersichtsarbeiten sowie nach Primär- / Sekundärdatenanalysen aus Deutschland oder dem deutschsprachigen Raum (Österreich oder Schweiz) aus Peer-reviewed Journals sowie nach weiteren relevanten Veröffentlichungen auf Webseiten, in Zeitschriften oder in Referenzlisten gesucht. Dementsprechend wurde eine systematische Literaturrecherche in bibliographischen Datenbanken (siehe Abschnitt 4.1.3.1) sowie eine ergänzende Suche auf einschlägigen Webseiten sowie in Zeitschriften (siehe Abschnitt 4.1.3.2), die nicht in den durchsuchten bibliographischen Datenbanken indexiert sind, durchgeführt.

4.1.3.1 Systematische Literaturrecherche in bibliographischen Datenbanken

Die systematische Literaturrecherche erfolgte für die vorliegende Fragestellung sowie auch für die weiteren Fragestellungen in den nachfolgend aufgeführten bibliographischen Datenbanken am 24. Mai 2020:

- Ovid MEDLINE® and Epub Ahead of Print, In-Process & Other Non-Indexed Citations, Daily and Version(R) 1946 to May 23, 2020
- Embase via Elsevier
- CINAHL via EBSCO (EBSCOhost Research Databases)
- Cochrane via Wiley

Orientiert an den Empfehlungen zur Erstellung und Begutachtung von elektronischen Suchstrategien (Peer Review of Electronic Search Strategies (PRESS); McGowan et al. 2016) wurden jeweils ausgehend von der zugrunde liegenden Fragestellung zunächst die geeigneten Suchbegriffe zusammengestellt und die entsprechenden Schlagwörter gemäß des Datenbank-Thesaurus gesucht. Diese Schlagwörter wurden unter Verwendung der Booleschen Operatoren (AND, OR etc.) bei Bedarf darüber hinaus mit Freitextwörtern kombiniert. Anschließend wurden die vorgesehenen Limitationen (Publikationszeitraum, Publikationssprache etc.) gesetzt. Entsprechend diesem Vorgehen wurde zuerst die Suchstrategie für die Datenbank MEDLINE® erstellt, welche anschließend an die Systematik der übrigen Datenbanken angepasst wurde. Die Suchstrategie wurde, entsprechend der Empfehlung von McGowan et al. (2016), von zwei Personen geprüft, darunter eine Informationswissenschaftlerin.

Die jeweiligen Suchstrategien für die vorliegende Fragestellung (Frage 1) bestanden aus zwei Blöcken: einen Rechercheblock für den Versorgungsbereich der ambulanten Pflege sowie einen Rechercheblock, der die Suche auf Publikationen einschränkt, die sich mit der Versorgungssituation in Deutschland, Österreich oder der Schweiz beschäftigen. Der zweite Rechercheblock orientierte sich dabei an dem Deutschland-Suchfilter von Pieper et al. (2015) sowie dem entwickelten Österreich- bzw. Schweiz-Suchfilter des Instituts für Qualitätssicherung und Transparenz im Gesundheitswesen (IQTIG) (IQTIG 2017).

Auswahl der Publikationen und Datenextraktion

Im Anschluss an die Recherche erfolgte das Titel- und Abstractscreening sowie das Volltextscreening der potenziell relevanten Publikationen durch die Autorin dieser Arbeit gemäß der vorab formulierten Ein- und Ausschlusskriterien (Tabelle 4.1). Konnte die Entscheidung hinsichtlich des Ein- bzw. Ausschlusses eines Volltextes nicht eindeutig getroffen werden, wurde die Einschätzung des Betreuerteams eingeholt und eine gemeinsame Entscheidung getroffen. Die Ausschlussgründe für die Volltexte wurden dokumentiert. Darüber hinaus wurden auch Publikationen aus den Recherchen zu Frage 2 bzw. Frage 3 sowie ggf. aus Referenzlisten eingeschlossen, sofern diese die entsprechenden Einschlusskriterien von Frage 1 erfüllten.

Aus den eingeschlossenen Publikationen wurden im Anschluss die relevanten Informationen extrahiert. Die Datenextraktion umfasste dabei die folgenden Charakteristika der eingeschlossenen Publikationen: Titel und Autor, Publikationstyp/ Studiendesign, Ziel/Fragestellung der Studie, Studienpopulation, Stichprobencharakteristika. Darüber hinaus wurden die zentralen Ergebnisse entnommen.

Tabelle 4.1 Frage 1 – Einschlusskriterien

	Einschluss
E1	Die Referenz ist eine systematische Übersichtsarbeit[2] oder eine qualitative oder quantitative Primär- oder Sekundärdatenanalyse
E2	Die Referenz wurde ab dem 1. Januar 2010 publiziert
E3	Die Vollpublikation ist erhältlich
E4	Die Referenz ist keine Mehrfachpublikation
E5	Die Publikationssprache ist Deutsch oder Englisch
E6	Die Referenz beschäftigt sich mit der Versorgungssituation in der ambulanten häuslichen Pflege in **Deutschland**, **Österreich** oder der **Schweiz**
E7	Die Referenz beschäftigt sich mit dem Versorgungsbereich der ambulanten Pflege, d. h. mit der Versorgungssituation von pflegebedürftigen Menschen, bei denen an der häuslichen Pflege ein ambulanter Pflegedienst mindestens beteiligt ist • nicht berücksichtigt werden Referenzen, die sich ausschließlich mit der stationären Pflege beschäftigen
E8	Die Referenz adressiert: • die Rahmenbedingungen der ambulanten häuslichen Pflege • die Durchführung der ambulanten häuslichen Pflege (z. B. grund- und behandlungspflegerische Maßnahmen, Hygienemaßnahmen, Prophylaxen, Medikamentenmanagement) • relevante Outcomes der ambulanten häuslichen Pflege (z. B. Dekubitus, Verletzungen/Stürze)

---

[2] Zum Beispiel: Systematisches Review, Scoping Review, Comprehensive Review, Integrative Review oder Umbrella Review.

4.1.3.2 Ergänzende Suchen

Neben der systematischen Recherche nach Literatur in den bibliographischen Datenbanken (siehe Abschnitt 4.1.3.1) wurde eine ergänzende Handsuche auf einschlägigen Webseiten sowie in Zeitschriften, die nicht in den bibliographischen Datenbanken indexiert sind, durchgeführt.

Im Rahmen der Zeitschriftenrecherche wurden folgende Journale durchsucht:

- Die Schwester Der Pfleger
- Häusliche Pflege (online ab 2013 verfügbar)
- Heilberufe
- HeilberufeSCIENCE (2010–2011, ab 2012 bei CINAHL indexiert)
- Pflegezeitschrift (online ab April 2017 verfügbar)
- ProCare

Die Recherche erfolgte im Zeitraum vom 27. Mai 2020 bis 6. Juni 2020.

Bei der Webseitenrecherche wurden nachfolgend aufgeführte Webseiten nach relevanten Publikationen durchsucht:

- Bertelsmann-Stiftung
- Bundesministerium für Gesundheit (BMG)
- Bundesverband Ambulante Dienste und Stationäre Einrichtungen e. V. (bad)
- Bundesverband privater Anbieter sozialer Dienste e. V. (bpa)
- Deutsche Gesellschaft für Pflegewissenschaft (DGP)
- Deutsches Institut für angewandte Pflegeforschung e. V. (DIP)
- Deutsches Netzwerk für Qualitätsentwicklung in der Pflege (DNQP)
- Deutscher Pflegerat e. V. (DPR)
- Medizinischer Dienst des Spitzenverbandes Bund der Krankenkassen (MDS)
- Gemeinsamer Bundesausschuss (G-BA)
- Geschäftsstelle Qualitätsausschuss Pflege e. V.
- Gesundheitsberichterstattung des Bundes (RKI und Destatis)
- GKV-Spitzenverband
- IGES-Institut GmbH
- Pflege-, Gesundheits- bzw. Versorgungsreports von Krankenkassen
  - AOK Bundesverband (Wissenschaftliches Institut der AOK – WIdO)
  - Barmer GEK
  - BKK Dachverband
  - DAK Gesundheit
  - Handelskrankenkasse
  - Kaufmännische Krankenkasse

- Techniker Krankenkasse
- Verband der Ersatzkassen e. V. (vdek)
- Sachverständigenrat zur Begutachtung der Entwicklung im Gesundheitswesen und in der Pflege
- Statistisches Bundesamt/Destatis
- Zentrum für Qualität in der Pflege (ZQP)
- Bundesamt für Arbeit, Soziales, Gesundheit und Konsumentenschutz (Österreich)
- Bundesamt für Gesundheit/Bundesamt für Statistik (Schweiz)

Die Recherche erfolgte im Zeitraum vom 7. Juni 2020 bis 13. Juni 2020.

Die Handsuche in den Zeitschriften sowie auf den o. g. Webseiten erfolgte durch Sichtung der Inhaltsverzeichnisse oder Jahresinhaltsverzeichnisse bzw. mittels Schlagwortsuche. Die bei der Schlagwortsuche verwendeten Begriffe waren: *ambulante Pflege, häusliche Pflege, häusliche Krankenpflege, formelle/ institutionalisierte Pflege, Gemeindepflege, ambulante Pflegedienste, Krankenpflegedienste.*

Auswahl der Publikationen und Datenextraktion

Für die beim Screening der Inhalts-/Jahresverzeichnisse der Zeitschriften eingeschlossenen Publikationen wurden die Volltexte beschafft und diese anhand der vorab festgelegten Einschluss- bzw. Ausschlusskriterien geprüft. Dabei wurden grundsätzlich dieselben Einschlusskriterien wie bei der systematischen Literaturrecherche genutzt (Tabelle 4.1), diese jedoch im Hinblick auf den Einschluss auch von literatur- oder datenbasierten Zeitschriftenbeiträgen ergänzt. Darüber hinaus wurden auch Publikationen aus den Referenzlisten der Zeitschriften als Handsuche eingeschlossen, sofern diese die genannten Einschlusskriterien erfüllten.

Die im Rahmen der Webseitenrecherche detektierten Publikationen, Richtlinien, landes- bzw. bundesbezogene Vereinbarungen/Rahmenempfehlungen, amtliche Statistiken etc. wurden hinsichtlich ihres Bezugs zum Versorgungsbereich der ambulanten Pflege geprüft und eingeschlossen, wenn der Fokus auch auf der ambulanten Pflege unter Beteiligung eines ambulanten Pflegedienstes lag.

Entsprechend dem Vorgehen bei der systematischen Literaturrecherche (siehe Abschnitt 4.1.3.1) wurden ebenso für die eingeschlossenen Publikationen aus der Zeitschriftenrecherche die Charakteristika der eingeschlossenen Publikationen (Titel und Autor, Publikationstyp/Studiendesign sowie wenn vorhanden Studienpopulation und Stichprobencharakteristika) sowie deren Hauptergebnisse extrahiert. Darüber hinaus wurden ebenfalls die zentralen Ergebnisse der bei der Webseitenrecherche gefundenen Publikationen extrahiert.

4.1.4 Literaturrecherche zur Perspektive der pflegebedürftigen Menschen in der ambulanten Pflege und von weiteren an der ambulanten Pflege Beteiligten (Frage 2)

Zur Beantwortung der zweiten Frage bzgl. der Abbildung der Perspektive pflegebedürftiger Menschen, deren pflegenden Angehörigen sowie der Mitarbeitenden von ambulanten Pflegediensten auf die Versorgungssituation im Bereich der ambulanten Pflege *„Welche Erfahrungen und Erwartungen haben die pflegebedürftigen Menschen bzw. die weiteren an der Pflege Beteiligten, wenn die häusliche Pflege (teilweise) durch einen ambulanten Pflegedienst übernommen wird?"*, sollte aufgrund der erwarteten umfangreichen qualitativen und quantitativen Primär- und Sekundärliteratur zu dieser Thematik im ersten Schritt ausschließlich nach aggregierter Evidenz in Form von systematischen Übersichtsarbeiten recherchiert werden. Hierfür wurde eine systematische Literaturrecherche in bibliographischen Datenbanken durchgeführt (siehe Abschnitt 4.1.4.1). Im Ergebnis des Titel- / Abstractscreenings zeigte sich jedoch, dass dabei nur wenige (< 20) potenziell relevante Publikationen für das Volltextscreening eingeschlossen werden konnten. Aufgrund der geringen Anzahl von potenziell relevanten Übersichtsarbeiten wurde entschieden, die Recherche in einem zweiten Rechercheschritt zu erweitern und doch zusätzlich nach qualitativen und quantitativen Primär- oder Sekundärdatenanalysen aus Deutschland, Österreich und der Schweiz zu recherchieren, um die Perspektive der pflegebedürftigen Menschen, deren pflegenden Angehörigen sowie der Mitarbeitenden von ambulanten Pflegediensten bei der Beantwortung der Fragestellung umfassend zu berücksichtigen (siehe Abschnitt 4.1.4.2).

4.1.4.1 Systematische Literaturrecherche nach systematischen Übersichtsarbeiten

Die systematische Literaturrecherche nach systematischen Übersichtsarbeiten erfolgte ebenfalls am 24. Mai 2020 in den o. g. bibliographischen Datenbanken (siehe Abschnitt 4.1.3.1).

Die Suchstrategie bestand für diese Fragestellung aus drei Blöcken:

- ein Rechercheblock für den Versorgungsbereich der ambulanten Pflege
- ein Rechercheblock zum Erleben und den Erwartungen/Erfahrungen von pflegebedürftigen Menschen, deren pflegenden Angehörigen sowie der Mitarbeitenden von ambulanten Pflegediensten, wenn ein ambulanter Pflegedienst an der häuslichen Pflege beteiligt ist

- ein Rechercheblock zur Filterung von systematischen Übersichtsarbeiten (in Anlehnung an den entsprechenden Suchfilter des Scottish Intercollegiate Guidelines Network; SIGN kein Datum)

4.1.4.2 Systematische Literaturrecherche nach qualitativen und quantitativen Primär- oder Sekundärdatenanalysen

Die zusätzliche systematische Literaturrecherche nach qualitativen und quantitativen Primär- oder Sekundärdatenanalysen aus Deutschland, Österreich und der Schweiz erfolgte ebenfalls in den o. g. bibliographischen Datenbanken. Die nachträgliche Recherche wurde am 5. Juli 2020 durchgeführt.

Die Suchstrategie bestand auch hier aus drei Blöcken:

- dem Rechercheblock für den Versorgungsbereich der ambulanten Pflege
- dem Rechercheblock zum Erleben und den Erwartungen/Erfahrungen von pflegebedürftigen Menschen, deren pflegenden Angehörigen sowie der Mitarbeitenden von ambulanten Pflegediensten, wenn ein ambulanter Pflegedienst an der häuslichen Pflege beteiligt ist
- einem Rechercheblock, der die Suche auf Publikationen aus Deutschland (Suchfilter gemäß Pieper et al. 2015) oder Österreich bzw. der Schweiz (Suchfilter gemäß IQTIG 2017) eingrenzt.

Auswahl der Publikationen und Datenextraktion

Entsprechend dem Vorgehen bei Frage 1 erfolgte im Anschluss an die beiden genannten Recherchen das Titel- und Abstractscreening sowie das Volltextscreening durch die Autorin gemäß der vorab formulierten Ein- und Ausschlusskriterien (Tabelle 4.2). Bei den qualitativen bzw. quantitativen Primär- oder Sekundärdatenanalysen sollten dabei nur Publikationen aus Deutschland, Österreich oder der Schweiz eingeschlossen werden, bei den systematischen Übersichtsarbeiten ausschließlich Publikationen aus ausgewählten Industrienationen, die wie Deutschland zum WHO Stratum A gehören (WHO 2003). Diese Einschränkung wurde vorgenommen, damit bei den aufgezeigten Hinweisen auf einer Über-, Unter- oder Fehlversorgung eine weitestgehende Übertragbarkeit auf das deutsche Gesundheitswesen möglich ist.

Bei Unentschiedenheit hinsichtlich des Ein- bzw. Ausschlusses eines Volltextes wurde auch hier die Einschätzung des Betreuerteams eingeholt und eine gemeinsame Entscheidung getroffen. Die Ausschlussgründe für die Volltexte wurden

Tabelle 4.2 Frage 2 – Einschlusskriterien

	Einschluss
E1	Die Referenz ist eine systematische Übersichtsarbeit[2] oder eine qualitative oder quantitative Primär- oder Sekundärdatenanalyse
E2	Die Referenz wurde ab dem 1. Januar 2010 publiziert
E3	Die Vollpublikation ist erhältlich
E4	Die Referenz ist keine Mehrfachpublikation
E5	Die Publikationssprache ist Deutsch oder Englisch
E6	Die Referenz adressiert die ambulante Pflege in Deutschland, Österreich oder der Schweiz (qualitative oder quantitative Primär- oder Sekundärdatenanalysen) und/ oder in einem der anderen Länder des WHO Stratums A (WHO 2003)[3] (systematische Übersichtsarbeiten)
E7	Die Referenz beschäftigt sich mit dem Versorgungsbereich der ambulanten Pflege, d. h. mit der Versorgungssituation von pflegebedürftigen Menschen, bei denen an der häuslichen Pflege ein ambulanter Pflegedienst mindestens beteiligt ist • nicht berücksichtigt werden Referenzen, die sich ausschließlich mit der stationären Pflege beschäftigen
E8	Die Referenz adressiert allgemein: • das Erleben von pflegebedürftigen Menschen / Angehörigen von pflegebedürftigen Menschen der häuslichen Pflegesituation durch einen ambulanten Pflegedienst • die Erfahrungen von pflegebedürftigen Menschen / Angehörigen von pflegebedürftigen Menschen mit der häuslichen Pflege durch einen ambulanten Pflegedienst • die Erwartungen, die pflegebedürftigen Menschen / Angehörigen von pflegebedürftigen Menschen an die häusliche Pflege durch einen ambulanten Pflegedienst haben • Aspekte, die von pflegebedürftigen Menschen / Angehörigen von pflegebedürftigen Menschen als relevant für die häusliche Pflege durch einen ambulanten Pflegedienst eingeschätzt werden • die Erfahrungen von Mitarbeitenden von ambulanten Pflegediensten bei der häuslichen Pflege von pflegebedürftigen Menschen • Aspekte, die von Mitarbeitenden von ambulanten Pflegediensten als relevant für die häusliche Pflege eingeschätzt werden

---

[3] **Europe Eur-A:** Andorra, Austria, Belgium, Croatia, Cyprus, Czech Republic, Denmark, Finland, France, Germany, Greece, Iceland, Ireland, Israel, Italy, Luxembourg, Malta, Monaco, Netherlands, Norway, Portugal, San Marino, Slovenia, Spain, Sweden, Switzerland, United Kingdom.
  Americas Amr-A: Canada, Cuba, United States of America.
  Western Pacific Wpr-A: Australia, Brunei Darussalam, Japan, New Zealand, Singapore.

ebenfalls dokumentiert. Darüber hinaus wurden auch Publikationen aus den Recherchen zu Frage 1 bzw. Frage 3 sowie ggf. aus Referenzlisten eingeschlossen, sofern diese die entsprechenden Einschlusskriterien von Frage 2 erfüllten.

Entsprechend Frage 1 wurden aus den im Volltextscreening eingeschlossenen Publikationen anschließend die relevanten Informationen extrahiert. Die Datenextraktion umfasste dabei ebenfalls die spezifischen Charakteristika der Publikationen (Titel und Autor, Publikationstyp/Studiendesign, Ziel/Fragestellung der Studie, Studienpopulation, Stichprobencharakteristika) sowie deren zentrale Ergebnisse.

4.1.5   Literatur- und Leitlinienrecherche von Kriterien für die Qualität in der ambulanten Pflege

Um die dritte Frage *„Welche Kriterien beschreiben die Qualität im Versorgungsbereich der ambulanten Pflege?"* zu beantworten, wurde nach nationalen und internationalen konsens- bzw. evidenzbasierten Leitlinien sowie weiterer aggregierter Evidenz in Form von systematischen Übersichtsarbeiten gesucht, um übergeordnete Kriterien für die Struktur, Prozess- und Ergebnisqualität im Versorgungsbereich der ambulanten Pflege zu identifizieren. Der Fokus lag dabei auf Kriterien die beschreiben, was eine gute Qualität in der ambulanten Pflege ausmacht und welche Faktoren die Qualität in der ambulanten Pflege beeinflussen. Daher wurde zum einen eine Recherche nach Leitlinien in verschiedenen Leitliniendatenbanken bzw. bei einschlägigen Leitlinienanbietern durchgeführt (siehe Abschnitt 4.1.5.1). Zum anderen wurde eine weitere systematische Recherche in den bibliographischen Datenbanken durchgeführt (siehe Abschnitt 4.1.5.2).

4.1.5.1 Recherche nach Leitlinien und nationalen Expertenstandards

Die Recherche nach themenspezifischen nationalen und internationalen Leitlinien sowie nationalen Expertenstandards erfolgte in folgenden Leitliniendatenbanken bzw. bei den folgenden Leitlinienanbietern:

- Nationale Leitlinien sowie Expertenstandards
  - Arbeitsgemeinschaft der Wissenschaftlichen Medizinischen Fachgesellschaften e. V. (AWMF)
  - Deutsches Netzwerk für Qualitätsentwicklung in der Pflege (DNQP)
  - Nationale VersorgungsLeitlinien (NVL)
  - Zentrum für Qualität in der Pflege (ZQP)

- Internationale Leitlinien:
  - Guidelines International Network (G-I-N)
  - Trip Medical Database (TRIP)
  - World Health Organization (WHO)

Die Recherche auf den Webseiten der Leitliniendatenbanken/Leitlinienanbieter erfolgte entweder mittels Schlagwortsuche oder über den Navigationsbereich der Webseiten. War ausschließlich die Suche nach Leitlinien über den Navigationsbereich der Webseite möglich, dann wurde die gesamte Liste der veröffentlichten Leitlinien gescreent. Bei einzelnen Leitliniendatenbanken war die Suche über die Eingabe einer Suchstrategie möglich (z. B. G-I-N oder TRIP). Hierfür wurde eine entsprechende Suchstrategie in Anlehnung an die Schlagwörter der bibliographischen Datenbankrecherche entwickelt.

Folgende Suchstrategien wurden für die Leitliniendatenbanken verwendet:

- AWMF: alle aktuellen S2k-, S2e und S3-Leitlinien
- G-I-N: *ambulatory care* OR *ambulatory care nurs** OR *nurs* care* OR *home care* OR *domicil* care* OR *home nurs** OR *outpatient care* OR *community care* OR *community health* nurs** OR *home health care* OR *home health* nurs** OR *community nurs** OR *community care* OR *home care service** OR *home-care service** OR *home care provider** OR *home-care provider** OR *home care agenc** OR *home-care agenc** OR *nurs* service** OR *formal care* OR *formal care provision*
- TRIP: „*ambulatory care*" OR „*ambulatory care nursing*" OR „*nursing care*" OR „*home care*" OR „*domiciliary care*" OR „*home nursing*" OR „*outpatient care*" OR „*community care*" OR „*community health nursing*" OR „*community healthcare nursing*" OR „*home health care*" OR „*home health nursing*" OR „*home healthcare nursing*" OR „*community nursing*" OR „*community care*" OR „*home care service*" OR „*home care provider*" OR „*home care agency*" OR „*nursing service*" OR „*formal care*" OR „*formal care provision*"

Die Recherche nach nationalen und internationalen Leitlinien sowie nationalen Expertenstandards erfolgte im Zeitraum vom 30. bis 31. Mai 2020.

Auswahl der Leitlinien und nationalen Expertenstandards und Datenextraktion

Im Anschluss an die Recherche erfolgte auch hier das Titelscreening sowie das Volltextscreening der Leitlinien und nationalen Expertenstandards durch die Autorin gemäß der vorab formulierten Ein- und Ausschlusskriterien (Tabelle 4.3). Bei

Unentschiedenheit hinsichtlich des Ein- bzw. Ausschlusses eines Volltextes wurde eine Entscheidung ebenfalls gemeinsam mit dem Betreuerteam herbeigeführt. Die Ausschlussgründe für die Leitlinien und nationalen Expertenstandards wurden dokumentiert. Darüber hinaus wurden auch weitere Leitlinien, die in den bibliographischen Datenbankrecherchen oder den ergänzenden Suchen identifiziert wurden, als Handsuche eingeschlossen, sofern sie die entsprechenden Einschlusskriterien erfüllten.

Ebenfalls aus den eingeschlossenen Leitlinien sowie nationalen Expertenstandards wurden im Anschluss die relevanten Informationen entnommen. Die Datenextraktion umfasste dabei die nachfolgenden Charakteristika der Leitlinien bzw. Expertenstandards: Titel und Herausgeber, Herkunftsland, Ziel und Zielpopulation, Adressaten. Zudem wurden die relevanten Empfehlungen mit deren Evidenz- und Empfehlungsstärke extrahiert.

Tabelle 4.3 Frage 3 – Einschlusskriterien für Leitlinien und nationale Expertenstandards

	Einschluss
E1	Referenz ist eine Leitlinie (LL) oder ein nationaler Expertenstandard (ES)
E2	Die LL/der ES ist aktuell und gültig (Publikationsdatum ab 1. Januar 2010)
E3	Die LL/der ES ist als Vollpublikation verfügbar
E4	Die Referenz ist keine Mehrfachpublikation
E5	Die Publikationssprache der gesamten LL/des ES ist Deutsch oder Englisch
E6	Die LL/ES ist aus Deutschland oder einem der anderen Länder des WHO Stratums A (WHO 2003)[3] (LL)
E7	Die LL/der ES bezieht sich auf die ambulante häusliche Pflege oder auf allgemeine pflegebezogene Themen aus dem Bereich der Aktivitäten des täglichen Lebens bzw. auf pflegerische Tätigkeiten (z. B. Grund- oder Behandlungspflege, Assessments, Prophylaxen)
E8	Die LL/der ES adressiert auch die ambulante häusliche Pflege • nicht berücksichtigt werden LL/ES, die ausschließlich die stationäre Pflege adressieren
E9	Die LL/der ES gibt eindeutig identifizierbare Empfehlungen

4.1.5.2 Systematische Literaturrecherche nach systematischen Übersichtsarbeiten

Zusätzlich zur Suche nach Leitlinien und nationalen Expertenstandards wurde zur Beantwortung von Frage 3 nach systematischen Übersichtsarbeiten gesucht. Die Recherche erfolgte entsprechend der Recherchen zu den vorangehenden Fragestellungen systematisch in den o. g. bibliographischen Datenbanken (siehe Abschnitt 4.1.3.1).

Die Suchstrategie bestand hierbei aus zwei Blöcken:

- dem Rechercheblock für den Versorgungsbereich der ambulanten Pflege sowie
- dem Rechercheblock zur Filterung von systematischen Übersichtsarbeiten (SIGN kein Datum)

Auswahl der Publikationen und Datenextraktion

Entsprechend dem Vorgehen bei Frage 1 und Frage 2 erfolgte im Anschluss an die Recherche das Titel- und Abstractscreening sowie das Volltextscreening durch die Autorin gemäß der vorab formulierten Ein- und Ausschlusskriterien (Tabelle 4.4). Ebenso wie bei Frage 2 sollte auch hier explizit lediglich Publikationen aus den Ländern des WHO Stratum A eingeschlossen werden (siehe Abschnitt 4.1.4.1). Auch hier wurde bei Unentschiedenheit hinsichtlich des Ein- bzw. Ausschlusses eines Volltextes die Einschätzung des Betreuerteams eingeholt und eine gemeinsame Entscheidung getroffen. Die Ausschlussgründe für die Volltexte wurden dokumentiert. Darüber hinaus wurden auch Publikationen aus den Recherchen zu Frage 1 bzw. Frage 2 sowie ggf. aus Referenzlisten eingeschlossen, sofern diese die entsprechenden Einschlusskriterien von Frage 3 erfüllten.

Aus den im Volltextscreening eingeschlossenen Publikationen wurden wie bei Frage 1 und Frage 2 anschließend die relevanten Informationen extrahiert. Die Datenextraktion umfasste dabei dementsprechend die Charakteristika der eingeschlossenen Publikationen (Titel und Autor, Publikationstyp/Studiendesign, Ziel/Fragestellung der Studie, Studienpopulation, Stichprobencharakteristika) sowie deren Hauptergebnisse.

Tabelle 4.4 Frage 3 – Einschlusskriterien für systematische Übersichtsarbeiten

	Einschluss
E1	Referenz ist eine systematische Übersichtsarbeit[2]
E2	Die Referenz wurde ab dem 1. Januar 2010 publiziert
E3	Die Vollpublikation ist erhältlich
E4	Die Referenz ist keine Mehrfachpublikation
E5	Die Publikationssprache ist Deutsch oder Englisch
E6	Die Referenz beschäftigt sich mit der ambulanten Pflege in Deutschland oder in einem der anderen Länder des WHO Stratums A (WHO 2003)[3]
E7	Die Referenz beschäftigt sich mit dem Versorgungsbereich der ambulanten Pflege, d. h. mit der Versorgungssituation von pflegebedürftigen Menschen, bei denen an der häuslichen Pflege ein ambulanter Pflegedienst mindestens beteiligt ist • nicht berücksichtigt werden Referenzen, die sich ausschließlich mit der stationären Pflege beschäftigen
E8	Die Referenz adressiert: • Aspekte der Strukturqualität in der ambulanten häuslichen Pflege (z. B. personelle Ausstattung) • Aspekte der Prozessqualität in der ambulanten häuslichen Pflege (z. B. im Hinblick auf die Durchführung grund- und behandlungspflegerischer Maßnahmen, Hygienemaßnahmen, Prophylaxen, Medikamentenmanagement) • Aspekte der Ergebnisqualität der ambulanten häuslichen Pflege (z. B. Dekubitus, Verletzungen/Stürze)

4.2 Ableitung relevanter Versorgungsaspekte und Zusammenführung zum Qualitätsmodell für die ambulante Pflege

Die Ableitung der Versorgungsaspekte der ambulanten Pflege erfolgte in mehreren aufeinanderfolgenden Schritten. Im Sinne eines induktiven Vorgehens wurde im ersten Schritt die eingeschlossene Literatur aufbereitet, in dem für jede Publikation die zentralen Ergebnisse der durchgeführten Untersuchungen extrahiert wurden. Auf Grundlage der aufbereiteten Hauptergebnisse erfolgte im zweiten Schritt eine Verschlagwortung der einzelnen Ergebnisse. In einem weiteren Schritt wurden die sich inhaltlich entsprechenden Schlagworte pro Fragestellung zu gemeinsamen Oberthemen zusammengefasst. Anschließend wurden die sich entsprechende Oberthemen aller drei Fragestellungen in einem letzten Schritt zu übergeordneten Versorgungsaspekten aggregiert. In der nachfolgenden Tabelle 4.5 ist dieses Vorgehen am Beispiel eines Versorgungsaspekts illustriert.

Tabelle 4.5 Vorgehen zur Ableitung von Versorgungsaspekten aus der vorliegenden Literatur

Schlagworte zu den einzelnen Ergebnissen (Frage 1)	Oberthema (Frage 1)	Oberthemen aller drei Fragestellungen	Versorgungs-aspekt
Schulungsbedarf von Pflegekräften zur Mundhygiene	Schulung der Pflegekräfte	Frage 1: • Schulung der Pflegekräfte • Wissen/Kompetenz der Pflegekräfte	**Qualifikation der Pflege(fach)kräfte**
Fehlende Schulungs- und Fortbildungsangebote für Pflegekräfte zum Umgang mit Gewalt		Frage 2: • Schulung/Fort- und Weiterbildungsbedarf bei Pflegekräfte • (spezialisierte) Qualifizierung der Pflegefachkräfte	
…			
Fehlende Kompetenz der Pflegekräfte hinsichtlich des Schmerz- und Symptommanagements	Wissen/Kompetenz der Pflegekräfte	Frage 3: • Fort- und Weiterbildung der Pflegekräfte • spezialisiertes Pflegefach-personal	
…			

Zusammenführung zum Qualitätsmodell

Die aus der Literatur abgeleiteten Versorgungsaspekte der ambulanten Pflege wurden anschließend zur Einschätzung ihrer Relevanz im Hinblick auf die Beschreibung und Beurteilung der Qualität der ambulanten pflegerischen Versorgung dem für den deutschen Versorgungskontext entwickelten Rahmenkonzept für Qualität, das so auch in der gesetzlichen Qualitätssicherung bereits Anwendung findet (IQTIG 2022c), gegenübergestellt. Dieses Rahmenkonzept umfasst sechs verschiedene generische Anforderungen an die Gesundheitsversorgung, die bei der Beschreibung und Beurteilung der Qualität der Versorgung berücksichtigt werden sollten (sog. Qualitätsdimensionen; IQTIG 2022c):

- *Wirksamkeit*
  Wirksamkeit beschreibt das Ausmaß, in dem angestrebte Versorgungergebnisse erreicht werden. Zur Erreichung der angestrebten Ergebnisse müssen die Versorgungsstrukturen und -prozesse dem aktuellem medizinisch-pflegerischen Wissen entsprechen und die Wahrscheinlichkeit der Erreichung der Ergebnisse erhöhen. Die Wirksamkeit der Versorgung zielt demnach übergeordnet auf den Nutzen für die Patient:innen bzw. pflegebedürftigen Menschen, u. a. im Hinblick auf das körperliche und psychische Wohlbefinden, ab.
- *Patientensicherheit*
  Eine qualitativ hochwertige Gesundheitsversorgung sollte nicht nur wirksam, sondern darüber hinaus auch sicher sein. Die Strukturen und Prozesse der Versorgung sind demnach nicht nur so zu gestalten, dass sie die Wahrscheinlichkeit der Erreichung der angestrebten Ergebnisse erhöhen, sondern auch so ausgerichtet sein, dass unerwünschte, schädliche Ereignisse in der Versorgung vermieden werden.
- *Ausrichtung der Versorgungsgestaltung an den Patientinnen und Patienten*
  Eine an den Patient:innen bzw. pflegebedürftigen Menschen ausgerichtete Versorgung beachtet deren Bedürfnisse, Wünsche und Wertvorstellungen und stellt sicher, dass alle Entscheidungen im Hinblick auf die Versorgung durch diese geleitet werden. Hierzu zählen u. a. ein respekt- und würdevoller Umgang sowie eine personenzentrierte Kommunikation und Interaktion, bei der Patient:innen bzw. pflegebedürftige Menschen sich aktiv an Entscheidungen zu ihrer Versorgung beteiligen können.
- *Rechtzeitigkeit und Verfügbarkeit*
  Unter Rechtzeitigkeit und Verfügbarkeit wird das Ausmaß verstanden, in dem Maßnahmen der pflegerischen bzw. medizinisch-pflegerischen Versorgung dann zur Verfügung gestellt werden, wenn sie von den Patient:innen bzw. pflegebedürftigen Menschen benötigt werden. Die rechtzeitige Verfügbarkeit von

Versorgungsmaßnahmen wird dabei u. a. von der zeitlichen, geografischen und organisatorischen Zugänglichkeit von Versorgungsangeboten bestimmt.

- *Angemessenheit*
  Eine Versorgung gilt als angemessen, wenn sie die richtigen Versorgungsmaßnahmen entsprechend der Präferenzen der Patient:innen bzw. pflegebedürftigen Menschen umfasst sowie die evidenzbasierten fachlichen Standards befolgt. Eine angemessene Versorgung vermeidet damit eine Über- und Unterversorgung von Patient:innen bzw. pflegebedürftigen Menschen.
- *Koordination und Kontinuität*
  Koordination bezeichnet das Ausmaß, in dem die pflegerischen bzw. medizinisch-pflegerischen Maßnahmen zur Versorgung von Patient:innen bzw. pflegebedürftigen Menschen sowohl zwischen den an der Versorgung beteiligten Akteuren als auch in zeitlicher Hinsicht aufeinander abgestimmt sind. Die Koordination der Versorgungsmaßnahmen ist eine wesentliche Voraussetzung für die kontinuierliche Versorgung von Patient:innen bzw. pflegebedürftigen Menschen.

Ein Versorgungsaspekt wurde dementsprechend dann als „qualitätsrelevant" bewertet, wenn er mindestens einer der genannten Qualitätsdimensionen zugeordnet werden konnte. Abschließend erfolgte die Zusammenführung aller qualitätsrelevanten Versorgungsaspekte entsprechend der Qualitätsdimensionen und die Entwicklung eines grundlegenden Rahmenmodells für die Qualität in der ambulanten Pflege.

Ergebnisse der Literaturrecherche

5

5.1 Ergebnisse der Literaturrecherche zur aktuellen Versorgungssituation in der ambulanten Pflege (Frage 1)

Die Recherche nach Publikationen aus Deutschland, Österreich und der Schweiz zur aktuellen Versorgungssituation in der ambulanten Pflege in den vier bibliographischen Datenbanken ergab insgesamt 8.664 Treffer (siehe Abbildung 5.1). Nach Entfernung der Dubletten verblieben 5.198 Publikationen für das Titel-/Abstractscreening. Das Titel-/Abstractscreening ergab 132 potenziell relevante Publikationen, für die im Anschluss die Volltexte besorgt wurden. Darüber hinaus wurden zehn weitere Publikationen u. a. aus Referenzlisten eingeschlossen. Dementsprechend erfolgte für 142 Publikationen das Volltextscreening. Nach Ausschluss der Publikationen, die nicht den Einschlusskriterien (Tabelle 4.1) entsprachen, wurden 52 Publikationen eingeschlossen.

Bei 39 der eingeschlossenen Publikationen handelte es sich um quantitative Primärdatenanalysen, fünf weitere Publikationen waren Veröffentlichungen von quantitativen Sekundärdatenanalysen. Darüber hinaus wurden sieben qualitative Primärdatenanalysen sowie ein Journalbeitrag zu einer geplanten qualitativen Primärdatenanalyse eingeschlossen. Die Charakteristika der eingeschlossenen Publikationen sind Anhang C im Appendix A zur Veröffentlichung der Literaturübersicht und der daraus abgeleiteten relevanten struktur-, prozess- und ergebnisbezogenen Versorgungsaspekte in Wehner et al. (2021) zu entnehmen.

© Der/die Autor(en), exklusiv lizenziert an Springer Fachmedien Wiesbaden GmbH, ein Teil von Springer Nature 2024
K. Wehner, *Nutzung von Routinedaten für die Qualitätsmessung in der ambulanten Pflege*, https://doi.org/10.1007/978-3-658-45323-7_5

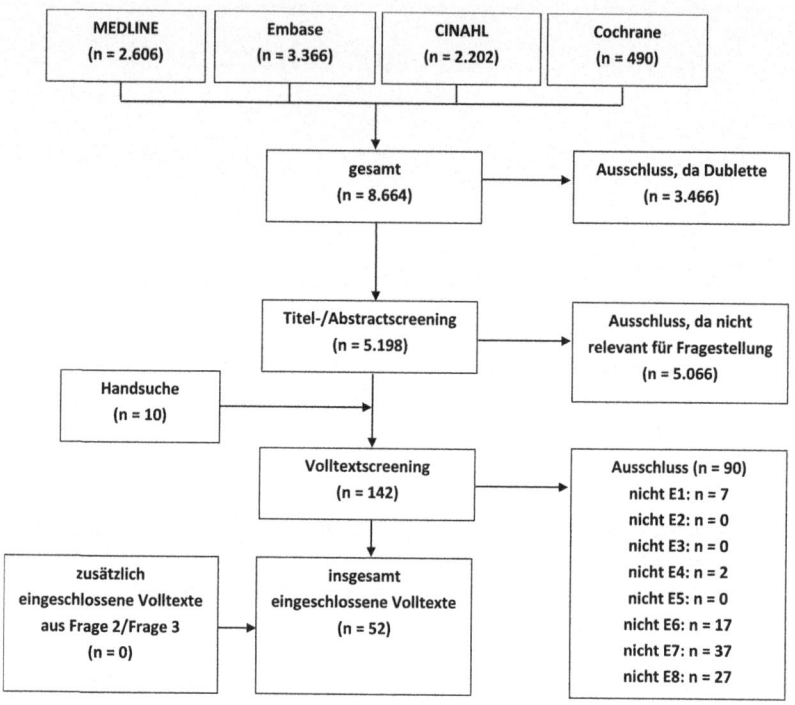

Abbildung 5.1 Flowchart der systematischen Literaturrecherche zur aktuellen Versorgungssituation in der ambulanten Pflege (Frage 1)

Ergänzende Suchen

Die ergänzenden Suchen in Zeitschriften, die nicht in den o. g. bibliographischen Datenbanken indexiert sind, sowie auf einschlägigen Webseiten ergaben insgesamt 145 Treffer. Im Rahmen der Zeitschriftenrecherche wurden 76 potenziell relevante Publikationen eingeschlossen. Die Recherche auf den Webseiten ergab insgesamt 69 relevante Publikationen sowie Richtlinien, Vereinbarungen/Empfehlungen oder amtliche Statistiken. Nach dem Volltextscreening der potenziell relevanten Zeitschriftenbeiträge wurden abschließend 13 literatur- bzw. datenbasierte Beiträge berücksichtigt. Zusammen mit fünf weiteren Publikationen aus den Referenzlisten und den relevanten Publikationen aus der Webseitenrecherche wurden damit letztendlich 87 Publikationen aus den ergänzenden Suchen eingeschlossen (siehe Abbildung 5.2).

Unter den auf den einschlägigen Webseiten gefundenen 69 Publikationen befanden sich insgesamt 28 relevante Richtlinien des G-BA sowie landes- bzw. bundesbezogene Vereinbarungen oder Empfehlungen. Darüber hinaus wurden verschiedene relevante amtliche Statistiken (teilweise gestaltbar) des Statistischen Bundesamtes sowie des Bundesministeriums für Gesundheit gefunden. Bei den weiteren 41 Publikationen handelte es sich um relevante Berichte mit Bezug zur ambulanten Pflege unter Beteiligung eines ambulanten Pflegedienstes.

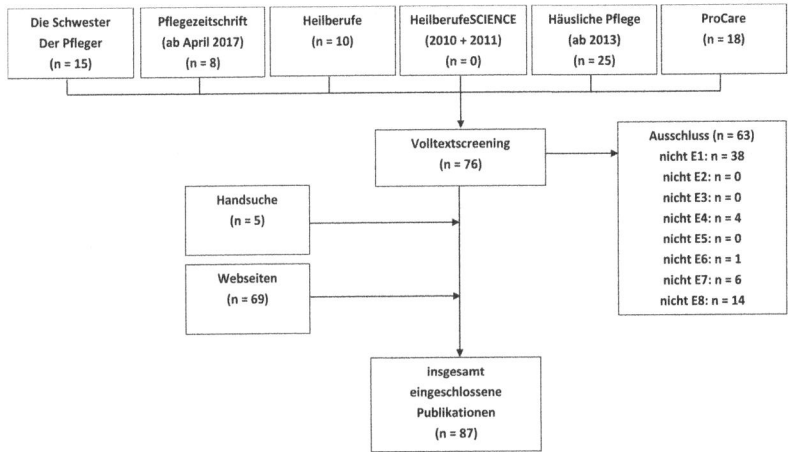

Abbildung 5.2   Flowchart der Zeitschriften- und Webseitenrecherche zur aktuellen Versorgungssituation in der ambulanten Pflege (Ergänzende Suchen)

5.2   Ergebnisse der Literaturrecherche zur Perspektive der pflegebedürftigen Menschen und der weiteren an der ambulanten Pflege Beteiligten (Frage 2)

Die systematische Recherche nach Literatur zur Perspektive von pflegebedürftigen Menschen und Angehörigen von pflegebedürftigen Menschen, bei denen die Pflege von einem ambulanten Pflegedienst durchgeführt wird bzw. ein ambulanter Pflegedienst an der pflegerischen Versorgung beteiligt ist, sowie zur Sicht von Mitarbeitenden von ambulanten Pflegediensten ergab insgesamt 2.863 Treffer (siehe Abbildung 5.3). Nach Ausschluss der Dubletten wurde bei 1.830 Referenzen ein Titel-/Abstractscreening durchgeführt, wobei 1.033 Publikationen ausgeschlossen wurden, da sie nicht relevant für die Fragestellung waren. Zusammen mit weiteren 20 Publikationen aus der Handsuche wurde daher bei insgesamt 58 Publikationen der Volltext geprüft. Im Ergebnis wurden 34 relevante Volltexte eingeschlossen. Zudem konnte aus den systematischen Recherchen zu den anderen Fragestellungen eine weitere relevante Publikation berücksichtigt werden, sodass letztendlich 35 Volltexte eingeschlossen wurden.

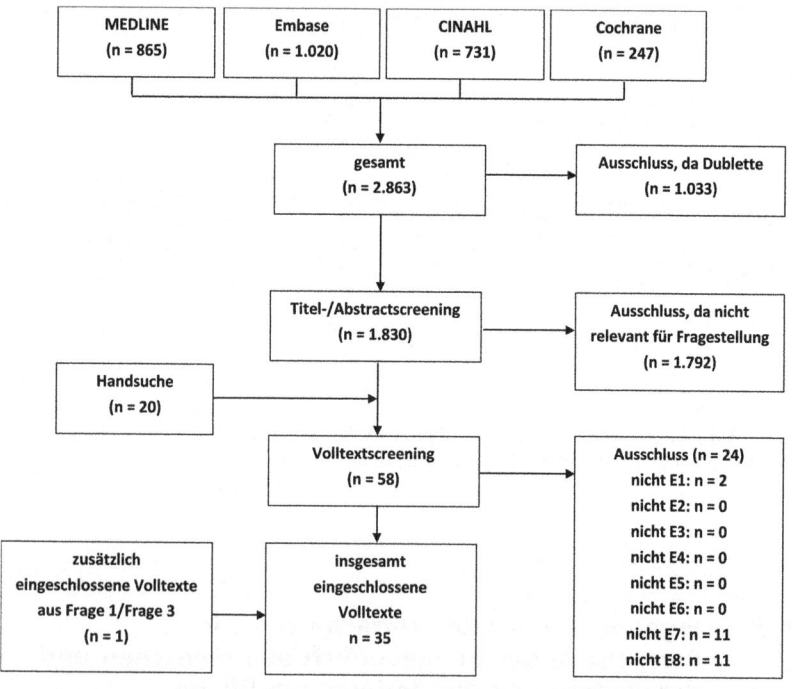

Abbildung 5.3 Flowchart der systematischen Literaturrecherche zur Perspektive der pflegebedürftigen Menschen und der weiteren an der ambulanten Pflege Beteiligten (Frage 2)

Entsprechend dem für diese Fragestellung festgelegten Einschlusskriterium zu den zu berücksichtigenden Studientypen (Tabelle 4.2) waren dabei 16 der 35 eingeschlossenen Publikationen systematische Übersichtsarbeiten, darunter mehrere systematische Reviews, Scoping Reviews, Integrative Reviews sowie Meta-Synthesen qualitativer Primärstudien. Bei 14 Publikationen handelte es sich um Veröffentlichungen von qualitativen Primärdatenanalysen sowie bei drei weiteren Publikationen um Veröffentlichungen von quantitativen Primärdatenanalysen. Zudem wurden zwei Mixed-Methods-Analysen eingeschlossen. Die Charakteristika für die zu dieser Fragestellung eingeschlossenen Publikationen sind ebenfalls in Anhang C im Appendix A in Wehner et al. (2021) aufgeführt.

5.3   Ergebnisse der Literatur- und Leitlinienrecherche von Kriterien für die Qualität in der ambulanten Pflege (Frage 3)

Bei der Recherche von relevanten Kriterien zur Beschreibung der Qualität im Versorgungsbereich der ambulanten Pflege wurden im Rahmen der durchgeführten Suche nach Leitlinien und Expertenstandards in nationalen und internationalen Leitlinienbanken bzw. bei einschlägigen Leitlinienanbietern insgesamt 1.228 Treffer erzielt. Nach dem Titelscreening der potenziell relevanten Leitlinien bzw. nationalen Expertenstandards verblieben 101 Referenzen. Zusammen mit zwei weiteren potenziell relevanten Leitlinien, die über die Handsuche gefunden werden konnten, lagen 103 Referenzen vor, die in dem nachfolgenden Volltextscreening im Hinblick auf die Übereinstimmung mit den vorab definierten Einschlusskriterien (Tabelle 4.3) geprüft wurden. Insgesamt 70 Leitlinien bzw. Expertenstandards erfüllten eines der festgelegten Einschlusskriterien nicht, sodass letztendlich 33 Leitlinien/Expertenstandards aufgrund ihrer themenbezogenen Relevanz im Weiteren eingeschlossen werden konnten (siehe Abbildung 5.4).

Berücksichtigt werden konnten dabei zwölf deutsche Leitlinien bzw. Expertenstandards in der Pflege sowie weitere 21 internationale Leitlinien, darunter Leitlinien aus den USA, Kanada, Großbritannien, Belgien und der Schweiz sowie international übergreifende Leitlinien, u. a. der WHO.

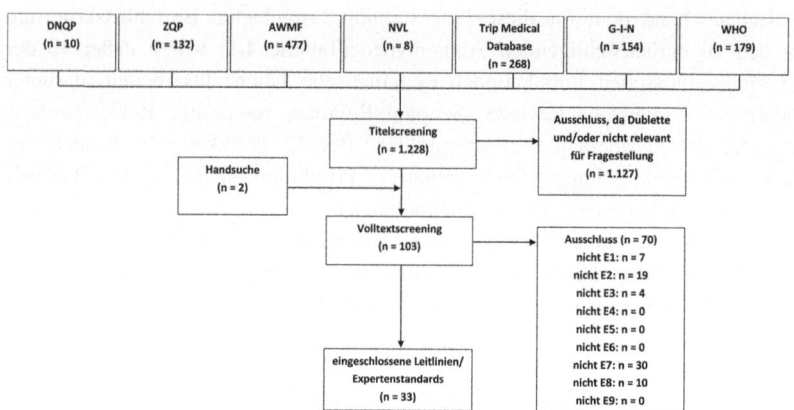

Abbildung 5.4 Flowchart der Recherche nach nationalen und internationalen Leitlinien sowie nationalen Expertenstandards (Frage 3)

Recherche nach systematischen Übersichtsarbeiten

Die darüber hinaus vorgenommene systematische Recherche nach systematischen Übersichtsarbeiten in den bibliographischen Datenbanken führte zu insgesamt 8.575 Treffern (siehe Abbildung 5.5). Davon konnten 3.537 Referenz ausgeschlossen werden, da sie über die einzelnen Datenbankabfragen mehrfach gefunden wurden. Das Titel-/Abstractscreening wurde dementsprechend bei 5.038 Referenzen durchgeführt, aufgrund einer fehlenden Relevanz für die Fragestellung konnten bereits 4.994 Referenzen ausgeschlossen werden. Nach Ergänzung weitere Publikationen aus der Handsuche gingen schließlich 51 Publikationen in das Volltextscreening ein. Nach Durchsicht der Volltexte erfüllten insgesamt 15 Publikationen die vorab festgelegten Einschlusskriterien (Tabelle 4.4).

Die eingeschlossenen systematischen Übersichtsarbeiten untergliedern sich in sechs systematische Reviews, sechs Scoping Reviews sowie zwei Integrative Reviews und ein Rapid Review. Auch die Charakteristika der eingeschlossenen Leitlinien/nationalen Expertenstandards sowie der systematischen Übersichtsarbeiten sind Wehner et al. (2021) zu entnehmen.

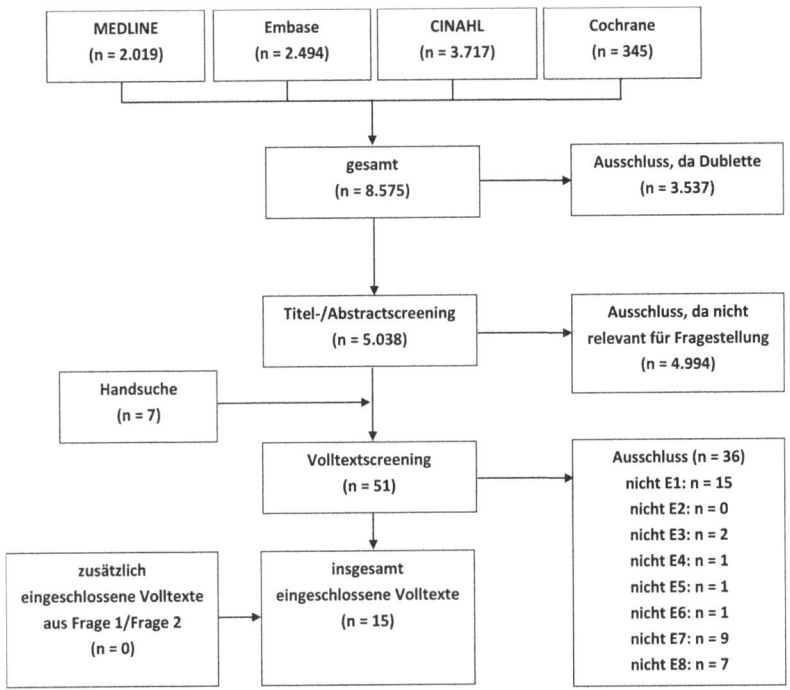

Abbildung 5.5 Flowchart zur systematischen Literaturrecherche von Kriterien für Qualität in der ambulanten Pflege (Frage 3)

5.4 Zusammenschau der eingeschlossenen Literatur

Im Überblick der verschiedenen Recherchen wird deutlich, dass zwischen den einzelnen Fragestellungen die Anzahl der eingeschlossenen Publikationen ausgeglichen ist. 58 Publikationen mit aggregierter Evidenz (Leitlinien bzw. systematische Übersichtsarbeiten) geben Hinweise auf die relevanten Qualitätskriterien in der ambulanten Pflege. 52 Publikationen beschäftigen sich mit der aktuellen Versorgungssituation in der ambulanten Pflege in Deutschland bzw. im deutschsprachigen Raum (Österreich, Schweiz), woraus Hinweise auf eine Über-, Unter- oder Fehlversorgung in der ambulanten pflegerischen Versorgung unter Beteiligung eines ambulanten Pflegediensts abgeleitet werden können. Darüber hinaus beleuchten weitere 35 Publikationen die Erfahrungen und Erwartungen

von pflegebedürftigen Menschen sowie von weiteren an der ambulanten Pflege
beteiligten Akteuren, wenn die häusliche Pflege (teilweise) durch einen ambulanten Pflegedienst übernommen wird. Auch hieraus lassen sich relevante Hinweise
auf eine Über-, Unter- oder Fehlversorgung in der ambulanten Pflege ableiten.

Zur Ableitung der relevanten Versorgungsaspekte der ambulanten Pflege standen somit insgesamt 222 Publikationen zur Verfügung. Abbildung 5.6 gibt nochmals einen Gesamtüberblick über die Anzahl der eingeschlossenen Publikationen
sowie der jeweiligen Studien- bzw. Publikationstypen.

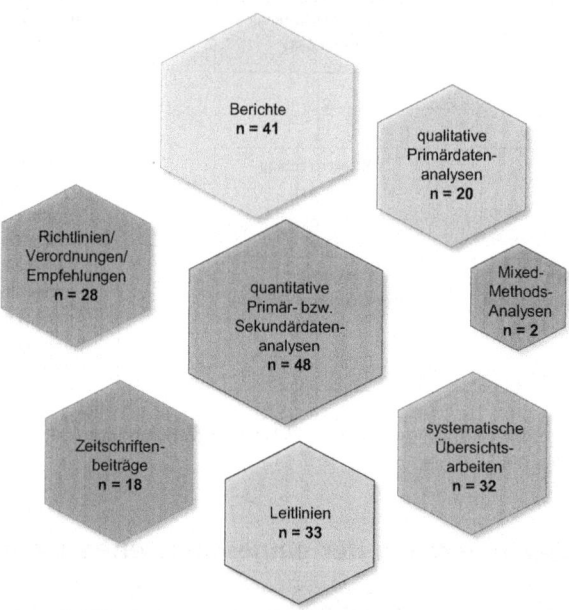

Abbildung 5.6 Anzahl und Studien-/Publikationstypen der eingeschlossenen Publikationen (Wehner et al. 2021)

Relevante Versorgungsaspekte und Qualitätsmodell für die ambulante Pflege

6

Auf Grundlage der eingeschlossenen Literatur wurden insgesamt 17 übergeordnete Versorgungsaspekte für den Versorgungsbereich der ambulanten Pflege abgeleitet. Zwei Aspekte beziehen sich dabei auf relevante Versorgungsstrukturen (siehe Abschnitt 6.1) sowie zwölf Aspekte auf relevante Versorgungsprozesse bei der pflegerischen und medizinisch-pflegerischen Versorgung von pflegebedürftigen Menschen in der ambulanten Pflege (siehe Abschnitte 6.2 bis 6.4). Darüber hinaus wurden drei Versorgungsaspekte abgeleitet, die relevante Ergebnisse der ambulanten pflegerischen und medizinisch-pflegerischen Versorgung adressieren (siehe Abschnitt 6.5).

Die 17 abgeleiteten Versorgungsaspekte werden im Nachfolgenden ausführlich dargestellt. Eine zusätzliche Übersicht der struktur-, prozess- und ergebnisbezogenen Versorgungsaspekte und deren jeweils zugrunde liegende Literatur geordnet nach Studien- bzw. Publikationstypen ist Anhang D des Appendix A in Wehner et al. (2021) zu entnehmen.

Die relevanten Versorgungsaspekte wurden im Anschluss den Qualitätsdimensionen des Rahmenkonzepts für die Qualität der Gesundheitsversorgung (IQTIG 2022c) zugeordnet und zu einem Rahmenmodell für die Qualität in der ambulanten Pflege (sog. Qualitätsmodell) zusammengeführt (siehe Abschnitt 6.6).

6.1 Strukturbezogene Versorgungsaspekte

Als relevante strukturbezogene Versorgungsaspekte wurden die „(strukturellen) Rahmenbedingungen und Anforderungen" im Bereich der ambulanten Pflege sowie die „Qualifikation der Pflege(fach)kräfte" abgeleitet.

6.1.1 (Strukturelle) Rahmenbedingungen und Anforderungen

Die Arbeit in der ambulanten Pflege ist wesentlich durch die (strukturellen) Rahmenbedingungen in der Häuslichkeit der pflegebedürftigen Menschen beeinflusst. Das pflegerische Handeln der Pflegekräfte[1] wird maßgeblich durch die Wohnumgebung, d. h. die baulichen und räumlichen Gegebenheiten in den Wohnungen bzw. Häusern der pflegebedürftigen Menschen, bestimmt. Darüber hinaus haben die vorhandene Ausstattung (z. B. Hilfsmittel) sowie die Verfügbarkeit von Arbeitsmaterialien Einfluss auf die Durchführung von körperbezogenen Pflegemaßnahmen sowie der Behandlungspflege und somit unmittelbar Auswirkungen auf eine qualitativ hochwertige und sichere Versorgung der pflegebedürftigen Menschen.

Bauliche und räumliche Gegebenheiten im häuslichen Umfeld
Im integrativen Review von Haltbakk et al. (2019) über die Schlüsselbereiche der Patientensicherheit in der ambulanten Pflege von älteren pflegebedürftigen Menschen ($\geq$ 65 Jahre) mit Diabetes mellitus wurde im Ergebnis dargestellt, dass eine adäquate Pflegeumgebung mit angepassten räumlichen Gegebenheiten ein wichtiges Kriterium für die Gewährleistung der Patientensicherheit ist. Im Scoping Review von Görres et al. (2018) mit 78 qualitativen und quantitative Studien zur Patientensicherheit in der ambulanten pflegerischen Versorgung zeigt sich, dass die räumlichen und baulichen Gegebenheiten in den Wohnungen bzw. Häusern der pflegebedürftigen Menschen Ursache für unerwünschte Ereignisse (wie z. B. Stürze, medikamentenassoziierte Ereignisse) sein können. Als relevante Faktoren, die die Patientensicherheit negativ beeinflussen können, wurden ungünstige Lichtverhältnisse, Platzmangel und Bewegungseinschränkungen, vorhandene Bodenbeläge sowie Schmutz und Unordnung, identifiziert (Görres et al. 2018, Hignett et al. 2016).

Dies wird auch durch die Ergebnisse in der qualitativen Studie von Heuberger (2010) bestätigt. Im Rahmen von leitfadengestützten Interviews äußerten die befragten Pflegefachkräfte von ambulanten Pflegediensten (n = 10), dass aufgrund der baulichen Gegebenheiten in den Wohnungen bzw. Häusern die Patientensicherheit durch die Pflegefachkräfte unter Umständen nicht gewährleistet werden kann. Räumliche Einschränkungen würden dazu führen, dass notwendige Pflegemaßnahmen nicht sicher durchgeführt werden könnten (Heuberger 2010). So könnten z. B.

---

[1] Der Begriff „Pflegekräfte" wird hier und im Folgenden als übergeordneter Begriff verwendet und umfasst sowohl Pflegefachkräfte mit dreijähriger Berufsausbildung oder Studium als auch Pflegehilfskräfte. Sollte speziell nur eine dieser Berufsgruppen gemeint sein, wird dies im Text explizit benannt.

möglicherweise zur Gewährleistung der Patientensicherheit notwendige Hilfsmittel aufgrund einer räumlichen Enge nicht eingesetzt werden (Heuberger 2010). Des Weiteren würden die räumlichen und baulichen Gegebenheiten mitunter auch die Nutzung und Förderung der Ressourcen der pflegebedürftigen Menschen erschweren. So könnten z. B. sinnvoll einsetzbare Hilfsmittel zur Mobilisation nicht verwendet werden (Heuberger 2010). Zudem wirken sich die baulichen und räumlichen Gegebenheiten darauf aus, welche individuellen Bedürfnisse und Wünsche der pflegebedürftigen Menschen von den Pflegekräften überhaupt erfüllt werden können. So berichteten einige der befragten Pflegefachkräfte, dass gewünschte pflegerische Handlungen (z. B. Baden) abgelehnt werden müssten, da diese aufgrund von ungünstigen baulichen Gegebenheiten und der ansonsten entstehenden körperlichen, motorischen Belastungen der Pflegefachkräfte nicht ermöglicht werden könnten (Heuberger 2010). Dies bestätigen ebenfalls die Ergebnisse einer Meta-Synthese aus qualitativen Primärstudien, in deren Rahmen Fokusgruppen bzw. Interviews mit Pflegekräften, die in der ambulanten Pflege tätig sind, durchgeführt wurden (Martinsen et al. 2018). Die befragten Pflegekräfte gaben an, dass es zur Sicherstellung von angemessenen Arbeitsbedingungen häufig – unter Umständen gegen den Wunsch der pflegebedürftigen Menschen – notwendig werde, die räumliche Umgebung umzugestalten, damit es genügend Platz für die pflegerischen Handlungen gebe (Martinsen et al. 2018). In der qualitativen Untersuchung von Lehmann und Ewers (2020) berichteten die an einer häuslichen Intensivversorgung beteiligten Pflegekräfte, dass Patient:innen aber unter Umständen keine Veränderungen des Wohnumfeldes zuließen und daher pflegerische Handlungen (z. B. der Transfer oder das Absaugen) durch unzulängliche Platzverhältnisse bzw. ungünstige Lichtverhältnisse erschwert wären, was wiederum zu gefährlichen Situationen bei der Versorgung führen könne. Auch die Pflegekräfte in der qualitativen Studie von Schilgen et al. (2019) berichteten, dass sie Probleme mit pflegebezogenen Maßnahmen hätten, weil die häusliche Einrichtung nicht den Anforderungen der professionellen Pflege entspräche.

Verfügbarkeit notwendiger Arbeitsmittel
Neben den Auswirkungen der baulichen und räumlichen Gegebenheiten, kann sich auch die Verfügbarkeit von notwendigen Hilfsmitteln bzw. Arbeitsmaterialien auf die Qualität der pflegerischen Versorgung auswirken. Dementsprechend ist in den Maßstäben und Grundsätzen für die Qualität und Qualitätssicherung nach § 113 SGB XI in der ambulanten Pflege (GKV-Spitzenverband 2022h) unter den Qualitätsmaßstäben zur Strukturqualität ausgeführt, dass ein ambulanter Pflegedienst für eine qualitativ hochwertige Versorgung sowohl die personellen Ressourcen als

auch die Verfügbarkeit der erforderlichen Sachmittel für die pflegerische Versorgung zu gewährleisten hat. Darüber hinaus hat gemäß § 19 der „Gemeinsame(n) Empfehlung gemäß § 75 Abs. 5 SGB XI zum Inhalt der Rahmenverträge nach § 75 Abs. 2 SGB XI zur ambulanten pflegerischen Versorgung" (Spitzenverbände der Pflegekassen et al. 1995) jeder ambulante Pflegedienst seinen Mitarbeitenden erforderliche Arbeitshilfen im notwendigen Umfang zur Verfügung zu stellen. Auch in verschiedenen Expertenstandards der Pflege sowie internationalen Leitlinien wird als relevantes Strukturkriterium aufgeführt, dass die Einrichtungen sicherzustellen haben, dass die erforderlichen Hilfsmittel und Arbeitsmaterialien (z. B. Schutzausrüstung, Händedesinfektionsmittel, Kanülenabwurfbehälter etc.) für eine fachlich korrekte Umsetzung von pflegerischen Maßnahmen sowie bedarfsgerechte Unterstützung der pflegebedürftigen Menschen verfügbar sind (DNQP 2013, 2014a, 2014b, 2015, NCGC 2014, NICE 2017, RNAO 2011c). Die Ergebnisse der Untersuchung von Eggert et al. (2016) geben jedoch Hinweise darauf, dass den Pflegekräften von ambulanten Pflegediensten die erforderlichen Arbeitsmaterialien nicht immer in ausreichendem Maß zur Verfügung stehen. 11 % der befragten Pflegedienstleitungen bzw. Qualitäts- und Hygienebeauftragten von ambulanten Pflegediensten (n = 400) gaben an, dass z. B. aufgrund von fehlendem Hygienematerial keine adäquate Umsetzung von erforderlichen Hygienemaßnahmen (z. B. Tragen von Handschuhen) möglich sei (Eggert et al. 2016). Entsprechendes wird auch in der Studie von Spegel et al. (2013) zur Strukturqualität im Hinblick auf die Infektionshygiene in der ambulanten Pflege deutlich. Hier gaben nur 60 % der kleineren ambulanten Pflegedienste an, dass die erforderlichen Arbeitsmittel – wie z. B. alle erforderlichen Desinfektionsmittel – zur Verfügung gestellt werden könnten. Bei größeren ambulanten Pflegediensten war dies jedoch zu 90 % der Fall (Spegel et al. 2013). Bei 20 % der kleineren Pflegedienste konnte zudem die erforderliche Schutzkleidung nicht in ausreichendem Maß zur Verfügung gestellt werden, bei größeren Pflegediensten stellte dies jedoch kein Problem dar (Spegel et al. 2013).

Zeitmangel/-druck

Zusätzlich zu den strukturellen Rahmenbedingungen in der Häuslichkeit sind die Arbeitsbedingungen in der ambulanten Pflege hauptsächlich dadurch beeinflusst, dass die Mitarbeitenden der ambulanten Pflegedienste nur eine bestimmte Zeit bei den pflegebedürftigen Menschen vor Ort sein können und in der Regel lediglich ein bestimmtes Zeitkontingent für die Durchführung der körperbezogenen Maßnahmen, der pflegerischen Betreuungsmaßnahmen bzw. der Behandlungspflege zur Verfügung haben. Aus der Perspektive der pflegebedürftigen Menschen ist jedoch die pflegerische Versorgung mit einem angemessenen Zeitumfang ein wichtiges Kriterium für eine qualitativ hochwertige Pflege (Dostálová et al. 2020). Auch aus pflegefachlicher Sicht wird als Voraussetzung für eine gute und qualitativ hochwertige pflegerische Versorgung formuliert, dass sich genug Zeit für die Pflege genommen wird. So enthält z. B. die britische NICE-Leitlinie „Home care: delivering personal care and practical support to older people living in their own homes" (NICE 2015) explizite Empfehlungen dahingehend, dass sichergestellt werden soll, dass genug Zeit für die erforderlichen pflegerischen Maßnahmen sowie für Gespräche mit den pflegebedürftigen Menschen und deren pflegenden Angehörigen vorhanden ist.

Die Arbeitsbedingungen in der ambulanten Pflege sind jedoch aufgrund der zunehmenden Multimorbidität der pflegebedürftigen Menschen sowie der damit einhergehend steigenden Komplexität der pflegerischen Versorgung innerhalb von festgelegten Zeitkorridoren zunehmend durch enger geplante und verdichtete Arbeitsabläufe geprägt (Isfort 2016). So zeigen z. B. Ergebnisse der Untersuchung von Kiesswetter et al. (2020), dass 85,7 % der betrachteten ambulant versorgten pflegebedürftigen Menschen (n = 335) multimorbide waren. Bei 83,9 % der betrachteten Population lag zudem eine Polypharmazie, also die andauernde Einnahme von mehr als drei Medikamenten, vor (Kiesswetter et al. 2020). Die im Rahmen des sog. Pflege-Thermometers 2016 (Isfort et al. 2016) durch die bundesweite repräsentative Befragung von Leitungskräften von ambulanten Pflegediensten erhobenen Daten bestätigen dies. Gut 48 % der Befragten gaben an, dass sich die Komplexität in der ambulanten Versorgung von pflegebedürftigen Menschen im Jahr 2015 im Vergleich zu 2014 deutlich verändert hat und dadurch die Anforderungen an die Pflegekräfte zunehmend steigen (Isfort et al. 2016). So wurde z. B. beim Vergleich der Jahre 2014 und 2015 deutlich, dass beispielsweise die Anzahl von zu versorgenden pflegebedürftigen Menschen, die neben körperlichen auch psychische Probleme (z. B. Depressionen) aufwiesen, deutlich angestiegen sei. Dies wurde von 62,1 % der befragten Leitungskräfte beobachtet (Isfort et al. 2016).

Dementsprechend sind die Mitarbeitenden von ambulanten Pflegediensten mit einem stetigen Anstieg der Anforderungen innerhalb von festgelegten Zeitkorridoren konfrontiert (Isfort 2016), was in einem enormen Zeitdruck bzw. -mangel resultiert, welcher eine qualitativ hochwertige Pflege verhindert (Ganann et al. 2019). So wird in verschiedenen Studien davon berichtet, dass Pflegekräfte unter hohem Zeitdruck stehen, wodurch zum einen nicht ausreichend Zeit für eine adäquate individuelle, bedarfs- und bedürfnisorientierte pflegerische Versorgung zur Verfügung steht (Eggert et al. 2016, Fjordside und Morville 2016, Ganann et al. 2019, Gnass et al. 2018, Kohn und Tov 2013, Liu und Kohlen 2018, Macdonald et al. 2017, Martinsen et al. 2018, Olsen et al. 2019, Protz 2019, Ris et al. 2019, Schaeffer und Müller-Mundt 2012, Seemann und Fischer 2017, Seidlein et al. 2019, Theobald und Leidig 2018). Zum anderen werden der Zeitdruck/-mangel als relevante

Risikofaktoren für die Patientensicherheit sowie als Ursachen für unerwünschte Ereignisse und Pflegefehler angesehen (Eggert et al. 2020, Görres et al. 2018, Heuberger 2010, Hignett et al. 2016, ZQP 2018). Die in der Untersuchung von Heuberger und Kollegen (2010) befragten Pflegefachkräfte gaben an, dass ein Risikofaktor für das Auftreten von unerwünschten Ereignissen vor allem der ständig bestehende Zeitdruck sei (Heuberger 2010). Zu diesem Ergebnis kommt auch die repräsentative quantitative Untersuchung mit 652 Pflegekräften aus dem ambulanten Sektor von Theobald und Leidig (2018). Hier berichteten 54 % der Pflegekräfte, dass sie meistens unter einem sehr hohen Zeitdruck stehen. Die Arbeit unter hohem Zeitdruck führt dazu, dass die Pflegekräfte gezwungen sind, sich auf die notwendigen, meist körperlichen Verrichtungen zu konzentrieren und die weiteren individuellen Bedürfnisse der pflegebedürftigen Menschen außer Acht lassen zu müssen, was die Qualität der Pflege stark beeinflusse (Theobald und Leidig 2018). Dies wird ebenfalls in verschiedenen Übersichtsarbeiten entsprechend dargelegt (Fjordside und Morville 2016, Macdonald et al. 2017, Martinsen et al. 2018, Olsen et al. 2019). Die Ergebnisse der Interviews von Seemann und Fischer (2017) mit 100 Leitungskräften von ambulanten Pflegediensten bestätigen dies. 59 % der Befragten gaben an, dass es in der täglichen Arbeit am meisten an Zeit für Gespräche mit den pflegebedürftigen Menschen fehle. 10 % der befragten (stellvertretenden) Pflegedienstleitungen oder Teamleitungen führten zudem an, dass mehr Zeit für Dienstleistungen im Haus notwendig sei (Seemann und Fischer 2017). Die von Seidlein et al. (2019) durchgeführte Befragung von Pflegekräften ambulanter Pflegedienste (n = 10) ergab ähnliche Ergebnisse. Auch hier wurde berichtet, dass die Zeit u. a. für Gespräche mit den pflegebedürftigen Menschen fehle, was dazu führe, dass die Pflegekräfte diese wahrgenommene Unterversorgung durch Überstunden bzw. sogar außerhalb ihrer Arbeitszeit in ihrer Freizeit erbringen würden (Seidlein et al. 2019). Dies wird auch durch die Ergebnisse der Studie von Kohn und Tov (2013) bestätigt. Hier wurde in Fokusgruppen und Interviews mit Fachexpert:innen u. a. aus den Bereichen Medizin, Pflege (darunter auch Expert:innen aus der spitalexternen Pflege (Spitex)) und Sozialarbeit herausgearbeitet, dass aufgrund der strikt definierten Zeiteinheiten für die Pflegehandlungen der Spitex, die Pflegekräfte unter deutlichem Zeit- und Effizienzdruck stünden, was kaum Zeit für Kommunikation und Beziehungsarbeit mit den pflegebedürftigen Menschen lasse (Kohn und Tov 2013). In den qualitativen Untersuchungen von Gnass et al. (2018) sowie Schaeffer und Müller-Mundt (2012) wurde zudem dargelegt, dass aufgrund von zeitlichen Restriktionen z. B. ein adäquates Medikamentenmanagement (Schaeffer und Müller-Mundt 2012) oder auch die Sicherstellung eines angemessenen Schmerzmanagements (Gnass et al. 2018) durch die Pflegekräfte nicht möglich sei. Dies bestätigen ebenfalls die Ergebnisse einer quantitativen Untersuchungen von

Eggert et al. (2016) zu den Erfahrungen von Pflegedienstleitungen bzw. Qualitäts-
und Hygienebeauftragten von ambulanten Pflegediensten mit der Umsetzung von
fachlichen und rechtlichen Hygieneanforderungen in der ambulanten Pflege. 38 %
der Befragten (n = 400) gaben an, dass aufgrund von zu wenig Zeit nicht immer alle
notwendigen Hygienemaßnahmen umgesetzt werden könnten (Eggert et al. 2016).
In einer weiteren quantitativen Studie von Eggert et al. (2020) zur Sicherheitskultur in der ambulanten Pflege wurden Art und Gründe für Pflegefehler ausgewertet.
Die von den telefonisch befragten Pflegedienstleitungen bzw. Qualitätsbeauftragten von ambulanten Pflegediensten (n = 535) am häufigsten benannten Pflegefehler
innerhalb der letzten 6 Monate waren: Fehler bei der Medikamentengabe (34 %),
Fehler bei der Händehygiene (31 %), Fehler beim Verbandwechsel (18 %), Fehler bei der Lagerung bzw. Umlagerung von pflegebedürftigen Menschen (8 %)
sowie Fehler bei der Verabreichung von Injektionen oder Infusionen (6 %) (Eggert
et al. 2020). Als relevanter Risikofaktor wurde dabei am häufigsten der Zeitmangel angeführt. 64 % der befragten Pflegedienstleitungen bzw. Qualitätsbeauftragten
gaben an, dass der Faktor Zeitmangel die Gewährleistung der Sicherheit der pflegebedürftigen Menschen sehr (28 %) oder etwas (36 %) erschwert (Eggert et al.
2020).

Neben der fehlenden Zeit für die adäquate und sichere Versorgung der pflegebedürftigen Menschen wirkt sich der Zeitmangel ebenfalls auf die interprofessionelle
Zusammenarbeit der ambulant tätigen Pflegekräfte mit anderen an der Pflege
beteiligten Gesundheitsprofessionen aus (Krutter et al. 2020). In der Studie mit
Hausärzt:innen, Pflegekräfte von ambulanten Pflegediensten sowie pflegenden
Angehörigen gaben 82 % der Pflegekräfte (n = 140) an, dass eine Verbesserung
der interprofessionellen Kommunikation wünschenswert wäre. Als ein Hauptpro-
blem für die fehlende interprofessionelle Kommunikation wurde Zeitmangel/-druck
genannt. Diese Einschätzung wurden von 63 % der befragten Hausärzt:innen (n =
50) bestätigt (Krutter et al. 2020). Der herrschende Zeitdruck/-mangel in der täglichen Arbeit von Pflegekräften von ambulanten Pflegediensten wird ebenfalls durch
die quantitative Untersuchung von Theobald und Leidig (2018) untermauert. Hierin
geben 54 % der 652 befragten ambulant tätigen Pflegekräfte an, dass sie „zu viel
zu tun haben" und unter sehr hohem Zeitdruck stünden. Vor diesem Hintergrund
gaben insgesamt 52 % der befragten Pflegekräfte an, dass sie aufgrund der zeitlichen Belastung am Arbeitsplatz bezahlte Überstunden machen müssten (Theobald
und Leidig 2018). Ebenfalls in der repräsentativen Querschnittstudie von Isfort
et al. (2016) zur Situation der Pflege und Patientenversorgung in der ambulanten
Pflege (Pflege-Thermometer 2016) äußerten 30,7 % der befragten Leitungskräften
von ambulanten Pflegediensten (n = 1.653), dass sie einen Anstieg der geleiste-
ten Überstunden bei den Pflegekräften beobachten. Nicht während der Arbeitszeit

abzuschließende Tätigkeiten (z. B. administrative Aufgabe) werden vielfach aber auch in der unbezahlten persönlichen Freizeit zu Hause erledigt (Ganann et al. 2019, Theobald und Leidig 2018). In der Studie Theobald und Leidig (2018) gaben diesbezüglich 9 % der befragten Pflegekräfte an, dass sie auch unbezahlte Überstunden machen würden.

Körperliche und psychische Arbeitsbelastung
Die Komplexität der Arbeit unter großem Zeitdruck hat dabei auch Auswirkungen auf die ambulant tätigen Pflegekräften selbst. Neben den Auswirkungen von Zeitmangel-/druck auf die Versorgung der pflegebedürftigen Menschen, wird in der Literatur der herrschende Zeitdruck ebenfalls als ein relevanter Stressfaktor für die Pflegekräfte selbst benannt (Ganann et al. 2019, Lee et al. 2020, Schilgen et al. 2019). Die dargelegten Arbeitsbedingungen in der ambulanten Pflege, bestimmt durch die strukturellen Gegebenheiten in der Häuslichkeit der pflegebedürftigen Menschen, der zunehmenden Komplexität der Pflegesituationen und dem inhärenten Zeitdruck/-mangel, führen demnach zu einer erheblichen Arbeitsbelastung bei den ambulant tätigen Pflegekräften. Neben der dargelegten zeitlichen Belastung ist die Arbeit durch eine hohe physische sowie psychische Belastung geprägt (Schilgen et al. 2019, Theobald und Leidig 2018). So berichten die interviewten Pflegekräfte in einer qualitativen Untersuchung zu den arbeitsbezogenen Barrieren und Ressourcen von ambulant tätigen Pflegekräften mit und ohne Migrationshintergrund übereinstimmend, dass die ambulante häusliche Pflege mit einer sehr hohen körperlichen Belastung einhergehe (Schilgen et al. 2019). Eine hohe körperliche Belastung wird auch in der quantitativen Untersuchung von Theobald und Leidig (2018) mit in Deutschland, Schweden sowie Japan ambulant tätigen Pflegekräften angeführt. Knapp die Hälfte der befragten Pflegekräfte in Deutschland (n = 652) und auch in Schweden schätzte, dass sie fast jeden Tag schwere Gegenstände oder Personen bewegen. 46 % der befragten deutschen Pflegekräfte gaben an, dass sie sich am Ende des Arbeitstages fast immer oder oft erschöpft fühlen (Theobald und Leidig 2018). Die Arbeitsbelastung der Pflegekräfte stellt aber auch einen relevanten Risikofaktor für die Sicherheit der pflegebedürftigen Menschen dar (Hignett et al. 2016). In ihrem systematischen Review zu Sicherheitsrisiken im Zusammenhang mit physischen Interaktionen während der Versorgung und Pflege in der ambulanten häuslichen Pflege, legten Hignett et al. (2016) dar, dass körperliche Risiken für Pflegekräfte beim Bewegen und Handhaben der pflegebedürftigen Menschen vor allem durch unzureichende bzw. fehlende Arbeitsmaterialien (z. B. Hebe- oder Badehilfen) entstehen, was auch einen relevanten Risikofaktor für die Patientensicherheit darstelle. Darüber hinaus berichten Jungnitz et al. (2017) in ihrer Ausarbeitung zur Prävention von Gewalt gegen Ältere in der pflegerischen Langzeitversorgung, dass

u. a. eine hohe Arbeitsbelastung in der ambulanten Pflege das Risiko für Gewalt von Pflegekräften gegen pflegebedürftige Menschen erhöht (Jungnitz et al. 2017).

Neben der körperlichen Belastung zählen psychische und emotionale Belastungen zu den relevanten arbeitsbedingten Stressfaktoren für Pflegekräfte in der ambulanten Pflege (D'Astous et al. 2019, Lee et al. 2020, Schilgen et al. 2020, Theobald und Leidig 2018). 23 % der befragten deutschen ambulant tätigen Pflegekräfte (n = 652) gaben in der Studie von Theobald und Leidig (2018) an, dass sie sich fast immer oder oft psychisch erschöpft fühlen. Die Ergebnisse der quantitativen Untersuchung von Schilgen et al. (2020) zum Ausmaß der psychosozialen Belastung von Pflegekräften mit und ohne Migrationshintergrund zeigen ebenfalls, dass 52,4 % der Pflegekräfte ohne Migrationshintergrund (n = 182) sowie 52,7 % der Pflegekräfte mit Migrationshintergrund (n = 105) eine insgesamt deutliche psychosoziale Belastung bei ihrer Arbeit empfinden. 27,6 % der Pflegekräfte ohne Migrationshintergrund und 24,7 % der Pflegekräfte mit Migrationshintergrund gaben dabei eine hohe symptomatische Belastung (z. B. Magen- oder Darmprobleme, Rücken- und Gelenkschmerzen, Kopfschmerzen, Müdigkeit, Schlafprobleme, Energielosigkeit) an (Schilgen et al. 2020). Des Weiteren lagen bei jeweils ca. 21 % der Pflegekräfte eine depressive Symptomatik und bei 18,1 % der Pflegekräfte ohne Migrationshintergrund sowie 15,4 % der Pflegekräfte mit Migrationshintergrund generalisierte Angstzustände vor (Schilgen et al. 2020). Als statistisch signifikant stärkste Prädiktoren für eine psychosoziale Belastung wurden z. B. bei den Pflegekräften ohne Migrationshintergrund die körperliche Belastung (ß = 0.389, p < 0.01) sowie die zeitliche Belastung durch Überstunden (ß = 0.163, p = 0.008) identifiziert (Schilgen et al. 2020). Eine hohe emotionale Belastung zeigt sich dabei vor allem auch bei Pflegekräften, die pflegebedürftige Menschen am Lebensende versorgen. In den Übersichtsarbeiten von D'Astous et al. (2019) sowie Lee et al. (2020) wurde diesbezüglich herausgearbeitet, dass sowohl die palliativmedizinische Pflege als auch die Pflege am Lebensende eine hohe emotionale Belastung für die ambulant tätigen Pflegekräfte bedeutet und diese dementsprechend Unterstützung, z. B. durch das multiprofessionelle Team benötigten, um diese Belastung bewältigen zu können (D'Astous et al. 2019). Dadurch wird jedoch eine weitere besondere Herausforderung für ambulant tätige Pflegekräfte deutlich. Die überwiegende Zeit arbeiten die ambulant tätigen Pflegekräfte alleine in der Häuslichkeit der pflegebedürftigen Menschen. In den integrativen Reviews von Lindahl und Kirk (2019), Lee et al. (2020) sowie Rabbetts et al. (2020) wurde hierzu beschrieben, dass diese Alleinarbeit die Pflegekräfte in eine exponierte Position innerhalb des häuslichen Pflegearrangements bringt, was von manchen Pflegekräften als stressig und belastend wahrgenommen wird. So können z. B. die ständige Kontrolle oder auch

übertriebene Fürsorge der pflegenden Angehörigen Stressfaktoren für die Pflegekräfte darstellen (Seemann und Fischer 2017). Die Arbeit im häuslichen Umfeld
kann – z. B. aufgrund der begrenzten Möglichkeiten eines direkten Austauschs mit
Kolleg:innen – als langweilig, einsam und isolierend empfunden werden (Lindahl
und Kirk 2019, Rabbetts et al. 2020). Die Alleinarbeit und die damit verbundene
Autonomie wird aber auch von einigen Pflegekräften positiv eingeschätzt. Knapp
die Hälfte der in der Studie von Theobald und Leidig (2018) befragten deutschen
Pflegekräfte (n = 652) bewerteten es positiv, dass sie in der ambulanten Versorgung
von pflegebedürftigen Menschen über einen gewissen Gestaltungsspielraum in der
Planung der Tätigkeiten verfügten. 92 % der Befragten bewertete ihre Tätigkeit
dabei als „meistens interessant und bedeutungsvoll" (Theobald und Leidig 2018).

Eine stetige Zunahme der gesundheits- und arbeitsplatzbezogenen Belastungen
von Pflegekräften wird auch durch die Ergebnisse der Erhebung von Isfort et al.
(2016) gut verdeutlicht. Hierin gaben 29,3 % der befragten Leitungskräfte von
ambulanten Pflegediensten (n = 1.653) an, dass die Anzahl der Krankmeldungen
bei den Pflegekräften im Jahr 2015 im Vergleich zu 2014 angestiegen ist (Isfort et al.
2016). Zudem wurde von 32,1 % bzw. 22 % der Leitungskräfte angeführt, dass die
Krankheitsdauer bei den einzelnen Krankmeldungen bzw. die Krankheitsschwere
der einzelnen Erkrankten im Jahr 2015 gegenüber 2014 gestiegen ist (Isfort et al.
2016).

Personal-/Fachkräftemangel
Die geschilderten körperlichen und psychischen Belastungen innerhalb der ambulanten Pflege führen dazu, dass gut qualifizierte Pflegekräfte den Bereich der
ambulanten Pflege verlassen und in andere Bereiche der pflegerischen Versorgung
(vollstationäre Pflegeeinrichtungen, Krankenhäuser etc.) wechseln bzw. nur noch
Teilzeit in der ambulanten Pflege arbeiten (Isfort et al. 2016, Isfort et al. 2012).
Die Ergebnisse des Pflege-Thermometers 2016 (Isfort et al. 2016) zeigen, dass als
häufigster Grund, warum Pflegefachkräfte ihren ambulanten Pflegedienst verlassen,
gesundheitliche Gründe angegeben wurden (24,9 %, n = 1.653). Eine zu hohe berufliche Arbeitsbelastung wurde von 16,8 % als Hauptbeweggrund für das Verlassen
des ambulanten Pflegedienstes angeführt (Isfort et al. 2016). Auch die Untersuchung
von Theobald und Leidig (2018) ergab, dass sich ein relevanter Anteil (30 %, n =
652) der im ambulanten Sektor tätigen Pflegekräfte aufgrund der körperlichen und
psychischen Belastungen, des zunehmenden Zeitdrucks sowie der Verschlechterung der Pflegesituation insgesamt ernsthaft überlegt, den ambulanten Pflegedienst
bzw. den Beruf zu wechseln. In einer Befragung von Mitarbeitenden sowie Pflegedienstleitungen von ambulanten Kinderkrankenpflegediensten in Niedersachsen
von Kremeike et al. (2016a), gaben 82,5 % der befragten Mitarbeitenden (n =

97) an, dass sie lediglich einer Teilzeitbeschäftigung nachgehen. Als Grund für die Teilzeitbeschäftigung führten dabei 23 % der Mitarbeitenden (n = 80) die zu hohe Arbeitsbelastung an (Kremeike et al. 2016a).

Nicht zuletzt dies sind Gründe dafür, dass in der ambulanten Pflege ein wesentlicher Personal- und Fachkräftemangel besteht (Eggert et al. 2020, Isfort et al. 2016, Kremeike et al. 2016a, Sonntag et al. 2015, von Reibnitz und Sonntag 2018, ZQP 2019). Theobald und Leidig (2018) zeigen in ihrer Studie auf, dass ein hoher Anteil der deutschen Pflegekräfte in der ambulanten Pflege nur einer Teilzeitbeschäftigung nachgeht. 41 % der befragten ambulant tätigen Pflegekräfte arbeiteten 21–34 Stunden in der Woche, 30 % nur bis 20 Stunden die Woche (Theobald und Leidig 2018). Zudem seien 20 % der Pflegekräfte nur in einem geringfügigen Beschäftigungsverhältnis angestellt (Theobald und Leidig 2018).

In der Erhebung von Isfort et al. (2016) führten 20,6 % der befragten Leitungskräfte von ambulanten Pflegediensten an, dass sie derzeit offene Stellen im Pflegebereich hätten. Zusätzlich gaben 28 % der Leitungskräfte an, dass sie den eingeplanten Personalstand zurzeit eher nicht vollständig erreicht hätten (Isfort et al. 2016). Darüber hinaus wird ein deutlicher Anstieg des Aufwandes für die Akquise von Pflegefachkräften dargelegt. 42 % bzw. 38,2 % der befragten Leistungskräfte berichteten, dass der Aufwand geeignete examinierte Gesundheits- und Krankenpflegekräfte bzw. examinierte Altenpflegekräfte zu finden im Jahr 2015 im Vergleich zu 2014 angestiegen sei (Isfort et al. 2016). Der Personal- und Fachkräftemangel in der ambulanten Pflege wird ebenfalls durch eine Erhebung des ZQP zu besonderen Herausforderungen im Pflegealltag von ambulanten Pflegediensten verdeutlicht. Von den befragten (stellvertretenden) Pflegedienstleitungen und Qualitätsbeauftragten von ambulanten Pflegediensten (n = 510), gaben 53 % an, dass seit mindestens drei Monaten Stellen von Pflegefachkräften nicht besetzt werden könnten (Eggert et al. 2020, ZQP 2019).

Der bestehende Personal- und Fachkräftemangel führt unter Umständen dazu, dass Anfragen zur Versorgung von pflegebedürftigen Menschen teilweise oder komplett abgelehnt oder bestehende Versorgungsverträge sogar gekündigt werden müssen. Den Ergebnissen des Pflege-Thermometers 2016 (Isfort et al. 2016) ist zu entnehmen, dass gut die Hälfte der ambulanten Pflegedienste (51,9 %, n = 1.653) Anfragen zu Versorgungsverträgen aufgrund der Personalsituation komplett ablehnen musste. In der Studie des ZQP wurde sogar von 80 % der befragten ambulanten Pflegedienste berichtet, dass sie innerhalb der letzten drei Monate Anfragen zur Versorgung von pflegebedürftigen Menschen ablehnen mussten (Eggert et al. 2020, ZQP 2019). Auch in der Untersuchung von Kremeike und Kollegen (2016a) zum Fachkräftemangel in der häuslichen Kinderkrankenpflege in Niedersachsen wurde herausgefunden, dass alle befragten neun Pflegedienste in dem Erhebungszeitraum von einem Jahr Versorgungen aufgrund von fehlendem (qualifiziertem) Personal ausfallen bzw. komplett ablehnen mussten. Die Notwendigkeit, Versorgungsverträge aufgrund von Personalmangel komplett zu kündigen, da ansonsten die Versorgung nicht mehr sichergestellt werden konnte, berichteten auch 13 % der befragten Leitungskräfte in der Studie des ZQP (Eggert et al. 2020, ZQP 2019).

Neben den aus dem Personal- und Fachkräftemangel resultierenden Schwierigkeiten, Unterstützung bei der Versorgung von pflegebedürftigen Menschen durch einen ambulanten Pflegedienst zu erhalten, hat – bei bestehenden Versorgungsverträgen – die mangelnde Personalausstattung auch Auswirkungen auf die Sicherheit der pflegebedürftigen Menschen (Görres et al. 2018, Jungnitz et al. 2017, ZQP 2017, 2018). Sowohl in der systematischen Übersichtsarbeit von Görres et al. (2018) als auch in der quantitativen Studie von Eggert et al. (2020) wurde aufgezeigt, dass es bei Pflegediensten aufgrund von Personalknappheit häufiger zu Problemen und Fehlern bei der Verabreichung von Medikamenten kam. So fanden Eggert et al. (2020) heraus, dass es bei Pflegediensten, die bestehende Versorgungsverträge aufgrund von Personalmangel kündigen mussten, zuvor deutlich häufiger (18 Prozentpunkte) zu Problemen und Fehlern bei der Verabreichung von Medikamenten kam, als bei Pflegediensten, die nicht gezwungen waren Versorgungsverträge zu kündigen. Des Weiteren wurden auch signifikant häufiger Probleme bei der Händehygiene angegeben (22 Prozentpunkte) (Eggert et al. 2020). Darüber hinaus wurde in einer Umfrage des ZQP (2017) herausgearbeitet, dass der Mangel an Personal dazu führen kann, dass die Rechte von pflegebedürftigen Menschen missachtet werden (z. B. Pflegehandlungen werden über den Willen der pflegebedürftigen Menschen hinweg durchgeführt, notwendige Hilfe wird den pflegebedürftigen Menschen nicht gewährt, pflegebedürftige Menschen werden körperlich grob angefasst). Nach Einschätzung von 96 % der befragten Mitarbeitenden von ambulanten Pflegediensten (n = 589) sei eine bessere Personalausstattung die Voraussetzung, um eine Einhaltung der Rechte von pflegebedürftigen Menschen zu erreichen (ZQP 2017). Jungnitz et al. (2017) legen ebenfalls dar, dass die hohe Arbeitsbelastung im Zusammenspiel mit der mangelnden Personalausstattung zu einem erhöhten Gewaltrisiko gegenüber pflegebedürftigen Menschen führe.

Anforderungen an ambulante Pflegedienste
Zusätzlich zu den (strukturellen) Rahmenbedingungen wird die Qualität der ambulanten Pflege sowohl durch interne Anforderungen, welche durch die ambulanten Pflegedienste erfüllt werden sollten, als auch durch Anforderungen, die die pflegebedürftigen Menschen und deren pflegende Angehörige an die Arbeit der ambulanten Pflegedienste stellen, bestimmt.

Vorliegen von Verfahrensregelungen/-standards
In verschiedenen nationalen sowie internationalen Expertenstandards und Leitlinien wird darauf verwiesen, dass zur Sicherstellung einer angemessenen sowie qualitativ hochwertigen pflegerischen Versorgung in ambulanten Pflegediensten Verfahrensregelungen bzw. Standards zur Durchführung von pflegerischen Maßnahmen und Prophylaxen vorliegen sollten. In verschiedenen Expertenstandards des Deutschen Netzwerks für Qualitätsentwicklung in der Pflege (DNQP) wird entsprechend empfohlen, dass Einrichtungen (dies umfasst auch ambulante Pflegedienste) über gültige Verfahrensregelungen, z. B. zum Schmerzmanagement (DNQP 2020), zum Ernährungsmanagement (DNQP 2017b), zur Versorgung von Menschen mit chronischen Wunden (DNQP 2015), zur Förderung der Harnkontinenz (DNQP 2014a), zur Beziehungsgestaltung in der Pflege von Menschen mit Demenz (DNQP 2019) sowie zur Dekubitusprophylaxe (DNQP 2017a) verfügen sollen. Entsprechende Empfehlungen finden sich auch international in verschiedenen themenspezifischen pflegerischen Leitlinien (NCEC 2013, NICE 2016, NPUAP et al. 2019, RNAO 2011c, 2013, 2016a, 2016b) sowie der übergreifenden Leitlinie des NICE zur ambulanten häuslichen Pflege (NICE 2015). In verschiedenen Studien hat sich gezeigt, dass, den Empfehlungen der Leitlinien bzw. Expertenstandards folgend, in vielen ambulanten Pflegediensten relevante Handlungsanweisungen zur Durchführung von pflegerischen Maßnahmen oder Prophylaxen vorhanden sind. Die Ergebnisse der Untersuchung von Lahmann et al. (2015a) zeigen, dass bei 96 % der befragten ambulanten Pflegedienste (n = 100) ein hausinterner Standard zur Sturz- sowie Dekubitusprophylaxe vorliegt. Ein Standard zur Wundversorgung war bei 90 % der ambulanten Pflegedienste vorhanden (Lahmann et al. 2015a). Bahrmann et al. (2015) fanden in ihrer Studie zur Behandlungsqualität von Menschen mit Diabetes mellitus Typ 2 heraus, dass 83,3 % der ambulanten Pflegedienste (n = 18) über einen Standard zur Insulininjektion verfügten. Dennoch gaben auch 16,7 % der Mitarbeitenden der befragten ambulanten Pflegedienste an, dass es aber z. B. an einer Verfahrensregelung zum Notfallmanagement fehle (Bahrmann et al. 2015). Dagegen zeigen die Ergebnisse weiterer Untersuchungen, dass zu bestimmten pflegerelevanten Themen häufig keine hausinternen Standards existieren bzw. die existierenden Standards – z. B. die vorliegenden Expertenstandards der Pflege – nicht ausreichend etabliert sind. So legen beispielsweise Heidenblut et al. (2013) als Ergebnis ihrer Studie zur Früherkennung und Prävention von Misshandlung und Vernachlässigung in der ambulanten Pflege dar, dass nur 6 % der befragten Mitarbeitenden von ambulanten Pflegediensten (n = 33) berichteten, dass in ihrem Pflegedienst ein Standard zum Umgang mit Misshandlungen bzw. Vernachlässigungen von pflegebedürftigen Menschen vorliege (Heidenblut et al. 2013). Im Rahmen der Qualitätsprüfungen, die der Medizinische Dienst nach § 114a Absatz 6

SGB XI in ambulanten Pflegediensten durchführt, wurde deutlich, dass nur 73–82 % der in einer Stichprobenerhebung zufällig ausgewählten ambulanten Pflegedienste (Stichprobengröße n = 2.325–5.421) die verschiedenen ausgewählten Experten-standards implementiert hatten (MDS 2020). Dabei wurde der Expertenstandard zur Sturzprophylaxe am häufigsten (bei 82 % der geprüften Pflegedienste) und der Expertenstandard zum Ernährungsmanagement am seltensten (bei 73,2 % der Pfle-gedienste) eingesetzt (MDS 2020). Auch wenn bei einem Großteil der ambulanten Pflegedienste grundsätzlich Verfahrensregelungen bzw. Standards zu pflegerischen Maßnahmen oder Prophylaxen etabliert sind, gibt es jedoch auch verschiedene Hin-weise in der Literatur, dass die vorliegenden Verfahrensregelungen bzw. Standards von den Pflegekräften nicht immer auch als anwendbar und hilfreich eingeschätzt werden. In der Untersuchung von Eggert et al. (2020) wurde von den befragten (stellvertretenden) Pflegedienstleitungen und Qualitätsbeauftragten von ambulanten Pflegediensten (n = 535) dargelegt, dass die vorliegenden – vor allem internen – Ver-fahrensregelungen bzw. Standards nicht immer qualitativ hochwertig seien, weshalb sie nicht oder nur bedingt umgesetzt würden. 17 % der Befragten berichteten, dass den internen Verfahrensregelungen bzw. Standards nur schwer oder sehr schwer gefolgt werden könnte, da deren Inhalte als nicht nützlich angesehen werden (Eggert et al. 2020). Zudem verdeutlicht z. B. die Studie von Strube-Lahmann (2019), dass, auch wenn in Einrichtungen Verfahrensregelungen bzw. Standards grundsätzlich vorgehalten werden, diese den Mitarbeitenden nicht unbedingt bekannt sind. Die Untersuchung ergab, dass bei 95,7 % der ambulanten Pflegedienste (n = 107) zwar eine Verfahrensregelung zum Umgang mit multiresistenten Erregern (MRE) vor-lag, diese aber nur 88,7 % der befragten Mitarbeitenden (n = 656) bekannt war (Strube-Lahmann 2019).

Monitoring und Evaluation der erbrachten Pflegeleistungen
Zusätzlich zur Vorhaltung von Verfahrensregelungen bzw. Standards zählt auch das Monitoring sowie die Evaluation der erbrachten Pflegeleistungen zu den wichtigen Bestandteilen des internen Qualitätsmanagements von ambulanten Pflegedien-ten als Voraussetzung für die Gewährleistung einer angemessenen und qualitativ hochwertigen pflegerischen Versorgung.

Diesbezüglich wird beispielsweise in den Expertenstandards „Dekubitusprophy-laxe in der Pflege" (DNQP 2017a) und „Sturzprophylaxe in der Pflege" (DNQP 2013)[2] sowie auch in weiteren internationalen Leitlinien (NPUAP et al. 2019,

---

[2] Zum Zeitpunkt der Literatur- und Leitlinienrecherche 2020 lag lediglich die 1. Aktualisie-rung des Expertenstandards „Sturzprophylaxe in der Pflege" vor, weshalb hier und im Wei-teren jeweils auf die 1. Aktualisierung des Expertenstandards referenziert wird. Der Exper-tenstandard wurde zwischenzeitlich überarbeitet und im August 2022 eine 2. Aktualisierung

RNAO 2011c) empfohlen, dass im Rahmen eines internen Qualitätsmanagements das Monitoring, die Analyse sowie die Evaluation verschiedener prozess- und ergebnisbezogener Kennzahlen (z. B. Prävention und Häufigkeit von Dekubitūs oder Stürzen) durchgeführt werden soll, um die pflegerische Versorgungsqualität zu erfassen und kontinuierlich zu verbessern. Die Ergebnisse der Untersuchung von Van Eenoo et al. (2018) zu organisatorischen Modellen in der ambulanten häuslichen Pflege in Europa geben Hinweise darauf, dass bei deutschen ambulanten Pflegediensten – im Vergleich zu anderen europäischen Ländern – bereits ein starker Fokus auf dem Monitoring der erbrachten pflegerischen Leistungen liegt. 81,8 % der befragten ambulanten Pflegedienste (n = 9) gaben an, eine entsprechende Erhebung und Auswertung durchzuführen (Van Eenoo et al. 2018).

Weitere Anforderungen an ambulante Pflegedienste
Neben den organisatorischen Anforderungen an ambulante Pflegedienste zur Sicherstellung einer qualitativ hochwertigen Pflege, gibt es zudem auch aus der Perspektive von pflegebedürftigen Menschen, die von einem ambulanten Pflegedienst (mit)versorgt werden, sowie deren pflegenden Angehörigen weitere Anforderungen, welche aus ihrer Sicht die Qualität der ambulanten Pflege bestimmen. In verschiedenen Übersichtsarbeiten (Anker-Hansen et al. 2018, Ris et al. 2019, Seow und Bainbridge 2018) und Studien (Escobar Pinzón et al. 2010, Graessel et al. 2011, Kuhlen et al. 2014, Seemann und Fischer 2017) wurde herausgearbeitet, dass für pflegebedürftige Menschen und deren pflegende Angehörige vor allem die Verlässlichkeit, Flexibilität, Planbarkeit und Pünktlichkeit sowie die grundsätzliche Erreichbarkeit von ambulanten Pflegediensten wichtige Qualitätsparameter darstellen. So zeigte beispielsweise die Untersuchung von Graessel et al. (2011) zur Inanspruchnahme und Qualität der ambulanten häuslichen Pflege bei Menschen mit Demenz, dass als häufigste Qualitätsanforderungen an den ambulanten Pflegedienst die Verlässlichkeit und Pünktlichkeit der Mitarbeitenden der ambulanten Pflegedienste genannt wurden. Dies bestätigen auch die Ergebnisse von Seemann und Fischer (2017). Hier gaben 31 % der befragten Leitungskräfte (n = 100) an, dass aus der Perspektive der pflegebedürftigen Menschen ein pünktlicher Beginn der Versorgung am Wichtigsten sei (Seemann und Fischer 2017). In den Studien von Escobar Pinzón et al. (2010) sowie Kuhlen et al. (2014) wurde zudem deutlich, dass

---

veröffentlicht (DNQP 2022). Eine erste kusorische Prüfung der Inhalte der 2. Aktualisierung zeigte, dass die wesentlichen, im Rahmen dieser Arbeit aufgegriffenen, Empfehlungen weiterhin Bestand haben.

die Erreichbarkeit des ambulanten Pflegedienstes, z. B. in Krisen- oder Notfallsituation, ein relevantes Kriterium für die Zufriedenheit der pflegebedürftigen Menschen und deren pflegenden Angehörigen mit dem ambulanten Pflegedienst darstellt.

6.1.2 Qualifikation der Pflege(fach)kräfte

Als weiterer strukturbezogener Versorgungsaspekt wurde die „Qualifikation der Pflege(fach)kräfte" identifiziert.

Wissen und Kompetenzen der Pflegekräfte
Um eine qualitativ hochwertige Pflege sicherzustellen, wird in den verschiedenen Expertenstandards der Pflege sowie nationalen und internationalen Leitlinien empfohlen, dass Pflegekräfte über aktuelles pflegefachliches und medizinisches Wissen im Hinblick auf die Durchführung von pflegerischen Maßnahmen und Prophylaxen sowie das Vorhandensein sowie die Anwendung relevanter Assessmentinstrumente verfügen sollen (ANA kein Datum, DGG 2019, DNQP 2013, 2014a, 2014b, 2015, 2017a, 2017b, 2019, 2020, NICE 2013, 2015, RNAO 2011a, 2011c). Die Pflegekräfte sollen darüber hinaus über Kompetenzen zur Planung, Koordination, differenzierten Einschätzung (Assessment), Umsetzung und Überprüfung von pflegerischen (Prophylaxe-)Maßnahmen verfügen. Des Weiteren wird das Vorhandensein von Kompetenzen zur Information, Beratung, Schulung und Anleitung von pflegebedürftigen Menschen sowie deren pflegenden Angehörigen als wichtiger Bestandteil für die Gewährleistung einer qualitativ hochwertigen Pflege formuliert (DNQP 2013, 2014a, 2014b, 2015, 2017a, 2017b, 2019, 2020, NICE 2013).

Auch in verschiedenen Übersichtsarbeiten wurde herausgearbeitet, dass eine qualitativ hochwertige und sichere Pflege, gut qualifizierte Pflegekräfte, mit pflegerischem und medizinischem Fachwissen (Andrade et al. 2017, Haltbakk et al. 2019, Sarmento et al. 2017, Seow und Bainbridge 2018), aber auch technischem Wissen sowie sozialen, kulturellen und ethischen Kompetenzen (Andrade et al. 2017) erfordert. Ebenso aus Perspektive der pflegebedürftigen Menschen und deren pflegenden Angehörigen stellt die Qualifikation sowie Erfahrung der Pflegekräfte eine wesentliche Voraussetzung für eine „gute Pflege" dar (Dostálová et al. 2020, Graessel et al. 2011, Schneider 2015). Dies belegen beispielsweise die Ergebnisse der qualitativen Untersuchung von Graessel et al. (2011), in deren Rahmen pflegende Angehörige von pflegebedürftigen Menschen mit Demenz befragt wurden. Die Qualifikation der Pflegekräfte wurde hierbei als eins der wichtigsten Qualitätskriterien für die ambulante Pflege genannt (Graessel et al. 2011). Neben dem praktischen pflegerischen Fachwissen wird in verschiedenen Übersichtsarbeiten zudem die Bedeutung von sozialen und kommunikativen Fähigkeiten hervorgehoben (Anker-Hansen et al. 2018, Dostálová et al. 2020, Gregory et al. 2017, Lee et al. 2020, Sarmento et al. 2017). Soziale, kommunikative und pflegefachliche Kompetenzen werden dabei sowohl aus Sicht von pflegebedürftigen Menschen als auch von Pflegekräften als mit am Wichtigsten für den Aufbau einer angemessenen Beziehung (Schilgen et al. 2019) sowie eines Vertrauensverhältnisses (Büscher et al. 2011, Martin-Borrink 2016, Schaepe und Ewers 2017) zu den pflegebedürftigen Menschen und deren pflegenden Angehörigen angesehen.

Der systematischen Übersichtsarbeit von D'Astous et al. (2019) ist jedoch auch zu entnehmen, dass es den in der ambulanten Pflege tätigen Pflegekräften vielfach an den entsprechenden, sowohl pflegefachlichen, technischen als auch sozialen Kompetenzen fehle und es hier eine deutliche Lücke in der Qualifizierung der Pflegekräfte in der ambulanten Pflege gäbe. Mangelndes Fachwissen sowie unzureichende Kompetenzen von Pflegekräften werden mit als Haupt-ursache für eine Gefährdung der Patientensicherheit und die Entstehung von Pflegefehlern benannt (Eggert et al. 2020, Görres et al. 2018, ZQP 2018). So werden im Scoping Review von Görres et al. (2018) eine mangelnde Qualifizierung bzw. fehlende Kompetenzen als Gründe für unerwünschte Ereignisse, z. B. in der pflegerischen Durchführung des Medikationsprozesses, benannt. Ähnliche Hinweise geben auch die Ergebnisse der Studie von Schaeffer und Müller-Mundt (2012). Hier weisen die befragten Expert:innen (n = 26, darunter 10 Pflegekräfte von ambulanten Pflegediensten) auf ein bestehendes Defizit im Hinblick auf das Vorhandensein von ausreichenden klinisch-pharmakologischen Kompetenzen zur Bewältigung der komplexen Medikamentenregime der pflegebedürftigen Menschen in der ambulanten Pflege hin (Schaeffer und Müller-Mundt 2012). Dies wird von den Ergebnissen der qualitativen Untersuchung von Grewe und Blättner (2017) zur Arzneimitteltherapiesicherheit in der ambulanten und stationären Langzeitpflege bestätigt. Auch hier problematisierten die einbezogenen Leitungskräfte von ambulanten Pflegediensten ein zu geringes pharmakologisches Wissen der Pflegekräfte in der ambulanten Pflege (Grewe und Blättner 2017). Neben unerwünschten medikamentenassoziierten Ereignissen werden des Weiteren das Auftreten u. a. von Stürzen, Dekubitūs sowie Mängel bei der Versorgung von chronischen Wunden auf fehlendes Wissen und mangelnde Kompetenzen bei den Pflegekräften bezogen auf die Durchführung von notwendigen (Prophylaxe-)Maßnahmen (z. B. Sturz- oder Dekubitusprophylaxe) zurückgeführt (Görres et al. 2018). Eine Gefährdung der Sicherheit von pflegebedürftigen Menschen kann darüber hinaus durch fehlende Kenntnisse zu notwendigen Hygienemaßnahmen entstehen (Görres et al. 2018, Spegel et al. 2013).

In der quantitativen Primärdatenanalyse von Spegel et al. (2013) zur Infektionshygiene in der ambulanten Pflege zeigte sich diesbezüglich, dass nur 79 % der befragten ambulanten Pflegedienste (n = 194) einen Hygieneplan vorhielten. Zudem waren lediglich in 37–42 % der Einrichtungen verschiedene hygienebezogene Empfehlungen der Kommission für Krankenhaushygiene und Infektionsprävention (KRINKO), z. B. zur Kontrolle Katheter-assoziierter Harnwegsinfektionen, bekannt. Die allgemeine KRINKO-Empfehlung zur Händehygiene war insgesamt nur in 67 % der ambulanten Pflegedienste bekannt (Spegel et al. 2013). Auch in der Analyse von Eggert et al. (2016) zeigte sich, dass mangelndes Wissen der Pflegekräfte zur Umsetzung fachlicher und gesetzlicher Hygieneanforderungen besteht, was mit als ein wesentlicher Hemmfaktor für die Umsetzung der erforderlichen Hygienemaßnahmen angesehen wurde. 11 % der befragten Pflegedienstleitungen bzw. Qualitäts- und Hygienebeauftragte von ambulanten Pflegediensten (n = 400) kamen zu dieser Einschätzung (Eggert et al. 2016). Hinweise auf das Fehlen von spezifischem pflegerischem bzw. medizinischem Fachwissen geben die Ergebnisse von weiteren verschiedenen quantitativen bzw. qualitativen Primärstudien (Bahrmann et al. 2015, Ewers et al. 2017, Gnass et al. 2018, Götze et al. 2010, Liu und Kohlen 2018). So zeigen beispielsweise die Untersuchungen von Bahrmann et al. (2015) sowie Liu und Kohlen (2018), dass es Pflegekräften bei der Versorgung von pflegebedürftigen Menschen mit Diabetes mellitus an pflegerischem und medizinischem diabetesbezogenem Wissen fehle (z. B. fehlendes Wissen zum HbA1c-Wert oder zur Ernährungsberatung). Gnass et al. (2018) beschreiben darüber hinaus, dass pflegerische Aspekte des Schmerzmanagements aufgrund von fehlendem Wissen und mangelnden Kompetenzen nicht immer adäquat durchgeführt würden. Es mangele an den Kompetenzen zur systematischen Schmerzeinschätzung und es fehle zudem an einem umfassenden Wissen zu Maßnahmen der nicht-medikamentösen Schmerztherapie (Gnass et al. 2018). Nitschke et al. (2010) arbeiteten in ihrer quantitativen Studie zur zahnärztlichen Versorgung und Mundgesundheit von ambulant durch einen Pflegedienst versorgten pflegebedürftigen Menschen heraus, dass es den Pflegekräften weitgehend an Wissen und Kompetenzen zur Mundgesundheit und -hygiene in der ambulanten Pflege mangele und ein deutlicher Schulungsbedarf bestehe. So hätten z. B. nur 10,2 % der ambulanten Pflegedienste (n = 118) bei Beginn der Versorgung von neuen pflegebedürftigen Menschen routinemäßig eine zahnärztliche Untersuchung veranlasst und lediglich 3,4 % der ambulanten Pflegedienste vereinbarten routinemäßige zahnärztliche Untersuchungen für deren dauerhaft betreute pflegebedürftige Menschen (Nitschke et al. 2010).

Neben allgemeinen pflegefachlichen Kompetenzen erfordern bestimmte pflegerische Tätigkeiten zusätzlich spezielle pflegefachliche Kompetenzen, um die

Versorgungsqualität sicherzustellen. So wird in verschiedenen Leitlinien empfohlen, dass die in der ambulanten Pflege tätigen Pflegekräfte neben den allgemeinen pflegefachlichen Kompetenzen auch über spezielle pflegerische Kompetenzen (z. B. im Umgang mit palliativ pflegebedürftigen Menschen) verfügen (NICE 2015) bzw. für bestimmte Bereiche speziell qualifizierte Pflegekräfte (z. B. Kontinenzberater:innen, Wundexpert:innen) eingesetzt werden sollten (DGG 2019, NICE 2013, 2015, RNAO 2011b). In der systematischen Übersichtsarbeiten von Santomassino et al. (2012) zur Sicherstellung der Versorgungskontinuität in der ambulanten Pflege wird dargelegt, dass sich der Einsatz von speziell qualifizierten Pflegefachkräften im Gebiet der Geriatrie in der ambulanten Pflege positiv auf die untersuchten Outcomes (u. a. Krankenhauseinweisungen) auswirkten. Seow und Bainbridge (2018) arbeiteten in ihrer Übersichtsarbeit zur Qualität der Palliativversorgung in der Häuslichkeit heraus, dass es für eine qualitativ hochwertige ambulante Palliativversorgung notwendig sei, Pflegekräfte mit speziellen Kompetenzen in der Palliativpflege einzusetzen. Auch die Ergebnisse der quantitativen Primärdatenanalyse von Rust et al. (2016) zeigen, dass der Einsatz von speziellen pflegefachlichen Wundexpert:innen die Versorgungsqualität von pflegebedürftigen Menschen mit chronischen Wunden verbessert, in dem u. a. die Selbstmanagementkompetenzen der pflegebedürftigen Menschen besser unterstützt würden. Von Reibnitz und Sonntag (2018) stellen im Hinblick auf den Bereich der ambulanten Intensivpflege dar, dass es hierfür Pflegekräfte mit speziellen pflegerischen Kompetenzen bedarf, es aber in der Versorgung einen erheblichen Mangel an entsprechend qualifizierten Pflegekräften gäbe (von Reibnitz und Sonntag 2018). Dies untermauern auch die Ergebnisse der Untersuchung von Van Eenoo et al. (2018) zu den Organisationsstrukturen von ambulanten Pflegediensten in Europa. Anhand der Rückmeldungen der einbezogenen ambulanten Pflegedienste aus Deutschland (n = 11) wurde deutlich, dass aufgrund des stetigen Anstiegs von pflegebedürftigen Menschen mit chronischen Erkrankungen und Multimorbidität, auch die Notwendigkeit zur Spezialisierung in der ambulanten Pflege zunehme, es aber nur eine geringe bis keine Verfügbarkeit von entsprechend spezialisierten Pflegekräften gäbe (Van Eenoo et al. 2018).

In den Untersuchungen u. a. des ZQP (2017) und von Heidenblut et al. (2013) wird eine fehlende Qualifikation der Pflegekräfte auch als Grund für die Nicht-Einhaltung der Rechte von pflegebedürftigen Menschen sowie einem nicht adäquaten Umgang mit Gewalt gegen pflegebedürftige Menschen benannt. So gaben 76 % der Pflegekräfte (n = 589) in der Umfrage des ZQP (2017) an, dass es zur Einhaltung der Rechte von pflegebedürftigen Menschen besser ausgebildetes Personal bräuchte. Die im Rahmen der qualitativen Studie von Heidenblut et al. (2013)

befragten Mitarbeitenden von ambulanten Pflegediensten (n = 33) berichteten mehrheitlich (56 %), dass es ihnen an Handlungskompetenzen mangele, wenn sie mit konkreten Situationen von Gewalt (Misshandlung oder Vernachlässigung) in der Pflege konfrontiert würden. Dies bestätigen auch die Ergebnisse der Untersuchung von Weidner et al. (2017) zu den Erfahrungen und Einschätzungen von Pflegefachkräften und Pflegeschüler:innen zu Gewalt in der Pflege. 15,7 % der Befragten (n = 402) gaben an, dass sie es „eher nicht zutreffend" einschätzten, Signale für Gewaltsituationen und Eskalationen zu erkennen. 2 % schätzten dies als „gar nicht zutreffend" ein. Gut 30 % der befragten Pflegefachkräfte und Pflegeschüler:innen antworteten, dass sie sich nicht bzw. eher nicht in der Lage fühlten, drohende Gewalt zu deeskalieren bzw. sicher mit Gewalt gegen sie als Pflegepersonen umgehen zu können. Sogar 43,1 % berichteten, dass sie sich im Umgang mit Gewalt, die sich gegen die pflegebedürftigen Menschen richtet, eher (36,1 %) oder gar nicht (7 %) sicher fühlen (Weidner et al. 2017).

Auch fehlende technische Kompetenzen der Pflegekräfte können die Qualität der pflegerischen Versorgung sowie das Vertrauensverhältnis zu den Pflegekräften beeinflussen (Büscher et al. 2011). Ewers et al. (2017) legen in ihrer Untersuchung dahingehend dar, dass fehlende Kompetenzen im Umgang mit technischen Geräten (z. B. Beatmungsgeräten) zu sicherheitsgefährdenden Situationen führen können. Es wurde ausgeführt, dass einige pflegebedürftige Menschen sowie deren pflegende Angehörige befürchteten, dass die Sicherheit der beatmeten pflegebedürftigen Menschen gefährdet sein könnte, weil die zuständigen Pflegekräfte mit den technischen Gerätschaften nicht sicher und angemessen umzugehen wüssten (Ewers et al. 2017). Ebenfalls im Ergebnisbericht der ZQP-Perspektivenwertstatt zur Patientensicherheit in der ambulanten Pflege (2018) wird die außerklinische Beatmungspflege als ein relevantes Handlungsfeld für die Patientensicherheit aufgeführt. Als Grund dafür wurde u. a. dargelegt, dass die Kompetenzen zur Versorgung von außerklinisch beatmeten pflegebedürftigen Menschen bei den zuständigen Pflegekräfte sehr unterschiedlich seien und es dementsprechend häufig an der erforderlichen Qualifikation zur Gewährleistung einer sicheren Versorgung fehle (ZQP 2018). Dies zeigen auch die Ergebnisse der gesetzlich vorgesehenen Qualitätsprüfungen des Medizinischen Dienstes gemäß § 114a Absatz 6 SGB XI (MDS 2020). Die Prüfungen von pflegebedürftigen Menschen mit Leistungen der speziellen Krankenbeobachtung gemäß Ziffer 24 der HKP-Richtlinie ergaben, dass nur bei 71,8 % der untersuchten Personen (n = 840), die an der medizinisch-pflegerischen Versorgung beteiligten Pflegekräfte über die notwendige Zusatzqualifikation zum selbständigen und eigenverantwortlichen Umgang mit dem Beatmungsgerät verfügten (MDS 2020). Zusätzliche Hinweise zu mangelnden technischen Kompetenzen geben die Ergebnisse von weiteren Untersuchungen mit pflegebedürftigen Menschen bei deren

Versorgung technische Geräte zum Einsatz kommen. In dem integrativen Review von Jachimiec et al. (2015) zur Interaktion mit Eltern von Kindern, die mit technischen Geräten versorgt werden müssen, wurde herausgearbeitet, dass sich die Eltern am meisten darum sorgten, dass die entsprechenden Kompetenzen im Umgang mit den technischen Geräten bei den Pflegekräften des ambulanten Pflegedienstes nicht vorhanden sein könnten. In den qualitativen Primärstudien von Gödecke und Kohlen (2013) und Lehmann und Ewers (2020) zu heimbeatmeten, pflegebedürftigen Menschen zeigte sich ebenfalls die Relevanz von pflegefachlich-technischer Kompetenz. Die im Rahmen der Studie von Gödecke und Kohlen (2013) befragten Pflegekräfte (n = 8) betonten die Notwendigkeit der eigenen fachlichen Kompetenz und beschrieben Erfahrungen, dass pflegebedürftige Menschen ihren ambulanten Pflegedienst wechselten, weil sie von Pflegekräften mit nicht ausreichender Qualifikation versorgt wurden. Die in die Studie von Lehmann und Ewers (2020) einbezogenen Gesundheitsprofessionen (darunter auch ambulant tätige Pflegekräfte bzw. Pflegedienstleitungen) führten aus, dass es für das Sicherheitsempfinden von pflegebedürftigen Menschen und deren pflegenden Angehörigen wichtig sei, dass kompetente Mitarbeitende eingesetzt würden, die die Technik adäquat bedienen und folgerichtige Schlüsse aus Alarmen oder technisch-bedingten Problemen ziehen könnten.

Neben (speziellen) pflegefachlichen, kommunikativen und technischen Kompetenzen sind ebenfalls interkulturelle Kompetenzen der ambulant tätigen Pflegekräfte für die Qualität der Versorgung von pflegebedürftigen Menschen von Relevanz. Sonntag et al. (2015) fanden in ihrer quantitativen Untersuchung mit Menschen mit Migrationshintergrund heraus, dass die Voraussetzung für eine migrationssensible Pflege die entsprechenden interkulturellen Kompetenzen auf Seiten der Pflegekräfte sei. Jedoch gaben jeweils nur insgesamt knapp ein Viertel der befragten ambulanten Pflegedienste (n = 211) an, dass die beschäftigten Pflegekräfte über die ausreichenden sprachlichen Kompetenzen (24,3 %) sowie über ausreichendes Wissen zu Migration (25 %) bzw. andere Kulturen (22,4 %) verfügten (Sonntag et al. 2015). Auch Tezcan-Güntekin et al. (2015) sowie Lautenschläger und Dörge (2016) führen aus, dass es bei den Mitarbeitenden von ambulanten Pflegediensten an kultureller Kompetenz mangele und diese erworben werden müssten, um eine kultursensible Pflege gewährleisten zu können.

Schulungs-/Fort- und Weiterbildungsbedarf
Der dargelegten Erforderlichkeit von pflegefachlichem und medizinischem Wissen sowie von kommunikativen, sozialen, technischen und interkulturellen Kompetenzen für die Erbringung einer qualitativ hochwertigen und sicheren Pflege, aber auch den aufgezeigten Mängeln hinsichtlich der entsprechenden Qualifikationen bei den

Pflegekräften, folgend, wird in einer Vielzahl von internationalen Leitlinien (ANA kein Datum, Beeckman et al. 2012, NCGC 2014, NICE 2015, 2018, NPUAP et al. 2019, RNAO 2011a, 2011b, 2011c, 2013, 2016a, 2016b, 2017, 2020), Übersichtsarbeiten (Cooper et al. 2017, D'Astous et al. 2019, Fjordside und Morville 2016, Ganann et al. 2019, Görres et al. 2018, Gregory et al. 2017, Lee et al. 2020, Lindahl und Kirk 2019, Martinsen et al. 2018, Rabbetts et al. 2020, Vaartio-Rajalin und Fagerström 2019), quantitativen und qualitativen Studien sowie weiteren literaturbasierten Berichten (Bahrmann et al. 2015, Eggert et al. 2016, Eggert et al. 2020, Escobar Pinzón et al. 2010, Gnass et al. 2018, Grewe und Blättner 2017, Heidenblut et al. 2013, Jordan und Micheelis 2016, Kohn und Tov 2013, Kranabetter 2010, Lautenschläger und Dörge 2016, Nitschke et al. 2010, Pohlhausen et al. 2016, Schaeffer und Müller-Mundt 2012, Sonntag et al. 2015, Spegel et al. 2013, Stelzhammer 2010, Strube-Lahmann 2019, Strube-Lahmann et al. 2018, Suhr et al. 2019, von Reibnitz und Sonntag 2018, Weidner et al. 2017) auf einen umfassenden Schulungs-, Fort- und Weiterbildungsbedarf der Pflegekräfte in der ambulanten Pflege hingewiesen. Dabei wird der Schulungs-, Fort- und Weiterbildungsbedarf sowohl hinsichtlich des Wissens über sowie der adäquaten Durchführung von pflegerischen bzw. medizinisch-pflegerischen (Prophylaxe-)Maßnahmen (Bahrmann et al. 2015, Eggert et al. 2020, Görres et al. 2018, Jordan und Micheelis 2016, Kranabetter 2010, Nitschke et al. 2010, Pohlhausen et al. 2016, Rabbetts et al. 2020, Suhr et al. 2019, Vaartio-Rajalin und Fagerström 2019, von Reibnitz und Sonntag 2018, ZQP 2018), zum Hygiene- und Medikamentenmanagement (Eggert et al. 2016, Eggert et al. 2020, Görres et al. 2018, Grewe und Blättner 2017, Spegel et al. 2013, Strube-Lahmann 2019, Strube-Lahmann et al. 2018, Suhr et al. 2019, ZQP 2018), zum Umgang mit Gewalt in der Pflege (Eggert et al. 2020, Ganann et al. 2019, Heidenblut et al. 2013, Weidner et al. 2017) als auch im Hinblick auf die Erlangung von technischen (Ganann et al. 2019, Lindahl und Kirk 2019), kommunikativen (Escobar Pinzón et al. 2010, Gregory et al. 2017, Lee et al. 2020, Vaartio-Rajalin und Fagerström 2019, ZQP 2018), edukativen (Gnass et al. 2018, Martinsen et al. 2018, Schaeffer und Müller-Mundt 2012, Stelzhammer 2010), sozialen (Fjordside und Morville 2016, Lindahl und Kirk 2019, Vaartio-Rajalin und Fagerström 2019) und interkulturellen Kompetenzen (Kohn und Tov 2013, Lautenschläger und Dörge 2016, Sonntag et al. 2015) dargelegt.

6.2 Versorgungsaspekte zur Beziehungsgestaltung mit pflegebedürftigen Menschen und pflegenden Angehörigen

Zudem wurden drei Versorgungsaspekte identifiziert, die die Beziehungsgestaltung mit den pflegebedürftigen Menschen und deren pflegenden Angehörigen adressieren.

6.2.1 Personenzentrierte Kommunikation und Interaktion mit pflegebedürftigen Menschen/pflegenden Angehörigen

Eine personenzentrierte Kommunikation und Interaktion mit pflegebedürftigen Menschen und pflegenden Angehörigen bildet die Grundlage für den Aufbau eines Vertrauensverhältnisses sowie einer partnerschaftlichen Zusammenarbeit zwischen allen an der ambulanten häuslichen Pflege beteiligten Personen (Büscher et al. 2011, Gregory et al. 2017). Eine gute Kommunikation, mit der Möglichkeit, sich offen, direkt und respektvoll über Bedürfnisse, Probleme und Erfahrungen auszutauschen und dadurch eine vertrauensvolle und wertschätzende Beziehung miteinander aufzubauen, wird sowohl von den pflegebedürftigen Menschen und deren pflegenden Angehörigen als auch von den beteiligten Pflegekräften als Kriterium für gute Pflege angesehen (Büscher et al. 2011, Dostálová et al. 2020, Götze et al. 2010, Graessel et al. 2011, Jachimiec et al. 2015, Kremeike et al. 2016b, Ris et al. 2019, Sarmento et al. 2017). In verschiedenen Übersichtsarbeiten wird darauf hingewiesen, dass für eine personenzentrierte, offene und respektvolle Kommunikation und Interaktion mit den pflegebedürftigen Menschen und deren pflegenden Angehörigen die Pflegekräfte über ausgeprägte Kommunikationsfähigkeiten verfügen müssen (Anker-Hansen et al. 2018, Gregory et al. 2017), es diesen jedoch vielfach an entsprechenden Kompetenzen mangele (Lee et al. 2020, Olsen et al. 2019).

Kommunikationsmängel zwischen den an der pflegerischen Versorgung Beteiligten können zu Problemen bei der Beziehungsgestaltung führen (Dostálová et al. 2020, Lindahl et al. 2011, Schilgen et al. 2019) und sich auf die Versorgungsqualität (Gregory et al. 2017, Kuhlen et al. 2014, Ventura et al. 2014) sowie auf die Patientensicherheit auswirken (Ewers et al. 2017). Anhand der Ergebnisse des Scoping Reviews von Dostálová et al. (2020) sowie der qualitativen Untersuchung von Schilgen et al. (2019) wird deutlich, dass negative Einstellungen von Pflegekräften bei der Kommunikation mit pflegebedürftigen Menschen bzw. vorhandene

Kommunikationsbarrieren ein relevantes Hindernis für den Aufbau einer vertrauensvollen Beziehung darstellen. In der systematischen Übersichtsarbeit von Gregory et al. (2017) zu den Erfahrungen von älteren Menschen, die eine pflegerische Unterstützung bei der Versorgung zu Hause benötigten, wurde ebenfalls herausgearbeitet, dass pflegebedürftige Menschen über schlechte Erfahrungen mit der pflegerischen Versorgung berichteten, wenn sie die Kommunikation der Pflegekräfte als schlecht und mit fehlendem Respekt wahrnahmen. Diesbezüglich ergab auch eine Umfrage des ZQP (2017) zur Berücksichtigung der Rechte pflegebedürftiger Menschen, dass diese in Pflegesituationen vielfach respektlos angesprochen oder beschämt wurden. 36 % der befragten Pflegekräfte (n = 342) gaben an, eine solche Situation schon mal persönlich erlebt zu haben (ZQP 2017). Positiv wurde die pflegerische Versorgung dagegen bewertet, wenn die Kommunikation der Pflegekräfte als freundlich, respektvoll und fürsorglich wahrgenommen wurde (Gregory et al. 2017). Dies wird durch die Ergebnisse der Übersichtsarbeit von Ventura et al. (2014) bestätigt. Auch hier wurde dargelegt, dass die Wahrnehmungen hinsichtlich der Qualität der pflegerischen Versorgung durch einen ambulanten Pflegedienst wesentlich von der Kommunikationsqualität beeinflusst wird. Die Kommunikation werde jedoch von den pflegebedürftigen Menschen und deren pflegenden Angehörigen vielfach als mangelhaft wahrgenommen, es fehle an einer offenen Kommunikation zwischen den Beteiligten, was die Erfahrungen mit ambulanten Pflegediensten negativ beeinflusse (Ventura et al. 2014). Auch die Ergebnisse der quantitativen Studie von Kuhlen et al. (2014) zur Versorgungssituation in der häuslichen Palliativversorgung zeigen, dass die Qualität der Versorgung von den befragten Angehörigen schlecht beurteilt wurde, wenn es zu wenig Gesprächsmöglichkeiten mit dem ambulanten Palliativteam gab. 7,1 % der pflegenden Angehörigen (n = 84) gaben an, dass die Gesprächsmöglichkeiten unzureichend waren (Kuhlen et al. 2014).

Ewers et al. (2017) arbeiteten darüber hinaus in ihrer qualitativen Untersuchung zu Risikosituationen in der häuslichen Intensivpflege heraus, dass Verständigungsschwierigkeiten einen relevanten Risikofaktor für die Patientensicherheit darstellen. Je ausgeprägter die Kommunikationsprobleme seien, desto höher werde auch das Risiko für patientengefährdende Situationen eingeschätzt (Ewers et al. 2017). Verständigungsschwierigkeiten werden dabei vor allem verstärkt, wenn Pflegekräfte zu fachsprachlich mit den pflegebedürftigen Menschen und deren Angehörigen kommunizieren (Lindahl et al. 2011) oder aufgrund kultureller Unterschiede keine Kommunikation auf Basis einer gemeinsamen Sprache möglich ist (Kohn und Tov 2013, Lautenschläger und Dörge 2016, Roser et al. 2013, Schilgen et al. 2019). Verschiedene internationale Leitlinien weisen dementsprechend darauf hin, dass zur Gewährleistung einer guten und effektiven

Kommunikation, die jeweiligen Sprachkenntnisse und Gesundheitskompetenzen der pflegebedürftigen Menschen und deren Angehörigen eingeschätzt und berücksichtigt werden sollten (ANA kein Datum, NICE 2013, RNAO 2011a, 2017). In der Meta-Synthese von qualitativen Studien von Lindahl et al. (2011) wird diesbezüglich dargestellt, dass durch die Verwendung einer zu medizinischen Sprache durch die Pflegekräfte, bei den pflegebedürftigen Menschen und pflegenden Angehörigen ein Gefühl der Einsamkeit und Verlassenheit im Hinblick auf die zu bewältigenden Pflegesituation entstehe. Zudem wird als Ergebnis verschiedener qualitativer Untersuchungen mit pflegebedürftigen Menschen und auch Pflegekräften mit Migrationshintergrund dargelegt, dass ohne eine gemeinsame Sprache zwischen den beteiligten Personen ein gegenseitiges Kennenlernen und der Aufbau einer Beziehung sowie eines Vertrauensverhältnisses erschwert sei (Kohn und Tov 2013, Roser et al. 2013, Schilgen et al. 2019). Dies wird durch die Ergebnisse der quantitativen Erhebung von Isfort (2016) zur Situation der Pflege und Patientenversorgung in der ambulanten Pflege ergänzt. Hierbei gaben über die Hälfte (59,3 %) der befragten Leitungskräfte von ambulanten Pflegediensten (n = 1.653) an, dass es aufgrund eines Migrationshintergrunds von pflegebedürftigen Menschen zu Kommunikationsproblemen komme. Sogar 20,4 % der befragten Leitungskräfte antworteten, dass die Anzahl der zu betreuenden pflegebedürftigen Menschen, bei denen aufgrund eines Migrationshintergrunds Probleme bei der Kommunikation bestünden, deutlich gestiegen sei (Isfort 2016). Eine barrierefreie Kommunikation stellt somit eines der wesentlichen Kriterien für eine personenzentrierte und bedürfnisorientierte Pflege, aber zugleich auch eine enorme Herausforderung in der Versorgung dar (Lautenschläger und Dörge 2016).

Neben einer offenen, respektvollen und verständlichen Kommunikation sind zudem ein respekt- und würdevoller sowie bedürfnisorientierter und empathischer Umgang mit den pflegebedürftigen Menschen und deren Angehörigen, der Einbezug in die Planung und Durchführung der pflegerischen Versorgung sowie die diesbezügliche gemeinsame Entscheidungsfindung wichtige Aspekte für eine angemessene und personenzentrierte Versorgung. Dostálová et al. (2020) legen in ihrem Scoping Review zu den Bedürfnissen älterer Menschen, die zu Hause gepflegt werden, dar, dass es für die pflegebedürftigen Menschen von hoher Bedeutung sei, dass die Pflege an ihren Wünschen und Bedürfnissen orientiert sowie mit genügend Einfühlungsvermögen und in respektvoller Art und Weise erfolge. Auch Gregory et al. (2017) zeigen in ihrem systematischen Review zu den Erfahrungen von älteren Menschen mit der Gesundheitsversorgung in der eigenen Häuslichkeit auf, dass deren Erfahrungen mit der ambulanten Pflege u. a. davon positiv bzw. negativ beeinflusst wurde, inwieweit sie sich respektvoll und mit Würde behandelt fühlten. Ebenfalls Schaepe und Ewers

(2017), Martin-Borrink (2016) und Schneider (2015) verweisen darauf, dass aus Sicht von pflegebedürftigen Menschen und pflegenden Angehörigen ein respektvoller und empathischer Umgang miteinander sowie eine Ausrichtung der pflegerischen Versorgung an deren individuellen Bedürfnissen wesentliche Grundlagen für den Aufbau eines Vertrauensverhältnisses und somit auch für eine gute Zusammenarbeit und qualitativ hochwertige Versorgung darstellen. In der Mixed-Methods-Analyse von Graessel et al. (2011) zeigte sich, dass ein empathischer, liebevoller und bedürfnisorientierter Umgang mit den pflegebedürftigen Menschen und Angehörigen mit zu den wichtigsten Qualitätsmerkmalen in der ambulanten Pflege gezählt wurden. Jeweils 6 % der befragten pflegenden Angehörigen (n = 151) gaben an, dass einfühlsame Mitarbeitende, ein liebevoller Umgang sowie die Berücksichtigung der Bedürfnisse der pflegebedürftigen Menschen von hoher Relevanz für eine gute pflegerische Versorgung seien (Graessel et al. 2011). Diesbezüglich arbeiteten auch Fjordside und Morville (2016) und Rodrigues et al. (2019) in ihren Übersichtsarbeiten heraus, dass es für eine gute Beziehung zwischen den an der Pflege Beteiligten sowie für eine angemessene personenzentrierte Pflege wichtig sei, dass die individuellen Bedürfnisse, Vorlieben und Werte der pflegebedürftigen Menschen berücksichtigt und darüber hinaus die pflegebedürftigen Menschen und deren pflegende Angehörige in die Entscheidungen im Hinblick auf die Planung und Durchführung der Pflege einbezogen würden.

Auch Rapin et al. (2015) legen in ihrem Scoping Review zu möglichen Qualitätsindikatoren für die ambulante Pflege dar, dass die Einbeziehung von pflegebedürftigen Menschen und deren pflegenden Angehörigen in die Pflege eines der mit am häufigsten benannten Kriterien zur Umsetzung einer personen- und familienzentrierten Versorgung sei. Als Ergebnis des Scoping Reviews von Vaartio-Rajalin und Fagerström (2019) wird gleichermaßen herausgearbeitet, dass ein wichtiges Ziel der ambulanten häuslichen Pflege die Personenzentrierung ist, welche durch den Einbezug der pflegebedürftigen Menschen über den gesamten Pflegeprozess hinweg sowie durch die aktive Beteiligung an Entscheidungsprozessen bezüglich der eigenen Pflege erreicht werden könne. Eine personenzentrierte Pflege mit Beteiligung der pflegebedürftigen Menschen und deren pflegenden Angehörigen bei der Pflegeplanung und eine gemeinsame Entscheidungsfindung hinsichtlich der Durchführung der pflegerischen Versorgung wird ebenso in diversen nationalen und internationalen Leitlinien und Expertenstandards explizit empfohlen. Bei der Planung der Pflege sollten dementsprechend die individuellen Bedürfnisse, Präferenzen und Wertvorstellungen der pflegebedürftigen Menschen und deren pflegenden Angehörigen berücksichtigt und, im Sinne einer partnerschaftlichen Zusammenarbeit, gemeinsame Entscheidungen im

Hinblick auf die Durchführung der Pflege getroffen werden (Beeckman et al. 2012, DNQP 2013, 2017b, 2019, NCGC 2015, NICE 2013, 2015, 2016, 2018, RNAO 2011a, 2011c, 2013, 2016a, 2016b, 2020). Zudem wird in verschiedenen Übersichtsarbeiten zu den Bedürfnissen und Erfahrungen von pflegebedürftigen Menschen und deren pflegenden Angehörigen im Hinblick auf die Pflege in der eigenen Häuslichkeit dargestellt, dass es auch aus ihrer Sicht von großer Bedeutung ist, an der Planung und Durchführung der Pflege zu partizipieren und an Entscheidungsprozessen beteiligt zu werden (Anker-Hansen et al. 2018, Dostálová et al. 2020, Fjordside und Morville 2016, Gregory et al. 2017). Nur dadurch bekommen sie die Möglichkeit, die individuelle Betreuung sowie den persönlichen Raum, den sie benötigen, zu erhalten (Anker-Hansen et al. 2018). Zudem gibt ihnen dies die Gewissheit, dass sie an Entscheidungen zu ihrer pflegerischen Versorgung teilhaben bzw. weiterhin autonome Entscheidungen diesbezüglich treffen können und somit die Kontrolle über ihre Versorgung behalten (Gregory et al. 2017).

Um den pflegebedürftigen Menschen und deren pflegenden Angehörigen die Teilhabe an einer gemeinsamen Entscheidung zu ermöglichen, bedarf es jedoch grundlegender und rechtzeitiger Informationen sowie einer vorausschauenden Beratung (siehe Abschnitt 6.3) zu den Möglichkeiten der Ausgestaltung der pflegerischen Versorgung durch die ambulanten Pflegedienste (Gregory et al. 2017, Jachimiec et al. 2015, Sarmento et al. 2017, ZQP 2018). Nur auf dieser Grundlage ist eine angemessene, informierte und gemeinsame Entscheidungsfindung möglich (Jachimiec et al. 2015, Sarmento et al. 2017, ZQP 2018).

Diesbezüglich wird darüber hinaus in verschiedenen Übersichtsarbeiten und qualitativen Primärstudien verdeutlicht, dass vor allem das zugrunde liegende Beziehungsgefüge sowie das Vertrauensverhältnis zwischen den an der Pflege beteiligten Personen von entscheidender Bedeutung für die Interaktion zwischen den Beteiligten, den Einbezug in die Planung und Durchführung der Pflege sowie der hierzu zu treffenden Entscheidungen ist (Fjordside und Morville 2016, Gödecke und Kohlen 2013, Gregory et al. 2017, Seidlein et al. 2019). So zeigen beispielsweise Gregory et al. (2017) in ihrer systematischen Übersichtsarbeit auf, dass die Qualität der Beziehung und Interaktion zwischen den pflegebedürftigen Menschen und den Pflege- bzw. weiteren Gesundheitsfachkräften Einfluss auf die Beteiligung der pflegebedürftigen Menschen an der Versorgung hat. Auch Fjordside und Morville (2016) verweisen in ihrer Übersichtsarbeit darauf, dass die Beziehung zwischen den pflegebedürftigen Menschen und den betreuenden Pflegekräften ein wesentlicher fördernder aber auch hemmender Faktor dahingehend sein kann, inwieweit pflegebedürftige Menschen an Entscheidungen beteiligt werden bzw. ihnen auch eigene Entscheidungen zugestanden werden. Entsprechendes wird ebenfalls in den Übersichtsarbeiten von Lindahl et al. (2011), Lindahl und Kirk (2019) und Ris et al. (2019) deutlich. Hierin wird ausgeführt, dass die Beziehung zwischen den an der Pflege beteiligten Personen als beeinträchtigt und konfliktär wahrgenommen wird, wenn die pflegebedürftigen Menschen und deren pflegende Angehörige sich nicht ausreichend in Entscheidungsprozesse eingebunden fühlen (Lindahl und Kirk 2019). Wenn kein Einbezug in die Gestaltung der Versorgung durch die Pflegekräfte von ambulanten Pflegediensten erfolgt und die Beziehung als unidirektional wahrgenommen wird, kann dies bei den pflegebedürftigen Menschen zu Unzufriedenheit und dem Gefühl führen, einsam zu sein und allein gelassen zu werden (Lindahl et al. 2011, Ris et al. 2019).

Hinweise auf einen mangelnden Einbezug von pflegebedürftigen Menschen und deren pflegenden Angehörigen in die Planung und Durchführung der Pflege sowie auf Unzufriedenheiten hinsichtlich einer Beteiligung an den Entscheidungen zur pflegerischen Versorgung geben die Ergebnisse von verschiedenen quantitativen und qualitativen Untersuchungen (Galatsch et al. 2017, Lehmann und Ewers 2020, Rust et al. 2016, Van Eenoo et al. 2018). Beispielsweise gaben in der quantitativen Studie von Rust et al. (2016) lediglich 5 % der befragten pflegebedürftigen Menschen (n = 143) an, wenn überhaupt nur manchmal in ihre pflegerische Wundversorgung einbezogen zu sein. In zwei qualitativen Untersuchungen äußerten zudem pflegende Angehörigen den Wunsch mehr in die Versorgung der pflegebedürftigen Menschen einbezogen zu werden (Lehmann und Ewers 2020) bzw. dass sie mit der Art und Weise, wie sie als pflegende Angehörige in die Entscheidungen zur Behandlung und Pflege einbezogen werden, unzufrieden bis sehr unzufrieden seien (Galatsch et al. 2017). In der Studie zu organisatorischen Modellen in der ambulanten häuslichen Pflege in Europa von Van Eenoo et al. (2018) wurde herausgefunden, dass es bei den deutschen ambulanten Pflegediensten insgesamt noch deutlich an der Umsetzung einer personenzentrierten Versorgung mangele. Als personenzentriert wurde der Versorgung dabei eingeschätzt, wenn die ambulanten Pflegedienste u. a. einen Schwerpunkt auf die Pflegeplanung und dabei explizit auf die Einbeziehung der pflegebedürftigen Menschen und deren pflegenden Angehörigen legten (Van Eenoo et al. 2018).

6.2.2 Beziehungsgestaltung mit und Einbezug von pflegenden Angehörigen

Für eine ganzheitliche und qualitativ hochwertige ambulante Pflege ist neben der vertrauensvollen Beziehung zu den pflegebedürftigen Menschen ebenso die

Beziehungsgestaltung mit und der Einbezug der pflegenden Angehörigen in die pflegerische Versorgung von Bedeutung. In verschiedenen Untersuchungen wird diesbezüglich dargelegt, dass das Verhältnis sowie eine kooperative Zusammenarbeit zwischen den professionellen Pflegekräften und den informell pflegenden Angehörigen gleichermaßen wichtig für die Erbringung einer angemessenen, sicheren und personenzentrierten Versorgung sei und sich dementsprechend auch auf die Qualität der Versorgung der pflegebedürftigen Menschen auswirke (Eggert et al. 2019, Görres et al. 2018, Gregory et al. 2017, Haltbakk et al. 2019, Olsen et al. 2019). Der Aufbau einer partnerschaftlichen Beziehung zwischen den pflegenden Angehörigen und Pflegekräften sowie der Einbezug der pflegenden Angehörigen bei der Gestaltung der pflegerischen Versorgung wurden ebenfalls in den Übersichtsarbeiten von Ris et al. (2019), Vaartio-Rajalin und Fagerström (2019) und Rodrigues et al. (2019) als Kernelemente für eine effektive Zusammenarbeit und Voraussetzung für die Umsetzung einer bedürfnisorientierten und ganzheitlichen Pflege herausgearbeitet. Darüber hinaus enthalten mehrere Leitlinien Empfehlungen dahingehend, dass zur Gewährleistung einer qualitativ hochwertigen Pflege ein Einbezug von pflegenden Angehörigen in die Planung und Ausgestaltung der pflegerischen Versorgung erfolgen sowie eine kooperative Zusammenarbeit mit allen an der Versorgung der pflegebedürftigen Menschen beteiligten Personen – und hierbei explizit auch den pflegenden Angehörigen – erzielt werden sollte (ANA kein Datum, NICE 2015).

Wichtige Voraussetzung für den Aufbau einer vertrauensvollen Beziehung und einer partnerschaftlichen Zusammenarbeit ist aus Sicht der pflegenden Angehörigen dabei, dass auch sie als wichtige Partner in dem dreiseitigen Pflegearrangement zwischen Pflegekraft, pflegebedürftigen Menschen und pflegenden Angehörigen angesehen werden (Anker-Hansen et al. 2018). Die pflegenden Angehörigen fühlen sich gut in das gesamte Versorgungsgeschehen eingebunden, wenn sie eine wechselseitig funktionierende Beziehung mit den betreuenden Pflegekräften aufbauen können (Ris et al. 2019), in der sie sich und ihre eigenen Bedürfnisse respektiert und berücksichtigt fühlen und sich auf Augenhöhe an der pflegerischen Versorgung ihres pflegebedürftigen Angehörigen beteiligen können (Anker-Hansen et al. 2018, Kuhlen et al. 2014, Lademann et al. 2017, Ris et al. 2019).

Jedoch gibt die Literatur auch Hinweise darauf, dass es vielfach deutliche Schwierigkeiten in der Kommunikation und Zusammenarbeit zwischen den Pflegekräften und pflegenden Angehörigen gibt (Anker-Hansen et al. 2018, Hengelaar et al. 2018, Ris et al. 2019). Schwierigkeiten in der Beziehungsgestaltung mit und dem Einbezug der pflegenden Angehörigen sind dabei vor allem in dem

bestehenden Beziehungsdreieck zwischen den Pflegekräften, den pflegebedürftigen Menschen und deren pflegenden Angehörigen begründet (Hengelaar et al.
2018, Stelzhammer 2010). Büscher et al. (2011) verweisen diesbezüglich darauf, dass die Beziehung zwischen den professionellen Pflegekräften und den
pflegenden Angehörigen grundsätzlich als dynamischer Aushandlungsprozess zu
verstehen ist, der durch sehr unterschiedliche Sichtweisen der Beteiligten auf
die Art und Weise der Ausgestaltung der pflegerischen Versorgung beeinflusst
wird. Anker-Hansen et al. (2018) führen in ihrem systematischen Review zu den
Bedürfnissen von pflegenden Angehörigen aus, dass diese zwar grundsätzlich
großes Interesse an einer partnerschaftlichen Zusammenarbeit mit den ambulanten Pflegediensten hätten, sich aber häufig lediglich als die dritte Person in dem
bestehenden Pflegearrangement wahrgenommen fühlten und dadurch einerseits
nicht wüssten, wie sie sich an der Versorgung ihres pflegebedürftigen Angehörigen beteiligen können und es dadurch andererseits, wenn überhaupt, nur mit
einem hohen Maß an Energie schaffen würden auch ihre eigenen Bedürfnisse
im Hinblick auf die Ausgestaltung der pflegerischen Versorgung auszudrücken.
Auch Büscher et al. (2011) verweisen darauf, dass die Beteiligung am Pflegearrangement und der Aushandlungsprozess über hilfreiche Maßnahmen für die
pflegenden Angehörigen von enormer Bedeutung ist, dies jedoch aufgrund einer
fehlenden Wertschätzung und einer kritischen Haltung auf Seiten der Pflegekräfte
nicht immer möglich sei und dadurch Konflikte in der Zusammenarbeit ent-
stünden. Hengelaar et al. (2018) arbeiteten in ihrem systematischen Review zur
Zusammenarbeit zwischen formeller und informeller Pflege heraus, dass die Pflegekräfte zwar grundsätzlich der Meinung waren, dass die pflegenden Angehörigen
in den Pflegeprozess eingebunden werden sollten, dass eine entsprechende Einbeziehung und Zusammenarbeit aber nicht immer möglich und im besten Interesse
der zu pflegenden Personen sei. Der Schwerpunkt der Aufmerksamkeit werde
daher eher auf die pflegebedürftigen Menschen als auf die pflegenden Angehörigen gelegt (Hengelaar et al. 2018). Auch Ris et al. (2019) zeigten in ihrer
Übersichtsarbeit zur Beteiligung von pflegenden Angehörigen an der Pflege von
zu Hause versorgten älteren Menschen auf, dass sich die pflegenden Angehörigen
je nach Aushandlung und Ausgestaltung des dreiseitigen Pflegearrangements gut
oder weniger gut in die Versorgung der pflegebedürftigen Menschen einbezogen
fühlten bzw. auch in die Zusammenarbeit einbrachten. Wurden sie von den Pflegekräften der ambulanten Pflegedienste nur unzureichend oder gar nicht einbezogen
bzw. ihre ebenso vorhandene Expertise im Hinblick auf die angemessene Versorgung ihres pflegebedürftigen Angehörigen unterschätzt, reagierten die pflegenden
Angehörigen mit Ärger, Angst und Frustration (Ris et al. 2019). Gab es Mei-
nungsverschiedenheiten oder Streit zogen sich die pflegenden Angehörigen sogar

aktiv aus der Interaktion mit den Pflegekräften zurück. Wurde die Expertise der pflegenden Angehörigen im Hinblick auf die Versorgung ihres pflegebedürftigen Angehörigen jedoch von den Pflegekräften anerkannt, führte dies dazu, dass sich die pflegenden Angehörigen als gleichwertiges Mitglied des Pflegeteams wahrgenommen fühlten und sich deutlich stärker in der Zusammenarbeit engagierten und in den Pflegeprozess einbrachten (Ris et al. 2019). Dies bestätigen ebenfalls die Ergebnisse von weiteren qualitativen Studien zur Perspektive von pflegenden Angehörigen auf die Pflegesituation in der Häuslichkeit (Kremeike et al. 2016b, Lademann et al. 2017). Hierin wird dargestellt, dass die gemeinsame Zusammenarbeit zwischen den pflegenden Angehörigen und den Pflegekräften von ambulanten Pflegediensten als angemessen, wertschätzend und kooperativ wahrgenommen wurde, wenn sich die pflegenden Angehörigen aktiv in die Versorgung einbringen konnten (Kremeike et al. 2016b, Lehmann und Ewers 2020) und von den Pflegekräften als relevante Co-Experten und wesentliche Unterstützung für die Versorgung ihres pflegebedürftigen Angehörigen erachtet wurden (Kremeike et al. 2016b, Lademann et al. 2017).

Das pflegende Angehörige jedoch nicht immer als wertvolle Ressource und Unterstützung im Pflegeprozess angesehen und dementsprechend häufig unzureichend in den Pflegeprozess einbezogen werden, wird anhand der Ergebnisse von weiteren Übersichtsarbeiten und qualitativen Primärstudien deutlich. So wird in verschiedenen Untersuchungen herausgearbeitet, dass aus Perspektive der Pflegekräfte die Zusammenarbeit mit pflegenden Angehörigen zwiespältig bewertet wird. Das Engagement und die Beteiligung von pflegenden Angehörigen kann einerseits als hilfreich und förderlich für die pflegerische Versorgung, z. B. im Hinblick auf die Unterstützung bei den Aktivitäten des täglichen Lebens, der Aufrechterhaltung des sozialen Kontaktes zu den pflegebedürftigen Menschen sowie einer (kulturell-sprachlichen) Vermittlung zwischen den pflegebedürftigen Menschen und den Pflegekräften, angesehen werden (Götze et al. 2010, Haltbakk et al. 2019, Hengelaar et al. 2018, Lautenschläger und Dörge 2016). Andererseits wird eine Beteiligung der pflegenden Angehörigen am Pflegeprozess unter Umständen aber auch als wenig hilfreich bzw. sogar störend empfunden, wenn beispielsweise unterschiedliche Sichtweisen der informell und formell Pflegenden auf die Pflegesituation bestehen, aus Sicht der Pflegekräfte von den pflegenden Angehörigen insgesamt unrealistische Erwartungen an die Versorgung durch den ambulanten Pflegedienst gestellt werden bzw. die pflegenden Angehörigen als überfürsorglich und kontrollierend oder aber auch kritisch, misstrauisch bzw. aggressiv wahrgenommen werden (Gödecke und Kohlen 2013, Hengelaar et al. 2018, Lehmann und Ewers 2020, Lindahl und Kirk 2019, Martinsen et al. 2018, Seemann und Fischer 2017, Stelzhammer 2010). Dies kann zu Konflikten in der partnerschaftlichen Zusammenarbeit und der gemeinsamen Entscheidungsfindung hinsichtlich der Gestaltung der pflegerischen Versorgung führen (Hengelaar et al. 2018, Lindahl und Kirk 2019).

In mehreren Übersichtsarbeiten wird dementsprechend als wesentliche Voraussetzung für das Gelingen einer partnerschaftlichen Zusammenarbeit und gemeinsamen Entscheidungsfindung mit den pflegenden Angehörigen formuliert, dass, zusätzlich zur Berücksichtigung auch deren Bedürfnisse bei der Ausgestaltung des Pflegeprozesses, die pflegenden Angehörigen vor allem eine Unterstützung und Anleitung in der Pflegesituation, z. B. in Form von umfassenden Informationen, Beratung und Schulung (siehe Abschnitt 6.3), durch die Pflegekräfte erhalten und damit befähigt werden, sich angemessen in die Versorgung einzubringen und an Entscheidungen zur Versorgung ihrer pflegebedürftigen Angehörigen zu beteiligen (Anker-Hansen et al. 2018, Jachimiec et al. 2015, Martinsen et al. 2018, Sarmento et al. 2017, Stelzhammer 2010). Neben der rein pflegepraktischen Beratung, Schulung und Anleitung wird hierbei vor allem auch eine emotionale und psychosoziale Begleitung durch die Pflegekräfte sowie die Möglichkeit sich aufgrund der Anwesenheit eines ambulanten Pflegedienstes zweitweise aus der Pflegesituation zurück ziehen zu können von pflegenden Angehörigen als große Unterstützung wahrgenommen (Escobar Pinzón et al. 2010, Hengelaar et al. 2018, Krutter et al. 2020, Kuhlen et al. 2014, Lindahl et al. 2011, Sarmento et al. 2017, Ventura et al. 2014).

6.2.3 Setzung professioneller und Respektieren persönlicher Grenzen

Die Beteiligung von ambulanten Pflegediensten an der häuslichen Pflege führt für die pflegebedürftigen Menschen und deren pflegenden Angehörigen zu einer relevanten Veränderung des gelebten Alltags sowie der Wahrnehmung des eigenen Zuhauses. Aufgrund einer ambulanten häuslichen Pflege werden häufig Anpassungen an der Wohnumgebung notwendig, die dazu führen, dass die private Umgebung der Familie umgestaltet und die Wohnung oder das Haus zu einem institutionalisierten, öffentlichen Arbeitsplatz für die Pflegekräfte der ambulanten Pflegedienste wird (Dostálová et al. 2020, Fjordside und Morville 2016, Lindahl und Kirk 2019, Martinsen et al. 2018). Pflegebedürftige Menschen und deren pflegende Angehörige nehmen die Einbindung eines ambulanten Pflegedienstes in die häusliche Versorgung daher häufig als Einschränkung ihrer Privatsphäre, Eingriff in das Familienleben und Störung der familiären Routinen sowie insgesamt als Verlust ihrer Autonomie und Selbstbestimmung war (Anker-Hansen et al. 2018,

Dostálová et al. 2020, Ewers et al. 2017, Ris et al. 2019). Der Einbezug eines ambulanten Pflegedienstes hat zur Folge, dass die pflegebedürftigen Menschen und deren pflegende Angehörige im Alltag im Konflikt zwischen der Aufrechterhaltung ihres persönlichen Lebens und dem Verlust der Privatsphäre stehen (Fjordside und Morville 2016). Pflegende Angehörige fühlen sich gezwungen ihr tägliches Leben nach dem Zeitplan des ambulanten Pflegedienstes auszurichten (Fjordside und Morville 2016) und empfinden sich zudem teilweise selber als „Eindringling" im eigenen Haus (Jachimiec et al. 2015, Ris et al. 2019).

Die Akzeptanz und das Respektieren der Privatsphäre sowie der bestehenden familiären Routinen wird von den pflegebedürftigen Menschen und pflegenden Angehörigen daher als wichtiges Kriterium für den Aufbau einer tragfähigen Beziehung zu den Pflegekräften und folglich für eine gute Versorgung angesehen. So wird in verschiedenen Untersuchungen herausgearbeitet, dass pflegebedürftige Menschen und deren pflegende Angehörige erwarten, dass die Pflegekräfte die individuelle Lebensführung sowie den familiären Alltag und die darin existierenden Verhaltensregeln respektieren (Dostálová et al. 2020, Fjordside und Morville 2016) sowie persönliche Bereiche und ggf. räumliche Abgrenzungen zur Wahrung der Privatsphäre akzeptieren (Fjordside und Morville 2016, Martin-Borrink 2016). Als ausgewogen und tragfähig wird die Beziehung zu den Pflegekräften dann erlebt, wenn die Pflegekräfte gut in die gemeinsame Versorgung der pflegebedürftigen Menschen integriert sind, sich aber trotzdem wie Gäste in der Häuslichkeit verhalten (Dostálová et al. 2020, Martinsen et al. 2018).

Dementsprechend sollten sich auch Pflegekräfte jederzeit bewusst machen, dass sie mit Betreten des Wohnumfeldes die Privatsphäre der pflegebedürftigen Menschen und deren pflegenden Angehörigen überschreiten und das Gefühl „zu Hause zu sein" beeinträchtigen (Lindahl et al. 2011). Und obwohl die Arbeit der Pflegekräfte in der Häuslichkeit zwangsläufig immer mit gewissen Beeinträchtigungen der Privatsphäre der pflegebedürftigen Menschen und deren Familien verbunden ist, können und sollten die Pflegekräfte darauf achten, sich den Regeln und Werten der pflegebedürftigen Menschen und deren Familien soweit wie möglich anzupassen und so wenig wie möglich in die familiären Routinen einzugreifen (Jachimiec et al. 2015, Lindahl et al. 2011). Entsprechende Anforderungen werden daher auch in der internationalen Leitlinie der American Nurses Association (ANA) zur ambulanten häuslichen Pflege übergreifend formuliert. Dort wird explizit benannt, dass ambulant tätige Pflegekräfte das Recht der pflegebedürftigen Menschen auf Selbstbestimmung, Privatsphäre und Vertraulichkeit wertschätzen und schützen sollen (ANA kein Datum). Hinweise darauf, dass die Privatsphäre von pflegebedürftigen Menschen nicht immer gewahrt wird, geben jedoch die Ergebnisse der quantitativen Untersuchung des ZQP zur Berücksichtigung der Rechte von pflegebedürftigen Menschen. Hierin berichteten 39 % der befragten Pflegekräfte von Pflegediensten/-einrichtungen (n = 1.008, darunter 506 ambulante Pflegedienste), dass sie Situationen erlebt haben, in denen die Rechte der pflegebedürftigen Menschen missachtet wurden, indem deren Privatsphäre nicht gewahrt wurde (ZQP 2017).

Eine Grenzziehung zwischen der Rolle als professionelle Pflegekraft und der Rolle als Gast in der Häuslichkeit, aber auch stückweit als Freund bzw. integriertes Familienmitglied, stellt dabei eine besondere Herausforderung für die Pflegekräfte von ambulanten Pflegediensten dar. In verschiedenen Übersichtsarbeiten wird beschrieben, dass es für Pflegekräfte von ambulanten Pflegediensten häufig schwer ist eine Balance und Abgrenzung zwischen ihren professionell pflegerischen Aufgaben und einer partnerschaftlichen, freundschaftlichen und teilweise fast familiären Zusammenarbeit mit den pflegebedürftigen Menschen und deren pflegenden Angehörigen zu finden (Gödecke und Kohlen 2013, Hengelaar et al. 2018, Lindahl und Kirk 2019, Martinsen et al. 2018, Olsen et al. 2019). Dabei führt vor allem eine zeitlich längere Versorgung von pflegebedürftigen Menschen (z. B. bei pflegebedürftigen Menschen mit Heimbeatmung oder palliativ pflegebedürftigen Menschen) dazu, dass es für die betreuenden Pflegekräfte schwierig ist, eine klare Grenze zwischen den verschiedenen Rollen zu ziehen und diese den pflegebedürftigen Menschen und deren pflegenden Angehörigen zu vermitteln (Gödecke und Kohlen 2013). Ein unklares Rollenverständnis im Pflegearrangement wird dementsprechend von Pflegekräften als relevanter Stressor empfunden, der zu Konflikten in der Zusammenarbeit mit den pflegebedürftigen Menschen und deren pflegenden Angehörigen führt (Lee et al. 2020). So werden Konflikte in der Zusammenarbeit beispielsweise häufig dadurch hervorgerufen, dass die Pflegekräfte von ambulanten Pflegediensten zwischen ihrer pflegefachlichen Expertise sowie den für sie als Mitarbeitende eines ambulanten Pflegedienstes zusätzlich bestehenden institutionell-organisatorischen Rahmenbedingungen und den individuellen Wünschen und Bedürfnissen der pflegebedürftigen Menschen und deren pflegenden Angehörigen stehen (Lehmann und Ewers 2020, Liu und Kohlen 2018, Martinsen et al. 2018, Olsen et al. 2019). In den qualitativen Untersuchungen von Schaepe und Ewers (2017) und Seidlein et al. (2019) wurde dementsprechend herausgearbeitet, dass für ambulante Pflegekräfte vor allem die Herausforderung besteht, einerseits eine gewisse Nähe zu den pflegebedürftigen Menschen und deren pflegenden Angehörigen zuzulassen, um ein Vertrauensverhältnis aufzubauen. Andererseits ist es jedoch gleichzeitig notwendig eine professionelle Distanz aufrechtzuerhalten, um eine angemessen professionelle und qualitativ hochwertige Pflege gewährleisten zu können (Schaepe und Ewers 2017, Schilgen et al. 2019, Seidlein et al. 2019).

6.3 Versorgungsaspekte zur Unterstützung von pflegebedürftigen Menschen und pflegenden Angehörigen

Darüber hinaus wurden drei Versorgungsaspekte hinsichtlich der Unterstützung von pflegebedürftigen Menschen und deren pflegenden Angehörigen identifiziert.

6.3.1 Information und Aufklärung von pflegebedürftigen Menschen/pflegenden Angehörigen

Die Information und Aufklärung von pflegebedürftigen Menschen und deren pflegenden Angehörigen über die Erkrankung bzw. bestehende (krankheitsspezifische) Beeinträchtigungen sowie über sinnvolle gesundheitsbezogene, präventive sowie notwendige pflegerische (Prophylaxe-)Maßnahmen ist eine wichtige Voraussetzung, um die pflegebedürftigen Menschen und deren Angehörige im Umgang mit der Erkrankung sowie der Pflegesituation zu unterstützen und somit gemeinsam eine gute pflegerische Versorgung sicherzustellen (Anker-Hansen et al. 2018, Galatsch et al. 2017, Götze et al. 2010, Ris et al. 2019, Rodrigues et al. 2019, Sarmento et al. 2017, Ventura et al. 2014). Die Information, Aufklärung und auch Beratung der pflegebedürftigen Menschen und deren pflegenden Angehörigen zur Durchführung von gesundheitsfördernden, präventiven Maßnahmen sowie pflegerischen (Prophylaxe-)Maßnahmen und die Wissensvermittlung zu der Erkrankung sowie deren Behandlung und dem adäquaten Umgang mit den krankheitsspezifischen Beeinträchtigungen (z. B. Schmerz, kognitive Einschränkungen) oder auch behandlungsbedingten Aus- bzw. Nebenwirkungen, ermöglichen es den pflegebedürftigen Menschen und deren pflegenden Angehörigen den Prozess der Pflege zu verstehen, sich an der Pflege zu beteiligen und gemeinsam Entscheidungen zur pflegerischen Versorgung zu treffen (Galatsch et al. 2017, Rodrigues et al. 2019, Sarmento et al. 2017, Ventura et al. 2014). Um die Anforderungen der Pflegesituation bestmöglich erfüllen zu können, wünschen und benötigen pflegebedürftige Menschen und vor allem deren pflegende Angehörige, neben der Wissens-vermittlung zur Erkrankung und deren Auswirkungen sowie zur Durchführung erforderlicher pflegerischer (Prophylaxe-)Maßnahmen, ebenso Informationen auf organisatorischer Ebene, z. B. zu verfügbaren Unterstützungsleistungen und -angeboten (Anker-Hansen et al. 2018). Eine umfassende Information und Aufklärung ermöglicht es somit die pflegebezogenen Selbstmanagementfähigkeiten der pflegebedürftigen Menschen und auch deren pflegenden Angehörigen zu erhalten bzw. zu fördern (Haltbakk et al. 2019, Ris et al. 2019, Rodrigues et al. 2019) (siehe Abschnitt 6.3.3).

Die Bedeutung der Information und Aufklärung von pflegebedürftigen Menschen und pflegenden Angehörigen für eine qualitativ hochwertige pflegerische Versorgung wird auch durch zahlreiche Empfehlungen in nationalen Expertenstandards der Pflege sowie internationalen pflegespezifischen Leitlinien deutlich. So wird in verschiedenen Expertenstandards bzw. Leitlinien empfohlen, dass pflegebedürftige Menschen und deren pflegende Angehörige sowohl über die Erkrankungen selbst (z. B. bei Demenz oder chronischen Wunden) (DNQP 2015, NICE 2018) als auch über mögliche Symptome und Behandlungsmöglichkeiten informiert werden sollen (DNQP 2015, NCGC 2014, 2015, NICE 2016, RNAO 2011a). Darüber hinaus wird empfohlen, die pflegebedürftigen Menschen und deren pflegende Angehörige über das Vorliegen bestimmter pflegerelevanter Risiken (z. B. Stürze, Dekubitus, Mangelernährung) bei der Versorgung und die diesbezüglich notwendigen prophylaktischen Maßnahmen (DNQP 2013, 2014b, 2017a, 2017b, NCGC 2014, NICE 2013, RNAO 2017, Willener et al. 2015) sowie über die Durchführung von Maßnahmen zur Symptombehandlung (z. B. zum Schmerzmanagement) (DNQP 2020, RNAO 2013) oder hinsichtlich des Umgangs mit der Erkrankung (z. B. beziehungsfördernder und -gestaltender Maßnahmen bei Menschen mit Demenz) (DNQP 2019, NICE 2018) aufzuklären und diese in ihrem Selbstmanagement zu unterstützen (DNQP 2013, 2015, 2017a, 2017b, 2020, NCGC 2014). Des Weiteren wird empfohlen, dass die pflegebedürftigen Menschen und deren pflegende Angehörige Informationen zu möglichen Ansprechpartner:innen für pflegerelevante Fragen sowie zu möglichen Unterstützungsangeboten erhalten sollten, um ihnen so im Umgang mit der Pflegesituation zu helfen (DNQP 2015, NCGC 2015, NICE 2016). In einigen internationalen Leitlinien wird dabei explizit empfohlen, die wichtigsten Informationen zur pflegerischen Versorgung den pflegebedürftigen Menschen und pflegenden Angehörigen nicht nur mündlich, sondern zusätzlich auch schriftlich an die Hand zu geben (NICE 2013, 2015, 2016, Willener et al. 2015).

In der Literatur finden sich jedoch Hinweise, dass eine entsprechende Information und Aufklärung von pflegebedürftigen Menschen und pflegenden Angehörigen nicht immer hinreichend erfolgt. Die Ergebnisse verschiedener Untersuchungen zeigen, dass die pflegebedürftigen Menschen und pflegenden Angehörigen teilweise nicht ausreichend über die bestehenden Erkrankungen, die Krankheitsverläufe, die Therapie, mögliche Symptome und Nebenwirkungen informiert sind (Anker-Hansen et al. 2018, Galatsch et al. 2017, Kohn und Tov 2013, Kuhlen et al. 2014, Schaeffer und Müller-Mundt 2012, Ventura et al. 2014). So arbeiteten beispielsweise Ventura et al. (2014) sowie Anker-Hansen et al. (2018) in ihren Übersichtsarbeiten heraus, dass sich die pflegebedürftigen Menschen und pflegenden Angehörigen mehr Informationen über die Krankheit, deren Verlauf sowie mögliche Symptome und Nebenwirkungen der Behandlung wünschen, um auf die Pflege gut vorbereitet zu sein und die Pflegesituation adäquat bewältigen zu können. Auch in der quantitativen Studie von Galatsch et al. (2017) gaben 19,8 % der befragten pflegenden Angehörigen (n = 106) an, dass sie unzufrieden bzw. sehr unzufrieden damit waren, wie die Erkrankung und deren voraussichtlicher Verlauf von dem ambulanten Palliativpflegedienst erklärt wurden. Mit der Information über die Nebenwirkungen und über den Umgang mit Symptomen (z. B. Schmerzen) zeigten sich 23,6 % bzw. 17 % der Befragten unzufrieden bis sehr unzufrieden (Galatsch et al. 2017). Eine entsprechende Einschätzung wird ebenso in der quantitativen Untersuchung von Kuhlen et al. (2014) mit pflegenden Angehörigen von Kindern mit unheilbaren onkologischen Erkrankungen deutlich. 10 % der Befragten (n = 84) gaben an, dass sie sich auf eventuell auftretende Symptome unzureichend vorbereitet fühlten (Kuhlen et al. 2014).

Neben fehlenden krankheitsbezogenen Informationen wird in der Literatur ebenso eine mangelnde Aufklärung und dementsprechend ein fehlendes Wissen der pflegebedürftigen Menschen und deren pflegenden Angehörigen zu möglichen pflegerelevanten Risiken (z. B. Sturzrisiken) sowie zur adäquaten Durchführung von pflegerischen Maßnahmen (z. B. Wundversorgung, Medikamentenmanagement, Hygienemaßnahmen) deutlich (Görres et al. 2018, Heinze 2019, Rust et al. 2016, Schaeffer und Müller-Mundt 2012). Görres et al. (2018) legen diesbezüglich in ihrem Scoping Review zur Patientensicherheit in der ambulanten Pflege dar, dass ein mangelndes Wissen von informell Pflegenden zu erforderlichen Hygienemaßnahmen (z. B. bei pflegebedürftigen Menschen mit multiresistenten Erregern) eine konsequente Umsetzung der erforderlichen Hygienemaßnahmen erschwere und dies zu hygienebedingten unerwünschten Ereignissen führe. Heinze (2019) arbeitete in seinem literaturbasierten Beitrag zur Sturzprävention heraus, dass es für die Vermeidung von Stürzen in der Häuslichkeit wesentlich ist, dass die pflegebedürftigen Menschen und deren pflegende Angehörige mehr über ein bestehendes Sturzrisiko und mögliche Einflussfaktoren informiert würden, um so durch ein angepasstes Verhalten die Sturzgefahr zu verringern. In der quantitativen Untersuchung von Rust et al. (2016) wird deutlich, dass die befragten pflegebedürftigen Menschen mit chronischen Wunden nur sehr wenige Informationen über ihre Wunde erhielten. Insgesamt 5–10 % der Befragten (n = 143) gaben an, nur manchmal bzw. nie über ihre Wunde und die notwendige Wundversorgung informiert worden zu sein (Rust et al. 2016). Schaeffer und Müller-Mundt (2012) fanden in ihrer qualitativen Untersuchung im Hinblick auf die Bewältigung komplexer Medikamentenregime in der häuslichen Versorgung heraus, dass den pflegebedürftigen Menschen und deren pflegenden Angehörigen zwar abstraktes, medizinisches Wissen zu den einzunehmenden Medikamenten vermittelt werde, dass es jedoch aus pflegerischer Perspektive vielfach auch notwendig sei, die pflegebedürftigen Menschen und deren pflegende Angehörige über einen sachgerechten und handhabbaren Umgang mit den Medikamenten zu informieren und offene Fragen zu klären, um sie somit zu unterstützen das komplexe Medikamentenregime in ihren Alltag zu integrieren (Schaeffer und Müller-Mundt 2012).

Darüber hinaus wird anhand verschiedener Untersuchungen deutlich, dass es den pflegebedürftigen Menschen und pflegenden Angehörigen aber auch teilweise grundlegend an Informationen zur Organisation der pflegerischen Versorgung sowie an Wissen zu Entlastungs- und Unterstützungsangeboten mangelt. In den Untersuchungen von Tezcan-Güntekin et al. (2015) und Kohn und Tov (2013) wird deutlich, dass bei pflegebedürftigen Menschen und pflegenden Angehörigen in Deutschland bzw. der Schweiz – und hier vor allem bei pflegebedürftigen Migrant:innen – ein relevantes Informationsdefizit zu möglichen Pflegeleistungen sowie Unterstützungs- bzw. Entlastungsangeboten besteht. Die in der qualitativen Untersuchung von Kohn und Tov (2013) befragten Expert:innen – darunter auch Mitarbeitende einer Spitex (spitalexterne Hilfe und Pflege) – gaben an, dass sie das Wissen der pflegebedürftigen Menschen und deren pflegenden Angehörigen über das Gesundheitswesen sowie möglicher Unterstützungsangebote für gering bis ungenügend einschätzen (Kohn und Tov 2013). Auch Tezcan-Güntekin et al. (2015) legten dar, dass pflegebedürftigen Menschen und deren pflegende Angehörige nicht gut über das Themenfeld Pflege insgesamt informiert seien. Vor allem mangele es an Informationen und Wissen zu den möglichen Leistungen der sozialen Pflegeversicherung, zur Beantragung von Pflegeleistungen sowie zu Entlastungsangeboten für pflegende Angehörige (Tezcan-Güntekin et al. 2015).

6.3.2 Beratung, Schulung und Anleitung von pflegebedürftigen Menschen/pflegenden Angehörigen

Neben der Information und Aufklärung sind ebenso eine konkrete Beratung, Schulung und Anleitung von pflegebedürftigen Menschen und pflegenden Angehörigen für die Gewährleistungen einer qualitativ hochwertigen pflegerischen Versorgung von Bedeutung. Die pflegerische Beratung zu sowie pflegepraktische Schulung und bedarfsorientierte Anleitung in gesundheitsbezogenen, präventiven und pflegerischen Maßnahmen, fördert die Kompetenz und Sicherheit der pflegebedürftigen Menschen und deren pflegenden Angehörigen im Hinblick auf eine adäquate Durchführung der erforderlichen grund- und behandlungspflegerischen Tätigkeiten und befähigt sie, gemeinsam mit den Pflegekräften des ambulanten Pflegedienstes, eine angemessene und sichere Pflege zu gewährleisten (Anker-Hansen et al. 2018, Haltbakk et al. 2019, Rodrigues et al. 2019, Sarmento et al. 2017, Seow und Bainbridge 2018, Vaartio-Rajalin und Fagerström 2019, Ventura et al. 2014, ZQP 2018).

Verschiedene Expertenstandards der Pflege sowie internationale pflegespezifische Leitlinien empfehlen dementsprechend ebenso eine an den Bedarfen der pflegebedürftigen Menschen orientierte, zielgerichtete Beratung, Schulung und Anleitung der pflegebedürftigen Menschen und deren pflegenden Angehörigen. Die Empfehlungen fokussieren dabei auf die Beratung zu präventiven und pflegerischen Maßnahmen, wie z. B. Maßnahmen zur Sturzprophylaxe, zur Förderung der Mobilität, zur Förderung und Erhalt der Harnkontinenz sowie zu beziehungsfördernden und -gestaltenden Maßnahmen für pflegebedürftige Menschen mit Demenz (DNQP 2013, 2014a, 2014b, 2015, 2017a, 2019, 2020, NICE 2018, RNAO 2016b). Des Weiteren wird die Relevanz von praktischen Schulungen und Anleitungen in der Durchführung von körperbezogenen Pflegemaßnahmen und vor allem behandlungspflegerischen Maßnahmen sowie von not-wendigen Hygienemaßnahmen (u. a. hygienische Händedesinfektion, Wundversorgung, Umgang mit einem Dauerkatheter oder Gefäßzugängen, richtiger Einsatz von Hilfsmitteln zur Dekubitusprophylaxe) hervorgehoben, um die pflegebedürftigen Menschen und deren pflegende Angehörige in der adäquaten Umsetzung der pflegerischen Tätigkeiten zu befähigen und in ihrem Selbstmanagement zu unterstützen (DNQP 2013, 2014a, 2015, 2017a, 2020, NCGC 2014, NICE 2017, RNAO 2011a, 2011c, 2016b, Willener et al. 2015). Die Bedeutung der Beratung, Schulung und Anleitung von pflegebedürftigen Menschen und pflegenden Angehörigen für die Qualität der pflegerischen Versorgung wird darüber hinaus auch in dem Scoping Review von Rapin et al. (2015) zu relevanten Qualitätsindikatoren in der ambulanten Pflege deutlich. Hierin wurde dargelegt, dass Indikatoren zur Patientenbefähigung mit am häufigsten zur Messung der Qualität in der ambulanten Pflege herangezogen werden (Rapin et al. 2015).

Eine angemessene, bedarfsgerechte sowie zielgerichtete Beratung, Schulung und Anleitung von pflegebedürftigen Menschen und pflegenden Angehörigen findet jedoch in der Versorgungsrealität nicht immer ausreichend statt (Anker-Hansen et al. 2018, Ris et al. 2019, Vaartio-Rajalin und Fagerström 2019). So arbeiteten Anker-Hansen et al. (2018) und Ris et al. (2019) in ihren Übersichtsarbeiten heraus, dass pflegende Angehörige sich deutlich mehr Informationen und angemessenere Schulungen wünschen, um sich in der Pflegesituation sicher zu fühlen und diese gut bewältigen zu können. Ebenso weisen Vaartio-Rajalin und Fagerström (2019) in ihrer Übersichtsarbeit darauf hin, dass für pflegebedürftige Menschen und pflegende Angehörige vielfach keine ausreichende Schulung und Anleitung (z. B. im Medikamentenmanagement) durch die Pflegekräfte von ambulanten Pflegediensten gewährleistet werde, was zu einer Gefährdung der Patientensicherheit führe könne. Görres et al. (2018) zeigen in ihrer Übersichtsarbeit zur Patientensicherheit in der ambulanten Pflege diesbezüglich ebenfalls auf, dass es keine hinreichenden Schulungen und Anleitungen der pflegebedürftigen Menschen und pflegenden Angehörigen gäbe, was zur Gefährdung der Patientensicherheit in der Versorgung führe. So mangele es pflegebedürftigen Menschen und pflegenden Angehörigen an pflegerelevantem Wissen (z. B. zu Risikofaktoren zur Entstehung von Dekubitus oder zur Durchführung einer adäquaten und hygienischen Wundversorgung), was zu unerwünschten Ereignissen führen könne. In weniger als der Hälfte der zugrunde liegenden Studien zeigt sich jedoch, dass ambulante Pflegedienste pflegebedürftigen Menschen und deren pflegenden Angehörigen beispielsweise standardisierte Schulungen zur Dekubitusprophylaxe anbieten würden (Görres et al. 2018). Dementsprechend empfehlen die Autor:innen, Schulungen von pflegebedürftigen Menschen und deren Angehörigen im Versorgungsalltag mehr in den Fokus zu nehmen, um unerwünschte Ereignisse zu vermeiden und eine gute Versorgungsqualität sicherstellen zu können (Görres et al. 2018).

Auch in weiteren qualitativen und quantitativen Primärstudien wird der Bedarf von pflegebedürftigen Menschen und pflegenden Angehörigen im Hinblick auf eine umfassendere Beratung, Schulung und Anleitung deutlich. Ewers et al. (2017) weisen in ihrer qualitativen Studie zu Risikosituationen in der häuslichen Intensivpflege darauf hin, dass von den beteiligten ambulanten Pflegediensten pflegerische Edukations- und Supervisionsaufgaben gegenüber pflegebedürftigen Menschen und deren pflegenden Angehörigen vielfach nicht wahrgenommen werden, was zu Risikosituation in der ambulanten Intensivpflege führen könne. Auch in den Untersuchungen von Schaeffer und Müller-Mundt (2012), Gödecke und Kohlen (2013), Galatsch et al. (2017) sowie Lademann et al. (2017) zeigte sich, dass sowohl pflegende Angehörige als auch Pflegekräfte von ambulanten Pflegediensten mehr Bedarf an einer individuellen Beratung, Schulung und Anleitung von pflegebedürftigen Menschen und pflegenden Angehörigen sehen, um deren Kompetenzen zu stärken und gemeinsam eine sichere Versorgung von pflegebedürftigen Menschen gewährleisten zu können. Dies wird auch durch den literaturbasierten Beitrag von Heinze (2019) unterstützt, in dem herausgearbeitet wird, dass zur Vermeidung von Stürzen zu Hause lebende pflegebedürftige Menschen häufiger in verschiedenen Maßnahmen zur Verringerung der Sturzgefahr (z. B. Balance- und Kraftübungen) angeleitet werden müssten. Zudem weisen die Ergebnisse von verschiedenen quantitativen Studien auf einen erhöhten Bedarf an Beratung, Schulung und Anleitung von pflegebedürftigen Menschen und pflegenden Angehörigen hin (Bahrmann et al. 2010, Eggert et al. 2016, Jordan und Micheelis 2016, Knüppel Lauener et al. 2019, Pohlhausen et al. 2016, Wenzel et al. 2020). In der Untersuchung von Knüppel Lauener et al. (2019) wurde diesbezüglich beispielsweise aufgezeigt, dass nur bei 14,9 % der begutachteten Patientendokumentationen (n = 917), in der Pflegeplanung Aspekte der „Abklärung, Beratung und Koordination" vorkamen. Hierbei lag der Fokus vor allem auf der Organisation und Koordination der Behandlung und nur zu einem sehr geringen Teil auf Maßnahmen zur Beratung und Anleitung der pflegebedürftigen Menschen (Knüppel Lauener et al. 2019). Eggert et al. (2016) führen auf Basis der Ergebnisse ihrer Studie zu den Erfahrungen mit der Umsetzung von fachlichen und rechtlichen Hygieneanforderungen in der ambulanten Pflege aus, dass aus Sicht der befragten Pflegedienstleitungen bzw. Qualitäts- und Hygienebeauftragten von ambulanten Pflegediensten, Wissensdefizite von pflegenden Angehörigen ein Hauptgrund für eine mangelnde Umsetzung der erforderlichen Hygienemaßnahmen seien. Die Autor:innen schlussfolgern daher, dass es einen deutlichen Handlungsbedarf sowohl hinsichtlich der Information als auch der Schulung von pflegenden Angehörigen zu spezifisch notwendigen Hygienemaßnahmen gebe (Eggert et al. 2016). Wenzel et al. (2020) fanden in ihrer Studie zum pflegerischen Schmerzmanagement heraus, dass 92,9 % der pflegebedürftigen Menschen (n = 170), die Sach- oder Kombinationsleistungen nach SGB XI von einem ambulanten Pflegedienst in Anspruch nahmen, keine Information, Schulung oder Beratung zum Umgang mit ihren Schmerzen erhalten haben. In der Untersuchung von Bahrmann et al. (2010) zur Behandlungsqualität von zu Hause versorgten geriatrischen Menschen mit Diabetes mellitus Typ 2 wurde herausgearbeitet, dass nur 12 % der pflegebedürftigen Menschen (n = 128) zum Umgang mit ihrem Diabetes mellitus geschult waren und es dementsprechend mehr gezielte Schulungsmaßnahmen für pflegebedürftigen Menschen und deren pflegende Angehörige bedürfe, um die Versorgungsqualität zu verbessern. Ähnliches fanden Jordan und Micheelis (2016) im Hinblick auf die Sicherstellung der Mundgesundheit bei pflegebedürftigen Menschen heraus. Das Wissen zu einer adäquaten Mund- und Prothesenhygiene sowie die Folgen einer mangelnden Mund- und Prothesenhygiene liege bei pflegebedürftigen Menschen und deren pflegenden Angehörigen häufig nicht vor, was dazu führe, dass diese vernachlässigt würde. Dementsprechend wurde als Ergebnis der Studie hervorgehoben, dass es notwendig sei, dass die verantwortlichen Pflegekräfte die pflegebedürftigen Menschen und deren pflegende Angehörige mehr in einer adäquaten Mundhygiene schulen und anleiten (Jordan und Micheelis 2016).

6.3.3   Unterstützung im Selbstmanagement und Erhalt der Selbständigkeit der pflegebedürftigen Menschen

Die häusliche Pflege, vor allem bei Beteiligung eines ambulanten Pflegedienstes, wird von pflegebedürftigen Menschen vielfach als Einschränkung ihrer täglichen Routinen und üblichen Alltagsaktivität wahrgenommen, was zu einem Gefühl der Abhängigkeit von den an der Pflege beteiligten Personen sowie dem Verlust der Autonomie und Kontrolle über das eigene Leben führt (Fjordside und Morville 2016, Seidlein et al. 2019, Ventura et al. 2014). Daher ist der Erhalt der Selbstbestimmtheit in der Pflegesituation aus Sicht von pflegebedürftigen Menschen ein wichtiger Aspekt der Versorgungsqualität (Dostálová et al. 2020, Gregory et al. 2017, Seidlein et al. 2019). So arbeiteten beispielsweise Gregory et al. (2017) in ihrem systematischen Review heraus, dass die Wahrnehmung von pflegebedürftigen Menschen im Hinblick auf die Qualität der ambulanten häuslichen Pflege im Wesentlichen mit dadurch beeinflusst wird, inwieweit diese, trotz der Beteiligung eines ambulanten Pflegedienstes, weiterhin die Möglichkeit haben, eigene Entscheidungen, z. B. zu Aktivitäten des täglichen Lebens sowie hinsichtlich der Gestaltung der pflegerischen Versorgung, treffen zu können. Der Grad der wahrgenommenen Kontrolle und Selbstbestimmung über die Pflegesituation ist dabei von der Art und Weise der Beziehung sowie Interaktion zwischen den pflegebedürftigen Menschen und den professionellen Pflegekräften sowie der Möglichkeit, noch eigenständig pflegerische Tätigkeiten durchführen bzw. sich zumindest an Entscheidungen zur pflegerischen Versorgung beteiligen zu können, abhängig (Dostálová et al. 2020, Fjordside und Morville 2016, Gregory et al. 2017, Ris et al. 2019) (siehe Abschnitt 6.2). Neben dem Erhalt der Selbstbestimmtheit, ist dementsprechend ebenfalls die Wahrung der Eigenständigkeit, durch Förderung der Selbstmanagement- und Selbstpflegefähigkeiten der pflegebedürftigen Menschen, wesentlich für eine qualitativ hochwertige und sichere pflegerische Versorgung (Rapin et al. 2015, Rodrigues et al. 2019). In verschiedenen nationale Expertenstandards und internationalen Leitlinien wird daher im Hinblick auf die Gewährleistung einer qualitativ hochwertigen Versorgung empfohlen, die Selbstpflegefähigkeiten von pflegebedürftigen Menschen zu fördern sowie diese im Selbstmanagement zu unterstützen, um dadurch die Eigenständigkeit der pflegebedürftigen Menschen soweit wie möglich zu erhalten und deren Selbstbestimmung zu wahren. So wird in der übergreifenden internationalen Leitlinie der ANA zur ambulanten häuslichen Pflege benannt, dass ambulant tätige Pflegekräfte das Recht der pflegebedürftigen Menschen auf Selbstbestimmung, Privatsphäre und Vertraulichkeit wertschätzen und schützen sowie das Selbstmanagement der pflegebedürftigen Menschen fördern sollen (ANA kein Datum). Ebenso enthält die NICE-Leitlinie zur ambulanten häuslichen Pflege (NICE 2015) Empfehlungen dahingehend, dass im Fokus der Pflegeplanung, neben der Sicherheit und den Bedürfnissen der pflegebedürftigen Menschen, auch der Erhalt deren Selbstständigkeit stehen sollte. Gleichermaßen empfehlen verschiedene themenspezifische nationale Expertenstandards der Pflege sowie internationale Leitlinien (z. B. zur Dekubitusprophylaxe oder zum Ernährungs- bzw. Schmerzmanagement), dass Pflegekräfte die Selbstbestimmung und Eigenständigkeit der pflegebedürftigen Menschen gewährleisten bzw. sicherstellen (DNQP 2014a, 2017b), sowie deren Selbstmanagement- und Selbstpflegefähigkeiten unterstützen und fördern sollen (DNQP 2017a, 2017b, 2020, RNAO 2016a). In verschiedenen Untersuchungen zur Gewährleistung der Patientensicherheit in der ambulanten Pflege wurde darüber hinaus herausgearbeitet, dass Pflegekräfte von ambulanten Pflegediensten die Patientensicherheit dadurch erhöhen können, indem sie den pflegebedürftigen Menschen pflegerelevantes Wissen vermitteln sowie deren Selbstpflegekompetenzen fördern und so die pflegebedürftigen Menschen im Selbstmanagement der Pflegesituation unterstützen (Haltbakk et al. 2019, ZQP 2018) (siehe Abschnitte 6.3.1 und 6.3.2).

6.4 Prozessbezogene Versorgungsaspekte

Des Weiteren wurden sechs prozessbezogene Versorgungsaspekte, die sich auf verschiedene Phasen des Pflegeprozesses (u. a. die Pflegeplanung sowie die Umsetzung von pflegerischen Tätigkeiten) beziehen, identifiziert.

6.4.1   Planung und Durchführung einer bedarfs- und bedürfnisorientierten Pflege

Die angemessene und sorgfältige Planung und Durchführung einer, an den Bedarfen und Bedürfnissen der pflegebedürftigen Menschen ausgerichteten Pflege, stellt für die pflegebedürftige Menschen und deren pflegende Angehörige ein weiteres wesentliches Kriterium für eine gute und sichere Pflege dar (Dostálová et al. 2020, Graessel et al. 2011, Rodrigues et al. 2019, Sarmento et al. 2017, Schaepe und Ewers 2017, Schneider 2015). Voraussetzung für die Bereitstellung und Durchführung einer bedarfs- und bedürfnisorientierten Pflege ist die systematische Erfassung der individuellen Bedarfe sowie die Erstellung einer, an den Bedürfnissen und Wünschen der pflegebedürftigen Menschen orientierten, Pflege- und Maßnahmenplanung. Die systematische Einschätzung und Beurteilung des pflegerischen Versorgungsbedarfs sowie die adäquate Planung und Evaluation der Pflege werden daher auch international häufig als Indikator zur Messung der Qualität in der ambulanten Pflege eingesetzt (Rapin et al. 2015).

Entsprechend wird ebenfalls in verschiedenen internationalen Leitlinien und nationalen Expertenstandards der Pflege empfohlen, zu Beginn des Pflegeprozesses sowie fortlaufend im Prozess eine umfassende, systematische Beurteilung des Gesundheitszustandes, der vorliegenden Beeinträchtigungen sowie der individuellen Bedürfnisse der pflegebedürftigen Menschen durchzuführen, um so eine qualitativ hochwertige, bedarfs- und bedürfnisorientierte Pflege sicherzustellen. So sollten zu Beginn bzw. bei Übernahme der Versorgung in einer initialen Einschätzung (Screening) der Gesundheitszustand (z. B. Schmerzen, Hör- oder Sehbeeinträchtigungen) (DNQP 2020, RNAO 2013, 2016b, WHO 2017) sowie mögliche pflegerelevante Risikofaktoren (z. B. Risikofaktoren für Stürze, Dekubitus, Mangelernährung) erfasst und in regelmäßigen Abständen bzw. anlassbezogen bei Veränderungen des Gesundheitszustands überprüft werden (DNQP 2013, 2017a, 2017b, NCGC 2014, 2015, NICE 2013, 2015, RNAO 2017). Auf Basis der Ergebnisse der Ersteinschätzung sollte, wenn erforderlich, eine tiefergreifende, differenzierte Beurteilung (Assessment) im Hinblick auf die vorliegenden Risikofaktoren (u. a. Ernährungssituation, Einschränkungen der Mobilität, notwendige Wohnraumanpassungen zur Vermeidung von Stürzen, Hautassessment zur Beurteilung des Dekubitusrisikos), das Ausmaß der bereits bestehenden gesundheitlichen Beeinträchtigungen (z. B. Schmerzsituation, wund- bzw. therapiebedingte Einschränkungen, dementielle oder depressive Symptome) sowie zu den erforderlichen (pflegerischen) Maßnahmen erfolgen und ebenfalls anlassbezogen bzw. regelmäßig zu individuell festgelegten Zeitpunkten überprüft werden (ANA kein Datum, DNQP 2013, 2014a, 2014b, 2015, 2017a, 2017b,

2019, 2020, NCGC 2014, 2015, NICE 2013, RNAO 2011a, 2011b, 2011c, 2016a, 2016b, Willener et al. 2015). Zusätzlich zu den Informationen zum Gesundheitszustand und vorliegenden Risikofaktoren sollten im Rahmen der pflegerischen Screenings und Assessments darüber hinaus die individuellen Vorstellungen und Wünsche sowie die vorhandenen Fähigkeiten und Ressourcen der pflegebedürftigen Menschen hinsichtlich der Durchführung der Pflege erfasst und bei der zu erstellenden Pflege- bzw. Maßnahmenplanung berücksichtigt und regelmäßig evaluiert werden, um neben einer bedarfsorientierten ebenso eine bedürfnisorientierte, personenzentrierte Pflege zu gewährleisten (ANA kein Datum, DNQP 2013, 2014a, 2014b, 2015, 2019, NCGC 2015, NICE 2015, RNAO 2016b, 2017, 2020, Willener et al. 2015).

In der Literatur finden sich jedoch Hinweise darauf, dass der Gesundheitszustand, vorliegende Risikofaktoren sowie die individuellen Bedürfnisse und Wünsche der pflegebedürftigen Menschen in der Versorgungsrealität nicht immer sorgfältig und umfassend erfasst werden und dementsprechend gesundheitsbezogene und pflegerischen Bedarfe sowie individuelle Bedürfnisse und Wünsche der pflegebedürftigen Menschen in der Pflege- bzw. Maßnahmenplanung keine ausreichende Berücksichtigung finden. So weisen z. B. die Ergebnisse der quantitativen Studie von Hübner et al. (2017) zur Infektionskontrolle bei multiresistenten Erregern darauf hin, dass es in der ambulanten Pflege vielfach an einem initialen Screening im Hinblick auf das Vorliegen möglicher Risikofaktoren bei den zu pflegenden Menschen mangelt. Die Studie ergab, dass 92,3 % der befragten ambulanten Pflegedienste (n = 400) generell kein initiales Screening zu multiresistenten Erregern bei Übernahme der Versorgung durchführten (Hübner et al. 2017). Ein unzureichendes Screening auf das Vorliegen von multiresistenten Erregern wird auch durch die Ergebnisse von Eggert et al. (2016) bestätigt. In der Untersuchung wurde deutlich, dass von der Mehrheit (62 % bis 76 %) der einbezogenen ambulanten Pflegedienste (n = 39) nur drei der sieben wesentlichen Risikofaktoren (u. a. chronische Wunden oder ein Krankenhausaufenthalt in den letzten 6–12 Monaten) für die Besiedlung mit Methicillin-resistenten *Staphylococcus aureus* (MRSA) bei Erstkontakt mit einer Klientin bzw. einem Klienten abgefragt wurden. Alle weiteren Risikofaktoren (wie z. B. ein früherer Aufenthalt in einem Pflegeheim bzw. eine antibiotische Therapie) wurden nur von weniger als der Hälfte der ambulanten Pflegedienste (37 % bis 45 %) ermittelt (Eggert et al. 2016). Wenzel et al. (2020) arbeiteten in ihrer quantitativen Untersuchung zum pflegerischen Schmerzmanagement heraus, dass insgesamt 48 % der befragten pflegebedürftigen Menschen (n = 175) angaben, innerhalb der vergangenen vier Wochen nicht einmal von ihrer betreuenden Pflegekraft nach Schmerzen gefragt worden zu sein. Dies bestätigte sich auch durch die

Prüfung der Angaben in der Pflegedokumentation. Nur in 38,5 % der untersuchten Pflegedokumentationen (n = 213) wurde eine systematische Einschätzung der Schmerzstärke dokumentiert (Wenzel et al. 2020). Entsprechendes wird auch in einem literaturbasierten Artikel zu einer telefonischen Umfrage mit Pflegekräften von ambulanten Pflegediensten zum Schmerzmanagement in der Wundbehandlung deutlich. Die Umfrage ergab, dass nur 25 % der befragten ambulanten Pflegedienste (n = 100) eine Schmerzskala zur systematischen Einschätzung der bestehenden Schmerzen in der Versorgung von Patient:innen mit chronischen, schmerzenden Wunden einsetzten (Anonym 2011). Mängel in der Einschätzung von vorliegenden Risikofaktoren zeigten sich auch in der Übersichtsarbeit von Görres et al. (2018) im Hinblick auf das Vorliegen eines Dekubitusrisikos. In der Zusammenschau der einbezogenen Studien wurde deutlich, dass von ambulanten Pflegediensten vielfach kein valides Assessmentinstrument zur Einschätzung des Dekubitusrisikos eingesetzt wurde sowie dass es an einem routinemäßigen Hautassessment mangelte (Görres et al. 2018). Auch Heinze (2019) und Kranabetter (2010) führen in ihren literaturbasierten Berichten zur Sturzprävention bzw. Pneumonieprophylaxe in der ambulanten häuslichen Pflege aus, dass es in der Versorgung einer gewissenhafteren Umsetzung eines initialen Assessments sowie der regelmäßigen Überprüfung des Sturz- bzw. Pneumonierisikos bedürfe, um eine adäquate Sturz- bzw. Pneumonieprophylaxe durchzuführen.

Des Weiteren finden sich Hinweise in der Literatur, dass sich pflegebedürftige Menschen zu wenig in die Gesamtplanung der Pflege einbezogen fühlen und die Pflegeplanung vielfach als zu wenig vorausschauend sowie als zu unpräzise auf die individuellen Problemlagen, Bedarfe und Bedürfnisse ausgerichtet, wahrgenommen wird (Ewers et al. 2017, Fjordside und Morville 2016). Eine unzureichende Berücksichtigung der Bedürfnisse der pflegebedürftigen Menschen im Rahmen der Pflege wird ebenfalls anhand der Ergebnisse einer Umfrage des ZQP (2017) deutlich. Hierin gaben 58 % der befragten Pflegekräfte (n = 342) an, dass die Rechte von pflegebedürftigen Menschen missachtet wurden, indem im Rahmen der Planung bzw. Durchführung der Pflege deren Bedürfnisse nicht ausreichend berücksichtigt und über den Willen der pflegebedürftigen Menschen hinweg gehandelt wurde (ZQP 2017). Auch Theobald und Leidig (2018) deckten in ihrer quantitativen Untersuchung zur Pflegearbeit in Deutschland, Japan und Schweden auf, dass deutsche Pflegekräfte insgesamt eine Verschlechterung der Pflegesituation in Deutschland im Hinblick auf die Planung und Durchführung einer bedarfs- und bedürfnisorientierten Pflege sehen. Aufgrund von hohem Zeitdruck, des bestehenden Personalmangels sowie der engen Zeitkorridore für die pflegerische Versorgung (siehe Abschnitt 6.1.1), könne immer weniger eine angemessene, auf die Bedarfe und Bedürfnisse der pflegebedürftigen Menschen, ausgerichtete pflegerische Versorgung erfolgen (Theobald und Leidig 2018). Dies bestätigen auch die Ergebnisse der Qualitätsprüfungen des Medizinisches Dienstes nach § 114a Absatz 6 SGB XI (MDS 2020). So ergaben die stichprobenhaften Prüfungen von ambulanten Pflegediensten im Jahr 2019, dass bei ca. 5 % der untersuchten Personen mit Pflegeleistungen nach SGB XI beispielsweise die individuellen Wünsche zur Körperpflege (u. a. im Hinblick auf den Ablauf, den zeitlichen Umfang sowie die eingesetzten Hilfsmittel) keine Beachtung fanden (MDS 2020). Weitere Studienergebnisse machen jedoch auch deutlich, dass in bestimmten Bereichen die Bedürfnisse von pflegebedürftigen Menschen und deren pflegenden Angehörigen durchaus im Rahmen der Planung und Durchführung der Pflege angemessen geachtet werden. So wurde beispielsweise in der quantitativen Untersuchung von Kuhlen et al. (2014) zur häuslichen Palliativversorgung von Kindern deutlich hervorgehoben, dass die Zufriedenheit der befragten pflegenden Eltern mit der Palliativpflege, gerade aufgrund einer explizit auf die Bedürfnisse der Kinder eingehenden Pflege, sehr hoch war (Kuhlen et al. 2014).

6.4.2 Kultursensible Pflege

Die Pflege in der häuslichen Umgebung und somit im privaten bzw. familiären Umfeld wird, wie bereits mehrfach beschrieben, maßgeblich durch die Wohn- und Lebenssituation der pflegebedürftigen Menschen geprägt und stellt ambulante Pflegedienste vor die Herausforderung, unter Berücksichtigung, sowohl der baulichen bzw. räumlichen Gegebenheiten (siehe Abschnitt 6.1.1) als auch der Privatsphäre und familiären Routinen (siehe Abschnitt 6.2.3), eine angemessene bedarfs- und bedürfnisorientierte Pflege zu erbringen. Vor dem Hintergrund eines relevanten Anteils[3] von pflegebedürftigen Menschen mit Migrationshintergrund in der ambulanten Pflege (BMG 2011, Tezcan-Güntekin und Breckenkamp 2017), der über die Jahre weiter ansteigen wird (Tezcan-Güntekin und Breckenkamp 2017), kommt dabei dem Aspekt der Kultursensibilität eine immer wichtigere

---

[3] Schätzungen von ambulanten Pflegediensten im Rahmen der vom Bundesministerium für Gesundheit beauftragten Studie „Wirkungen des Pflege-Weiterentwicklungsgesetzes" zufolge, versorgen 10 % der befragten Pflegedienste (n = 100) zu einem Anteil von 6–10 % pflegebedürftige Menschen mit Migrationshintergrund. Bei 8 % der Pflegedienste haben 11–20 % der betreuten pflegebedürftigen Menschen einen Migrationshintergrund. Ein Anteil von 21–50 % bzw. mehr als 50 % versorgten pflegebedürftigen Menschen mit Migrationshintergrund wurde von 5 % bzw. 3 % der ambulanten Pflegedienste angegeben (BMG 2011).

Bedeutung im Hinblick auf die Gewährleistung einer bedürfnisorientierten Pflege zu (Tezcan-Güntekin et al. 2015). Bereits im ersten Kapitel des SGB XI ist dementsprechend als allgemeiner Grundsatz für die soziale Pflegeversicherung geregelt, dass *„in der Pflegeversicherung […] den Bedürfnissen nach einer kultursensiblen Pflege nach Möglichkeit Rechnung getragen werden (soll)"* (§ 1 Absatz 5 SGB XI). Zudem ist im Hinblick auf die Selbstbestimmung von pflegebedürftigen Menschen festgehalten, dass den Wünschen nach einer gleichgeschlechtlichen Pflege nach Möglichkeit nachgekommen werden soll (§ 2 Absatz 2 Satz 3 SGB XI) sowie auf die religiösen Bedürfnisse von pflegebedürftigen Menschen Rücksicht zu nehmen ist (§ 2 Absatz 3 Satz 1 SGB XI).

Um auf die spezifischen kulturellen, religiösen und sprachlichen Bedürfnisse der pflegebedürftigen Menschen mit Migrationshintergrund eingehen zu können, sollten sich ambulante Pflegedienste daher interkulturell öffnen und den Fokus auf das Angebot einer kultursensiblen pflegerischen Versorgung legen (Tezcan-Güntekin et al. 2015). Entsprechende Empfehlungen finden sich auch in internationalen Leitlinien. In der Leitlinie der ANA zur ambulanten häuslichen Pflege ist diesbezüglich aufgeführt, dass Pflegekräfte im Sinne einer ganzheitlichen und bedürfnisorientierten, einfühlsamen Pflege, die kulturellen und religiösen Bedürfnisse und Präferenzen der pflegebedürftigen Menschen einschätzen und die Pflege an die unterschiedlichen Überzeugungen und Werte anpassen sollen (ANA kein Datum). Die britische Leitlinie des NICE zur ambulanten häuslichen Pflege empfiehlt entsprechend, dass Pflegekräfte eine Pflege gewährleisten sollen, die die kulturellen, religiösen und kommunikativen Bedürfnisse der pflegebedürftigen Menschen respektieren (NICE 2015). Hinsichtlich der Berücksichtigung der kommunikativen Bedürfnisse der pflegebedürftigen Menschen wird konkret empfohlen, dass ambulante Pflegedienste wichtige Informationen adressatengerecht – zum Beispiel bei Bedarf in der jeweiligen Sprache der pflegebedürftigen Menschen – aufbereiten und zur Verfügung stellen (NICE 2015). In verschiedenen Leitlinien zur Sterbebegleitung wird explizit empfohlen, dass vor allem auch im Rahmen der Pflege am Lebensende die religiösen, spirituellen und kulturellen Werte und Bedürfnisse der sterbenden Menschen sowie deren Familien respektiert und berücksichtigt werden sollen (NICE 2016, RNAO 2011a, 2020).

Ebenso zeigen verschiedene qualitative und quantitative Untersuchungen, dass aus Perspektive der pflegebedürftigen Menschen mit Migrationshintergrund und deren pflegenden Angehörigen, eine kultursensible Pflege ein relevantes Kriterium für eine gute pflegerische Versorgungsqualität darstellt. Den pflegebedürftigen Menschen ist es wichtig, dass sie ihre kulturellen und religiösen Bedürfnisse und Wünsche (z. B. Ernährungsgewohnheiten, Gebetszeiten) äußern können und diese von den Pflegekräfte des ambulanten Pflegedienstes respektiert und berücksichtigt werden (Lautenschläger und Dörge 2016, Sonntag et al. 2015, Tezcan-Güntekin et al. 2015). So führen beispielsweise Sonntag et al. (2015) zu den Erwartungen von türkeistämmigen pflegebedürftigen Menschen an eine kultursensible Pflege aus, dass vor allem die Berücksichtigung von Essgewohnheiten, die Beachtung religiöser Feiertage sowie die Gewährleistung einer gleichgeschlechtlichen Pflege für die pflegebedürftigen Menschen Kriterien für gute Pflege darstellen (Sonntag et al. 2015). Auch Tezcan-Güntekin et al. (2015) berichten, dass sich pflegebedürftige Menschen mit Migrationshintergrund vor allem wünschten, dass die pflegerische Versorgung auch ihren individuellen kulturellen Bedürfnissen entspricht. Hierzu zähle vielfach z. B. der konkrete Wunsch nach einer gleichgeschlechtlichen Pflege (Tezcan-Güntekin et al. 2015).

Des Weiteren wurde in der Untersuchung von Sonntag et al. (2015) explizit darauf hingewiesen, dass spezifische Sprachkenntnisse der Pflegekräften (z. B. im Hinblick auf die jeweilige Muttersprache der pflegebedürftigen Menschen) von den pflegebedürftigen Menschen mit Migrationshintergrund und deren pflegenden Angehörigen als Qualitätsmerkmal für die ambulante Pflege wahrgenommen werden (Sonntag et al. 2015). Dies bestätigen auch die Ergebnisse der qualitativen Studie von Schilgen et al. (2019). Hierin gaben ebenso die befragten Pflegekräfte an, dass eine funktionierende verbale Kommunikation wesentlich für einen entsprechenden interkulturellen Austausch mit den pflegebedürftigen Menschen und deren pflegenden Angehörigen ist und somit eine wichtige Voraussetzung für eine umfassende Berücksichtigung der kulturellen Bedürfnisse und Wünsche darstellt. Die Kommunikation wird dabei als schwierig und belastend empfunden, wenn sich die Pflegekräfte mit den pflegebedürftigen Menschen und deren pflegenden Angehörigen nicht in einer gemeinsamen Muttersprache verständigen können (Schilgen et al. 2019). Auch Lautenschläger und Dörge (2016) arbeiteten in ihrer qualitativen Studie zur kultursensiblen Pflege in der ambulanten Versorgung heraus, dass die Voraussetzungen für die Kommunikation von Bedürfnissen ein barrierefreies Sprachverständnis sowie ein gegenseitiges Vertrauen zwischen den pflegebedürftigen Menschen und ihren betreuenden Pflegekräften sind (Lautenschläger und Dörge 2016).

In der Literatur finden sich jedoch auch zahlreiche Hinweise darauf, dass Sprachbarrieren sowie andere kulturell-religiöse Barrieren die Gewährleistung einer kultursensiblen Pflege erschweren bzw. verhindern und dass ambulante Pflegedienste insgesamt noch nicht ausreichend auf die Erbringung einer kultursensiblen Pflege ausgerichtet sind (Kohn und Tov 2013, Sonntag et al. 2015, Tezcan-Güntekin et al. 2015). So ergab beispielsweise die qualitative Untersuchung von Kohn und Tov (2013), dass es eine der größten Herausforderungen für die Gewährleistung einer kultursensiblen Pflege durch die Spitex in der Schweiz sei, dass die Pflegekräfte die Sprache der zu betreuenden pflegebedürftigen Menschen nicht beherrschen und somit auf Übersetzungen durch die pflegenden Angehörigen oder ggf. auch durch Dolmetscher:innen angewiesen seien, um eine bedarfs- und bedürfnisorientierte Pflege zu erbringen (Kohn und Tov 2013). Zudem wurden als weitere Herausforderungen für die Gewährleistung einer angemessenen, kultursensiblen Pflege genannt: der ausdrückliche Wunsch der pflegebedürftigen Menschen nach einer gleichgeschlechtlichen Pflege, die Unkenntnis der Pflegekräfte hinsichtlich der kulturellen bzw. religiösen Normen, Werte und Traditionen sowie letztlich die anders ausgeprägten Vorstellungen und Wünsche der pflegebedürftigen Menschen und deren pflegenden Angehörigen hinsichtlich der Thematik „Sterben und Tod" (Kohn und Tov 2013). Im Hinblick auf eine migrationssensible Angebotsstruktur berichten Tezcan-Güntekin et al. (2015), dass speziell kulturelle und religiöse Belange von pflegebedürftigen Menschen noch keine ausreichende Berücksichtigung in der Angebotsausrichtung von ambulanten Pflegediensten finden und es zudem insgesamt an interkulturellen Kompetenzen bei den in der ambulanten Pflege tätigen Pflegekräfte mangele. Dies führe dazu, dass pflegebedürftige Menschen mit Migrationshintergrund vielfach gar keine pflegerische Unterstützung durch einen ambulanten Pflegedienst in Anspruche nehmen würden (Tezcan-Güntekin et al. 2015). Die mangelnde Ausgestaltung einer migrationssensiblen Angebotsstruktur wird auch anhand der Ergebnisse der quantitativen Untersuchung von Sonntag et al. (2015) deutlich. Von den befragten ambulanten Pflegediensten (n = 211) gaben nur 49,4 % an, dass sie ihr Leistungsangebot als migrationssensibel bzw. teilweise migrationssensible einschätzen. 17,8 % antworteten sogar, dass sie ihr Leistungsangebot als gar nicht migrations-sensible einschätzen (Sonntag et al. 2015). Hinsichtlich der verschiedenen Leistungen zur Gewährleistung einer migrationssensiblen Pflege, konnten beispielsweise nur 23,3 % der ambulanten Pflegedienste mit einem migrationssensiblen Leistungsangebot berichten, dass sie Pflegekräfte mit Fremdsprachenkompetenzen bzw. einer anderen Muttersprache als Deutsch angestellt haben. 26,7 % dieser ambulanten Pflegedienste gaben an, zumindest teilweise eine andere muttersprachliche Versorgung anbieten zu können (Sonntag et al. 2015). Die Ergebnisse im Hinblick auf die Beachtung weiterer kulturell-religiöser Bedürfnisse stellen sich ähnlich da: die Berücksichtigung von kulturellen Hygienegewohnheiten (z. B. Waschen mit fließendem Wasser) wurde lediglich von 65,1 % bzw. 27 % der ambulanten Pflegedienste als fester bzw. teilweiser Bestandteil der Angebotsausrichtung berichtet; eine kulturspezifische Sterbe- und Beerdigungsvorsorge boten nur 28 % der ambulanten Pflegedienste an und 32,7 % teilweise an (Sonntag et al. 2015). Die Berücksichtigung von

Ernährungsgewohnheiten (93,4 %), von spezifischen religiösen Feiertagen bzw. Gebetszeiten (74,3 %) sowie die Gewährleistung einer gleichgeschlechtlichen Pflege (78,7 %) waren jedoch bei deutlich mehr ambulanten Pflegediensten Bestandteil der Angebotsausrichtung (Sonntag et al. 2015).

6.4.3 Adäquate Durchführung von grund- und behandlungspflegerischen Tätigkeiten

Gemäß SGB XI haben alle Pflegeeinrichtungen die von ihnen angebotenen Leistungen grundsätzlich, „*[…] entsprechend dem allgemein anerkannten Stand medizinisch-pflegerischer Erkenntnisse*" (§ 11 Absatz 1 Satz 1 SGB XI) zu erbringen. Auch in den gemäß § 113 SGB XI zu vereinbarenden Maßstäben und Grundsätzen zur Sicherung und Weiterentwicklung der Pflegequalität, die für alle zugelassenen Pflegeeinrichtungen verbindlich sind (§ 113 Absatz 1 Satz 8 SGB XI), wurde für die ambulante Pflege als ein Grundsatz festgelegt, dass die Pflege „*[…] fachlich kompetent nach dem allgemeinen anerkannten Stand medizinisch-pflegerischer Erkenntnisse bedarfsgerecht […] erbracht*" (GKV-Spitzenverband 2022h: 2) werden soll. Alle zugelassenen ambulanten Pflegedienste sind dementsprechend dazu verpflichtet, pflegerische und medizinisch-pflegerischen Tätigkeiten – körperbezogene Pflegemaßnahmen, wie Hilfe bei den Verrichtungen z. B. zur Körperpflege, Ernährung und Mobilität, sowie Maßnahmen der Behandlungspflege – gemäß den allgemein anerkannten wissenschaftlichen Erkenntnissen (Standards, Leitlinien) zu erbringen. Der Grundsatz der Durchführung einer pflegerischen bzw. medizinisch-pflegerischen Versorgung unter Berücksichtigung bestehender beruflicher Standards wird auch international formuliert. So enthält beispielsweise die allgemeine Leitlinie der ANA zur ambulanten häuslichen Pflege die Empfehlung, dass existierende Praxisstandards sowie auch weitere Richtlinien und Vorschriften als Leitfaden für die praktische Durchführung der pflegerischen Tätigkeiten dienen sollen (ANA kein Datum).

Um die pflegerische Versorgungsqualität entsprechend sicherzustellen, hat der Gesetzgeber in Deutschland zudem explizit geregelt, dass nur mit den Pflegeeinrichtungen ein Versorgungsvertrag gemäß § 72 SGB XI abgeschlossen werden darf, die „*[…] sich verpflichten, alle Expertenstandards nach § 113a SGB XI anzuwenden […]*" (§ 72 Absatz 3 Satz 1 Nr. 4 SGB XI). Dementsprechend sind die Expertenstandards der Pflege des DNQP für alle ambulanten Pflegedienste eine unmittelbar verbindliche Grundlage für die Leistungserbringung und dienen als Leitfaden für die Durchführung einer adäquaten, dem allgemeinen Stand der wissenschaftlichen Erkenntnisse entsprechenden, pflegerischen Versorgung. Die Expertenstandards der Pflege befassen sich dabei mit verschiedenen, pflegerelevanten Themen und erläutern die, für die Gewährleistung einer angemessenen und qualitativ hochwertigen Versorgung, relevanten, struktur-, prozess- und ergebnisbezogenen Kriterien in dem jeweiligen Themengebiet. Adressierte Themengebiete sind dabei u. a.: Sturzprophylaxe, Dekubitusprophylaxe, Pflege von Menschen mit chronischen Wunden, Förderung der Harnkontinenz, Erhaltung und Förderung der Mobilität, Förderung der Mundgesundheit, Ernährungsmanagement, Schmerzmanagement und Beziehungsgestaltung in der Pflege von Menschen mit Demenz (DNQP 2014a, 2014b, 2015, 2017a, 2017b, 2019, 2020, 2021, 2022).

Der Expertenstandard „Sturzprophylaxe in der Pflege" (DNQP 2022) sowie einschlägige internationale Leitlinien zum Themengebiet Sturz (NICE 2013, RNAO 2017, WHO 2017) enthalten dementsprechend u. a. Empfehlungen im Hinblick auf die notwendige Erfassung des Sturzrisikos, vorliegender Risikofaktoren für Stürze (z. B. Sehbeeinträchtigungen, Medikamente) und möglicherweise notwendiger Umgebungs- oder Wohnraumanpassungen sowie die Information und Schulung der pflegebedürftigen Menschen und deren pflegenden Angehörigen in geeigneten sturzprophylaktischen Maßnahmen (Kraft- und Balancetraining). Darüber hinaus werden die Erfassung und Analyse von stattgefundenen Stürzen sowie die Erstellung eines entsprechenden Sturzprotokolls empfohlen.

Der Expertenstandard „Dekubitusprophylaxe in der Pflege" (DNQP 2017a) und entsprechende internationale Leitlinien (Beeckman et al. 2012, NCGC 2014, NPUAP et al. 2019, RNAO 2011c, 2016a) fassen Empfehlungen zusammen, die von der systematischen Erfassung des Dekubitusrisikos und möglicher Risikofaktoren sowie der Information, Schulung und Anleitung von pflegebedürftigen Menschen und deren pflegenden Angehörigen im Hinblick auf Risikofaktoren und notwendige (Prophylaxe-)Maßnahmen über die adäquate Durchführung von prophylaktischen Maßnahmen (z. B. Lagerungen, Hautpflege) und den Einsatz von druckverteilenden/-entlastenden Hilfsmitteln (z. B. spezielle Matratzen oder Lagerungshilfen) bis hin zur angemessenen Wundpflege bei vorliegendem Dekubitus reichen.

Ebenfalls die weiteren Expertenstandards und internationalen Leitlinien zu den Themengebieten: Pflege von Menschen mit chronischen Wunden (DNQP 2015), Förderung der Harnkontinenz (DNQP 2014a, RNAO 2011b, WHO 2017), Erhaltung und Förderung der Mobilität (DNQP 2014b, WHO 2017), Förderung der Mundgesundheit (DNQP 2021), Ernährungsmanagement (DNQP 2017b, WHO 2017), Schmerzmanagement (DNQP 2020, NICE 2016, RNAO 2013) sowie der Pflege von Menschen mit Demenz (DNQP 2019, NICE 2018, RNAO

2016b) enthalten, im Sinne des Pflegeprozesses, Empfehlungen zur systematischen Erfassung des Pflegebedarfs sowie von vorliegenden Risikofaktoren, zur
Planung von geeigneten prophylaktischen und pflegerischen Maßnahmen, zur
adäquaten Durchführung der notwendigen pflegerischen Maßnahmen, zur Information, Schulung und Anleitung der pflegebedürftigen Menschen und deren
pflegenden Angehörigen sowie zur regelmäßigen Evaluation und Bewertung der
durchgeführten Maßnahmen.

Für die Gewährleistung einer qualitativ hochwertigen Versorgung in der ambulanten Pflege sind neben den pflegespezifischen Expertenstandards ebenso auch
medizinische Leitlinien mit Bezug zur pflegerischen Versorgung zu beachten. Zu
nennen sind hier z. B. die deutschen Leitlinien zur Versorgung von (geriatrischen)
Patient:innen mit Harninkontinenz (DGG 2019, DGU und DMGP 2019) sowie
zur Risikoeinschätzung/-bewertungen bei Patient:innen mit multiresistenten Erregern in der ambulanten und stationären Kranken- und Altenhilfe (DGKH 2017).
Darüber hinaus kann sich zu den genannten Themen sowie zu dem ebenfalls relevanten, medizinisch-pflegerischen Themengebiet der palliativen Versorgung von
pflegebedürftigen Menschen, an den Empfehlungen von verschiedenen nationalen und internationalen Leitlinien (Leitlinienprogramm Onkologie 2020, NCEC
2013, NCGC 2015, NICE 2016, 2017, RNAO 2011a, 2020) orientiert werden.

In der Literatur finden sich dementsprechend auch verschiedene Arbeiten, die
sich mit einer standard- bzw. leitliniengerechten Durchführung der pflegerischen
Versorgung und den Auswirkungen auf die Versorgungsqualität beschäftigen.
So untersuchten Balzer et al. (2012) in ihrem Health Technology Assessment
den Effekt von empfohlenen medizinischen bzw. pflegerischen Maßnahmen
zur Sturzprophylaxe auf die Sturzhäufigkeit und die Häufigkeit sturzassoziierter Verletzungen. Es fanden sich Hinweise, dass sowohl die Sicherstellung
einer angemessenen medizinischen Behandlung von gesundheitlichen Beeinträchtigungen (z. B. Einschränkungen der Sehfähigkeit), als auch ein adäquates
Medikamentenmanagement sowie die Gewährleistung einer, an den Aktivitäten
des täglichen Lebens ausgerichteten, individuellen bedarfs- und bedürfnisorientierten Pflege, dazu beitragen können, Stürze von pflegebedürftigen Menschen
in der Häuslichkeit und auch in stationären Einrichtungen zu vermeiden (Balzer
et al. 2012). Burton et al. (2015) sowie Burton et al. (2019) fanden in ihren systematischen Übersichtsarbeiten heraus, dass pflegebedürftige Menschen die von
Pflegekräften von ambulanten Pflegediensten zu körperlicher Aktivität animiert
und denen – entsprechend den Empfehlungen von Expertenstandards und Leitlinien – mobilitätsfördernden Maßnahmen (z. B. Kraft- und Balancetrainings)
angeboten werden, eine bessere körperliche Fitness sowie u. a. Gangsicherheit
aufweisen, was zu deutlich weniger Sturzereignissen im Verlauf der Versorgung

führt (Burton et al. 2019, Burton et al. 2015). Auch Bonkowski et al. (2019) weisen in ihrem Beitrag zur Versorgung von Menschen mit chronischen Wunden darauf hin, dass die Implementierung von Leitlinien und Behandlungspfaden und somit die Gewährleistung einer standardisierten und spezialisierten Wundversorgung, die wundspezifische Komplikationsrate signifikant reduzieren kann (Bonkowski et al. 2019).

Dagegen gibt die Literatur aber durchaus auch Hinweise auf eine mangelhafte und nicht immer standard- bzw. leitliniengerechte Durchführung der pflegerischen Versorgung. So zeigen beispielsweise die Ergebnisse der in 2019 durchgeführten Qualitätsprüfungen des Medizinischen Dienstes in der ambulanten Pflege (MDS 2020) sowie von verschiedenen quantitativen Untersuchungen, dass noch deutliche Defizite im Hinblick auf eine adäquate Durchführung des pflegerischen Schmerzmanagement bestehen (Anonym 2011, Budnick et al. 2020, Escobar Pinzón et al. 2010, Schneider et al. 2020, Wenzel et al. 2020). In der quantitativen Studie von Wenzel et al. (2020) zum pflegerischen Schmerzmanagement gaben diesbezüglich lediglich 52 % der befragten pflegebedürftigen Menschen (n = 175) an, in den letzten vier Wochen von ihrer Pflegekraft überhaupt nach Schmerzen gefragt worden zu sein. Bei den pflegebedürftigen Menschen mit Schmerzen (n = 83) wurden ebenfalls nur ca. die Hälfte (54,2 %) nach ihrer Schmerzstärke und seit wann die Schmerzen vorliegen gefragt (53,2 %, n = 77). Zur Schmerzerfassung wurde nur in 33,8 % der Fälle (n = 207) ein entsprechendes Assessmentinstrument eingesetzt (Wenzel et al. 2020). Auch die Ergebnisse der Qualitätsprüfungen der Medizinischen Dienste zeigen, dass nicht immer ein angemessenes pflegerisches Schmerzmanagement im Rahmen einer Schmerztherapie erfolgt. Lediglich bei 74,5 % der in die Qualitätsprüfungen einbezogenen Personen (n = 82.285) wurde das Kriterium zur Durchführung eines angemessenen pflegerischen Schmerzmanagements als erfüllt angesehen (MDS 2020). In der Untersuchung von Schneider et al. (2020) wurden ebenfalls verschiedene Defizite im Hinblick auf eine adäquate Schmerzbehandlung aufgedeckt. Im Ergebnis der Studie zeigte sich, dass 18,6 % der von ambulanten Pflegediensten betreuten Patient:innen mit chronischen Schmerzen (n = 322) keine angemessene medikamentöse Schmerzbehandlung erhielten. Ein relevanter Anteil dieser Patient:innen erhielt – im Widerspruch zu den Leitlinienempfehlungen – lediglich die planmäßige Schmerzmedikation (25,2 %) oder eine Bedarfsmedikation (29,9 %) (Schneider et al. 2020).

Aus den Ergebnissen der quantitativen Studie von Nitschke et al. (2010) wird deutlich, dass Defizite im Hinblick auf die Förderung der Mundgesundheit bei ambulant versorgten pflegebedürftigen Menschen bestehen. Nur 10,2 % der befragten Pflegekräfte (n = 320) von ambulanten Pflegediensten gaben an, dass sie eine zahnärztliche Untersuchung für neu übernommene pflegebedürftige Menschen veranlassten. Um routinemäßige zahnärztliche Untersuchungen im Rahmen der Versorgung kümmerten sich sogar nur 3,4 % der Pflegekräfte (Nitschke et al. 2010).

Kottner et al. (2015) weisen in ihrer quantitativen Untersuchung zur Hautpflege in der ambulanten Pflege darauf hin, dass es Hinweise auf eine Unterversorgung im Hinblick auf eine adäquate Hautpflege bei pflegebedürftigen Menschen, die von einem ambulanten Pflegedienst (mit)versorgt werden, vorliegen. Die Studienergebnisse zeigen, dass bei einer Vielzahl der pflegebedürftigen Menschen nicht auf die Anwendung von adäquaten und für die zumeist trockene Haut von älteren Menschen geeigneten Hautreinigungs- und Hautpflegeprodukte geachtet werde. Beispielsweise waren bei 31,5 % der in die Studie einbezogenen pflegebedürftigen Menschen (n = 879) die Hautreinigungsprodukte unklar (23,1 %) oder wechselten ständig (8,4 %), was im Widerspruch zu den Empfehlungen stehe, dass feuchtigkeitsspendende Reinigungsmittel mit hautfreundlichem pH-Wert genutzt werden sollten (Kottner et al. 2015). Zudem wurde nur bei 63,3 % der pflegebedürftigen Menschen nach dem Waschen ein Hautpflegeprodukt verwendet. Auch dies stehe im Widerspruch mit den aktuellen Empfehlungen, Feuchtigkeitscremes mindestens zweimal täglich aufzutragen (Kottner et al. 2015).

Hinweise auf Mängel in der Durchführung von behandlungspflegerischen Maßnahmen sowie körperbezogenen Pflegemaßnahmen lassen sich darüber hinaus aus den weiteren – im Rahmen der Qualitätsprüfungen des Medizinischen Dienstes – angewendeten Prüfkriterien ableiten. Anhand der Ergebnisse der durchgeführten Qualitätsprüfungen werden dabei bestehende Defizite im Hinblick auf eine adäquate Durchführung des Medikamentenmanagements (siehe Abschnitt 6.4.5), einer – den aktuellen wissenschaftlichen Erkenntnissen entsprechenden – Versorgung von Dekubitūs bzw. chronischen Wunden sowie einer adäquaten Durchführung von Maßnahmen zur Thromboseprophylaxe deutlich. So wurden bei ca. 18 % der untersuchten Personen das Prüfkriterium zur Dekubitusprophylaxe und -behandlung sowie bei ca. 7 % das Prüfkriterium im Hinblick auf das sachgerechte Anlegen von Kompressionsstrümpfen/-verbänden nicht erfüllt (MDS 2020). Die Prüfungen hinsichtlich der Umsetzung von Pflegeleistungen nach SGB XI ergaben, dass im Schnitt bei ca. 10–20 % der untersuchten Personen keine adäquate Durchführung von pflegebezogenen Maßnahmen erfolgte. Vereinbarte Leistungen zur Förderung der Mobilität wurden bei 6,9 % der geprüften Personen nicht durchgeführt. Maßnahmen zur Sturzprophylaxe wurden bei 10,8 %, zur Dekubitusprophylaxe bei gut 20 % und zur Förderung der Harnkontinenz bzw. angemessenen Inkontinenzversorgung bei 19,4 % bzw. 8,8 % der untersuchten Personen nicht adäquat durchgeführt (MDS 2020). Darüber hinaus erfolgten bei 22,5 % der untersuchten Personen mit Demenz nicht die erforderlichen Maßnahmen (u. a. Maßnahmen zur Tagesstrukturierung oder Beschäftigungsgestaltung) für eine angemessene Versorgung von pflegebedürftigen Menschen mit Demenz. Zudem ergab die Prüfung bei 12–17 % der untersuchten Personen, dass das Kriterium zur Durchführung eines adäquaten Ernährungsmanagements (Nahrungsaufnahme, Flüssigkeitszufuhr) nicht erfüllt wurde (MDS 2020). Auch Lahmann et al. (2016) fanden in ihrer Studie zum Ernährungszustand von pflegebedürftigen Menschen in der ambulanten Pflege heraus, dass nicht immer ein adäquates Assessment und Monitoring des Ernährungszustandes erfolgte sowie keine angemessenen Maßnahmen zum Ernährungsmanagement durchgeführt wurden. Nur bei 57,3 % der in die Studie einbezogenen pflegebedürftigen Menschen (n = 878) erfolgte eine regelmäßige Gewichtskontrolle. Bei pflegebedürftigen Menschen mit einem bereits bestehenden Untergewicht, wurde eine regelhafte Gewichtskontrolle sogar nur bei 47,2 % der pflegebedürftigen Menschen durchgeführt. Zudem erhielten weniger als 2 % der betreuten unterernährten pflegebedürftigen Menschen eine orale Zusatznahrung, z. B. in Form von energiereichen Snacks (Lahmann et al. 2016).

Im Hinblick auf die adäquate Durchführung von hygienebezogenen Maßnahmen bei pflegebedürftigen Menschen mit multiresistenten Erregern, berichten Strube-Lahmann et al. (2018) und Strube-Lahmann (2019) auf Basis ihrer quantitativen Untersuchung, dass lediglich bei ca. 71 % der befragten ambulanten Pflegedienste (n = 107) ein festes MRSA-Sanierungsschema vorliege und nur bei 70,7 % der befragten ambulanten Pflegedienste überhaupt eine Protokollierung der durchgeführten MRSA-Sanierung vorgenommen wird. Bei 28,7 % existierte eine entsprechende Dokumentation gar nicht. Zudem hatten ca. 25 % der bei diesen Pflegediensten beschäftigten Pflegekräfte überhaupt keine Kenntnis des Sanierungsschemas (25,6 %, n = 399) bzw. der MRSA-Protokollierung (26,8 %, n = 370), woraus die Autor:innen insgesamt schließen, dass so nur bei ca. 50 % der pflegebedürftigen Menschen mit MRSA in der ambulanten Pflege überhaupt eine fachgerechte pflegerische Versorgung stattfinden könne (Strube-Lahmann 2019, Strube-Lahmann et al. 2018) (siehe Abschnitt 6.4.4).

Abschließend ist anzumerken, dass Defizite in der standard- bzw. leitliniengerechten Durchführung der pflegerischen Versorgung ggf. darauf zurückgeführt werden können, dass trotz der Verpflichtung der ambulanten Pflegedienste, die vorliegenden Expertenstandards der Pflege umzusetzen, dies jedoch nicht flächendeckend erfolgt. So zeigt die Stichprobenerhebung der in die Qualitätsprüfungen des Medizinischen Dienstes einbezogenen ambulanten Pflegedienste, dass lediglich 73–82 % der zufällig ausgewählten ambulanten Pflegedienste (Stichprobengröße n = 2.325–5.421) diese Expertenstandards auch wirklich anwenden (MDS 2020).

6.4.4 Umsetzung notwendiger und geeigneter Hygienemaßnahmen

Neben der adäquaten Durchführung von körperbezogenen Pflegemaßnahmen bzw. behandlungspflegerischen Tätigkeiten, ist ebenso eine angemessene, den allgemein anerkannten wissenschaftlichen Erkenntnissen entsprechende Umsetzung von Hygienemaßnahmen relevant für die Gewährleistung einer qualitativ hochwertigen pflegerischen bzw. medizinisch-pflegerischen Versorgung. Als Grundlage für eine angemessene Umsetzung von notwendigen und geeigneten Hygienemaßnahmen dienen hierbei zum einen die gesetzlichen Regelungen und Empfehlungen gemäß dem Infektionsschutzgesetz (IfSG)[4]. Hierzu zählen z. B. die Empfehlungen der Kommission für Krankenhaushygiene und Infektionsprävention gemäß § 23 IfSG, die auch für ambulante Pflegedienste verpflichtend einzuhalten sind (§ 23 Absatz 3 IfSG), sowie die Vorgaben zur Vorhaltung von Hygieneplänen sowie internen Verfahrensanweisungen zur Infektionshygiene gemäß § 36 IfSG. Zum anderen liegen auch verschiedene nationale und internationale Leitlinien vor, die konkrete Empfehlungen für die ambulante Pflege im Hinblick auf hygienebezogene Strukturvorgaben (z. B. Vorliegen eines Hygieneplans, Schulungen der Pflegekräfte in Maßnahmen der Infektionsprävention und -kontrolle) (AWMF 2016, DGKH 2017, NCEC 2013, NICE 2017), die korrekte Durchführung von Hygienemaßnahmen vor, während und nach pflegerischen Tätigkeiten speziell in der häuslichen Umgebung (u. a. Händehygiene und hygienische Händedesinfektion, Tragen von Einmalhandschuhen) (AWMF 2016, DGKH 2017, DGU und DMGP 2019, NICE 2017, Willener et al. 2015) sowie die Umsetzung von spezifischen Hygienemaßnahmen, beispielsweise im Umgang mit pflegebedürftigen Menschen mit multiresistenten Erregern (u. a. Risikoeinschätzung/-bewertung bei Aufnahme, Einsatz von persönlicher Schutzbekleidung) (DGKH 2017, NCEC 2013, Ruscher 2014), geben.

---

[4] Gesetz zur Neuordnung seuchenrechtlicher Vorschriften (Seuchenrechtsneuordnungsgesetz – SeuchRNeuG) vom 20. Juli 2000. Artikel 1: Gesetz zur Verhütung und Bekämpfung von Infektionskrankheiten beim Menschen (Infektionsschutzgesetz – IfSG). Bundesgesetzblatt Jahrgang 2000, Teil I Nr. 33, in Kraft getreten am 1. Januar 2001.

Verschiedene Untersuchungen zum Hygienemanagement in der ambulanten Pflege sowie die Ergebnisse der Qualitätsprüfungen des Medizinischen Dienstes zeigen jedoch Probleme sowie bestehende Defizite in der Umsetzung von strukturbezogenen Vorgaben sowie von erforderlichen Hygienemaßnahmen auf (Bonkowski et al. 2019, Eggert et al. 2016, Kranabetter 2010, MDS 2020, Strube-Lahmann 2019, Strube-Lahmann et al. 2018). So weisen Bonkowski et al. (2019) in ihrem Beitrag zur Behandlung von pflegebedürftigen Menschen mit chronischen Wunden in der außerklinischen Versorgung darauf hin, dass generell die Einhaltung der hygienischen Bedingungen, z. B. für die aseptische Behandlung einer chronischen Wunde, außerhalb des stationären Settings trotz der Bemühungen der behandelnden Ärzt:innen sowie Pflegekräfte deutlich erschwert sei (Bonkowski et al. 2019). Kranabetter (2010) führen in ihrem Bericht zur Hygiene im ambulanten Bereich und einer effektiven Pneumonieprophylaxe bei heimbeatmeten Patient:innen aus, dass u. a. die strikte Einhaltung der hygienischen Basismaßnahmen (u. a. die hygienische Händedesinfektion) notwendig ist, um eine Pneumonie effektiv zu verhindern. Die Autor:innen konstatieren diesbezüglich jedoch noch einen deutlichen Schulungsbedarf bei den versorgenden Pflegekräften im Hinblick auf ein entsprechend angemessenes Hygienemanagement (Kranabetter 2010). Die Ergebnisse verschiedener quantitativer Studien belegen darüber hinaus klar bestehende Mängel in der Umsetzung der fachlichen und gesetzlichen Hygiene-anforderungen und verdeutlichen ebenfalls den Schulungs- und Informationsbedarf von Pflegekräften von ambulanten Pflegediensten (Büenfeld et al. 2015, Eggert et al. 2016, Spegel et al. 2013). Büenfeld et al. (2015) deckten in ihrer Studie zum Umgang mit Arzneimittel in der ambulanten Pflege auf, dass nur bei gut 59 % der ambulanten Pflegedienste (n = 17) die Pflegekräfte beim Stellen von Arzneimitteln die aus hygienischen Gründen erforderlichen Einmalhandschuhe trugen. Zudem waren verwendete Tablettenteiler und ebenso Behältnisse für die gestellten Arzneimittel häufig verschmutzt (Büenfeld et al. 2015). Die Autor:innen schließen vor diesem Hintergrund, dass es einen erhöhten Informations- und Schulungsbedarf im Hinblick auf die erforderlichen Hygienemaßnahmen beim Umgang mit Arzneimitteln gebe (Büenfeld et al. 2015). Eggert et al. (2016) arbeiteten in ihrer Studie zu den Erfahrungen von Leiter:innen bzw. Qualitäts- und Hygienebeauftragten von ambulanten Pflegediensten mit der Hygiene heraus, dass insgesamt nur 10 % der Befragten (n = 400) die Umsetzung der fachlichen und gesetzlichen Hygieneanforderungen als völlig unkritisch einschätzen. 23 % der Befragten hielten die gestellten Anforderungen an das Hygienemanagement dagegen für eher schlecht (22 %) bzw. sehr schlecht (1 %) umsetzbar. Als Gründe hierfür wurden vor allem die Zeit- und Personalknappheit (38 % bzw. 22 %) in der ambulanten Pflege benannt. Aber auch die mangelnde Sorgfalt (24 %) sowie das mangelnde Wissen (11 %) der Pflegekräfte wurden als negativ beeinflussende Faktoren angeführt (Eggert et al. 2016). Dementsprechend wurde ebenso ein dringender Schulungs- und Informationsbedarf zur Umsetzung von notwendigen und geeigneten Hygienemaßnahmen gesehen. Beispielsweise gaben 20 % der befragten Leiter:innen bzw. Qualitäts- und Hygienebeauftragten an, dass die angestellten Pflegekräfte beispielsweise mehr zu einer adäquaten Händedesinfektion, einer geeigneten Arbeitskleidung (8 %) oder einer angemessenen Abfallbeseitigung (7 %) informiert und geschult werden müssten. Zudem zeigte die Studie, dass es nur bei 61 % der befragten ambulanten Pflegedienste einen spezialisierten Hygienebeauftragten gab, bei 11 % war dies in Planung. Bei 13 % der befragten Pflegedienste gab es jedoch gar keinen Hygienebeauftragten und dies wurde auch für die Zukunft nicht geplant (Eggert et al. 2016). Die Untersuchung von Spegel et al. (2013) zur hygienebezogenen Strukturqualität von ambulanten Pflegediensten in Bayern, gibt darüber hinaus Hinweise darauf, dass bezogen auf die Einhaltung von Strukturvorgaben, noch ein deutliches Verbesserungspotenzial in der ambulanten Pflege besteht. So konnten von den geprüften ambulanten Pflegediensten (n = 194) lediglich 79 % einen geforderten Hygieneplan vorlegen (Spegel et al. 2013). Schulungen bzw. Fortbildungen zu Hygiene und Infektionsprävention fanden nur bei 38 % der kleinen Einrichtungen (ambulante Pflegedienste mit < 10 zu versorgenden pflegebedürftigen Menschen) und bei 67 % der großen Einrichtungen statt. Die Empfehlungen der KRINKO (z. B. zur Händehygiene, Prävention nosokomialer Pneumonien oder Prävention und Kontrolle Katheter-assoziierter Harnwegsinfektionen) waren lediglich 37–67 % der Einrichtungen bekannt (Spegel et al. 2013). Die Ergebnisse der Prüfungen der einrichtungsbezogenen Struktur- und Prozessqualität von ambulanten Pflegediensten im Rahmen der Qualitätsprüfungen des Medizinischen Dienstes zeigen ebenfalls strukturbezogene Defizite hinsichtlich eines adäquaten Hygienemanagements auf. So ergab die Prüfung von 13.519 ambulanten Pflegediensten, dass bei ca. 5 % der ambulanten Pflegedienste keine interne Verfahrensanweisung zur Desinfektion und zum Umgang mit Sterilgut vorlagen (MDS 2020). Lag eine entsprechende Verfahrensanweisung vor, wurde die Einhaltung der Verfahrensanweisung jedoch lediglich von 86,5 % der ambulanten Pflegedienste regelmäßig überprüft. Darüber hinaus wurde in den Prüfungen deutlich, dass lediglich bei 73,5–90 % der ambulanten Pflegedienste die einschlägigen Empfehlungen der KRINKO, u. a. zur Händehygiene, Prävention und Kontrolle katheterassoziierter Harnwegsinfektionen oder Prävention nosokomialer beatmungsassoziierter Pneumonien, bekannt waren (MDS 2020).

Wie zuvor dargelegt ist speziell bei der (körperbezogenen) Versorgung von infektiösen pflegebedürftigen Menschen (darunter auch pflegebedürftige Menschen mit multiresistenten Erregern) die Einhaltung von gesonderten Hygienemaßnahmen erforderlich, um eine angemessene und sichere Versorgung sicherzustellen (DGKH 2017, Hignett et al. 2016, NCEC 2013, Ruscher 2014). Aber auch hier zeigen die Ergebnisse von verschiedenen Untersuchungen, dass in der ambulanten Pflege nicht immer ausreichend Wissen im Hinblick auf ein adäquates Hygienemanagement vorhanden ist und daher die notwendigen und geeigneten Hygienemaßnahmen nicht umgesetzt werden. So wurde in der Studie von Spegel et al. (2013) deutlich, dass in gut 45 % der in die Studie einbezogenen ambulanten Pflegedienste (n = 194) z. B. die KRINKO-Empfehlungen zur „Prävention und Kontrolle von Methicillin-resistenten *Staphylococcus aureus*-Stämmen (MRSA) in medizinischen und pflegerischen Einrichtungen" nicht bekannt war (Spegel et al. 2013). Dies bestätigen auch die Ergebnisse der Qualitätsprüfungen des Medizinischen Dienstes in der ambulanten Pflege. Hier war die entsprechende KRINKO-Empfehlung ca. 12 % der geprüften ambulanten Pflegedienste (n = 13.519) nicht bekannt (MDS 2020). Darüber hinaus arbeiteten Eggert et al. (2016) in ihrer Studie heraus, dass ein Assessment zu möglichen Risikofaktoren einer Besiedlung oder Infektion mit multiresistenten Erregern mitunter nur unzureichend durchgeführt wird. So gaben im Schnitt weniger als die Hälfte der befragten ambulanten Pflegedienste an, bei Aufnahme eines neuen pflegebedürftigen Menschen, nach Risikofaktoren wie einer vorangegangenen antibiotischen Therapie (37 %), einer Dialysepflichtigkeit (41 %), einem früheren Aufenthalt in einer Langzeitpflegeeinrichtung (42 %) oder der Verwendung eines Blasendauerkatheters in der Vergangenheit (45 %) zu fragen. Eine Erfassung von besser bekannten Risikofaktoren wurde dagegen deutlich häufiger durchgeführt: Krankenhausbehandlung in den letzten 6–12 Monaten (76 %), positiver MRE-Befund in der Anamnese (64 %) sowie chronische Hautveränderungen oder Wunden (62 %) (Eggert et al. 2016). Strube-Lahmann et al. (2018) fanden zudem heraus, dass es zwar bei 95,7 % der in ihre Studie einbezogenen ambulanten Pflegedienste (n = 107) eine Verfahrensanweisung zum Umgang mit multiresistenten Erregern gab, diese aber 11,3 % der befragten Mitarbeitenden (n = 576) überhaupt nicht bekannt war. Ähnliches zeigte sich auch hinsichtlich des Vorliegens sowie der Kenntnis eines MRSA-Sanierungsschemas. In 71,7 % der ambulanten Pflegedienste lag ein entsprechendes Schema vor (29,3 % hatten dagegen keines), jedoch war dies nur 74,4 % der befragten Mitarbeitenden (n = 399) bekannt. Gut ein Viertel der Mitarbeitenden hatte dementsprechend gar keine Kenntnis über das Vorliegen eines solchen MRSA-Sanierungsschemas (Strube-Lahmann

et al. 2018). Hinsichtlich der Kenntnis des Vorliegens von hygienebezogenen Verfahrensanweisungen zum Umgang mit pflegebedürftigen Menschen mit
multiresistenten Erregern sowie eines vorhandenen MRSA-Sanierungsschemas
konnte in der Studie von Strube-Lahmann et al. (2018) zudem ein positiver
Effekt von diesbezüglichen Schulungen nachgewiesen werden. Fand eine entsprechende Schulung in den vergangenen 12 Monaten statt, so war die Chance,
z. B. die Verfahrensregelung bzw. das MRSA-Sanierungsschema zu kennen,
zweieinhalb bis dreimal so hoch, als wenn die Schulung einen längeren Zeitraum zurücklag (Verfahrensregelung: Odds Ratio (OR) 2,75; Konfidenzintervall
(KI) 1,46–5,16; p = 0.002; MRSA-Sanierungsschema: OR 2,47; KI 1,42–4,31;
p = 0.001) (Strube-Lahmann et al. 2018). Auch Eggert et al. (2016) stellen auf
Basis ihrer Studienergebnisse einen deutlichen Bedarf an Schulungen im Umgang
mit Problemkeimen bei Pflegekräften von ambulanten Pflegediensten fest. Ohne
diese erscheine eine erfolgreiche Umsetzung der gesetzlichen und fachlichen
Hygieneanforderungen nicht möglich (Eggert et al. 2016) (siehe Abschnitt 6.1.2).

6.4.5 Medikamentenmanagement

Neben dem Hygienemanagement hat ebenso das Medikamentenmanagement
eine, über den gesamten Pflegeprozess hinweg, übergeordnete Bedeutung für
die Gewährleistung einer qualitativ hochwertigen und sicheren Versorgung. Verschiedene Untersuchungen und Berichte zur Patientensicherheit weisen darauf
hin, dass das Medikamentenmanagement einen sehr risikobehafteten Bereich in
der Versorgung von pflegebedürftigen Menschen und somit einen der wesentlichen Schlüsselbereiche für die Gewährleistung der Patientensicherheit darstellt
(Görres et al. 2018, Haltbakk et al. 2019, Meyer-Massetti et al. 2012, ZQP
2018). Als Hauptursache für das Auftreten von unerwünschten Ereignissen im
Zusammenhang mit der Medikation sowie für die Entstehung von medikamentenassoziierten Fehlern (z. B. Fehler bei der Verabreichung oder Dosierung) wird
in der Literatur vielfach das Vorliegen einer Polymedikation bei pflegebedürftigen Menschen beschrieben (Godfrey et al. 2013, Görres et al. 2018, Haltbakk
et al. 2019, ZQP 2018). Godfrey et al. (2013) arbeiteten in ihrer Übersichtsarbeit
zur Sicherheit in der ambulanten Pflege im Zusammenhang mit dem Medikamentenmanagement explizit heraus, dass dabei die Anzahl der verschriebenen
Medikamente ein relevanter Prädiktor für mögliche Medikationsprobleme darstellt und dass die Polymedikation (≥ 4 Medikamente) ein relevanter Risikofaktor
für das Auftreten von Medikationsfehlern (hier: potenziell unangemessene Medi-
kamenteneinnahme) ist (Godfrey et al. 2013). Die Erhebungen verschiedener

Primärstudien zur Anzahl der von pflegebedürftigen Menschen in der ambulanten Pflege eingenommenen Medikamente verdeutlichen, dass ein relevanter Anteil der pflegebedürftigen Menschen eine Vielzahl unterschiedlicher Medikamente einnimmt. Die Ergebnisse von Kiesswetter et al. (2020) zeigen, dass bei 83,9 % der in die Studie einbezogenen, durch einen ambulanten Pflegedienst gepflegten Menschen (n = 335), eine Polymedikation (> 3 Medikamente) vorlag (Kiesswetter et al. 2020). Die Ergebnisse von weiteren Primärstudien machen deutlich, dass von den pflegebedürftigen Menschen dabei durchschnittlich 5–7 verschiedene Medikamente pro Tag eingenommen werden (Grewe und Blättner 2017, Lahmann et al. 2015a, Meyer-Massetti et al. 2012, Schütz et al. 2019).

Als weitere Ursachen werden in der Übersichtsarbeit von Görres et al. (2018) u. a. mangelnde Kommunikations- und Abstimmungsprozesse zwischen den am Medikamentenmanagement Beteiligten sowie fehlendes Wissen und mangelnde Schulung von Pflegekräften zum Medikamentenmanagement benannt (Görres et al. 2018).

Vor dem Hintergrund der Bedeutung eines adäquaten Medikamentenmanagements für die Patientensicherheit sowie dessen Komplexität aufgrund einer vielfach vorliegenden Polymedikation werden in der Literatur sowie in internationalen Leitlinien zur Sicherstellung der Versorgungsqualität, die Durchführung von strukturierten, medikamentenbezogenen Assessments und die Dokumentation spezifischer medikamentenbezogener Anforderungen (z. B. Hinweise zum Einnahmezeitpunkt, zu Nebenwirkungen) in der Patientenakte und Pflegeplanung (Godfrey et al. 2013, Haltbakk et al. 2019, NICE 2015), eine umfassende Information und Schulung von Pflegekräften zum Medikamentenmanagement (Grewe und Blättner 2017, Haltbakk et al. 2019, Suhr et al. 2019, ZQP 2018) (siehe Abschnitt 6.1.2) sowie ein regelmäßiger interprofessioneller Austausch im Medikationsprozess (NICE 2015) (siehe Abschnitt 6.4.6) empfohlen.

Diesbezüglich finden sich in der Literatur jedoch verschiedene Hinweise auf eine noch mangelhafte Umsetzung und demnach auf ein teilweise inadäquates Medikamentenmanagement in der Versorgungsrealität, wodurch die Entstehung von Medikationsfehlern begünstigt und somit die Sicherheit der pflegebedürftigen Menschen in der ambulanten Pflege gefährdet werden kann (Büenfeld et al. 2015, Eggert et al. 2020, Ermer und Harder 2011, Ezzat et al. 2019, Godfrey et al. 2013, Görres et al. 2018, MDS 2020, Meyer-Massetti et al. 2012, Meyer-Massetti et al. 2016, Schaeffer und Müller-Mundt 2012). Beispielsweise fanden Ermer und Harder (2011) in ihrer quantitativen Untersuchung zur Überprüfung der Medikation von pflegebedürftigen Menschen, bei denen ein ambulanter Pflegedienst an der Versorgung beteiligt war, heraus, dass bei einem relevanten Anteil der betrachteten pflegebedürftigen Menschen innerhalb eines

Jahres verschiedene Medikamentenänderungen stattgefunden haben. In der Studienpopulation wurden innerhalb von einem Jahr 15 % der Verschreibungen abgesetzt und durch ein neues Medikament ersetzt (Ermer und Harder 2011). Die Autor:innen fanden zudem heraus, dass bei den pflegebedürftigen Menschen jedoch nur unregelmäßige bis nie eine Überprüfung der Medikation erfolgte, sodass sie schlussfolgerten, dass ein deutliches Defizit bei der Durchführung von medikamentenbezogenen Assessments und der regelmäßigen Surveillance der Medikation (z. B. hinsichtlich Medikamentenumstellungen oder neu hinzugefügten Medikamenten) bestehe (Ermer und Harder 2011). Büenfeld et al. (2015) zeigten darüber hinaus verschiedene Mängel im Hinblick auf einen richtigen Umgang mit Medikamenten (Lagerung, Darreichungsform) auf. So wurde in der Studie herausgefunden, dass z. B. die Lagerung von Medikamenten nicht adäquat erfolgte und bereits gestellte Medikamente über mehrere Tage in den Einsatzfahrzeugen aufbewahrt, nicht ausreichend stabile Arzneimittel (z. B. Brausetabletten) außerhalb der Originalverpackung über einen längeren Zeitraum gestellt sowie Betäubungsmittel nicht gemäß dem Betäubungsmittelgesetz gesondert und gesichert aufbewahrt wurden (Büenfeld et al. 2015). Darüber hinaus wird in verschiedenen Untersuchungen auf weitere, häufige (Beinahe-)Fehler bei der Bereitstellung von Medikamenten hingewiesen: Medikamente werden nicht entsprechend der ärztlichen Anordnung gestellt (Büenfeld et al. 2015, Fleer 2014, MDS 2020, Meyer-Massetti et al. 2012), komplett gar nicht, falsch dosiert oder zum falschen Zeitpunkt gerichtet (Meyer-Massetti et al. 2012, Meyer-Massetti et al. 2016) bzw. entgegen der Zulässigkeit des Teilens von Arzneimitteln geteilt zur Verfügung gestellt (Büenfeld et al. 2015, Ermer und Harder 2011). Dies wird auch durch die Ergebnisse des Scoping Reviews von Görres et al. (2018) untermauert. Hierin wird dargelegt, dass die häufigsten Fehler bei der Medikamentenvergabe in einer falschen Dosierung oder dem Stellen und Richten von Medikamenten begründet liegen (Görres et al. 2018). Dabei ist vor allem das nicht zulässige Teilen von Arzneimitteln ein häufig vorkommendes Problem. So verweisen Büenfeld et al. (2015) darauf, dass die Zulässigkeit des Teilens eines Arzneimittels lediglich von ca. 71 % der ambulanten Pflegedienste (n = 21) überhaupt vorab geprüft wird (Büenfeld et al. 2015). Dies bestätigen auch die Ergebnisse der Untersuchungen von Ermer und Harder (2011). Die Erhebung im Hinblick auf das Teilen von Medikamenten ergab, dass bei gut 20 % der betrachteten pflegebedürftigen Menschen (n = 102) mindestens eine nicht zugelassene Teilung von Tabletten erfolgte (Ermer und Harder 2011). Weitere (Beinahe-)Fehler entstehen zudem bei der Abgabe und Verabreichung von Medikamenten (Eggert et al. 2019, 2020, Fleer 2014, Meyer-Massetti et al. 2012). So stellen Meyer-Massetti et al. (2012) dar, dass 14 % der in ihrer Studie identifizierten

Medikationsfehler (n = 84) bei der Abgabe bzw. Verabreichung von Medikamenten entstanden (Meyer-Massetti et al. 2012). Auch in der Untersuchung von Eggert et al. (2020) stellte sich heraus, dass 34 % der befragten Leitungskräfte bzw. Qualitätsbeauftragten von ambulanten Pflegediensten (n = 535) von Fehlern bei der Medikamentengabe berichteten. 6 % der Befragten gaben dabei an, dass Fehler bei der Injektion oder Infusion von Medikamenten gemacht wurden (Eggert et al. 2020). In den Prüfungen des Medizinischen Dienstes im Rahmen der gesetzlich vorgesehenen Qualitätsprüfungen in der ambulanten Pflege (§ 114a Absatz 6 SGB XI) wurden ebenfalls Probleme hinsichtlich der Injektion von Medikamenten aufgedeckt. Bei ca. 10 % der untersuchten Personen (n = 82.285) wurde das Prüfkriterium zur adäquaten Durchführung der Injektion von Medikamenten entsprechend der ärztlichen Verordnung sowie der Kommunikation von möglichen Komplikationen an die behandelnden Ärzt:innen nicht erfüllt (MDS 2020).

Als die wesentlichen Ursachen für die Entstehung von Medikationsfehlern wird in verschiedenen Übersichtsarbeiten und Primärstudien zum einen eine nicht ausreichende Qualifikation der Pflegekräfte im Hinblick auf ein angemessenes pharmakologisches Wissen (Eggert et al. 2020, Godfrey et al. 2013, Görres et al. 2018, Grewe und Blättner 2017, Haltbakk et al. 2019, Schaeffer und Müller-Mundt 2012) sowie die mangelnde Schulung zu den Themen Arzneimitteltherapiesicherheit und Medikamentenmanagement genannt (Grewe und Blättner 2017, Meyer-Massetti et al. 2012). So führen z. B. Meyer-Massetti et al. (2012) aus, dass sich der Großteil (71,4 %) der in ihrer Studie befragten Mitarbeitenden von ambulanten Pflegediensten (n = 28) mehr Fortbildungen zum Thema Medikation wünschten (Meyer-Massetti et al. 2012). Zum anderen kann eine mangelhafte Kommunikation und intra- und interprofessionelle Zusammenarbeit zu Problemen im Medikationsprozess, zur Beeinflussung der Arzneimitteltherapiesicherheit und zu Medikationsfehlern führen (Eggert et al. 2019, Görres et al. 2018, Grewe und Blättner 2017, Meyer-Massetti et al. 2012, Meyer-Massetti et al. 2016). Die Ergebnisse der Studie von Meyer-Massetti et al. (2016) zur Medikationssicherheit in der ambulanten Pflege zeigen, dass eine mangelnde Kommunikation die zweithäufigste Ursache für medikamentenassoziierte Probleme darstellt. Dabei wurde von 38,1 % der befragten Pflegedienste (n = 7) die interprofessionelle Kommunikation im Pflegeteam und von 33,3 % der Pflegedienste in intraprofessionelle Kommunikation mit den betreuenden Ärzt:innen als mangelhaft eingeschätzt (Meyer-Massetti et al. 2016). Auch Eggert et al. (2019) fanden in ihrer Untersuchung zur Medikation in der ambulanten häuslichen Pflege aus Sicht von pflegenden Angehörigen heraus, dass auch aus der Perspektive der weiteren an der Pflege Beteiligten, die Abstimmungen zwischen den am

Medikationsprozess beteiligten Akteuren häufig ungenügend seien und dadurch Medikationsfehler begünstigt würden. 10 % der befragten pflegenden Angehörigen (n = 981) berichten dabei von Abstimmungsproblemen, wenn zwei Akteure an der Versorgung beteiligt waren. Bei einer Beteiligung von drei bis vier Akteuren am Medikationsprozess gaben dies bereits 18 % der pflegenden Angehörigen an, bei fünf und mehr Beteiligten sogar 37 % der Angehörigen (Eggert et al. 2019). Insgesamt 26 % der pflegenden Angehörigen kamen zu der Einschätzung, dass Medikamente aufgrund der Abstimmungsprobleme schlussendlich nicht oder nicht korrekt angewendet wurden (Eggert et al. 2019). Die Ergebnisse zeigen, dass das Vorhandensein sowie die Stärkung einer guten intra- und interprofessionellen Kommunikation und Zusammenarbeit eine notwendige Voraussetzung für eine multiprofessionelle Arzneimittelversorgung sowie ein adäquates Medikamentenmanagement darstellen (Blocher und Kirpal 2015, Görres et al. 2018, Meyer-Massetti et al. 2012, Schaeffer und Müller-Mundt 2012).

6.4.6 Intra- und interprofessionelle Zusammenarbeit

An der ambulanten pflegerischen bzw. medizinisch-pflegerischen Versorgung von pflegebedürftigen Menschen sind, neben den pflegenden Angehörigen und ggf. einem ambulanten Pflegedienst, vielfach noch zahlreiche weitere Akteure des Gesundheitssystems (u. a. Hausärzt:innen, Heil- und Hilfsmittelversorger, Apotheken, Krankenhäuser) eingebunden (Isfort et al. 2016). Aufgrund der Vielzahl an beteiligten Akteuren sowie der zusätzlichen räumlichen Distanz der Beteiligten zum Ort der Versorgung, bestehen in der ambulanten Pflege erhöhte Anforderungen an die Kommunikation und Kooperation zwischen den sowie an die Koordination der an der Versorgung beteiligten Berufsgruppen (Ewers et al. 2017, Knüppel Lauener et al. 2019). Die Gewährleitung einer ganzheitlichen, personenzentrierten und sicheren Versorgung von pflegebedürftigen Menschen ist nur möglich, wenn die verschiedenen Akteure gut zusammenarbeiten und Kommunikations- und Abstimmungsprozesse zwischen den an der Versorgung beteiligten Akteuren etabliert sind (Seow und Bainbridge 2018, Vaartio-Rajalin und Fagerström 2019). So zeigen die Ergebnisse verschiedener Übersichtsarbeiten, dass eine funktionierende intra- und interprofessionelle Kommunikation und Kooperation zum einen patientenrelevante Outcomes (z. B. Komplikationen, stationäre Aufnahmen in ein Krankenhaus) positiv beeinflusst (Ganann et al. 2019, Santomassino et al. 2012, Vaartio-Rajalin und Fagerström 2019) und zum anderen bei Pflegekräften das Gefühl der Teamzugehörigkeit und daraus folgend deren Arbeitszufriedenheit steigert (Ganann et al. 2019). Zudem stellen die intra- sowie interprofessionelle, sektorenübergreifende Kommunikation und Kooperation einen wichtigen Schlüsselbereich der Patienten-sicherheit dar. Kommunikations- und Interaktionsprobleme im Pflegeteam oder zwischen den an der Versorgung beteiligten Akteuren erhöhen das Risiko für unerwünschte Ereignisse und Fehler und können so zu einer Gefährdung der Patientensicherheit führen (Ewers et al. 2017, Görres et al. 2018, Haltbakk et al. 2019, Hignett et al. 2016, Macdonald und McLean 2018, ZQP 2018).

Eine reibungslose intra- und interprofessionelle Zusammenarbeit über die Sektorengrenzen hinweg, ist auch aus Sicht der pflegebedürftigen Menschen und deren pflegenden Angehörigen sowie ebenfalls aus Perspektive der professionellen Akteure eine wichtige Voraussetzung für die Gewährleistung einer guten Versorgungsqualität. So beschreiben beispielsweise Schneider (2015) und Götze et al. (2010) in ihren Veröffentlichungen, dass pflegebedürftige Menschen und deren Angehörige die pflegerische bzw. medizinisch-pflegerische Versorgung als gut erachten, wenn im Behandlungsteam eine ausgeprägte Teamorientierung besteht sowie eine enge, berufsgruppen- und sektorenübergreifende Zusammenarbeit der beteiligten Professionen erfolgt (Götze et al. 2010, Schneider 2015). Dies bestätigen auch die Ergebnisse verschiedener Untersuchungen zur Sichtweise der professionellen Akteure. Lehmann und Ewers (2020) arbeiteten diesbezüglich heraus, dass aus Sicht der an der häuslichen Intensivversorgung beteiligten Gesundheitsprofessionen eine qualitativ hochwertige Versorgung nur gewährleistet werden kann, wenn eine gute Zusammenarbeit im Team erfolgt und die einzelnen Akteure stets ihr Handeln aufeinander abstimmen (Lehmann und Ewers 2020). Darüber hinaus weisen D'Astous et al. (2019) und Theobald und Leidig (2018) in ihren Arbeiten darauf hin, dass eine offene multi-disziplinäre Kommunikation bei Pflegekräften von ambulanten Pflegediensten das Gefühl bestärkt, Mitglied eines Teams zu sein und sich dies positiv auf die Bewältigung des Arbeitsalltags und die Arbeitszufriedenheit der Pflegekräfte sowie die Gewährleistung einer ganzheitlichen, personenzentrierten Versorgung auswirke (D'Astous et al. 2019, Theobald und Leidig 2018). Auch Lee et al. (2020) beschreiben in ihrer Übersichtsarbeit, dass die Qualität der Zusammenarbeit im Team und der Grad der wahrgenommenen Unterstützung, die Einschätzung der Pflegekräfte im Hinblick auf ihre Arbeitsbelastung beeinflusst (Lee et al. 2020). Die Ergebnisse der Untersuchungen von Schilgen et al. (2019) und Schilgen et al. (2020) zeigen diesbezüglich, dass eine funktionierende Teamarbeit und die Unterstützung im Team wichtige Ressourcen für Pflegekräfte sind, um mit den (psychosozialen) Belastungen der häuslichen Versorgung von pflegebedürftigen Menschen umgehen zu können (Schilgen et al. 2019, Schilgen et al. 2020). Umgekehrt können jedoch eine fehlende Unterstützung im Team sowie Konflikte in der intra- oder auch interprofessionellen Zusammenarbeit zu Frustration und Stress bei den Pflegekräften führen, was sich wiederum auf die Qualität der pflegerischen Versorgung auswirken kann (Lee et al. 2020, Rabbetts et al. 2020).

Entsprechend enthalten auch verschiedene nationale Expertenstandards der Pflege sowie internationale Leitlinien zahlreiche Empfehlungen im Hinblick auf die Kommunikation, Kooperation und Koordination innerhalb und zwischen den an der Versorgung beteiligten Akteuren, um eine gute intra- und interprofessionellen Zusammenarbeit im Pflege- und Versorgungsprozess sicherzustellen. Dies umfasst die gegenseitige Unterstützung im Pflegeteam (z. B. bei der Bewältigung von schwierigen Situationen) (NICE 2015), die regelmäßige Kommunikation und gegenseitige Information der beteiligten Berufsgruppen über den aktuellen Gesundheitszustand des pflegebedürftigen Menschen und möglicherweise vorliegenden Risiken (z. B. Sturzrisiko, Dekubitusrisiko, Informationen zu multiresistenten Erregern) (DNQP 2013, 2017a, NCEC 2013, NICE 2015, 2016, 2018, RNAO 2011c, 2017), die Diskussion und Erstellung einer gemeinsamen Pflege- und Maßnahmenplanung im multiprofessionellen Team sowie die Koordination der erforderlichen Maßnahmen (ANA kein Datum, DNQP 2013, 2014a, 2015, 2017b, 2020, NCGC 2015, NICE 2013, 2015, 2016, RNAO 2011a, 2011b, 2011c, 2013, 2016a, 2016b, 2020) und den regelmäßigen multiprofessionellen Austausch zur Pflege- und Versorgungssituation sowie zu ggf. notwendigen Anpassungen der Pflege- und Maßnahmenplanung (ANA kein Datum, DNQP 2013, 2020, NCEC 2013, NCGC 2015, NICE 2015, 2018, RNAO 2011a, 2017).

In der Literatur finden sich jedoch auch einige Hinweise auf Mängel bei der intra- und interprofessionellen Kommunikation, Kooperation und Koordination in der ambulanten Versorgung von pflegebedürftigen Menschen, was die Versorgungsqualität beeinträchtigen und zu einer Über-, Unter- oder Fehlversorgung führen kann (Ganann et al. 2019, Götze et al. 2010, Gregory et al. 2017, Isfort et al. 2012, Lehmann und Ewers 2020, Ventura et al. 2014). So führen beispielsweise Ganann et al. (2019) in ihrer Übersichtsarbeit aus, dass eine mangelhafte intra- und interprofessionelle Kommunikation sowie ein fehlender Informationsaustausch zwischen den an der Versorgung beteiligten Akteuren zu einem schlechten Rollenverständnis bei den Beteiligten hinsichtlich der jeweiligen Zuständigkeiten im multiprofessionellen Team führen und dadurch Risiken für die Gesundheit der pflegebedürftigen Menschen entstehen und die Kontinuität der Versorgung mitunter nicht mehr sichergestellt werden könne (Ganann et al. 2019). Ventura et al. (2014) weisen in ihrer Übersichtsarbeit ebenfalls darauf hin, dass Kommunikationsprobleme zu Diskontinuitäten in der ambulanten pflegerischen Versorgung von pflegebedürftigen Menschen führen können. Mitarbeitende von ambulanten Pflegediensten wüssten vielfach nicht, welche Leistungen von anderen Gesundheitsprofessionen erbracht würden und die pflegerische bzw. medizinisch-pflegerische Versorgung sei insgesamt schlecht koordiniert (Ventura et al. 2014). Dabei fanden Junod Perron et al. (2019) in ihrer qualitativen Studie zur Kommunikation in der ambulanten Pflege heraus, dass sich viele der befragten Gesundheitsfachkräfte (n = 31, darunter 21 Pflegekräfte) häufig unsicher fühlten, wie überhaupt die gesammelten Informationen zu den betreuten pflegebedürftigen Menschen zu dokumentieren seien und an die weiteren an der Versorgung beteiligten Gesundheitsfachkräfte (z. B. Ärzt:innen) kommunizieren werden könnten (Junod Perron et al. 2019).

Auch aus der Perspektive von pflegebedürftigen Menschen und deren pflegenden Angehörigen werden Probleme bei der intra- und interprofessionellen Kommunikation der an ihrer Versorgung beteiligten Akteure benannt, die aus ihrer Sicht die Qualität der Versorgung negativ beeinflussen. Gregory et al. (2017) arbeiteten diesbezüglich in ihrer systematischen Übersichtsarbeit heraus, dass sowohl aus Sicht der beteiligten Gesundheitsprofessionen als auch der pflegebedürftigen Menschen, die Qualität der pflegerischen Versorgung durch systembedingte Probleme beeinträchtigt würde. Als Gründe für diese Einschätzung wurde von den pflegebedürftigen Menschen u. a. eine mangelhafte Informationsweitergabe zwischen den Akteuren benannt, was zu einer schlechten Kontinuität in der pflegerischen Versorgung führe (Gregory et al. 2017). Schwierigkeiten wurden dabei nicht nur bei der interprofessionellen Informationsweitergabe, sondern auch bei der Weitergabe von relevanten Informationen innerhalb von ambulanten Pflegediensten benannt (Gregory et al. 2017).

Darüber hinaus legen Görres et al. (2018) in ihrem Scoping Review zur Patientensicherheit in der ambulanten Pflege dar, dass eine mangelhafte Kommunikation und Informationsweitergabe innerhalb der an der Versorgung beteiligten Akteure und auch innerhalb der Pflegeteams einen relevanten Risikofaktor für die Patientensicherheit darstellt (Görres et al. 2018). Pflegekräfte von ambulanten Pflegediensten seien vielfach nicht ausreichend über den Gesundheitszustand der pflegebedürftigen Menschen und die notwendigen Versorgungsmaßnahmen (z. B. hinsichtlich des Hygiene- oder Medikamentenmanagement) informiert, was zu einer inkonsistenten Versorgung sowie zu unerwünschten Ereignissen in der Versorgung führen könne (Görres et al. 2018). Dies bestätigen auch die Ergebnisse der quantitativen Untersuchung von Eggert et al. (2020) zur Sicherheitskultur in der ambulanten Pflege. Die Kommunikation zwischen den an der Versorgung beteiligten Berufsgruppen sei ein wichtiger, sicherheitsrelevanter Aspekt in der ambulanten Versorgung von pflegebedürftigen Menschen (Eggert et al. 2020). Jedoch zeigen die Ergebnisse der Studie, dass der Informationsaustausch unter den an der Versorgung beteiligten Akteuren häufig durchaus schlecht ist. So wurde z. B. von 45 % der befragten Leitungskräfte bzw. Qualitätsbeauftragten von ambulanten Pflegediensten (n = 535) der Informationsaustausch mit Krankenhäusern als eher schlecht oder schlecht bewertet. Der Austausch mit den behandelnden Fachärzt:innen wurde von 40 % und mit den Hausärzt:innen von 18 % der Befragten als schlecht oder eher schlecht eingeschätzt. Auch der Informationsaustausch mit den an der Versorgung beteiligten Therapeut:innen (z. B. Physiotherapeut:innen, Logopäd:innen) wurde häufig als schlecht oder eher schlecht (Physiotherapeut:innen: 25 %, Logopäd:innen: 29 %) beurteilt (Eggert et al. 2020). Mängel im Informationsaustausch mit den ambulanten Pflegediensten belegen ebenso die Untersuchungen von Bahrmann et al. (2015), Liu und Kohlen (2018) und Hübner et al. (2017). Die Ergebnisse von Bahrmann et al. (2015) und Liu und Kohlen (2018) zeigen, dass gerade beim Übergang zwischen den Sektoren der Informationsfluss unterbrochen wird und somit der Informationsaustausch zwischen Krankenhäusern und ambulanten Pflegediensten unzureichend ist (Bahrmann et al. 2015, Liu und Kohlen 2018). Beispielsweise lagen lediglich bei 43,2 % bzw. 20 % der in der Untersuchung von Bahrmann et al. (2015) betrachteten ambulanten Pflegedienste Informationen vom Krankenhaus zu dem vorherigen stationären Aufenthalt vor. Am Beispiel der Übermittlung von Informationen zu multiresistenten Keimen fanden Hübner et al. (2017) heraus, dass bei knapp einem Fünftel der befragten ambulanten Pflegedienste keinerlei Informationen zur Besiedlung bzw. Infektion mit multiresistenten Erregern in den Entlassungs- bzw. Überleitungsdokumenten enthalten waren (Hübner et al. 2017).

Im ambulanten Bereich entstehen Probleme bei der interprofessionellen Kommunikation und Zusammenarbeit vor allem auch durch die spezifischen Rahmenbedingungen der Versorgung, die enorme Herausforderungen für die interprofessionellen Abstimmungsprozesse zwischen den Beteiligten sowie für eine funktionierende, professionsübergreifende Zusammenarbeit darstellen (Gnass et al. 2018, Grewe und Blättner 2017). So wird die Kommunikation zwischen den unterschiedlichen, an der Versorgung der pflegebedürftigen Menschen beteiligten, Berufsgruppen z. B. aufgrund der unterschiedlichen Arbeitszeiten der Beteiligten, der nur kurzen bzw. versetzten Kontaktzeiten u. a. von Pflegekräften und den behandelnden Ärzt:innen mit den pflegebedürftigen Menschen, dem fehlenden zentralen Zugang zu pflegerelevanten Dokumenten (z. B. Pflegeplänen) sowie der Schwierigkeit der Erreichbarkeit der weiteren an der Versorgung beteiligten

Akteure (z. B. der Ärzt:innen für das Ausstellen von Verordnungen) erschwert[5] (Ganann et al. 2019, Gnass et al. 2018, Grewe und Blättner 2017). Entsprechend fanden van den Bussche et al. (2013) in ihrer quantitativen Studie zur interprofessionellen Zusammenarbeit von Hausärzt:innen mit den Pflegekräften von ambulanten Pflegediensten heraus, dass die gegenseitige Erreichbarkeit teilweise als sehr schwer eingeschätzt wurde, dabei jedoch gleichzeitig auch ein deutlich höherer Kontaktbedarf geäußert wurde. 31 % der befragten Pflegekräfte (n = 199) gaben an, die zuständigen Hausärzt:innen nur sehr schwer telefonisch erreichen zu können. Die umgekehrte Situation wurde jedoch auch von 20 % der befragten Hausärzt:innen (n = 42) angegeben. Zudem mangele es generell an gemeinsamen Gesprächen über die Versorgung der zu betreuenden pflegebedürftigen Menschen. Die Mehrzahl der befragten Hausärzt:innen (50 %) sowie der Pflegekräfte (69,4 %) meldeten zurück, dass in den vergangenen drei Monaten kein professionsübergreifendes Gespräch zu den gemeinsam versorgten pflegebedürftigen Menschen stattgefunden hat. 16,6 % der Pflegekräfte und 20,7 % der Hausärzt:innen berichteten, dass ein gemeinsames Gespräch über die Versorgung der pflegebedürftigen Menschen lediglich ein Mal in den letzten drei Monaten erfolgt sei (van den Bussche et al. 2013). Dementsprechend wurden die gegenseitigen Abstimmungen und Informationsübermittlungen als insgesamt nicht zufriedenstellend eingeschätzt. 40 % der Pflegekräfte und 26 % der Hausärzt:innen waren hiermit nicht zufrieden. Folglich kam die Mehrheit der Befragten (77 % der Pflegekräfte, 54 % der Hausärzt:innen) zu dem Schluss, dass die Betreuung der pflegebedürftigen Menschen nicht gut aufeinander abgestimmt sei und daher auch nicht reibungslos verlaufe (van den Bussche et al. 2013). Auch die Ergebnisse von Eggert et al. (2016) zeigten, dass sich ambulante Pflegedienste einen regelhaften Austausch mit den behandelnden Hausärzt:innen wünschen. 19 % der befragten Leitungskräfte bzw. Qualitäts- und Hygienebeauftragten von ambulanten Pflegediensten (n = 400) gaben an, dass sie z. B. beim Erstkontakt mit pflegebedürftigen Menschen einen regelhaften Austausch über infektionsrelevante Sachverhalte mit den Hausärzt:innen als sinnvoll erachten würden, dieser aber fast nie stattfinde (Eggert et al. 2016).

---

[5] Als Möglichkeiten zur Verbesserung der Kommunikations- und Abstimmungsprozesse werden in der Literatur dementsprechend verschiedene Ansätze diskutiert. Hierzu zählen u. a. die Nutzung von gemeinsamen, für alle zugängliche standardisierte Instrumente und Dokumente, z. B. elektronische Berichterstattungssysteme, digitale Patienten-Notizbücher oder ein zentraler Medikationsplans (Blocher und Kirpal 2015, Ganann et al. 2019, Junod Perron et al. 2019).

Dabei wird die Kommunikation teilweise u. a. auch durch die bestehenden Hierarchien sowie dem Machtgefälle zwischen den unterschiedlichen Berufsgruppen (Ärzt:innen vs. Gesundheitsprofessionen) negativ beeinflusst (Gnass et al. 2018, Liu und Kohlen 2018, Schaeffer und Müller-Mundt 2012, Stelzhammer 2010). Liu und Kohlen (2018) arbeiteten diesbezüglich in ihrer qualitativen Studie zu den Herausforderungen für Pflegekräfte in der ambulanten Pflege heraus, dass aus Sicht der Pflegekräfte vor allem die Kommunikation mit den zuständigen Ärzt:innen schwierig sei und manchmal eine Art interprofessionelles Misstrauen vorherrsche (Liu und Kohlen 2018). Auch die Pflegekräfte in der qualitativen Untersuchung von Stelzhammer (2010) berichteten, dass sie sich in der Kommunikation mit den behandelnden Ärzt:innen als „Bittsteller" und nicht als Gesprächspartner auf Augenhöhe empfanden. Die Zusammenarbeit wurde daher als verbesserungswürdig eingeschätzt (Stelzhammer 2010). In der qualitativen Studie von Gnass et al. (2018) berichteten die befragten Pflegekräfte von ambulanten Pflegediensten von einer eher passiven Haltung der für die pflegebedürftigen Menschen zuständige Hausärzt:innen im Hinblick auf den interprofessionellen Austausch. Die von den Pflegekräften übermittelten Informationen (z. B. zur Schmerzsituation eines pflegebedürftigen Menschen) wurde zum Teil nicht beachtet bzw. oftmals darauf nicht zeitnah reagiert (Gnass et al. 2018).

Vor diesem Hintergrund wird sowohl von den professionellen Akteuren als auch von den pflegebedürftigen Menschen und deren pflegenden Angehörigen ein deutlicher Verbesserungsbedarf im Hinblick auf die Zusammenarbeit in der ambulanten pflegerische bzw. medizinisch-pflegerische Versorgung gesehen (Anonym 2011, Isfort et al. 2016, Kremeike et al. 2016b, Krutter et al. 2020, van den Bussche et al. 2013, van den Bussche et al. 2012). Die Erhebung des Pflege-Thermometers 2016 (Isfort et al. 2016) zeigten, dass eine relevante Anzahl von ambulanten Pflegediensten die Güte der Zusammenarbeit mit verschiedenen Akteuren der Versorgung als schlecht einschätzte und somit ein deutlicher Verbesserungsbedarf besteht. So wird die Zusammenarbeit mit Hausärzt:innen von 7,3 % der befragten ambulanten Pflegedienste (n = 1.653) negativ beurteilt. Die Zusammenarbeit mit Fachärzt:innen wird von 20,4 %, mit Tagespflegeeinrichtungen von 11,7 %, mit vollstationären Pflegeeinrichtungen von 19,4 % und mit Krankenhäusern sogar von 32,2 % der ambulanten Pflegedienste negativ bewertet (Isfort et al. 2016). Krutter et al. (2020) fanden in ihrer Mixed-Method-Analyse heraus, dass 84 % der einbezogenen Hausärzt:innen (n = 50) sowie 76 % der Pflegekräfte von ambulanten Pflegediensten (n = 140) einen deutlichen Verbesserungsbedarf hinsichtlich der interprofessionellen Kommunikation und Zusammenarbeit, hier speziell bei dementiell erkrankten pflegebedürftigen Menschen, sehen (Krutter et al. 2020). Den Bedarf von Pflegekräften nach einem effektiveren Informationsaustausch sowie einer intensiveren interprofessionellen Zusammenarbeit mit den behandelnden Hausärzt:innen vor allem bei der Versorgung von dementiell erkrankten pflegebedürftigen Menschen, wird durch die Ergebnisse der Untersuchungen von van den Bussche et al. (2013) und van den Bussche et al. (2012) untermauert. 51 % der ambulanten Pflegekräfte (n = 358), jedoch nur 13 % der Hausärzt:innen (n = 92) äußerten diesen Bedarf (van den Bussche et al. 2013). Kremeike et al. (2016b) arbeiteten in ihrer qualitativen Untersuchung zur ambulanten pädiatrischen Palliativversorgung heraus, dass auch aus Perspektive der pflegebedürftigen Kinder und deren Eltern, ein Bedarf zur Verbesserung der interprofessionellen Kommunikation und Zusammenarbeit besteht. 30,8 % der befragten Eltern (n = 13) wiesen darauf hin, dass sie sich eine bessere, sektorenübergreifende Kommunikation des multiprofessionellen Teams wünschten, sodass nicht sie selbst immer die relevanten Informationen zwischen den an der Versorgung Beteiligten kommunizieren müssen und damit eine bessere Kontinuität in der Versorgung gewährleistet wird (Kremeike et al. 2016b).

6.5   Ergebnisbezogene Versorgungsaspekte

Als relevante ergebnisbezogene Versorgungsaspekte wurden die drei Aspekte „Kontinuität in der Versorgung", „Pflegerische Unterversorgung" sowie „Pflege- und gesundheitsbezogene (Outcome-)Parameter" identifiziert.

6.5.1   Kontinuität in der Versorgung

Aufgrund der speziellen Rahmenbedingungen der ambulanten Pflege kommt der Sicherstellung der Kontinuität der ambulanten pflegerischen bzw. medizinisch-pflegerischen Versorgung von pflegebedürftigen Menschen eine entscheidende Bedeutung zu. Die ambulante pflegerische bzw. medizinisch-pflegerische Versorgung ist aufgrund der Vielzahl der an der Versorgung beteiligten Akteuren, deren unterschiedlichen Arbeitszeiten sowie den kurzen und zeitlich versetzten Kontaktzeiten mit den pflegebedürftigen Menschen aber auch untereinander, durch eine gewisse Fragmentierung der Leistungen gekennzeichnet, was eine enorme Herausforderung für die intra- und interprofessionelle Kommunikation, Kooperation und Koordination darstellt (Ewers et al. 2017, Ganann et al. 2019, Gnass et al. 2018, Grewe und Blättner 2017, Knüppel Lauener et al. 2019) (siehe Abschnitt 6.4.6). Eine Kontinuität der an der Versorgung beteiligten Akteure kann dabei dafür sorgen, dass die Koordination der Versorgung zwischen den Beteiligten und damit sowohl die sektoren- und professionsübergreifende als auch die intraprofessionelle Kommunikation und Informationsübermittlung verbessert wird (Ganann et al. 2019). Durch Diskontinuitäten in der Versorgung, z. B. durch einen häufigen Wechsel von Pflegekräften oder sogar des kompletten Pflegedienstes, können dagegen Probleme bei der intra- und interprofessionellen Kommunikation entstehen, was zu Informations- und Wissensverlusten und einer schlechten Versorgungsqualität führen kann (Dostálová et al. 2020, Gregory et al. 2017, Ventura et al. 2014). Die Beständigkeit der an der Versorgung beteiligten Akteure hat dementsprechend eine relevante Bedeutung für die Gewährleistung einer sicheren und qualitativ hochwertigen Versorgung von pflegebedürftigen Menschen (Dostálová et al. 2020, Ganann et al. 2019, Gregory et al. 2017). Zudem führt die Sicherstellung der (personellen) Kontinuität in der häuslichen Versorgung zu einer höheren Zufriedenheit der pflegebedürftigen Menschen und deren pflegenden Angehörigen mit der pflegerischen bzw. medizinisch-pflegerischen Versorgung (Ganann et al. 2019, Santomassino et al. 2012).

Entsprechend empfehlen auch verschiedene Expertenstandards bzw. Leitlinien die Sicherstellung einer personellen Kontinuität in der Versorgung bzw. die Vermeidung von häufigen Wechseln des betreuenden medizinischen und pflegerischen Personals, um so eine kontinuierliche Versorgung von pflegebedürftigen Menschen zu ermöglichen (DNQP 2020, NICE 2015, 2016). Dementsprechend wird der Parameter „Kontinuität in der Versorgung" verbreitet auch als Qualitätskriterium für die ambulante Pflege erfasst (Rapin et al. 2015).

Auch aus Perspektive der pflegebedürftigen Menschen und deren pflegenden Angehörigen stellt die (personelle) Kontinuität in der Versorgung ein wichtiges Kriterium für eine personenzentrierte, sichere und qualitativ hochwertige Versorgung dar. So wird in verschiedenen Übersichtsarbeiten ausgeführt, dass aus Sicht von pflegebedürftigen Menschen die Kontinuität bei den betreuenden Pflegekräften dazu führt, dass eine gegenseitige und vertrauensvollen Beziehung miteinander aufgebaut werden kann und die pflegebedürftigen Menschen und ihre pflegenden Angehörigen in Entscheidungen zur pflegerischen Versorgung einbezogen werden (Dostálová et al. 2020, Fjordside und Morville 2016, Ris et al. 2019). Ein häufiger Wechsel von Pflegekräften führe dagegen dazu, dass ein Vertrauensverhältnis zwischen den an der Pflege Beteiligten erst wieder mühsam erarbeitet und aufgebaut werden müsse und die pflegebedürftigen Menschen nicht immer in dem Maße an den Entscheidungen zu ihrer pflegerischen Versorgung beteiligt würden, wie sie es sich wünschten (Dostálová et al. 2020, Fjordside und Morville 2016, Ris et al. 2019) (siehe Abschnitt 6.2). Der häufige Wechsel von

Pflegekräften wird daher von den pflegebedürftigen Menschen und deren pflegenden Angehörigen vielfach als Belastung wahrgenommen und ihr Gefühl im Hinblick auf die Sicherheit der Versorgung beeinträchtigt (Anker-Hansen et al. 2018). Diesbezüglich arbeiteten ebenfalls Schaepe und Ewers (2017) in ihrer qualitativen Untersuchung mit heimbeatmeten pflegebedürftigen Menschen heraus, dass sich die pflegebedürftigen Menschen in ihrer Versorgung vor allem dann sicher fühlten, wenn sie eine gewisse Beständigkeit in ihrem Pflegealltag wahrnahmen. Dies war ausdrücklich der Fall, wenn die täglichen routinemäßigen Pflegemaßnahmen immer von denselben Pflegekräften durchgeführt wurden. Die personelle Kontinuität wurde von den pflegebedürftigen Menschen als Voraussetzung beschrieben, Vertrauen zu den Pflegekräften aufzubauen und sich sicher zu fühlen (Schaepe und Ewers 2017). Auch die Ergebnisse der qualitativen Studien von Kremeike et al. (2016b) und Kohn und Tov (2013) zeigen, dass die befragten pflegebedürftigen Menschen und deren pflegende Angehörige sich einen möglichst geringen Wechsel von Pflegekräften und eine Kontinuität im Pflegeteam wünschen. 23,1 % der in der Studie von Kremeike et al. (2016b) befragten Eltern (n = 13) gaben an, sich eine bessere Kontinuität in der ambulanten Versorgung ihrer palliativ erkrankten Kinder zu wünschen (Kremeike et al. 2016b). Kohn und Tov (2013) führen hinsichtlich der Inanspruchnahme einer Spitex von pflegebedürftigen Menschen mit Migrationshintergrund aus, dass ein Grund für die Nicht-Inanspruchnahme der ambulanten Pflege der häufige Wechsel der zuständigen Pflegekräfte sei, was den Aufbau eines Vertrauensverhältnisses, die Verständigung und das Verständnis für die kulturell oder religiös bedingten Bedürfnisse erschwere (Kohn und Tov 2013) (siehe Abschnitt 6.4.2). Gödecke und Kohlen (2013) weisen in ihrer qualitativen Untersuchung zur ambulanten Intensivpflege jedoch auch darauf hin, dass eine Versorgung von pflegebedürftigen Menschen durch nur wenige Pflegekräfte dazu führen kann, dass die Grenzziehung zwischen den Bedürfnissen und Wünschen der pflegebedürftigen Menschen und deren pflegenden Angehörigen und den Anforderungen an die professionelle Pflege für die zuständigen Pflegekräfte deutlich erschwert werden kann. Der Einsatz von mehreren Pflegekräften ermögliche, dass die Setzung professioneller und das Respektieren persönlicher Grenzen besser gelingen und damit eher eine angemessene und qualitativ hochwertige Pflege sichergestellt werden könne (Gödecke und Kohlen 2013) (siehe Abschnitt 6.2.3).

6.5.2 Pflegerische Unterversorgung

Die zunehmende Multimorbidität von pflegebedürftigen Menschen und die damit einhergehend steigende Komplexität der pflegerischen bzw. medizinisch-pflegerischen Versorgung (Isfort 2016, Isfort et al. 2016) können zur Folge haben, dass die durch ambulante Pflegedienste erbrachten Leistungen im Hinblick auf die pflegebezogenen Unterstützungsbedarfe der pflegebedürftigen Menschen nicht ausreichend sind und so ein Mangel an pflegerischer Unterstützung sowie der Bedarf von zusätzlicher Versorgung besteht (Sworn und Booth 2020). Zudem können die bestehenden Rahmenbedingungen unter denen die ambulante pflegerische bzw. medizinisch-pflegerische Versorgung stattfindet (u. a. Zeitdruck, Personal- und Fachkräftemangel) (siehe Abschnitt 6.1.1) dazu führen, dass notwendige Leistungen komplett nicht erbracht, unterbrochen oder begrenzt werden müssen (Sworn und Booth 2020). Darüber hinaus gibt es Hinweise, dass nicht ausreichend qualifiziertes Pflegepersonal (siehe Abschnitt 6.1.2) sowie Kommunikationsprobleme zwischen den an der Versorgung beteiligten Akteuren (siehe Abschnitt 6.4.6) Ursachen dafür sein können, dass erforderliche pflegerische bzw. medizinisch-pflegerische Tätigkeiten nicht erbracht werden (Sworn und Booth 2020).

Verschiedene internationale Leitlinien und Expertenstandards der Pflege empfehlen dementsprechend, dass eine kontinuierliche systematische Erfassung der Bedarfe und Bedürfnisse der pflegebedürftigen Menschen über den gesamten Pflegeprozess hinweg erfolgen soll, um so u. a. auch nicht gedeckte Bedarfe in der pflegerischen bzw. medizinisch-pflegerischen Versorgung von pflegebedürftigen Menschen zu identifizieren und daraufhin in einen regelmäßigen Austausch mit den anderen an der Versorgung beteiligten Akteuren zu treten, um eine umfassende, bedarfs- und bedürfnisorientierte Versorgung zu erreichen (siehe Abschnitte 6.4.1 und 6.4.6). Im Hinblick auf die vollständigen Erbringung der erforderlichen Pflegetätigkeiten wird zudem beispielsweise in der übergreifenden Leitlinie des NICE zur ambulanten Pflege (NICE 2015) explizit adressiert, dass grundsätzlich vermieden werden sollte, Besuche bei pflegebedürftigen Menschen zu versäumen bzw. wenn es zu Verspätungen oder einem kompletten Ausfall von Besuchen kommen sollte, dies so früh wie möglich den pflegebedürftigen Menschen und deren pflegenden Angehörigen zu kommunizieren (NICE 2015).

In der Literatur finden sich jedoch trotz Einbindung von ambulanten Pflegediensten verschiedene Hinweise auf Defizite beim Umfang der pflegerischen bzw. medizinisch-pflegerischen Versorgung von pflegebedürftigen Menschen, aus denen auf eine teilweise pflegerische bzw. medizinisch-pflegerische Unterversorgung von ambulant versorgten pflegebedürftigen Menschen geschlossen werden kann. So legen Lahmann et al. (2015b) als Ergebnis ihrer quantitativen Untersuchung zur Über- und Unterversorgung in der ambulanten Pflege dar, dass durchschnittlich 33 % der befragten ambulante Pflegedienste (n = 100) angaben, dass die von ihnen betreuten pflegebedürftigen Menschen mehr professionelle Pflege benötigen (Lahmann et al. 2015a, Lahmann et al. 2015b). Für alleinlebende pflegebedürftige Menschen wurde die Notwendigkeit für mehr pflegerischen Unterstützungsbedarf sogar von 36,2 % der befragten Pflegekräfte der ambulanten Pflegedienste angegeben (Lahmann et al. 2015b). Vermehrter Unterstützungsbedarf wurde dabei insgesamt vor allem bei körperbezogenen Pflegemaßnahmen: der Körperpflege, dem Anziehen, der Nahrungsaufnahme, der Ausscheidung (z. B. Toilettengang, Umgang mit Harnwegskathetern) und der Mobilität (z. B. Treppensteigen) gesehen (Lahmann et al. 2015b). Ebenso weisen die Ergebnisse der quantitativen Untersuchungen von Knüppel Lauener et al. (2019) und van den Bussche et al. (2012) auf einen hohen Unterstützungsbedarf speziell bei psychisch bzw. dementiell erkrankten pflegebedürftigen Menschen hin, der mitunter aber nicht immer gedeckt sei. Knüppel Lauener et al. (2019) führen diesbezüglich aus, dass insgesamt in 72,7 % der in ihre Untersuchung einbezogenen psychisch erkrankten pflegebedürftigen Menschen, die durch einen ambulanten Pflegedienst (mit)versorgt werden, einen erhöhten Unterstützungsbedarf im Hinblick auf ihre Alltagskompetenz (instrumentelle Aktivtäten des täglichen Lebens, wie z. B. Einkaufen, Haushalt, Medikamente, Geldgeschäfte) haben, der mitunter aber nicht vollständig gedeckt würde (Knüppel Lauener et al. 2019). Van den Bussche et al. (2012) legen dar, dass 14 % der befragten Pflegekräfte von ambulanten Pflegediensten (n = 358) die gesundheitlich-pflegerische Versorgung von pflegebedürftigen Menschen mit Demenz nicht als ausreichend einschätzten. Dabei wurden vor allem die Leistungen der körperbezogenen Pflegemaßnahmen (Grundpflege) (41 %) und die soziale Betreuung (50 %) der pflegebedürftigen Menschen (n = 541) als unzureichend eingeschätzt (van den Bussche et al. 2012).

Darüber hinaus zeigen z. B. die Ergebnisse der Studie von Jordan und Micheelis (2016) zur Mundgesundheit, dass bei älteren pflegebedürftigen Menschen ($\geq$ 75 Jahre) ein deutlicher Unterstützungsbedarf im Hinblick auf die Mundhygiene besteht. 29,8 % der befragten älteren pflegebedürftigen Menschen (n = 256) gaben an, dass sie Hilfe bei der Zahnhygiene benötigen. Der Unterstützungsbedarf hängt dabei deutlich mit dem Grad der Pflegebedürftigkeit zusammen (< 20 % bei geringem Pflegegrad 1–2, > 50 % bei höherem Pflegegrad 3–5) (Jordan und Micheelis 2016). Pflegebedürftige Menschen die nicht die erforderliche Unterstützung bei der Mund- und Zahnhygiene erhalten, weisen in der Folge insgesamt eine deutlich schlechtere Mundgesundheit (schlechte Mundhygiene, Parodontitis) auf, als pflegebedürftige Menschen, die bei der Mund- und Zahnhygiene unterstützt werden (Jordan und Micheelis 2016).

Seidlein et al. (2019) arbeiteten des Weiteren in ihrer qualitativen Untersuchung zu den Erfahrungen von pflegebedürftigen Menschen und Pflegekräften in der ambulanten häuslichen Pflege heraus, dass auch die Pflegekräfte vielfach eine Unterversorgung im Hinblick auf die Bedürfnisse der pflegebedürftigen Menschen wahrnehmen. Hierzu zähle vor allem das Bedürfnis nach ausreichend Zeit für Gespräche, das im Rahmen der ambulanten Pflege häufig u. a. aufgrund von Zeitmangel nicht erfüllt werden könne (Seidlein et al. 2019).

Die Umfrage des ZQP (2017) zur Berücksichtigung der Rechte von pflegebedürftigen Menschen ergab, dass aus Sicht der befragten Pflegeeinrichtungen (n = 1.008, darunter 506 ambulante Pflegedienste) die Rechte pflegebedürftiger Menschen u. a. in der Hinsicht missachtet wurden, dass die pflegebedürftigen Menschen die notwendige pflegerische Hilfe und Unterstützung nicht erhalten bzw. nicht rechtzeitig erhalten würden. Dies wurde für 49 % bzw. 46 % der Fälle, bei denen eine Missachtung der grundlegenden Rechte der pflegebedürftigen Menschen beobachtet wurde (n = 342), berichtet (ZQP 2017).

6.5.3 Pflege- und gesundheitsbezogene (Outcome-) Parameter

Für die ambulante Pflege lassen sich aus der Literatur verschiedene (Outcome-) Parameter ableiten, anhand derer die Qualität der pflegerischen und medizinisch-pflegerischen Versorgung sichtbar wird. Dabei handelt es sich um pflegespezifische sowie gesundheitsbezogene Parameter der Ergebnisqualität, deren Vermeidung per se als bedeutsam für pflegebedürftige Menschen angenommen werden kann und die damit relevante Endpunkte für die Qualität der ambulanten pflegerischen und medizinisch-pflegerischen Versorgung darstellen (z. B. Dekubitus, Stürze, Pneumonie, stationäre Aufnahmen ins Krankenhaus). Adressiert werden darüber hinaus weitere gesundheitsbezogene Parameter, deren Vorliegen sich mittelbar oder unmittelbar auf die pflegerische bzw. medizinisch-pflegerische Versorgung auswirkt, weshalb deren Berücksichtigung bei der pflegerischen Versorgung bzw. deren adäquate medizinisch-pflegerische Behandlung ebenfalls relevant für die Gewährleistung einer bedarfs- und bedürfnisorientierten, qualitativ hochwertigen Versorgung ist.

Als spezifische pflegerelevante gesundheitsbezogene Parameter werden in der Literatur beispielsweise das Vorliegen bestimmter Erkrankungen bzw. krankheits-

oder altersbedingter Beeinträchtigungen (Diabetes mellitus, Demenz, chronische Wunden, Harninkontinenz, Immobilität, Seheinschränkungen, Hauttrockenheit) (Bahrmann et al. 2015, Beerens et al. 2014, Giebel et al. 2016, Illiger et al. 2018, Kiesswetter et al. 2020, Kröger und Jöster 2018, Lahmann et al. 2015a, Lichterfeld-Kottner et al. 2018, Raeder et al. 2019, Rust et al. 2016, Schuster et al. 2018, Schütz et al. 2019) sowie die Besiedlung bzw. Infektion mit multiresistenten Erregern (Eggert et al. 2016, Hübner et al. 2017, Marschall et al. 2016, Neumann et al. 2016) benannt. Die Ergebnisse verschiedener quantitativer Primärstudien und Sekundärdatenanalysen zeigen diesbezüglich, dass bei einem relevanten Anteil der pflegebedürftigen Menschen in der ambulanten Pflege entsprechende pflegerelevante gesundheitsbezogene Aspekte vorliegen. So verdeutlichen zum Beispiel die Untersuchungen von Kiesswetter et al. (2020), Schütz et al. (2019), Beerens et al. (2014), Illiger et al. (2018) und Giebel et al. (2016), dass in der ambulanten Pflege ein wesentlicher Anteil von pflegebedürftigen Menschen mit kognitiven Einschränkungen (z. B. Demenz, depressive Symptome) versorgt wird, wodurch spezifische Anforderungen an die Ausgestaltung der pflegerischen bzw. medizinisch-pflegerischen Versorgung entstehen. Die Ergebnisse der Studie von Kiesswetter et al. (2020) geben Hinweise darauf, dass bei ca. 41 % der pflegebedürftigen Menschen in der ambulanten Pflege kognitive Einschränkungen vorliegen (Kiesswetter et al. 2020). Schütz et al. (2019) und Illiger et al. (2018) fanden heraus, dass die Prävalenz einer dementiellen Erkrankung bei ambulant versorgten pflegebedürftigen Menschen ca. 14 % beträgt (Illiger et al. 2018, Schütz et al. 2019). Giebel et al. (2016) fanden heraus, dass dementiell erkrankte pflegebedürftige Menschen dabei häufig zusätzlich depressive Symptome aufweisen. Die Untersuchung ergab, dass bei 59,8 % der dementiell Erkrankten (n = 957) zusätzlich depressive Symptome vorlagen (Giebel et al. 2016). Bahrmann et al. (2015) zeigen, dass z. B. bei pflegebedürftigen Menschen mit einem Diabetes mellitus Typ 2 häufig Folgeerkrankungen bestehen, die eine Relevanz für die pflegerische bzw. medizinisch-pflegerische Versorgung haben. Ihre Untersuchung zur Behandlungsqualität von pflegebedürftigen Menschen mit Diabetes mellitus Typ 2 ergab, dass 66,7 % der ambulant betreuten pflegebedürftigen Menschen mit Diabetes mellitus Typ 2 (n = 9) eine pflegerelevante diabetesbezogene Folgeerkrankung aufwiesen (u. a. diabetische Polyneuropathie, diabetisches Fußsyndrom), die zudem zu verschiedenen pflegerelevanten Beeinträchtigungen bei den pflegebedürftigen Menschen führte (u. a. Immobilität, Harninkontinenz, intellektueller Abbau) (Bahrmann et al. 2015).

Chronische Wunden sowie eine Harninkontinenz stellen dabei nicht nur bei pflegebedürftigen Menschen mit Diabetes mellitus Typ 2, sondern generell in der ambulanten Pflege häufig vorkommende pflegerelevante Erkrankungen dar, durch die spezielle Anforderungen an die pflegerische bzw. medizinisch-pflegerische Versorgung entstehen. Die Prävalenz von chronischen Wunden (u. a. Ulcus cruris, diabetisches Fußsyndrom) wird in der Literatur für die ambulante Pflege mit 2–20 % (Kröger und Jöster 2018, Lahmann et al. 2015a, Lichterfeld-Kottner et al. 2018, Raeder et al. 2019, Rust et al. 2016) angegeben. Eine Harninkontinenz liegt sogar bei 26–66 % der ambulant versorgten pflegebedürftigen Menschen vor (John et al. 2014, Lahmann et al. 2015a, Suhr und Lahmann 2018).

Ein ebenso pflegerelevanter gesundheitsbezogener Parameter ist das Vorliegen von Beeinträchtigungen im Hinblick auf die Mobilität von pflegebedürftigen Menschen. Die Ergebnisse verschiedener quantitativer Studien zeigen, dass bei 18–56 % der ambulant versorgten pflegebedürftigen Menschen gewisse Einschränkungen der Mobilität vorliegen (Kiesswetter et al. 2020, Lahmann et al. 2015a). Lahmann et al. (2015a) differenzieren dabei zusätzlich nach dem Ausmaß der Immobilität und des daraus folgenden Unterstützungsbedarfs der pflegebedürftigen Menschen. 17,5 % der betrachteten pflegebedürftigen Menschen (n = 810) wurden als komplett hilfsbedürftig eingeschätzt. 43 % der pflegebedürftigen Menschen konnten noch ohne Hilfe oder Aufsicht mindestens 50 m gehen, 32,1 % dagegen nur noch mit Hilfe oder unter Aufsicht von Pflegekräften (Lahmann et al. 2015a).

Die Besiedlung bzw. Infektion mit multiresistenten Erregern stellt einen weiteren pflegerelevanten gesundheitsbezogenen Parameter dar, der ebenso spezifische Anforderungen an die ambulante Pflege von pflegebedürftigen Menschen stellt, um eine adäquate pflegerische bzw. medizinisch-pflegerische Versorgung sicherzustellen (siehe Abschnitt 6.4.4). Auch hier geben verschiedene quantitative Untersuchungen Hinweise auf die Relevanz der Thematik in der ambulanten Pflege. So zeigen Studien zur Prävalenz von multiresistenten Erregern in der ambulanten Pflege Raten von bis zu 14 % je nach Art des multiresistenten Erregers (MRSA: 2–4 %, *Enterobacteriaceae* mit erweiterter Resistenz gegen β-Laktam-Antibiotika (ESBL) bzw. multiresistente gramnegative Erreger mit Resistenzen gegen mehrere Antibiotikagruppen (3-/4-MRGN): 1–14 %) (Hübner et al. 2017, Neumann et al. 2016). Demzufolge hat auch ein Großteil der Pflegekräfte von ambulanten Pflegediensten regelmäßigen Kontakt zu pflegebedürftigen Menschen mit multiresistenten Erregern. In der Analyse von Eggert et al. (2016) gaben 57 % der befragten Pflegedienstleitungen bzw. Qualitäts- und Hygienebeauftragten (n = 400) von ambulanten Pflegediensten an, dass ihre Mitarbeitenden in den letzten 12 Monaten Kontakt mit pflegebedürftigen Menschen mit multiresistenten Erregern hatten. Darunter am häufigsten MRSA, ESBL-Bildner sowie 3-/4-MRGN (Eggert et al. 2016). Dies bestätigen auch die Ergebnisse der Untersuchung von Marschall et al. (2016). Darin gaben 35,5 % befragten

Mitarbeitenden aus verschiedenen stationären und ambulanten Versorgungssettings (n = 256, darunter 31 Mitarbeitende von ambulanten Pflegediensten) an, mehrmals täglich Kontakt zu pflegebedürftigen Patient:innen mit multiresistenten Erregern zu haben. Ein täglicher Kontakt zu entsprechend betroffenen pflegebedürftigen Menschen wurde von 12,9 % und ein Kontakt > 3-mal pro Woche von 6,5 % der Befragten berichtet (Marschall et al. 2016). 28,6 % bzw. 12,5 % der Mitarbeitenden schätzten dabei ein, dass die pflegebedürftigen Menschen mit multiresistenten Erregern zudem einen höheren bzw. deutlichen höheren Pflegebedarf im Vergleich zu pflegebedürftigen Menschen ohne multiresistente Erreger aufweisen (Marschall et al. 2016).

Als relevante pflegespezifische Parameter der Ergebnisqualität in der ambulanten Pflege lassen sich aus der Literatur vor allem: Dekubitūs (Beerens et al. 2014, Kröger und Jöster 2018, Lahmann et al. 2015a, Lichterfeld-Kottner et al. 2018, PMV 2015, Raeder et al. 2019, Rust et al. 2016), Schmerzen (Anonym 2011, Beerens et al. 2014, Budnick et al. 2020, Knüppel Lauener et al. 2019, Lahmann et al. 2015a, Leiske et al. 2015, Mallon et al. 2018, Schneider et al. 2020), Stürze (Bahrmann et al. 2010, Ermer und Harder 2011, Görres et al. 2018, Heinze 2019, Knüppel Lauener et al. 2019, Lahmann et al. 2015a, Rommel et al. 2019), Mangelernährung (Beerens et al. 2014, Görres et al. 2018, Kiesswetter et al. 2020, Kiesswetter et al. 2013, Kiesswetter et al. 2014, Lahmann et al. 2016, Pohlhausen et al. 2016), mangelnde Mundgesundheit (Jordan und Micheelis 2016, Nitschke et al. 2010) sowie Gewalt (Misshandlung, Vernachlässigung sowie freiheitsentziehende Maßnahmen) (Ezzat et al. 2019, Heidenblut et al. 2013, Jungnitz et al. 2017, Rabold und Goergen 2013, Weidner et al. 2017, ZQP 2017) ableiten.

Aus den zahlreichen quantitativen Untersuchungen hierzu lassen sich deutliche Defizite in der ambulanten pflegerischen bzw. medizinisch-pflegerischen Versorgung ableiten. So wird für Dekubitūs bei pflegebedürftigen Menschen, die ambulant von einem ambulanten Pflegedienst (mit)versorgt werden, eine Prävalenz von 2–7 % (Beerens et al. 2014, Kröger und Jöster 2018, Lahmann et al. 2015a, Lichterfeld-Kottner et al. 2018, PMV 2015, Raeder et al. 2019, Suhr et al. 2019) angegeben. Darüber hinaus wird eine hohe Prävalenz von Schmerzen bei den ambulant versorgten pflegebedürftigen Menschen aufgezeigt. Insgesamt 45–75 % der ambulant versorgten pflegebedürftigen Menschen leiden zeitweise oder sogar kontinuierlich unter Schmerzen (Anonym 2011, Beerens et al. 2014, Knüppel Lauener et al. 2019, Leiske et al. 2015, Mallon et al. 2018, Schneider et al. 2020). Dabei geben 35–40 % der pflegebedürftigen Menschen mit Schmerzen an, dass die Schmerzintensität moderat sei (Budnick et al. 2020, Mallon et al. 2018). Starke bis sehr starke Schmerzen werden von 10–55 % der pflegebedürftigen Menschen mit Schmerzen berichtet (Budnick et al. 2020, Knüppel

Lauener et al. 2019, Lahmann et al. 2015a, Mallon et al. 2018). Außerdem treten Stürze bei einem hohen Anteil von ambulant versorgten pflegebedürftigen Menschen auf. Die Inzidenz von Sturzereignissen wird mit 7–40 % (je nach Beobachtungszeitraum, in den zugrunde liegenden Studien 2 Wochen bis 1 Jahr) angegeben (Beerens et al. 2014, Ermer und Harder 2011, Görres et al. 2018, Heinze 2019, Knüppel Lauener et al. 2019, Lahmann et al. 2015a, Rommel et al. 2019). Des Weiteren liegen bei einem relevanten Anteil von ambulant versorgten pflegebedürftigen Menschen Probleme im Hinblick auf die Ernährung sowie die Mundgesundheit vor. Laut Studien beträgt die Prävalenz von Mangelernährung 3–16 % (Görres et al. 2018, Kiesswetter et al. 2020, Kiesswetter et al. 2013, Kiesswetter et al. 2014, Lahmann et al. 2016) sowie die Prävalenz von Untergewicht 10–17 % (Beerens et al. 2014, Kiesswetter und Volkert 2014, Lahmann et al. 2016, Pohlhausen et al. 2016). Zudem ist bei 20–57 % der pflegebedürftigen Menschen das Risiko für Mangelernährung gegeben (Görres et al. 2018, Kiesswetter et al. 2013, Kiesswetter et al. 2014, Kiesswetter und Volkert 2014, Lahmann et al. 2016). Hinsichtlich der Mundgesundheit von pflegebedürftigen Menschen, zeigen die Ergebnisse der Fünften Deutschen Mundgesundheitsstudie (Jordan und Micheelis 2016) vor allem für ältere pflegebedürftige Menschen (≥ 75 Jahre) ein deutliches Defizit auf. Bei 47 % der in die Studie einbezogenen älteren pflegebedürftigen Menschen (n = 256) lag eine schwere Parodontitis vor (Jordan und Micheelis 2016). Bei 7 % der pflegebedürftigen Menschen wurden zudem prothesenbedingte Mundschleimhautveränderungen (z. B. Druckstellen, Ulzerationen) festgestellt (Jordan und Micheelis 2016). Ein erhebliches Defizit in der Versorgung von ambulant versorgten pflegebedürftigen Menschen wird außerdem im Hinblick auf das Thema Gewalt in der ambulanten häuslichen Pflege deutlich. Verschiedene Erhebungen zu Misshandlungen (u. a. psychisch, physisch), Missbrauch (u. a. finanziell, sexuell) und Vernachlässigungen von anvertrauten pflegebedürftigen Menschen ergaben eine Prävalenz von 10–61 % (Heidenblut et al. 2013, Jungnitz et al. 2017, Rabold und Goergen 2013, Weidner et al. 2017, ZQP 2017). Darunter fällt auch die Anwendung von unnötigen (medikamentösen) freiheitseinschränkenden Maßnahmen (z. B. durch Einsatz von sedierenden Psychopharmaka, Fixierungen), für die eine Prävalenz von 4–20 % angegeben wird (Beerens et al. 2014, Ezzat et al. 2019, Rabold und Goergen 2013, ZQP 2017).

Die Ergebnisse der Untersuchungen von Görres et al. (2018) und Eggert et al. (2020) zur Patientensicherheit in der ambulanten Pflege legen diesbezüglich nahe, dass vielfach explizite Fehler in der pflegerischen bzw. medizinisch-pflegerischen Versorgung dazu führen, dass unerwünschte Ereignisse auftreten und die Sicherheit der pflegebedürftigen Menschen gefährdet wird. Görres et al. (2018) legen in ihrer Übersichtsarbeit dar, dass über alle einbezogenen Studienpopulationen hinweg, die Inzidenz von unerwünschten Ereignissen in der ambulanten Pflege bei ca. 4–15 % lagen. Dabei konkret von den Pflegekräften berichtete Fehler waren: Fehler beim Medikamentenmanagement (u. a. beim Richten und Stellen von Medikamenten, bei der Dosierung und Verabreichung von Medikamenten), bei Laboruntersuchungen sowie der Wundversorgung (Görres et al. 2018). Die Ergebnisse der quantitativen Untersuchung von Eggert et al. (2020) untermauern dies. Hierin berichteten 34 % der befragten Pflegedienstleitungen und Qualitätsbeauftragten von ambulanten Pflegediensten (n = 535) über Fehler bei der Medikamentengabe in den letzten sechs Monaten. Ebenso häufig wurden Fehler bei der Händehygiene angegeben (31 %). Darüber hinaus wurde von Fehlern bei der Wundversorgung (u. a. Verbandwechsel, 18 %), beim Lagern von pflegebedürftigen Menschen zur Dekubitusprophylaxe (8 %), bei der Verabreichung von Injektionen bzw. Infusionen (6 %), beim Umgang mit Kathetern, Sonden oder Drainagen (5 %) sowie beim Anreichen von Essen und Getränken (2 %) berichtet (Eggert et al. 2020). Die Entstehung von Pflegefehlern werde dabei im Wesentlichen durch Zeitmangel (64 %), mangelndes Wissen der Pflegekräfte (43 %) (siehe Abschnitte 6.1.1 und 6.1.2), mangelndes Bewusstsein der Pflegekräfte, dass deren Verhalten die Sicherheit der pflegebedürftigen Menschen gefährdet (32 %) sowie mangelnde Sorgfalt der Pflegekräfte (32 %) beeinflusst (Eggert et al. 2020).

Pflegefehler und unerwünschte Ereignisse können in der Folge u. a. zu stationären Aufnahmen ins Krankenhaus und mitunter auch zum Tod von pflegebedürftigen Menschen führen. So führen Görres et al. (2018) in ihrer Übersichtsarbeit an, dass bei einem relevanten Anteil (91 %) der aufgetretenen unerwünschten Ereignisse nachfolgend eine erhöhte Inanspruchnahme des Gesundheitssystem resultierte. 7,5 % der unerwünschten Ereignisse führten zum Tod des pflegebedürftigen Menschen (Görres et al. 2018). Desgleichen finden sich in der Primärliteratur Hinweise darauf, dass Defizite in der pflegerischen Versorgung sowie Pflegefehler stationäre Aufnahmen in ein Krankenhaus oder eine Pflegeeinrichtung zur Folge haben (Bahrmann et al. 2015, Görres et al. 2018, Heinze 2019, John et al. 2014, Kranabetter 2010, Lahmann et al. 2015a). Beispielsweise zeigen die Ergebnisse der Studie von Bahrmann et al. (2015) zur Behandlungsqualität von pflegebedürftigen Menschen mit Diabetes mellitus Typ 2, dass 44,4 % der pflegebedürftigen Menschen (n = 9) notfallmäßig in ein Krankenhaus eingewiesen werden mussten. Gründe hierfür waren u. a. schwere Hypoglykämien, die durch ein falsche Insulininjektion von Pflegekräften verursacht wurde (Bahrmann et al. 2015). Görres et al. (2018), Lahmann et al. (2015a) und Heinze (2019) berichten darüber hinaus, dass Stürze eine häufige Ursache dafür sind, weshalb ambulant versorgte pflegebedürftige Menschen notfallmäßig ins Krankenhaus eingeliefert und daraufhin ggf. stationär aufgenommen werden müssten. 3–10 % der Stürze hätten schwere Verletzungen, wie Frakturen oder äußere/innere Kopfverletzungen, zur Folge, woraufhin eine stationäre Versorgung notwendig werde (Heinze 2019, Lahmann et al. 2015a).

Im Hinblick auf die Sterblichkeit von ambulant versorgten pflegebedürftigen Menschen wird in der Literatur eine Sterberate von 5–43 % (je nach Alter, Geschlecht und Grad der Pflegebedürftigkeit) innerhalb von einem Jahr nach Beginn der Pflegebedürftigkeit angeführt (Beerens et al. 2014, Seger et al. 2011). Dies bedeutet für den ambulanten Versorgungsbereich eine deutlich höhere Erstjahres-Sterblichkeit als in der stationären Langzeitpflege (Seger et al. 2011). Für die Folgejahre (2–8 Jahre nach Beginn der ambulanten pflegerischen Versorgung) wird dagegen für den ambulanten Versorgungsbereich eine deutlich geringere Sterblichkeitsrate als für den stationären Bereich ausgewiesen. Die Sterblichkeitsrate wird hier (je nach Alter, Geschlecht und Grad der Pflegebedürftigkeit) mit 2–31 % angegeben (Seger et al. 2011).

6.6 Qualitätsmodell mit den relevanten Versorgungsaspekten der ambulanten Pflege

Die Zuordnung der dargelegten Versorgungsaspekte der ambulanten Pflege zu den Qualitätsdimensionen des Rahmenkonzepts für Qualität des IQTIG (siehe Abschnitt 4.2) zeigt, dass jeder der beschriebenen Versorgungsaspekte mindestens einer der genannten Qualitätsdimensionen zugeordnet werden kann. Daran wird deutlich, dass alle Versorgungsaspekte konkrete Themen bzw. Anforderungen umfassen, anhand derer sich die Qualität der ambulanten Pflege beschreiben und beurteilen lässt.

Die Versorgungsaspekte „Personenzentrierte Kommunikation und Interaktion mit pflegebedürftigen Menschen/pflegenden Angehörigen", „Beziehungsgestaltung mit und Einbezug von pflegenden Angehörigen", „Setzung professioneller und Respektieren persönlicher Grenzen" sowie „Unterstützung im Selbstmanagement und Erhalt der Selbständigkeit der pflegebedürftigen Menschen" adressieren den respekt- und würdevollen Umgang mit den pflegebedürftigen Menschen und deren Angehörigen, den Aufbau einer vertrauensvollen Beziehung zwischen Pflegekräfte, pflegebedürftigen Menschen und pflegenden Angehörigen sowie die Berücksichtigung der Bedürfnisse und Wünsche von pflegebedürftigen Menschen und deren Beteiligung an Entscheidungen zur pflegerischen Versorgung. Diese Versorgungsaspekte können daher der Qualitätsdimension zur „Ausrichtung der Versorgungsgestaltung an den Patientinnen und Patienten" zugeordnet werden.

Des Weiteren können auch die Versorgungsaspekte „Information und Aufklärung von pflegebedürftigen Menschen/pflegenden Angehörigen", „Beratung, Schulung und Anleitung von pflegebedürftigen Menschen/pflegenden Angehörigen" sowie der Versorgungsaspekt „Kultursensible Pflege" der Qualitätsdimension zur „Ausrichtung der Versorgungsgestaltung an den Patientinnen und Patienten" zugeordnet werden. Die Versorgungsaspekte adressieren die umfassende und bedarfsgerechte Information von pflegebedürftigen Menschen und deren pflegenden Angehörigen sowie die Berücksichtigung ihrer sozio-kulturellen Bedarfe und Bedürfnisse in der Ausgestaltung der pflegerischen Versorgung. Darüber hinaus umfassen diese Versorgungsaspekte ebenso, dass pflegebedürftige Menschen und deren pflegende Angehörige zu erforderlichen gesundheitsbezogenen, präventiven und pflegerischen Maßnahmen informiert und in deren Durchführung geschult und angeleitet werden, um eine angemessene und sichere Pflege der pflegebedürftigen Menschen zu gewährleisten. Dementsprechend können die Versorgungsaspekte zusätzlich der Qualitätsdimension „Patientensicherheit" zugeordnet werden.

Eine Ausrichtung der Versorgungsstrukturen und -prozesse im Hinblick auf die Vermeidung von unerwünschten, schädlichen Ereignissen wird darüber hinaus von den Versorgungsaspekten „Adäquate Durchführung von grund- und behandlungspflegerischen Tätigkeiten", „Umsetzung notwendiger und geeigneter Hygienemaßnahmen" sowie „Medikamentenmanagement" adressiert, weshalb auch diese der Qualitätsdimension „Patientensicherheit" zuzuordnen sind. Diese Versorgungsaspekte adressieren darüber hinaus noch weitere Qualitätsdimensionen. Neben der Dimension der Patientensicherheit wird von den Versorgungsaspekten auch die Qualitätsdimension der „Angemessenheit" der Versorgung adressiert. Die Durchführung der körperbezogenen Pflegemaßnahmen, der behandlungspflegerischen Maßnahmen, der notwendigen Hygienemaßnahmen sowie des Medikamentenmanagements sollte entsprechend des aktuellen, fachwissenschaftlichen Erkenntnisstands und auf Basis der einschlägigen Leitlinien bzw. Expertenstandards erfolgen, um einen angemessene pflegerische bzw. medizinisch-pflegerische Versorgung sicherzustellen. Neben der Angemessenheit der pflegerischen bzw. medizinisch-pflegerischen Versorgung entsprechend der bestverfügbaren Evidenz, ist zudem die klinisch-pflegerische Expertise der an der Versorgung beteiligten Gesundheitsprofessionen von Bedeutung, um eine angemessene Versorgung zu gewährleisten und eine Über-, Unter- oder Fehlversorgung von pflegebedürftigen Menschen zu vermeiden. Die notwendige Expertise von Pflegekräften in der ambulanten Pflege sowie der bestehende Schulungs-/Fort- und Weiterbildungsbedarf hinsichtlich verschiedener Themengebiete (z. B. angemessener Umgang mit pflegebedürftigen Menschen mit multiresistenten Erregern oder angemessene

Handhabung von Medikamenten) wird durch den Versorgungsaspekt „Qualifikation der Pflege(fach)kräfte" adressiert, weshalb auch dieser Versorgungsaspekt der Qualitätsdimension „Angemessenheit" zugeordnet werden kann. Eine angemessene Versorgung von pflegebedürftigen Menschen ist zudem nur zu gewährleisten, wenn eine bedarfsgerechte sowie bedürfnisorientierte, individuelle Pflege erfolgt. Der Versorgungsaspekt zur „Planung und Durchführung einer bedarfs- und bedürfnisorientierten Pflege" kann dementsprechend ebenfalls der Qualitätsdimension zur „Angemessenheit" der Gesundheitsversorgung zugeordnet werden. Die Berücksichtigung der Bedürfnisse und Wünsche von pflegebedürftigen Menschen bei der Planung und Durchführung der Pflege hat dabei gleichzeitig einen engen Bezug zur Qualitätsdimension zur „Ausrichtung der Versorgungsgestaltung an den Patientinnen und Patienten" und kann daher zusätzlich auch dieser Qualitätsdimension zugeordnet werden.

Der Versorgungsaspekt zur „Umsetzung notwendiger und geeigneter Hygienemaßnahmen" umfasst neben Inhalten, die die Qualitätsdimensionen „Patientensicherheit" und „Angemessenheit" adressieren, zudem Inhalte, die der Qualitätsdimension „Koordination und Kontinuität" zugeordnet werden können. Vor allem im Hinblick auf hygienerelevante Anforderungen (z. B. bei pflegebedürftigen Menschen mit multiresistenten Erregern) ist die Kommunikation zwischen den beteiligten Gesundheitsprofessionen sowie die Koordination der Versorgung, vor allem an den sektoralen Übergängen zwischen den stationären und ambulanten Leistungserbringern, von großer Bedeutung für angemessene und sichere Versorgung. Dies trifft ebenso auf das Medikamentenmanagement von pflegebedürftigen Menschen zu. Ein funktionierendes Medikamentenmanagement ist u. a. maßgeblich von den Kommunikations- und Abstimmungsprozessen zwischen den an der Versorgung beteiligten Akteuren abhängig, weshalb der effektiven Kooperation zwischen den verschiedenen Akteuren eine entscheidende Bedeutung für die Gewährleistung einer kontinuierlichen Versorgung zukommt. Dementsprechend wurden auch die beiden weiteren Versorgungsaspekte, die die „Intra- und interprofessionelle Zusammenarbeit" sowie „Kontinuität in der Versorgung" adressieren, der Qualitätsdimension zur „Koordination und Kontinuität" in der Gesundheitsversorgung zugeordnet.

Der Versorgungsaspekt „Intra- und interprofessionelle Zusammenarbeit" beschreibt die Relevanz von Kommunikations- und Abstimmungsprozessen sowohl zwischen den Pflegekräften von ambulanten Pflegediensten als auch zwischen den an der Versorgung beteiligten Akteuren, um so die Übermittlung der für die Versorgung notwendigen Informationen sicherzustellen sowie eine gemeinsame, interprofessionell abgestimmte Planung der notwendigen pflegerischen bzw. medizinisch-pflegerischen Maßnahmen zu gewährleisten. Die Koordination und Kooperation zwischen den an der Versorgung beteiligten Akteuren kann zudem durch die Kontinuität der an der Versorgung beteiligten Akteuren beeinflusst werden. Ein häufiger Wechsel der an der Versorgung beteiligten Akteuren (z. B. häufiger Wechsel von ambulanten Pflegediensten) kann zu Informationsverlusten, Wissensdefizite sowie zu Kommunikations- und Abstimmungsproblemen zwischen den Beteiligten führen. Die Kontinuität bei den beteiligten Akteuren kann dagegen dazu führen, dass sich eine partnerschaftliche Zusammenarbeit mit funktionierenden Kommunikations- und Abstimmungsprozessen etabliert. Der Versorgungsaspekt zur „Kontinuität in der Versorgung" wurde daher primär der Qualitätsdimension „Koordination und Kontinuität" zugeordnet. Neben der Bedeutung der Kontinuität in der Versorgung für die interprofessionelle Kooperation, wirkt sich vor allem auch die Kontinuität beim Einsatz von Pflegekräften von ambulanten Pflegediensten auf die Wahrnehmung der Versorgungsqualität aus. Ein häufiger Wechsel bei den für einen pflegebedürftigen Menschen zuständigen Pflegekräften, führt dazu, dass Vertrauens- und Bezugspersonen verloren gehen, in der Konsequenz Vertrauensverhältnisse immer wieder erneut erarbeitet und aufgebaut werden müssen und das Gefühl einer weniger bedarfs- und bedürfnisorientierten, sicheren Versorgung entsteht. Dementsprechend hat dieser Versorgungsaspekt auch Bezüge zur Qualitätsdimension „Ausrichtung der Versorgungsgestaltung an den Patientinnen und Patienten".

Der Qualitätsdimension „Wirksamkeit" können die ergebnisbezogenen Versorgungsaspekte „Pflegerische Unterversorgung" sowie „Pflege- und gesundheitsbezogene (Outcome-)Parameter" zugeordnet werden. Die beiden Versorgungsaspekte adressieren verschiedene relevante Endpunkte, die mittelbar oder unmittelbar durch die pflegerische bzw. medizinisch-pflegerische Versorgung beeinflusst werden können und anhand derer sich dementsprechend die Wirksamkeit der Versorgung im Hinblick auf die Erreichung des übergeordneten Ziels – der Erhalt sowie die Förderung der Gesundheit und des Wohlbefindens der pflegebedürftigen Menschen – zeigt. Die Versorgungsaspekte adressieren dabei die pflegerische Unterversorgung (z. B. Unterbrechung oder Rationierung der erforderlichen Pflegetätigkeiten) sowie pflege- und gesundheitsbezogene (Outcome-)

Parameter (z. B. Dekubitus, Stürze, Mangelernährung, stationäre Krankenhausaufnahmen, Immobilität, Harninkontinenz, Sterblichkeit), deren Vermeidung bzw. adäquate pflegerische bzw. medizinisch-pflegerische Behandlung durch die Etablierung geeigneter Strukturen und Prozesse in der ambulanten Pflege erreicht werden kann.

Die Qualitätsdimension „Rechtzeitigkeit und Verfügbarkeit" wird alleinig durch den Versorgungsaspekt zu den „(strukturellen) Rahmenbedingungen und Anforderungen" adressiert. Der Versorgungsaspekt umfasst zum einen Anforderungen, die ambulante Pflegedienste aus Sicht der pflegebedürftigen Menschen und deren pflegenden Angehörigen erfüllen sollten, um eine gute Versorgungsqualität zu gewährleisten. Hierzu zählen u. a. die Pünktlichkeit, Verlässlichkeit sowie Erreichbarkeit der ambulanten Pflegedienste. Zum anderen werden durch diesen Versorgungsaspekt auch normative Anforderungen an ambulante Pflegedienste (z. B. das Vorhalten von hausinternen Verfahrensregelung sowie Maßnahmen zum internen Qualitätsmanagement) sowie die verschiedenen (strukturellen) Rahmenbedingungen, unter denen die ambulante Pflege in der Häuslichkeit der pflegebedürftigen Menschen stattfindet, adressiert. Hierbei wird die Arbeit durch die räumlichen und baulichen Gegebenheiten im häuslichen Umfeld sowie die Arbeit in vorgegebenen Zeitkorridoren bestimmt. Dies sowie der Mangel an geeignetem (Fach-)Personal führt vor allem zu Zeitdruck/-mangel in der täglichen Versorgung der pflegebedürftigen Menschen. Die genannten Arbeitsbedingungen ziehen eine hohe physische, psychische und emotionale Belastung der in der ambulanten Pflege tätigen Pflegekräfte nach sich. Dies alles kann mittelbar oder unmittelbar Auswirkungen auf die Gewährleistung einer angemessenen, bedarfs- und bedürfnisorientierten Versorgung sowie auf die Patientensicherheit haben. Daher ist der Versorgungsaspekt zusätzlich auch den Qualitätsdimensionen „Angemessenheit", „Ausrichtung der Versorgungsgestaltung an den Patientinnen und Patienten" sowie „Patientensicherheit" zuordenbar.

Anhand der Zuordnung der identifizierten Versorgungsaspekte zu den relevanten Qualitätsdimensionen der Gesundheitsversorgung wird deren Relevanz für die Beschreibung und Beurteilung der Qualität der ambulanten Pflege deutlich. In der Zusammenführung dieser Versorgungsaspekte entsteht somit in der Gesamtheit ein Modell mit den qualitätsrelevanten Versorgungsaspekten als grundlegender Rahmen für die Qualität in der ambulanten Pflege, im Weiteren als „Qualitätsmodell für die ambulante Pflege" bezeichnet (siehe Abbildung 6.1).

Das entwickelte Qualitätsmodell für die ambulante Pflege verdeutlicht, dass die Mehrzahl der identifizierten Versorgungsaspekte den Bereichen der Qualitätsdimensionen „Ausrichtung der Versorgungsgestaltung an den Patientinnen und Patienten" sowie „Patientensicherheit" zugeordnet sind. Dies hebt deutlich

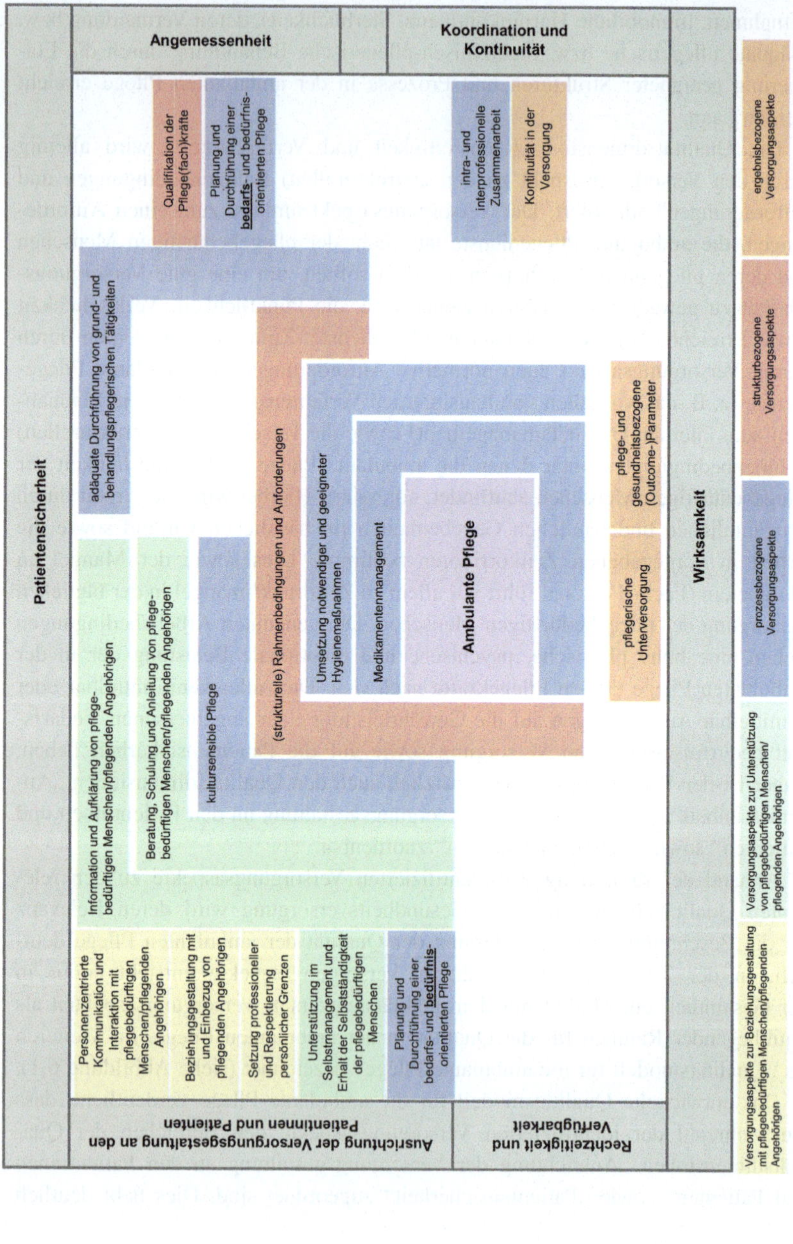

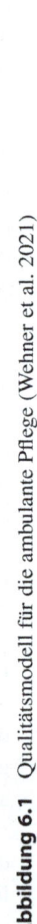

Abbildung 6.1 Qualitätsmodell für die ambulante Pflege (Wehner et al. 2021)

hervor, dass im Rahmen der ambulanten Pflege vor allem die Beziehungsarbeit mit den pflegebedürftigen Menschen, aber auch deren pflegenden Angehörigen, ein zentrales Kriterium für die Qualität der pflegerischen bzw. medizinisch-pflegerischen Versorgung darstellt. Daneben spielen ebenfalls die Versorgungs-aspekte, die die Patientensicherheit adressieren, eine wichtige Rolle für die Versorgungsqualität. Dies erscheint nachvollziehbar, da die Gewährleistung der Patientensicherheit, unter den besonderen Voraussetzungen der Pflege im häuslichen Umfeld und unter Berücksichtigung der spezifischen Wohnumgebung, eine enorme Herausforderung für die Pflegekräfte darstellt. Dies wird durch die Tatsache, dass die Mitarbeitenden der ambulanten Pflegedienste nur zeitlich begrenzt vor Ort sind, zusätzlich erschwert. Die weiteren Qualitätsdimensio-nen „Angemessenheit" sowie „Koordination und Kontinuität" und „Wirksamkeit" werden ebenfalls jeweils von mehreren Versorgungsaspekten adressiert. Dies sind Versorgungsaspekte, die sich vor allem auf die grundlegenden pflegerischen bzw. medizinisch-pflegerischen Tätigkeiten (körperbezogene Pflegemaßnahmen und behandlungspflegerische Maßnahmen, Umsetzung geeigneter Hygienemaß-nahmen sowie Medikamentenmanagement) beziehen und deren angemessene Durchführung und Koordination daher eine hohe Relevanz für die Gewähr-leistung einer qualitativ hochwertigen Versorgung haben. Darüber hinaus sind hier Versorgungsaspekte subsummiert, die verschiedene, für die pflegebedürfti-gen Menschen, relevante pflege- und gesundheitsbezogene Ergebnisse umfassen, anhand derer sich die Wirksamkeit der medizinisch-pflegerischen Versorgung zeigt. Auch der Qualitätsdimension „Rechtzeitigkeit und Verfügbarkeit" konnte ein Versorgungsaspekt zugeordnet werden. Der hier zugeordnete Versorgungsas-pekt „(strukturelle) Rahmenbedingungen und Anforderungen" umfasst u. a. die aus der Perspektive der pflegebedürftigen Menschen und pflegenden Angehörigen wichtigen Parameter der Pünktlichkeit, Zuverlässigkeit und Erreichbarkeit von ambulanten Pflegediensten und verdeutlicht daher, wie wichtig es für die Qua-lität in der ambulanten Pflege ist, dass ambulante Pflegedienste diese Aspekte soweit wie möglich berücksichtigen, um den Alltag sowie die etablierten familiä-ren Routinen der pflegebedürftigen Menschen und deren pflegenden Angehörigen so wenig wie möglich zu stören bzw. so weit wie möglich zu schützen und aufrechtzuerhalten (Wehner et al. 2021).

Zusammenfassend wird durch das entwickelte Qualitätsmodell die Vielfalt der Anforderungen an ambulante Pflegedienste und deren Mitarbeitende bei der Versorgung von pflegebedürftigen Menschen und somit insgesamt die Multi-dimensionalität der Qualität in der ambulanten Pflege ersichtlich. Anhand der unterschiedlich gearteten struktur-, prozess- und ergebnisbezogenen Anforderungen an die Versorgung wird deutlich, welche Komplexität diesen Versorgungsbereich ausmacht und welche Herausforderungen daher für die Gewährleistung einer guten Versorgungsqualität bestehen (Wehner et al. 2021).

Das entwickelte Qualitätsmodell kann im Weiteren als grundlegender Rahmen für die Entwicklung von Instrumenten zur Erfassung der Qualität (z. B. Qualitätskennzahlen) sowie der anschließenden Messung und umfassenden Beurteilung der Qualität in der ambulanten Pflege dienen (Wehner et al. 2021).

Prüfung der Abbildbarkeit der qualitätsrelevanten Versorgungsaspekte über Routinedaten der Kranken- bzw. Pflegekassen

Für die identifizierten qualitätsrelevanten Versorgungsaspekte (Kapitel 6) wurde im nächsten Schritt deren generelle Abbildbarkeit und Operationalisierbarkeit über die Routinedaten der Kranken- bzw. Pflegekassen geprüft.

Pflegebedürftige Menschen, die in ihrer häuslichen Umgebung versorgt werden, können grundsätzlich eine Reihe von ambulanten pflegerischen, medizinisch-pflegerischen, therapeutischen und medizinischen Versorgungsleistungen in Anspruch nehmen. Die Erbringung dieser Versorgungsleistungen erfolgt auf der Grundlage verschiedener SGB und wird bei gesetzlich versicherten pflegebedürftigen Menschen durch die entsprechenden Sozialversicherungsträger (u. a. gesetzliche Krankenversicherung, soziale Pflegeversicherung) bzw. die Träger der Sozialhilfe finanziert. Bei privat versicherten pflegebedürftigen Menschen werden die pflegerischen, therapeutischen und medizinischen Versorgungsleistungen von privaten Krankenversicherungsunternehmen bzw. der Privaten Pflege-Pflichtversicherung (§ 1 Absatz 2 Satz 2 SGB XI) übernommen. Darüber hinaus können pflegerische, therapeutische oder auch medizinische Leistungen von den pflegebedürftigen Menschen selbst finanziert werden (sog. Selbstzahlerleistungen).

Tabelle 7.1 und Tabelle 7.2 geben einen Überblick über die verschiedenen Kostenträger für Leistungen der ambulanten Pflege bzw. für ärztliche und weitere Leistungen von ambulanten Einrichtungen. Dabei wird deutlich, dass sowohl bei den pflegerischen bzw. medizinisch-pflegerischen Leistungen in der ambulanten Pflege als auch bei den ärztlichen und weiteren Leistungen von ambulanten Einrichtungen vor allem die gesetzliche Krankenversicherung (GKV) sowie die soziale Pflegeversicherung (SPV) die relevanten Kostenträger in der Versorgung darstellen. Die Kosten für die pflegerischen bzw. medizinisch-pflegerischen

K. Wehner, *Nutzung von Routinedaten für die Qualitätsmessung in der ambulanten Pflege*, https://doi.org/10.1007/978-3-658-45323-7_7

Leistungen in der ambulanten Pflege wurden 2020 zu 28,2 % von der gesetzlichen Krankenversicherung und zu 35,4 % von der sozialen Pflegeversicherung getragen. Darüber hinaus wurden knapp 30 % der pflegerischen bzw. medizinischpflegerischen Leistungen durch private Haushalte selbst finanziert. Öffentliche Haushalte als Träger der Sozialhilfe trugen 3,3 % der pflegerischen Leistungen in der ambulanten Pflege. Von den weiteren Kostenträgern (u. a. die gesetzliche Unfallversicherung oder die private Krankenversicherung) wurden jeweils weniger als 2 % der Gesamtkosten übernommen (Statistisches Bundesamt 2022b). Die Kosten der ärztlichen und weiteren Leistungen (z. B. Arzneimittel, Heil- und Hilfsmittel) wurden ebenfalls hauptsächlich von der gesetzlichen Krankenversicherung bzw. der sozialen Pflegeversicherung übernommen, wobei der Großteil der Kosten von der gesetzlichen Krankenversicherung getragen wurde (71 % der Kosten für ärztliche Leistungen, 69,4 % der Arzneimittelkosten, 60,3 % der Heilmittel- und 47 % der Hilfsmittelkosten). Auch bei den ärztlichen und weiteren Leistungen wird ein relevanter Anteil der Gesamtausgaben durch private Haushalte finanziert. Dabei werden vor allem Hilfsmittel (37,8 %), therapeutische Leistungen (sog. Heilmittel; 21,4 %) und Arzneimittel (18,4 %) privat bezahlt. Von öffentlichen Haushalten als Träger der Sozialhilfe sowie den weiteren möglichen Kostenträgern wurde dagegen nur ein geringer Teil der genannten Leistungen getragen (Statistisches Bundesamt 2022a).

Dies verdeutlicht, dass bei der gesetzlichen Krankenversicherung und der sozialen Pflegeversicherung die umfangreichsten Informationen zu pflegerischen, medizinisch-pflegerischen, therapeutischen und medizinischen Leistungen und somit zum ambulanten Versorgungsgeschehen vorliegen. Aufgrund dessen werden diese beiden Datenquellen am ehesten als geeignet eingeschätzt, um die identifizierten qualitätsrelevanten Versorgungsaspekte hinsichtlich ihrer Abbildbarkeit über Routinedaten umfänglich zu prüfen. Die Leistungen, welche durch die anderen Träger von Sozialleistungen nach SGB VI (gesetzliche Rentenversicherung) sowie SGB VII (gesetzliche Unfallversicherung) übernommen werden sowie durch die Träger der Sozialhilfe nach SGB XII (örtliche Kreise, kreisfreie Städte und ggf. überörtliche Träger, § 3 SGB XII), der privaten Krankenversicherung bzw. als Selbstzahlerleistungen finanziert sind, werden daher im Folgenden nicht weiter betrachtet.

Die Prüfung der qualitätsrelevanten Versorgungsaspekte fokussierte somit auf die bei den Krankenkassen, als Träger der gesetzlichen Krankenversicherung nach SGB V (§§ 1–2 SGB V) sowie den Pflegekassen, als Träger der sozialen Pflegeversicherung nach SGB XI (§ 1 Absatz 3 SGB XI), vorliegenden Daten. Dabei liegen bei den Kranken- bzw. Pflegekassen eine Reihe von unterschiedlichen Datenbeständen zur ambulanten und stationären Leistungserbringung nach SGB V bzw. SGB XI vor, jedoch sind nicht alle davon im Rahmen der Prüfung der Abbildbarkeit der qualitätsrelevanten Versorgungsaspekte für die ambulante Pflege unter Beteiligung eines ambulanten Pflegedienstes relevant (z. B. Pauschalleistungen für die Pflege von Menschen mit Behinderung in vollstationären Einrichtungen gemäß § 43a SGB XI oder der Leistungen zur medizinischen Rehabilitation nach § 40 SGB V).

Für die Prüfung der Abbildbarkeit der qualitätsrelevanten Versorgungsaspekte wurden die in Tabelle 7.3 aufgeführten Datenbestände zu pflegerischen, medizinisch-pflegerischen, therapeutischen und medizinischen Leistungen nach SGB V bzw. SGB XI herangezogen. Diese umfassen im Hinblick auf die pflegerischen Leistungen zum einen die Gesamtheit der Pflegeleistungen nach §§ 28 bzw. 28a SGB XI (z. B. Sach- oder Kombinationsleistungen gemäß §§ 36 bzw. 38 SGB XI oder Pflegekurse für Angehörige nach § 45 SGB XI). Zum anderen wurden die grund- und behandlungspflegerischen Leistungen der häuslichen Krankenpflege nach § 37 SGB V einbezogen. Darüber hinaus wurden die Datenbestände zu medizinischen Leistungen und Diagnosen (§§ 301 bzw. 295 SGB V) berücksichtigt, die zur Verdeutlichung der Notwendigkeit einer Inanspruchnahme von Pflegeleistungen nach SGB XI bzw. SGB V herangezogen werden können (zugrunde liegende Erkrankungen, durchgeführte Operationen bzw. Prozeduren). Zudem wurden weitere Leistungen einbezogen, die aufgrund des Ausmaßes der Pflegebedürftigkeit oder der vorliegenden Erkrankung für eine adäquate Versorgung von pflegebedürftigen Menschen notwendig sein können (Arznei-, Heil- und Hilfsmittel).

Je nach gesetzlicher Grundlage des Abrechnungskontextes unterscheiden sich die bei den Kranken- bzw. Pflegekassen vorliegenden Datenbestände u. a. im Hinblick auf die Differenziertheit sowie Einheitlichkeit der Datengrundlage. Daher werden im Folgenden für die einbezogenen Datenquellen grundlegende Informationen, die für die Abbildbarkeit der Versorgungsaspekte über diese Datenquellen relevant sind, wie die rechtlichen Rahmenbedingungen der Leistungserbringung und -abrechnung sowie die umfassten Leistungsinhalte, ausführlich dargestellt.

Auf dieser Grundlage erfolgte im Weiteren die detaillierte Prüfung der grundsätzlichen Abbildbarkeit der qualitätsrelevanten Versorgungsaspekte anhand der bei den Kranken- bzw. Pflegekassen verfügbaren Routinedaten (siehe Kapitel 8).

Tabelle 7.1 Verteilung der Kostenträger für Leistungen der ambulanten Pflege im Jahr 2020, in Mill. Euro (%) (Statistisches Bundesamt 2022b)

	Gesamt	Öffentliche Haushalte	GKV	SPV	GRV	GUV	PKV[1]	Arbeitgeber	Private[2]
Pflegerische Leistungen	26.543	878 (3,3 %)	7.494 (28,2 %)	9.390 (35,4 %)	–	94 (0,4 %)	341 (1,3 %)	502 (1,9 %)	7.845 (29,6 %)
Arzneimittel	–	–	–	–	–	–	–	–	–
Therapeutische Leistungen (Heilmittel)	–	–	–	–	–	–	–	–	–
Hilfsmittel	–	–	–	–	–	–	–	–	–
Sonstiger medizinischer Bedarf	202	–	–	202 (100 %)	–	–	–	–	–

[1] Ab 1995 einschließlich privater Pflege-Pflichtversicherung.
[2] Private Haushalte/Private Organisationen ohne Erwerbszweck.

Tabelle 7.2 Verteilung der Kostenträger für ärztliche und weitere Leistungen von ambulanten Einrichtungen[3] im Jahr 2020, in Mill. Euro (%) (Statistisches Bundesamt 2022a)

	Gesamt	Öffentliche Haushalte	GKV	SPV	GRV	GUV	PKV	Arbeitgeber	Private[2]
Ärztliche Leistungen	69.703	258 (0,4 %)	49.409 (71 %)	–	64 (0,1 %)	970 (1,4 %)	9.468 (13,6 %)	4.749 (6,8 %)	4.786 (6,9 %)
Arzneimittel	57.387	206 (0,4 %)	39.841 (69,4 %)	–	11 (0,02 %)	208 (0,4 %)	4.214 (7,3 %)	2.370 (4,1 %)	10.537 (18,4 %)
Therapeutische Leistungen (Heilmittel)	22.423	1.291 (5,8 %)	13.529 (60,3 %)	–	145 (0,6 %)	333 (1,5 %)	1.877 (8,4 %)	441 (2,0 %)	4.807 (21,4 %)
Hilfsmittel	20.066	67 (0,3 %)	9.346 (46,5 %)	832 (4,1 %)	–	338 (1,7 %)	1.217 (6,1 %)	690 (3,4 %)	7.576 (37,8 %)
Sonstiger medizinischer Bedarf	2.100	499 (23,8 %)	1.397 (66,5 %)	202 (9,6 %)	–	–	–	3 (0,1 %)	1 (0,05 %)

[3] Arztpraxen, Zahnarztpraxen, Praxen sonstiger medizinischer Berufe, Apotheken, Gesundheitshandwerk/-einzelhandel, Ambulante Pflege.

Tabelle 7.3 Zur Prüfung der grundsätzlichen Abbildbarkeit der qualitätsrelevanten Versorgungsaspekte verwendete Datenbestände nach SGB V bzw. SGB XI

Datenbestand nach Abrechnungskontext	Beschreibung
SGB XI	
Versichertenverzeichnis nach § 99 SGB XI	Stammdaten der Versicherten u. a. zur Feststellung der Versicherungspflicht gemäß § 1 Absatz 2 SGB XI
Pflegerische Leistungen nach § 105 SGB XI	Ambulante und stationäre Pflegeleistungen gemäß §§ 28 bzw. 28a SGB XI
SGB V	
Versichertenverzeichnis nach § 288 SGB V	Stammdaten der Versicherten u. a. zur Feststellung der Versicherungspflicht gemäß § 5 SGB V
Ärztliche Leistungen nach § 295 SGB V	ambulante vertragsärztliche Behandlung gemäß § 28 SGB V
Krankenhausbehandlung nach § 301 SGB V	Vollstationäre, stationsäquivalente, teilstationäre, vor- und nachstationäre sowie ambulant erbrachte Krankenhausbehandlung gemäß § 39 SGB V
Abrechnung der Apotheken und weiterer Stellen nach § 300 SGB V	Arznei- und Verbandmittelversorgung gemäß § 31 SGB V
Abrechnung der sonstigen Leistungserbringer nach § 302 SGB V	• Häusliche Krankenpflege gemäß § 37 SGB V • Hilfsmittelversorgung gemäß § 33 SGB V • Heilmittelversorgung gemäß § 32 SGB V

7.1   Pflegeleistungen nach SGB XI

7.1.1   Rechtliche Grundlage und Rahmenbedingungen

Die Pflegekassen sind gemäß § 94 Absatz 1 SGB XI befugt, personenbezogene Daten, die von den Leistungserbringern zur Abrechnung und Kostenerstattung der erbrachten Leistungen übermittelt werden, zu erheben, zu verarbeiten und zu nutzen. Dementsprechend sind die Leistungserbringer (ambulante und stationäre Pflegeeinrichtungen) gemäß §§ 104 und 105 SGB XI verpflichtet, den Pflegekassen die für die Abrechnung der erbrachten pflegerischen Leistungen erforderlichen Informationen zu übermitteln und diese Abrechnung nach bestimmten

Vorgaben vorzunehmen. Vorgaben zur Form und Inhalt der Abrechnungsunterlagen und zur Datenübermittlung sind dabei zwischen dem Spitzenverband Bund der Pflegekassen (GKV-Spitzenverband) in Einvernehmen mit den Verbänden der Leistungserbringer zu erarbeiten (§ 105 Absatz 2 SGB XI). Grundlage jeder Leistungsabrechnung und -vergütung von ambulanten Pflegediensten mit der jeweilig zuständigen Pflegekassen bilden dabei die individuell von den pflegebedürftigen Menschen mit dem ambulanten Pflegedienst gemäß § 120 SGB XI abzuschließenden Pflegeverträge bei ambulanter häuslicher Pflege. Die Pflegeverträge müssen mindestens *„Art, Inhalt und Umfang der Leistungen einschließlich der dafür mit den Kostenträgern nach § 89 vereinbarten Vergütungen für jede Leistung oder jeden Leistungskomplex gesondert [...] beschreiben"* (§ 120 Absatz 3 Satz 1 SGB XI). Ein Pflegevertrag kann dabei nur mit zugelassenen Pflegediensten abgeschlossen werden (§ 120 Absatz 1 SGB XI). Als zugelassen gelten ambulante bzw. stationäre Pflegeeinrichtungen dann, wenn ein Versorgungsvertrag mit der Pflegekasse abgeschlossen wurde (§ 72 Absatz 1 SGB XI). Versorgungsverträge werden hierbei in der Regel auf übergeordneter Ebene zwischen den Trägern der Pflegeeinrichtungen und den Landesverbänden der Pflegekassen geschlossen (§ 72 Absatz 2 SGB XI) und umfassen die Art, den Inhalt sowie den Umfang der Pflegeleistungen, die während der Vertragsdauer für die Versicherten zu erbringen sind (§ 72 Absatz 1 Satz 2 SGB XI). Die Pflegekassen sind nach Abschluss des Versorgungsvertrags verpflichtet, die Leistungen der ambulanten bzw. stationären Pflegeeinrichtungen zu vergüten (§ 72 Absatz 4 SGB XI). Die Grundsätze der Vergütung von ambulanten Pflegeleistungen sind dabei in § 89 SGB XI definiert. Die Vergütung der ambulanten Pflegeleistungen ist folglich zwischen den Trägern der ambulanten Pflegedienste und den Pflegekassen (oder sonstigen Sozialversicherungsträgern bzw. Trägern der Sozialhilfe) zu vereinbaren und eine entsprechende Vergütungsvereinbarung mit jedem zugelassenen Pflegedienst abzuschließen (§ 89 Absatz 2 SGB XI). Die Vergütung kann dabei *„je nach Art und Umfang der Pflegeleistungen, nach dem erforderlichen Zeitaufwand oder unabhängig vom Zeitaufwand nach dem Leistungsinhalt des jeweiligen Pflegeeinsatzes, nach Komplexleistungen oder in Ausnahmefällen auch nach Einzelleistungen bemessen werden"* (§ 89 Absatz 3 SGB XI).

Als Rahmen für die abzuschließenden Versorgungsverträge sind zwischen den Landesverbänden der Pflegekassen und den Vereinigungen der Träger der ambulanten oder stationären Pflegeeinrichtungen im Land einheitliche Rahmenverträge zu schließen (§ 75 SGB XI), um eine *„wirksamen und wirtschaftliche pflegerische Versorgung der Versicherten sicherzustellen"* (§ 75 Absatz 1 Satz 1 SGB XI). Die Rahmenverträge auf Landesebene regeln dabei u. a. die Inhalte der zu erbringenden Pflegeleistungen (§ 75 Absatz 2 Nr. 1 SGB XI) sowie die

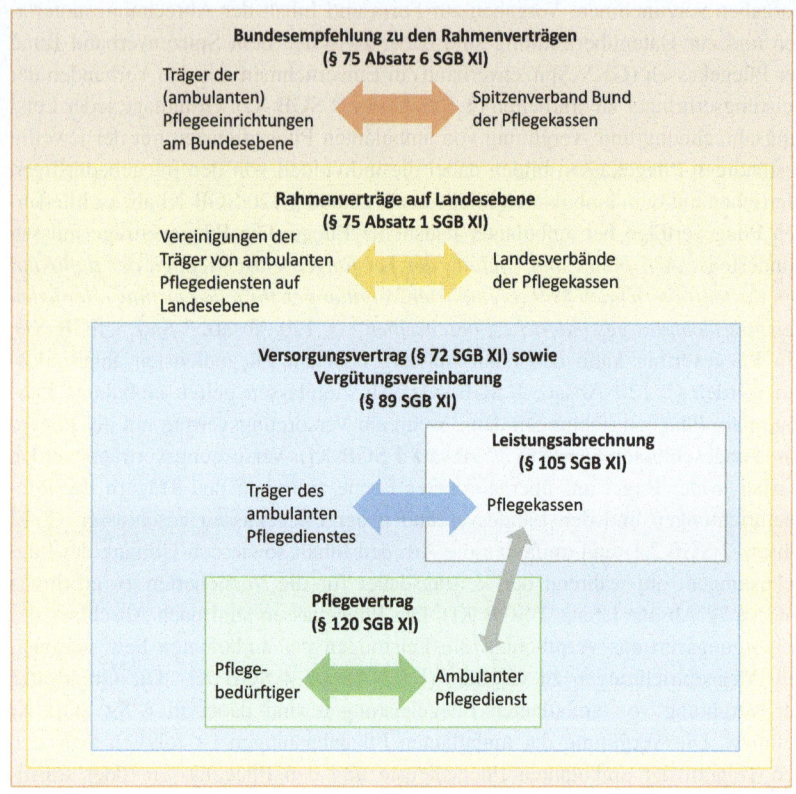

Abbildung 7.1 Rechtliche Grundlagen und Rahmenbedingungen der Leistungserbringung und -abrechnung nach SGB XI

allgemeinen Bedingungen u. a. „*der Kostenübernahme, der Abrechnung der Entgelte und der hierzu erforderlichen Bescheinigungen und Berichte*" (§ 75 Absatz 2 Nr. 2 SGB XI). Für die Inhalte der auf Landesebene zu schließenden Rahmenverträge gemäß § 75 SGB XI zur ambulanten pflegerischen Versorgung sowie für die Grundsätze einer ordnungsgemäßen Pflegebuchführung ist wiederum auf Seiten der Bundesebene eine gemeinsame Empfehlung des Spitzenverbands Bund der Pflegekassen und den Trägern der Pflegeeinrichtungen auf Bundesebene abzugeben (§ 75 Absätze 6 und 7 SGB XI).

Eine Übersicht der rechtlichen Grundlagen und Rahmenbedingungen der Leistungserbringung und -abrechnung nach SGB XI ist Abbildung 7.1 zu entnehmen.

7.1.2 Leistungsinhalte und Abrechnungsbedingungen

In der „Gemeinsame(n) Empfehlung gemäß § 75 Absatz 6 SGB XI zum Inhalt der Rahmenverträge nach § 75 Absatz 2 SGB XI zur ambulanten pflegerischen Versorgung" (im Weiteren: Bundesempfehlung gemäß § 75 SGB XI; Spitzenverbände der Pflegekassen et al. 1995)[4] werden übergeordnet die Inhalte der ambulanten Pflegeleistungen, die im Rahmen der körperbezogenen Pflegemaßnahmen sowie der hauswirtschaftlichen Versorgung von pflegebedürftigen Menschen mit anerkanntem Pflegegrad zur Unterstützung bzw. teilweisen oder vollständigen Übernahme der Verrichtungen des täglichen Lebens erbracht werden können, definiert (§ 1 Bundesempfehlung gemäß § 75 SGB XI). Zu den Pflegeleistungen zählen dementsprechend die im Nachfolgenden kurz beschriebenen Verrichtungen[5] (Spitzenverbände der Pflegekassen et al. 1995):

- **Körperpflege**: umfasst im Einzelnen Leistungen wie das Waschen, Duschen und Baden, die Zahnpflege, das Kämmen und Rasieren sowie Leistungen zur Darm- und Blasenentleerung
- **Ernährung**: umfasst Leistungen zur Zubereitung von Nahrung und Unterstützung bei der Nahrungsaufnahme (inkl. Vorbereitung der Aufnahme von fester und flüssiger Nahrung) sowie die vor bzw. nach der Nahrungsaufnahme erforderlichen Hygienemaßnahmen (Händewaschen, Mundpflege etc.)
- **Mobilität**: umfasst Leistungen wie Hilfestellungen beim Aufstehen und Zubettgehen, Betten und Lagern von pflegebedürftigen Menschen sowie beim Gehen, Stehen und Treppensteigen sowie Verlassen und Wiederaufsuchen der Wohnung

---

[4] 1995 ursprünglich als „Gemeinsame Empfehlung gemäß § 75 **Abs. 5** SGB XI zum Inhalt der Rahmenverträge nach § 75 Abs. 2 SGB XI zur ambulanten pflegerischen Versorgung" (Spitzenverbände der Pflegekassen et al. 1995) beschlossen.

[5] Die beschriebenen Verrichtungen des täglichen Lebens basieren hierbei noch auf der veralteten Definition von Pflegebedürftigkeit. Mit dem PSG II wurde ab dem 1. Januar 2017 ein neuer, weiterentwickelter Pflegebedürftigkeitsbegriff eingeführt, der den Fokus auf die bestehenden Fähigkeiten und Ressourcen von pflegebedürftigen Menschen legt und Pflegebedürftigkeit als Beeinträchtigung der Selbstständigkeit oder der körperlichen, kognitiven oder psychischen Fähigkeiten definiert (Plantholz und Richter 2022).

• **Hauswirtschaftliche Versorgung:** umfasst Leistungen wie Einkaufen für den täglichen Bedarf, Vor- und Zubereitung von kalten und warmen Mahlzeiten sowie die Reinigung und das Beheizen der Wohnung, Wechseln und Waschen der Wäsche und Kleidung.

Hierbei werden als Formen der Hilfe die Unterstützung der pflegebedürftigen Menschen bei der Verrichtung der Tätigkeiten, die vollständige Übernahme der Verrichtungen durch die Pflegekraft sowie die Beaufsichtigung und Anleitung der pflegebedürftigen Menschen bei bzw. in der selbständigen Durchführung der Verrichtungen des täglichen Lebens unterschieden (§ 2 Bundesempfehlung gemäß § 75 SGB XI). Darüber hinaus ist festgelegt, dass Pflegehilfsmittel und weitere technische Hilfen zum Erhalt und zur Förderung der Selbständigkeit von pflegebedürftigen Menschen zielgerichtet eingesetzt und die pflegebedürftigen Menschen in deren Handhabung angeleitet werden sollen (§ 3 Bundesempfehlung gemäß § 75 SGB XI).

Neben der Art und dem Inhalt der ambulanten Pflegeleistungen werden in der Bundesempfehlung gemäß § 75 SGB XI Festlegungen zu den allgemeinen Bedingungen der Abrechnung getroffen. In §§ 13 und 14 der Bundesempfehlung werden Vorgaben für den Leistungsnachweis, das Abrechnungsverfahren sowie die Zahlweise konkretisiert. Dementsprechend haben ambulante Pflegedienste einen detaillierten Leistungsnachweis zu führen (u. a. Art und Menge der Leistung, Tagesdatum und -zeit der Leistungserbringung; § 13 Bundesempfehlung gemäß § 75 SGB XI) und die entsprechend geführten Abrechnungsunterlagen unter Angabe des bundeseinheitlichen Kennzeichens gemäß § 103 Absatz 1 SGB XI[6] sowie der Versichertennummer des pflegebedürftigen Menschen monatlich in maschinenlesbarer Form an die zuständige Pflegekasse zu übermitteln. Detaillierte Regelungen zur Abrechnung der erbrachten Leistungen sowie zur Datenübermittlung nach § 105 Absatz 2 SB XI sind auf Landesebene in den Rahmenverträgen nach § 75 Absatz 1 SGB V zu treffen (§ 14 Bundesempfehlung gemäß § 75 SGB XI).

Rahmenverträge auf Landesebene
Die Inhalte der ambulanten Pflegeleistungen sowie die Vorgaben zu den Abrechnungs- und Vergütungsmodalitäten aus der Bundesempfehlung gemäß § 75 SGB XI werden im Weiteren auf Landesebene durch die beteiligten Vertragspartner konkretisiert. Entsprechend liegen pro Bundesland jeweils eigene Rahmenverträge nach § 75 Absatz 1 SGB XI vor, die sich an den Empfehlungen der

---

[6] Kennzeichen für Leistungsträger und Leistungserbringer (sog. Institutionskennzeichen).

Tabelle 7.4 Gegenüberstellung der Leistungspakete/-komplexe von Pflegeleistungen nach SGB XI am Beispiel von fünf landesspezifischen Rahmenverträgen nach § 75 Absatz 1 SGB XI (Auszüge) (vdek 2021)

Pflegeleistungen	Baden-Württemberg	Niedersachsen	Schleswig-Holstein	Hamburg	Berlin
Körperpflege	• Kleine Körperpflege • Große Körperpflege • Transfer/An-/Auskleiden • Hilfe bei Ausscheidungen	• Kleine Pflege • Große Pflege I • Große Pflege II • Kämmen und Rasieren • Hilfen beim Aufsuchen und Verlassen des Bettes im Zusammenhang mit der Körperpflege • Ergänzende Hilfe bei Ausscheidungen im Zusammenhang mit der Körperpflege • Umfangreiche Hilfe bei Ausscheidungen	• Kleine Morgen-/Abendtoilette mit Hilfe beim Aufsuchen/Verlassen des Bettes • Kleine Morgen-/Abendtoilette • Große Morgen-/Abendtoilette mit Hilfe beim Aufsuchen/Verlassen des Bettes • Große Morgen-/Abendtoilette • Kleine Unterstützung bei Ausscheidungen • Unterstützung bei Ausscheidungen	• Kleine Morgen-/Abendtoilette (inkl./exkl. Hilfe beim Aufsuchen und Verlassen des Bettes) • Große Morgen-/Abendtoilette (inkl./exkl. Hilfe beim Aufsuchen und Verlassen des Bettes) • Darm- und Blasenentleerung (inkl./exkl. An- und Auskleiden)	• Kleine Körperpflege • Erweiterte kleine Körperpflege • Große Körperpflege • Erweiterte große Körperpflege • Darm- und Blasenentleerung
Ernährung	• Einfache Hilfe bei der Nahrungsaufnahme • Umfangreiche Hilfe bei der Nahrungsaufnahme • Verabreichung von Sondennahrung mittels Spritze, Schwerkraft oder Pumpe	• Einfache Hilfe bei der Nahrungsaufnahme • Umfangreiche Hilfe bei der Nahrungsaufnahme • Nahrungszufuhr durch Verabreichung von Sondenkost	• Hilfe bei der Nahrungsaufnahme • Hilfe bei der Nahrungsaufnahme einer Zwischenmahlzeit • Sondenkost bei implantierter Magensonde	• Hilfe bei der Nahrungsaufnahme • Sondennahrung bei implantierter Magensonde (PEG)	• Hilfe bei der Nahrungsaufnahme
Mobilität	• Lagern • Mobilisation • Hilfestellung beim Verlassen und Wiederaufsuchen der Wohnung	• Spezielle Lagerung bei Immobilität • Hilfestellung beim Verlassen und Wiederaufsuchen der Wohnung • Begleitung bei Aktivitäten	• Positionierung/Lagerung • Gezielte Mobilisation • Kleine Mobilisation • Hilfestellung beim Verlassen und Wiederaufsuchen der Wohnung	• Lagern/Betten • Bewegungsaktivierung/Transfer • Hilfestellung beim Verlassen und/oder Wiederaufsuchen der Wohnung (inkl./exkl. Begleitung)	• Lagern/Betten • Hilfestellung beim Verlassen oder Wiederaufsuchen der Wohnung • Begleitung außer Haus

(Fortsetzung)

Tabelle 7.4 (Fortsetzung)

Pflegeleistungen	Baden-Württemberg	Niedersachsen	Schleswig-Holstein	Hamburg	Berlin
Hauswirtschaftliche Versorgung	• Zubereitung einer einfachen Mahlzeit • Zubereitung einer (i. d. R. warmen) Mahlzeit in der Häuslichkeit des Pflegebedürftigen • Einkaufen/Besorgungen ¼ Stunde • Waschen, Bügeln, Reinigen ¼ Stunde	• Hauswirtschaftliche Versorgung, je 10 Minuten	• Zubereitung einer warmen Mahlzeit in der Häuslichkeit des Pflegebedürftigen (nicht Essen auf Rädern) • Zubereitung einer sonstigen Mahlzeit in der Häuslichkeit des Pflegebedürftigen • Einkaufen • Reinigung der Wohnung • Wechseln und Waschen der Wäsche und Kleidung	• Zubereitung einer warmen Mahlzeit in der Häuslichkeit des Pflegebedürftigen • Zubereitung einer warmen Mahlzeit für Personen, bei denen aus medizinischen Gründen ein besonderer Aufwand bei der Zubereitung der Mahlzeiten notwendig ist (z. B. Diabetiker) • Einkauf/Vorratseinkauf • Kleine Besorgungen • Reinigung der Wohnung • Wechseln und Waschen der Wäsche und Kleidung	• Zubereitung einer warmen Mahlzeit in der Häuslichkeit des Pflegebedürftigen (inkl./exkl. Essen auf Rädern) • Einkaufen (i. d. R. 2 × wöchentlich) • Wechseln und Waschen der Wäsche und Kleidung • Reinigung der Wohnung, Trennung/Entsorgung des Abfalls, Reinigung Bad, Toilette, Küche, Wohn/Schlafbereich, Staubsaugen/Nassreinigung, Spülen/Staubwischen
Sonstiges	• Beratungseinsatz nach § 37 Absatz 3 SGB XI • (Neue) Feststellung der individuellen Ressourcen und des Pflegebedarfs/Erstellung der Pflegeanamnese und Informationssammlung zur Pflegeplanung (sog. Erst- bzw. Folgebesuch)	• Beratungsbesuch gemäß § 37 Absatz 3 SGB XI • Erstbesuch • Folgebesuch	• Aufnahmeprozess • Folgebesuch Aktualisierung • Beratungsbesuch nach § 37, 3	• Beratungsbesuch nach § 37 Absatz 3 SGB XI bei Pflegegraden 1, 2–3 bzw. 4–5 • Erstbesuch • Folgebesuch	• Erstbesuch/Folgebesuch

Bundesebene orientieren, aber dennoch teilweise unterschiedlich ausgestaltet sind (Heiber 2019). Eine beispielhafte Gegenüberstellung von fünf Rahmenverträgen aus Baden-Württemberg, Niedersachsen, Schleswig-Holstein, Hamburg und Berlin zeigt, dass die Inhalte der ambulanten Pflegeleistungen entsprechend § 1 der Bundesempfehlung gemäß § 75 SGB XI adressiert werden (Landesverbände der Pflegekassen Baden-Württemberg 2016, Landesverbände der Pflegekassen Berlin 2007, Landesverbände der Pflegekassen der Freien und Hansestadt Hamburg 2017, Landesverbände der Pflegekassen in Niedersachsen 2015, Landesverbände der Pflegekassen Schleswig-Holstein 1995), jedoch im Weiteren – entsprechend der gesetzlichen Regelung zur Vergütung von Pflegeleistungen vorwiegend nach Zeitaufwand, Komplexleistungen oder Pauschalen (§ 89 Absatz 3 SGB XI) – für die Vergütung zu Leistungspaketen/-komplexen zusammengefasst werden, die sich zwischen den Bundesländern unterscheiden (vdek 2021). In Tabelle 7.4 sind am Beispiel der fünf o. g. Rahmenverträge die Unterschiede in den landesspezifisch gebildeten Leistungspaketen/-komplexen dargestellt.

Den gebildeten Leistungspaketen/-komplexen werden in den Rahmenverträgen und den entsprechenden Vergütungsvereinbarungen nach § 89 SGB XI laufende Nummern (siehe beispielsweise Anlage 1a zum Rahmenvertrag Baden-Württemberg; Landesverbände der Pflegekassen Baden-Württemberg 2016) bzw. landesspezifische Positionsnummern (siehe z. B. Anlage 1 zum Rahmenvertrag der Freien und Hansestadt Hamburg; Landesverbände der Pflegekassen der Freien und Hansestadt Hamburg 2020) zugeordnet, die gemäß § 4 Absatz 3 der „Einvernehmliche(n) Festlegung über Form und Inhalt der Abrechnungsunterlagen sowie Einzelheiten des Datenträgeraustausches gemäß § 105 Abs. 2 SGB XI"[7] (GKV-Spitzenverband 2022f) und konkretisierend in der zugehörigen Anlage 3 „Schlüsselverzeichnis zur Regelung der Datenübermittlung nach § 105 Absatz 2 SGB XI" im Rahmen der Leistungskomplexvergütung zur Abrechnung an die Pflegekassen zu übermitteln sind (GKV-Spitzenverband 2022b, 2022f). Bei vereinbarten Zeitvergütungen ist die Zeiteinheit (Minuten, Stunden, Tag), die Zeitart (z. B. körperbezogene Pflegemaßnahmen, Hilfen zur Haushaltsführung, Begleitung zum Arztbesuch) mit der Dauer der Leistung in Minuten anzugeben (GKV-Spitzenverband 2022b, 2022f).

Hieraus folgt zusammenfassend, dass sich die bei den Pflegekassen vorliegenden Datenbestände nach § 105 SGB XI zu ambulanten pflegerischen Leistungen sowohl

---

[7] Gemäß § 106 SGB XI können hiervon abweichende Vereinbarungen zwischen den Landesverbänden der Pflegekassen und den Leistungserbringern oder ihren Verbänden im Hinblick die Abrechnungsmodalitäten (Umfang der zu übermittelnden Abrechnungsbelege sowie Verzicht/Einschränkung von Einzelangaben bei der Abrechnung von Leistungen) getroffen werden.

im Hinblick auf die abgerechneten Leistungspakete/-komplexe und deren im Einzelnen umfasste Inhalte als auch hinsichtlich der, den Leistungspaketen/-komplexen zugeordneten, landesspezifischen Abrechnungsziffern (laufende Nummern bzw. landesspezifische Positionsnummern) erheblich unterscheiden. Die Zusammenfassung von verschiedenen Einzelleistungen zu Leistungspaketen/-komplexen für die Abrechnung und Vergütung der pflegerischen Leistungen führt zudem dazu, dass in den Datenbeständen nach § 105 SGB XI in der Regel keine Einzelheiten zu den erbrachten Pflegeleistungen mehr vorliegen. So werden beispielsweise das Lagern/ Betten sowie die Bewegungsaktivierung von pflegebedürftigen Menschen in einem Leistungskomplex zusammen-gefasst, die im Rahmen des individuellen Bedarfs zu erbringen sind (siehe z. B. Anlage 1 zum Rahmenvertrag der Freien und Hansestadt Hamburg; Landesverbände der Pflegekassen der Freien und Hansestadt Hamburg 2020), sodass bei Abrechnung bzw. Vergütung lediglich des Leistungskomplexes nicht deutlich wird, welche und wie viele Leistungen des Leistungskomplexes im Einzelnen (Lagern zur Dekubitusprophylaxe/-versorgung bzw. Bewegungsaktivierung bei pflegebedürftigen Menschen mit Mobilitätseinschränkungen) erbracht wurden. Dementsprechend liegt im Datenbestand nach § 105 SGB Xi insgesamt eine eher heterogene und unspezifische Datengrundlage vor.

7.2   Leistungen der häuslichen Krankenpflege nach § 37 SGB V

7.2.1   Rechtliche Grundlage und Rahmenbedingungen

Auch für pflegerische bzw. medizinisch-pflegerische Leistungen die auf Basis des SGB V erbracht werden, sind die Krankenkassen gemäß § 284 SGB V befugt, versichertenbezogene Daten, die von den Leistungserbringern u. a. zum Zwecke der Abrechnung übermittelt werden, zu erheben, zu speichern und zu verarbeiten. Für die Leistungen der häuslichen Krankenpflege nach § 37 SGB V (HKP) sind die Leistungserbringer dementsprechend gemäß § 302 SGB V verpflichtet, den Krankenkassen die für die Abrechnung erforderlichen Informationen elektronisch oder maschinell verwertbar zu übermitteln. Näheres zu den Voraussetzungen für die Datenübermittlung sowie zu Form und Inhalt des Abrechnungsverfahrens ist vom Spitzenverband Bund der Krankenkassen (GKV-Spitzenverband) in entsprechenden Richtlinien zu regeln (§ 302 Absätze 2–3 SGB V). Grundsätzliche Voraussetzung für die Erbringung von Leistungen der häuslichen Krankenpflege nach § 37 SGB V ist die ärztliche Verordnung der Leistungen sowie eine entsprechende Genehmigung der Krankenkassen. Der Gemeinsame Bundesausschuss hat gemäß § 92 SGB V hierzu eine entsprechende Richtlinie zu beschließen (§ 92 Absatz 1 Satz 2 Nr. 6 SGB V). Die „Richtlinie des Gemeinsamen Bundesausschusses über die Verordnung von häuslicher Krankenpflege (Häusliche Krankenpflege-Richtlinien)" (im Weiteren: HKP-RL; G-BA 2022f) umfasst dabei sowohl Regelungen zur Verordnung und Genehmigung der häuslichen Krankenpflege (§§ 3–6 HKP-RL) als auch das Verzeichnis verordnungsfähiger grund- und behandlungspflegerischer Maßnahmen sowie Maßnahmen der hauswirtschaftlichen Versorgung im Rahmen der häuslichen Krankenpflege (Leistungsverzeichnis als Anlage zur HKP-RL; G-BA 2022f).

Über die Einzelheiten der Versorgung mit häuslicher Krankenpflege sind zwischen den Krankenkassen und den Leistungserbringern Versorgungsverträge sowie Vergütungsvereinbarungen abzuschließen (§ 132a Absatz 4 SGB V). Versorgungsverträge werden hierbei vielfach durch die Verbände der ambulanten Pflegedienste auf Landes- oder Bundesebene und den Landesverbänden der Krankenkassen als Rahmenverträge geschlossen, denen ambulante Pflegedienste beitreten müssen, um Leistungen der häuslichen Krankenpflege nach § 37 SGB V erbringen zu dürfen (siehe beispielsweise den Rahmenvertrag des Bundesverbands Ambulante Dienste und Stationäre Einrichtungen (bad) e. V. mit dem vdek (bad e. V. et al. 2018) oder den Rahmenvertrag der Landesverbände der Krankenkassen mit den Verbänden der ambulanten Pflegedienste in Schleswig-Holstein (Landesverbände der Krankenkassen Schleswig-Holstein 2013)). Versicherte, für die Leistungen der häuslichen Krankenpflege verordnet und genehmigt wurden, haben dann die freie Wahl unter den ambulanten Pflegediensten, die einen Versorgungsvertrag mit der zuständigen Krankenkasse abgeschlossen haben bzw. einem entsprechenden Rahmenvertrag beigetreten sind (bad e. V. et al. 2018, Landesverbände der Krankenkassen Schleswig-Holstein 2013).

Als Rahmen für die Versorgung mit häuslicher Krankenpflege sind gemäß § 132a Absatz 1 SGB V vom Spitzenverband Bund der Krankenkassen und den für die Interessen von ambulanten Pflegediensten maßgeblichen Spitzenorganisationen auf Bundesebene gemeinsame Empfehlungen über die einheitliche und flächendeckende Versorgung mit häuslicher Krankenpflege abzugeben (sog. Rahmenempfehlungen). Die „Rahmenempfehlungen nach § 132a Absatz 1 SGB V zur Versorgung mit Häuslicher Krankenpflege" (im Weiteren: Rahmenempfehlungen nach § 132a Absatz 1 SGB V; GKV-Spitzenverband 2021d) haben die Vorgaben der Richtlinie des Gemeinsamen Bundesausschusses nach § 92 Absatz 1 Satz 2 Nr. 6 SGB V (HKP-RL) zu berücksichtigen (§ 132a Absatz 1 Satz 1 SGB V) und Regelungen u. a. zur Eignung der Leistungserbringer (u. a.

strukturelle Voraussetzungen sowie die erforderliche Qualifikation der Pflegefachkräfte), Maßnahmen der Qualitätssicherung sowie zu Grundsätzen der Vergütung
und zum Abrechnungsverfahren zu treffen (§ 132a Absatz 1 Satz 4 SGB V).
Die Rahmenempfehlungen sind gemäß § 132a Absatz 1 Satz 7 SGB V den
Versorgungsverträgen nach §132a Absatz 4 SGB V zugrunde zu legen.

Eine Übersicht der rechtlichen Grundlagen und Rahmenbedingungen der
Leistungserbringung und -abrechnung der häuslichen Krankenpflege nach § 37
SGB V ist Abbildung 7.2 zu entnehmen.

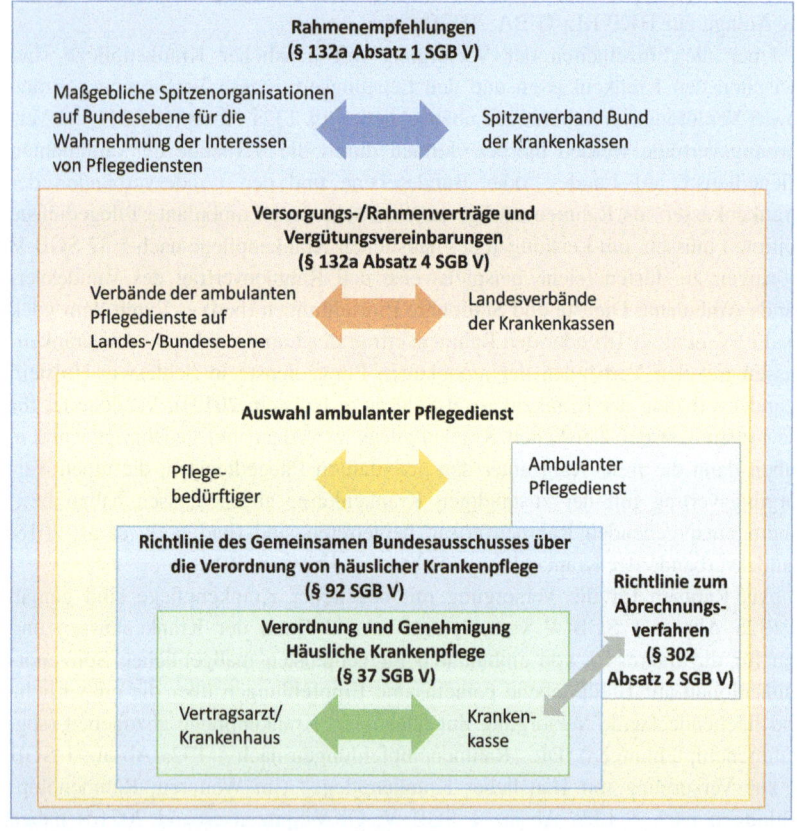

Abbildung 7.2 Rechtliche Grundlagen und Rahmenbedingungen der Leistungserbringung
und -abrechnung der häuslichen Krankenpflege nach § 37 SGB V

7.2.2 Leistungsinhalte und Abrechnungsbedingungen

Die Häusliche Krankenpflege-Richtlinie (G-BA 2022f) regelt sowohl die Verordnung der häuslichen Krankenpflege nach § 37 SGB V, die verordnungsfähigen grund- und behandlungspflegerischen Leistungen sowie der hauswirtschaftlichen Versorgung, deren Dauer sowie deren Genehmigung durch die Krankenkassen. In § 3 HKP-RL (G-BA 2022f) ist dementsprechend festgelegt, dass die Verordnung häuslicher Krankenpflege durch ambulant tätige Vertragsärzt:innen bzw. Psychotherapeut:innen sowie im Rahmen des Entlassungsmanagements nach § 39 Absatz 1a SGB V aus dem Krankenhaus durch Krankenhausärzt:innen sowie Krankenhauspsychotherapeut:innen (§ 7 HKP-RL) erfolgen kann. Bei der Verordnung auf einem hierfür vorgesehenen Verordnungsvordruck sind immer „*[…] die verordnungsrelevante(n) Diagnose(n) als medizinische Begründung für die häusliche Krankenpflege, die zu erbringenden Leistungen sowie deren Beginn, Häufigkeit und Dauer anzugeben.*" (§ 3 Absatz 2 Satz 2 HKP-RL; G-BA 2022f: 7). Eine Verordnung häuslicher Krankenpflege darf dabei nur erfolgen, wenn keine andere im Haushalt lebende Person die erforderlichen Leistungen durchführen kann (§ 3 Absatz 3 HKP-RL). Eine häusliche Krankenpflege kann zuerst lediglich für bis zu 14 Tage verordnet werden (sog. Erstverordnung; § 5 Absatz 1 HKP-RL). Besteht über diesen Zeitraum hinaus weiterhin der Bedarf an Leistungen der häuslichen Krankenpflege, ist mit einer medizinischen Begründung eine Folgeverordnung für eine längere Dauer möglich (§ 5 Absatz 2 HKP-RL). Bei Krankenhausvermeidungspflege bzw. Unterstützungspflege ist eine Verordnung von häuslicher Krankenpflege von bis zu vier Wochen und in Ausnahmefällen – nach Bestätigung des Medizinischen Dienstes der Krankenversicherung – auch darüber hinaus möglich, solange weiterhin keine Pflegebedürftigkeit mit Pflegegrad 2 bis 5 nach SGB XI vorliegt (§ 5 Absatz 3 HKP-RL). Die Verordnungen von Leistungen der häuslichen Krankenpflege bedürfen darüber hinaus der Genehmigung durch die Krankenkassen (§ 6 HKP-RL). Das Leistungsverzeichnis als Anlage zur HKP-Richtlinie umfasst alle verordnungsfähigen Maßnahmen der Grund- und Behandlungspflege sowie der hauswirtschaftlichen Versorgung mit Angaben zur Dauer der Verordnung sowie zur Häufigkeit der Verrichtungen (G-BA 2022f). Dabei wird sowohl im Hinblick auf die Leistungen der Grundpflege und hauswirtschaftlichen Versorgung als auch der Behandlungspflege übergreifend darauf hingewiesen, dass „*pflegerische Prophylaxen, Lagern und Hilfen bei der Mobilität […] Bestandteil der verordneten Leistungen in dem Umfang (sind), wie sie zur Wirksamkeit der verordneten Leistungen notwendig sind, auch wenn die Häufigkeit, in der sie nach Maßgabe der individuellen Pflegesituation erbracht werden müssen, von der Frequenz der verordneten Pflegeleistungen abweichen.*"

(G-BA 2022f: 15) Zudem wird darauf hingewiesen, dass die allgemeine Krankenbeobachtung integraler Bestandteil aller einzelnen Leistungen und damit nicht gesondert verordnungsfähig ist (G-BA 2022f).

Die verordnungsfähigen Leistungen der Grundpflege und hauswirtschaftlichen Versorgung umfassen nachfolgende Maßnahmen (G-BA 2022f):

• Anleitung bei der Grundpflege in der Häuslichkeit
• Hilfe beim Ausscheiden (Beseitigung von Ausscheidungen, Kontinenz-/ Toilettentraining)
• Hilfe bei Nahrungs- und Flüssigkeitszufuhr (z. B. Verabreichung von Sondennahrung über Magensonde oder über perkutane endoskopische Gastrostomie (PEG)-Sonde)
• Körperpflege (u. a. Duschen, Baden, Waschen, Mundpflege, An- oder Auskleiden)
• Hauswirtschaftliche Versorgung (Besorgungen/Einkaufen, Mahlzeitenzubereitung, Wäschepflege, Reinigung der Wohnung)

Als Leistungen der Behandlungspflege sind die folgenden Maßnahmen verordnungsfähig (G-BA 2022f):

• **Atmung**
  – Bedienung und Überwachung von Beatmungsgeräten
  – Absaugen der oberen Luftwege bzw. Bronchialtoilette
  – Wechsel und Pflege einer Trachealkanüle
  – Inhalation
• **Ernährung**
  – Blutzuckermessung bzw. interstitielle Glukosemessung
  – Flüssigkeitsbilanzierung
  – Legen und Wechseln von Magensonden
  – Versorgung bei PEG
• **Ausscheidung**
  – Katheterisierung der Harnblase zur Ableitung des Urins (Einlegen, Entfernen und Wechseln von transurethralen Dauerkathetern der Harnblase, intermittierende Einmalkatheterisierung)
  – Blasenspülung
  – Versorgung eines subrapubischen Katheters
  – Einlauf / Klistier / Klysma / digitale Enddarmausräumung
  – Stomabehandlung

- **Verabreichung von Infusionen, Injektionen bzw. Medikamenten sowie Versorgung von Drainagen**
  - Anhängen, Legen und Wechseln von Infusionen (i. v., s. c.)
  - Richten und Durchführen von Injektionen (i. v., s. c., i. m.)
  - Pflege eines zentralen Venenkatheters
  - Richten und Verabreichen von ärztlich verordneten Medikamenten (Tabletten, Salben, Aerosole, Suppositorien etc.)
  - Instillation
  - Versorgen und Überprüfen von Drainagen
- **Wundversorgung und Dekubitusbehandlung**
  - Wundversorgung einer akuten Wunde
  - Wundversorgung einer chronischen und schwer heilenden Wunde
  - Auflegen von Kälteträgern (z. B. bei akuten posttraumatischen Zuständen)
  - Positionswechsel zur Dekubitusbehandlung
- **Krankenbeobachtung und Behandlungspflege für spezifische Personengruppen**
  - Spezielle Krankenbeobachtung (kontinuierliche Beobachtung (Puls, Blutdruck, Temperatur etc.) und Intervention mit den notwendigen medizinisch-pflegerischen Maßnahmen)[8]
  - Blutdruckmessung
  - Durchführung der Sanierung von MRSA-Trägern mit gesicherter Diagnose
  - Symptomkontrolle bei Palliativpatient:innen
  - Psychiatrische häusliche Pflege
- **Sonstige behandlungspflegerische Maßnahmen**
  - Anleitung bei der Behandlungspflege
  - An- oder Ausziehen von ärztlich verordneten Kompressionsstrümpfen/-strumpfhosen bzw. An- und Ablegen eines Kompressionsverbandes
  - An- oder Ablegen von stützenden und stabilisierenden Verbänden oder ärztlich verordneten Bandagen/Orthesen

---

[8] Mit dem Gesetz zur Stärkung von intensivpflegerischer Versorgung und medizinischer Rehabilitation in der gesetzlichen Krankenversicherung (Intensivpflege- und Rehabilitationsstärkungsgesetz – GKV-IPReG) wurden die bisherigen Regelungen zu den Leistungen der speziellen Krankenbeobachtung (HKP-RL) in den neuen Leistungsanspruch auf außerklinische Intensivpflege (Richtlinie über die Verordnung von außerklinischer Intensivpflege – Außerklinische Intensivpflege-Richtlinie/AKI-RL) überführt. Entsprechende Verordnungen der Leistungen der außerklinischen Intensivpflege haben daher ab dem 1. Januar 2023 nach den Regelungen der AKI-RL zu erfolgen (§ 14 AKI-RL; G-BA 2022e). Verordnungen von Leistungen der außerklinischen Intensivpflege nach der HKP-RL verlieren ab dem 31. Oktober 2023 ihre Gültigkeit (§ 1a HKP-RL; G-BA 2022f).

Die Abrechnungsbedingungen für die Leistungen der häuslichen Krankenpflege nach § 37 SGB V sowie deren Vergütung werden in den Rahmenempfehlungen nach § 132a Absatz 1 SGB V geregelt (GKV-Spitzenverband 2021d). So ist in § 8 der Rahmenempfehlung festgelegt, dass die Abrechnung der Leistungen der häuslichen Krankenpflege nach § 302 SGB V zu erfolgen hat und von den Vertragspartnern der Versorgungsverträge nach § 132a Absatz 4 SGB V dementsprechend die „Richtlinien der Spitzenverbände der Krankenkassen nach § 302 Absatz 2 SGB V über Form und Inhalt des Abrechnungsverfahrens mit „Sonstigen Leistungserbringern" sowie mit Hebammen und Entbindungspflegern (§ 301a SGB V)" (im Weiteren: Richtlinien nach § 302 SGB V; GKV-Spitzenverband 2006) zu beachten sind. Hierin ist im Hinblick auf die Abrechnung der Leistungen der häuslichen Krankenpflege in § 5 u. a. geregelt, dass die erbrachten Leistungen entsprechend den bundeseinheitlichen Positionsnummernverzeichnissen (für die häusliche Krankenpflege das bundeseinheitliche Positionsnummernverzeichnis für Leistungen der häuslichen Krankenpflege und Haushaltshilfe, im Weiteren: bundeseinheitliches Positionsnummernverzeichnis für Leistungen der häuslichen Krankenpflege; GKV-Spitzenverband 2022e) anzugeben sind. Darüber hinaus ist bei der Abrechnung das Institutionskennzeichen des Leistungserbringers anzugeben (§ 5; GKV-Spitzenverband 2006). Gemäß § 8 den Richtlinien nach § 302 SGB V (GKV-Spitzenverband 2006) hat die elektronische Datenübermittlung zur Abrechnung mittels spezifisch zusammengesetzter Abrechnungspositionsnummern (Anlage 3 – Schlüsselverzeichnisse zu den Richtlinien nach § 302 SGB V; GKV-Spitzenverband 2022a) zu erfolgen. Die sechsstelligen Abrechnungspositionsnummern setzen sich dabei aus verschiedenen Schlüsseln zusammen, anhand derer – gemäß bundeseinheitlichem Positionsnummernverzeichnis – die gesetzliche Leistungsgrundlage (1. und 2. Stelle: z. B. Häusliche Krankenpflege nach § 37 Absatz 1 Satz 1 SGB V), die Art der Versorgung (3. Stelle: z. B. Grundpflege, Behandlungspflege) sowie die Art der Leistung (4. bis 6. Stelle: Pauschale oder Einzelleistung) identifiziert werden können (GKV-Spitzenverband 2022a, 2022e). Dementsprechend sind im bundeseinheitlichen Positionsnummernverzeichnis jeder Stelle der Abrechnungspositionsnummer spezifische Ziffern zugeordnet, sodass anhand jeder Abrechnungspositionsnummer sowohl die gesetzliche Leistungsgrundlage, die Art der Versorgung sowie die Art der Leistung eineindeutig erfassbar ist (z. B. Abrechnungspositionsnummer 01-2-170 kennzeichnet die Abrechnung einer Pauschale für Leistungsgruppe 1 (Behandlungspflegen I) im Rahmen der verordneten Behandlungspflege nach § 37 Absatz 1 Satz 1 SGB V; Abrechnungspositionsnummer 03-2-221 beinhaltet die Verabreichung von Sondennahrung als behandlungs-pflegerische Maßnahme nach § 37 Absatz 2 Satz 1 SGB V) (GKV-Spitzenverband 2022e).

Darüber hinaus gibt die Rahmenempfehlung nach § 132a Absatz 1 SGB V vor, dass eine Vergütung der abgerechneten Leistungen der häuslichen Krankenpflege in Form einer Komplexleistungsvergütung oder pauschalen Vergütung oder aber auch als Einzelleistungsvergütung sowie Zeitvergütung möglich ist (§ 7 Absatz 18 Rahmenempfehlung nach § 132a Absatz 1 SGB V; GKV-Spitzenverband 2021d). Die Vergütungsmodalitäten sind dabei in entsprechenden Vergütungsvereinbarungen im Rahmen von Einzel- oder Kollektivverhandlungen mit den ambulanten Pflegediensten zwischen den Vertragspartner der Versorgungsverträge nach § 132a Absatz 4 SGB V festzulegen (§ 7 Rahmenempfehlung nach § 132a Absatz 1 SGB V; GKV-Spitzenverband 2021d). Entsprechend der Rahmenempfehlung nach § 132a Absatz 1 SGB V können in den verschiedenen Vergütungsvereinbarungen die einzelnen, mittels der bundeseinheitlichen Abrechnungspositionsnummern, abzurechnenden Leistungen zum Zwecke der Vergütung u. a. zu Leistungskomplexen/-pauschalen zusammengefasst werden. Tabelle 7.5 zeigt am Beispiel des Rahmenvertrags der zwischen dem bad e. V. mit dem vdek zur Erbringung von häuslicher Krankenpflege und Haushaltshilfe (§§ 132 und 132a SGB V) abgeschlossen wurde, wie im Rahmen von Vergütungsvereinbarungen einzelne Leistungen zur Abrechnung und Vergütung zu Pauschalen zusammengefasst werden und andere spezifische Leistungen als Einzelleistungen abrechenbar sind und vergütet werden (bad e. V. et al. 2018).

Gemäß der Technischen Anlage (Anlage 1) für die maschinelle Abrechnung (elektronische Datenübermittlung) zu den Richtlinien nach § 302 SGB V sind die je Einsatz zu vergütenden Abrechnungspositionsnummern, die Anzahl und Menge der erbrachten Leistungen je Einsatz (1 × Blutdruck messen, 3 × Dekubitusbehandlung an verschiedenen Stellen) sowie bei Abrechnung einer Leistungspauschale zwingend zusätzlich die verschiedenen, erbrachten Einzelleistungen anzugeben (GKV-Spitzenverband 2022k).

Hieraus folgt zusammenfassend, dass in den bei den Krankenkassen vorliegenden Datenbeständen zur häuslichen Krankenpflege nach § 37 SGB V die erbrachten Leistungen aufgrund der vorgegebenen, einheitlichen Abrechnungspositionsnummern gemäß bundeseinheitlichem Positionsnummernverzeichnis für Leistungen der häuslichen Krankenpflege in gleicher Form vorliegen und spezifisch identifiziert werden können. Zwar können – wie bei den pflegerischen Leistungen nach SGB XI – auch bei der häuslichen Krankenpflege nach § 37 SGB V Einzelleistungen zum Zwecke der Vergütung in den auf Landesebene zu schließenden Rahmenverträgen nach § 132a Absatz 4 SGB V zu unterschiedlichen Leistungskomplexen/-pauschalen zusammengefasst werden, jedoch sind bei

Tabelle 7.5 Beispielhafte Darstellung der Leistungskomplexe/-pauschalen einer Vergütungsvereinbarung zum Rahmenvertrag gemäß §§ 132 und 132a SGB V zur Erbringung häuslicher Krankenpflege und Haushaltshilfe (Auszug) (entsprechend Anlagen 8 und 9 zum Rahmenvertrag; bad e. V. et al. 2018)

Art der Versorgung	Leistung	Abrechnungspositionsnummer[9]
Grundpflege	Hilfen bei der Ausscheidung	379 – Hilfe bei Ausscheidung
	Hilfen bei der Ernährung	218 – Hilfen bei der Nahrungsaufnahme
	Hilfen bei der Körperpflege	205 – Hilfe bei Körperpflege
	Hilfen bei der Grundpflege gesamt	507 – Grundpflege (Körper/ Ernährung/Ausscheidung) bis 60 Minuten
Hauswirtschaftliche Versorgung	Hauswirtschaftliche Versorgung	453 – Hauswirtschaftliche Versorgung
Behandlungspflege	Behandlungspflege Gruppe I, darunter: • Blutdruckmessung • Auflegen von Kälteträgern • Ausziehen von Kompressionsstrümpfen • Medikamentengabe und -überwachung (alle Applikationsformen) • Abnehmen eines Kompressionsverbands	170 – Behandlungspflegepauschale Gruppe 1:[10] • 201 – Blutdruckmessen • 203 – Eisbeutel (Kälteträger) verabreichen • 299 – Ausziehen von Kompressionsstrümpfen • 233 – Arzneien verabreichen und überwachen • 387 – Abnehmen von Kompressionsverbänden

(Fortsetzung)

[9] Gemäß bundeseinheitlichem Positionsnummernverzeichnis für Leistungen der häuslichen Krankenpflege (GKV-Spitzenverband 2022e).

[10] „Die Pauschale gilt unabhängig von der Anzahl der gleichzeitig erbrachten Leistungen der Gruppe. Werden bei einem Einsatz Leistungen aus unterschiedlichen Gruppen erbracht, kommt nur der Preis der höheren Gruppe zur Abrechnung." (Anlage 8 zum Rahmenvertrag; bad e. V. et al. 2018: 2).

Tabelle 7.5 (Fortsetzung)

Art der Versorgung	Leistung	Abrechnungspositionsnummer
	Behandlungspflege Gruppe II, darunter: • Richten einer Injektion • Medikamente richten (täglich) • Injektionen s. c. (inkl. Insulin) • Blutzuckermessung	171 – Behandlungspflegepauschale Gruppe 2: • 311 – Richten von Injektionen • 367 – Richten von Medikamenten (Tagesdosette) • 324 – Injektion s. c. • 240 – Blutzucker messen
	Port-a-cath Versorgung anschließen (Flüssigkeitssubstitution, parenterale Ernährung)	521 – Port-a-cath Versorgung anschließen
	Bedienen und Überwachen eines Beatmungsgerätes	238 – Beatmungsgerät überwachen und warten
	MRSA-Eradikationstherapie	921 – MRSA Tagespauschale mit SGB XI

der Abrechnung von Leistungskomplexen/-pauschalen gemäß der Regelungen zur elektronischen Datenübermittlung nach § 302 SGB V immer auch zwingend die im Rahmen der Komplexe/Pauschalen erbrachten Einzelleistungen zusätzlich anzugeben, wodurch die abgerechneten Einzelleistungen – trotz Vergütung von Leistungskomplexen/-pauschalen – im Datenbestand nach § 302 SGB V (Häusliche Krankenpflege) weiterhin enthalten sind. Hierdurch wird eine spezifische Prüfung der Abbildbarkeit der Versorgungsaspekte anhand der einzelnen erbrachten Leistungen möglich. Im Hinblick auf die Nutzung der Datenbestände zur häuslichen Krankenpflege nach § 37 SGB V ist jedoch darauf hinzuweisen, dass sich, aufgrund der zusätzlichen Genehmigungspflicht durch die Krankenkassen, Unterschiede zwischen den Verordnungsdaten für Leistungen der häuslichen Krankenpflege und den tatsächlich erbrachten und abgerechneten grund- bzw. behandlungspflegerischen Leistungen bzw. Leistungen der hauswirtschaftlichen Versorgung ergeben können, was bei der Prüfung der Abbildbarkeit der einzelnen Versorgungsaspekte über die Routinedaten der Kranken- bzw. Pflegekassen zu berücksichtigen ist.

7.3   Medizinische und weitere Leistungen nach SGB V

Auch für medizinische, therapeutische und weitere Leistungen, die auf Basis des SGB V erbracht werden, sind die Krankenkassen gemäß § 284 SGB V befugt, versichertenbezogene Daten, die von den Leistungserbringern u. a. zum Zwecke der Abrechnung übermittelt werden, zu erheben, zu speichern und zu verarbeiten.

Ambulant vertragsärztlichen Versorgung
Leistungserbringer und Einrichtungen, die an der ambulant vertragsärztlichen Versorgung teilnehmen, sind gemäß § 295 SGB V verpflichtet u. a. die von ihnen erbrachten ärztlichen Leistungen einschließlich des Tages der Leistungserbringung sowie die der ärztlichen Behandlung zugrunde liegenden Diagnosen aufzuzeichnen und zum Zwecke der Abrechnung an die Krankenkassen zu übermitteln (§ 295 Absatz 1 SGB V). Die im Rahmen der Leistungsabrechnung anzugebenden Diagnosen sind nach der „Internationalen statistischen Klassifikation der Krankheiten und verwandter Gesundheitsprobleme" des Bundesinstituts für Arzneimittel und Medizinprodukte (BfArM) in der deutschen Fassung (ICD-10-GM) zu verschlüsseln (§ 295 Absatz 1 Satz 2 SGB V). Die durchgeführten Operationen und Prozeduren sind ebenfalls entsprechend der vom BfArM herausgegebenen „Internationalen Klassifikation der Prozeduren in der Medizin" (OPS-Klassifikation) zu verschlüsseln (§ 295 Absatz 1 Satz 4 SGB V). Die Übermittlung der Abrechnungsdaten an die Krankenkassen hat dabei auf dem Wege einer elektronischen Datenübertragung oder auf maschinell verwertbaren Datenträgern zu erfolgen. Näheres hierzu ist von der Kassenärztlichen Bundesvereinigung (KBV) festzulegen (§ 295 Absatz 4 SGB V). Dazu zählen Vorgaben zur Kodierung und der Übermittlung der verschlüsselten Diagnosen und Prozeduren, die im Benehmen mit dem Spitzenverband Bund der Krankenkassen, der Deutschen Krankenhausgesellschaft e. V. und dem BfArM festzulegen sind (§ 295 Absatz 4 Satz 3 SGB V, vgl. Kodiervorgaben der KBV 2021).

Für die Abrechnung der Vergütung der ambulant vertragsärztlichen Leistungen ist von der Kassenärztlichen Bundesvereinigung mit dem Spitzenverband Bund der Krankenkassen ein einheitlicher Bewertungsmaßstab (EBM) für die ärztlichen Leistungen zu erstellen (§ 87 Absatz 1 SGB V). Der EBM bestimmt dabei „[...] *den Inhalt der abrechnungsfähigen Leistungen und ihr wertmäßiges, in Punkten ausgedrücktes Verhältnis zueinander [...]*" (§ 87 Absatz 2 Satz 1 SGB V).

Dementsprechend umfassen die bei den Krankenkassen vorliegenden Datenbeständen nach § 295 SGB V einheitliche Informationen sowohl zu Diagnosen nach ICD-10-GM (BfArM 2022b) und Operationen- und Prozedurenschlüssel (OPS-Kodes) gemäß OPS-Klassifikation (BfArM 2022c) als auch zu berechnungsfähigen

Gebührenordnungspositionen (KBV 2022a) zur ambulant vertragsärztlichen Versorgung, die zur Prüfung der Abbildbarkeit der identifizierten Versorgungsaspekte herangezogen werden können.

Krankenhausbehandlung

Auch nach § 108 SGB V zugelassene Krankenhäuser sind gemäß § 301 SGB V dazu verpflichtet, verschiedene Informationen zur stationären Krankenhausbehandlung elektronisch oder mittels maschinell verwertbarer Datenträger zu übermitteln. Zu den erforderlichen Angaben zählen u. a. (§ 301 Absatz 1 Satz 1 SGB V):

- das Institutionskennzeichen des Krankenhauses,
- der Tag sowie die Uhrzeit und der Grund der Aufnahme,
- die Einweisungs- bzw. Aufnahmediagnosen,
- das Datum sowie die Art der durchgeführten Operationen bzw. Prozeduren,
- der Tag sowie die Uhrzeit und der Grund der Entlassung oder Verlegung,
- die bei Entlassung oder Verlegung für die Krankenhausbehandlung maßgeblichen Haupt- und Nebendiagnosen.

Wie bei der ambulant vertragsärztlichen Versorgung, sind auch bei der Krankenhausbehandlung die anzugebenden Diagnosen nach der aktuell gültigen ICD-10-GM sowie die Operationen bzw. Prozeduren nach dem geltenden Operationen- und Prozedurenschlüssel des BfArM zu verschlüsseln (§ 301 Absatz 2 SGB V). Näheres zur Datenübermittlung ist gemäß § 301 Absatz 3 SGB V in einer gemeinsamen Vereinbarung zwischen dem Spitzenverband Bund der Krankenkassen und der Deutschen Krankenhausgesellschaft e. V. oder den Bundesverbänden der Krankenhausträger zu regeln (GKV-Spitzenverband 2022 l).

Die Vergütung von Krankenhausleistungen erfolgt gemäß § 17b Krankenhausfinanzierungsgesetz (KHG) auf der Grundlage diagnosebezogener Fallpauschalen (Diagnosis Related Groups, DRG). Die für die Vergütung relevanten DRG setzen sich u. a. aus den Haupt- und Nebendiagnosen des Krankenhausaufenthaltes unter Berücksichtigung der Operationen- bzw. Prozedurenschlüssel der durchgeführten medizinischen Maßnahmen zusammen (InEK 2021). Zur Sicherstellung der vom Gesetzgeber vorgegebenen leistungsgerechten Vergütung wurden 2002 von der Deutschen Krankenhausgesellschaft e. V., den Spitzenverbänden der Krankenkassen sowie dem Verband der privaten Krankenversicherungen „Richtlinien zur einheitlichen Verschlüsselung von Krankheiten und Prozeduren gemäß der Diagnosen- und Prozedurenklassifikationen" erarbeitet. Die „Allgemeinen und Speziellen Kodierrichtlinien für die Verschlüsselung von Krankheiten und Prozeduren" (im Weiteren: Deutsche Kodierrichtlinien; InEK 2022) werden jährlich unter Beteiligung des

Instituts für das Entgeltsystem im Krankenhaus GmbH (InEK) sowie der Bundes-
ärztekammer und dem Deutschen Pflegerat aktualisiert und an die Veränderungen
im ICD-10-GM sowie den OPS angepasst (InEK 2022).

Die bei den Krankenkassen vorliegenden Datenbestände nach § 301 SGB V
beinhalten dementsprechend umfangreiche Informationen zur stationären Krankenhausbehandlung, welche nach einheitlichen Kodiervorgaben abgerechnet wurden,
wodurch eine spezifische Prüfung der identifizierten qualitätsrelevanten Versorgungsaspekte auf Grundlage eines bundesweit einheitlichen Datenbestandes
möglich ist.

Arznei- und Verbandmittelversorgung
Ebenfalls Apotheken und weitere Anbieter von Leistungen nach § 31 SGB V
(Arznei- und Verbandmittel) haben gemäß § 300 SGB V bei Abgabe von Fertigarz-
neimitteln sowie sonstigen Leistungen nach § 31 SGB V (u. a. Verbandmitteln, Harn-
und Blutteststreifen) die jeweiligen für die vertragsärztliche Versorgung verbind-
lichen Verordnungsblätter bzw. den elektronischen Verordnungsdatensatz um ein
Kennzeichen des abgegebenen Arznei- oder Verbandmittels zu ergänzen und diese
Verordnungsblätter bzw. Verordnungsdatensätze an die zuständigen Krankenkassen
weiterzuleiten (§ 300 Absatz 1 SGB V).

Die Verordnung sowie Verordnungsfähigkeit von apothekenpflichtigen Arznei-
und Verbandmitteln wird in der „Richtlinie des Gemeinsamen Bundesausschusses über die Verordnung von Arzneimitteln in der vertragsärztlichen Versorgung
(Arzneimittel-Richtlinie/AM-RL)" festgelegt. Demnach sind alle apothekenpflichtigen Arznei- bzw. Verbandmittel bei gesetzlich Versicherten durch eine Vertragsärztin oder einen Vertragsarzt verordnungsfähig und werden von der gesetzlichen
Krankenkasse finanziert, wenn deren Verordnung nicht in der AM-RL oder dem
Gesetz (§ 34 SGB V) eingeschränkt oder ausgeschlossen wurden (§ 4 AM-RL;
G-BA 2022b).

Näheres zur Abrechnung von Arzneimitteln und sonstigen Leistungen nach § 31
SGB V ist vom Spitzenverband Bund der Krankenkassen und den maßgeblichen
Spitzenorganisationen der Apotheker in einer Arzneimittelabrechnungsvereinba-
rung festzulegen (§ 300 Absatz 3 SGB V). In der Arzneimittelabrechnungsver-
einbarung sind dabei insbesondere die Verwendung eines bundeseinheitlichen
Kennzeichens zur Abrechnung der abgegebenen Arznei- bzw. Verbandmittel sowie
Einzelheiten zur Übermittlung der Abrechnungsdaten sowie der Verordnungsblät-
ter/elektronischen Verordnungsdatensätze mittels elektronischer Datenübertragung
bzw. maschinell verwertbar auf Datenträgern zu regeln (§ 300 Absatz 3 Satz 1
SGB V). Als bundeseinheitliches Kennzeichen nach § 300 Absatz 3 Satz 1
Nr. 1 SGB V für die Arznei- bzw. Verbandmittel wird in der entsprechenden

Arzneimittelabrechnungsvereinbarung „*[…] die Pharmazentralnummer (PZN) als eindeutiger Schlüssel zu Handelsnamen, Hersteller, Darreichungsform, Wirkstoffstärke, Packungsgröße und weiteren Preis- und Produktinformationen nach § 131 Absatz 4 SGB V […]*" (§ 2 Absatz 1; GKV-Spitzenverband 2021a: 2) festgelegt. Die bundeseinheitliche PZN ist bei Abgabe des Arznei- bzw. Verbandmittels verpflichtend auf das Verordnungsblatt bzw. in die elektronische Verordnung zu übertragen (§ 2 Absatz 4; GKV-Spitzenverband 2021a).

Zusammenfassend sind in den bei den Krankenkassen vorliegenden Datenbeständen nach § 300 SGB V verschiedene, bundeseinheitlich aufbereitete Informationen zu verordneten und abgerechneten Leistungen zur Versorgung mit apothekenpflichtigen und verordnungsfähigen Arznei- und Verbandmitteln enthalten, die für die Prüfung der Abbildbarkeit der qualitätsrelevanten Versorgungsaspekte herangezogen werden können.

Hilfsmittelversorgung
Neben den Leistungen der häuslichen Krankenpflege nach § 37 SGB V sind auch die Leistungserbringer im Bereich der Hilfsmittelversorgung gemäß § 302 SGB V dazu verpflichtet Daten zu den von ihnen erbrachten Leistungen elektronisch oder maschinell verwertbar auf Datenträgern an die Krankenkassen zu übermitteln (§ 302 Absatz 1 SGB V). Hierbei ist sowohl die Art der erbrachten Leistung, die Menge und der Preis, der Tag der Leistungserbringung als auch die entsprechende ärztliche Verordnung mit Angabe der zugrunde liegenden Diagnosen anzugeben (§ 302 Absatz 1 Satz 1 SGB V).

Der Versorgungsanspruch sowie die Grundsätze der Verordnung von Hilfsmitteln wird dabei gemäß § 92 Absatz 1 Satz 2 Nr. 6 in der „Richtlinie des Gemeinsamen Bundesausschusses über die Verordnung von Hilfsmitteln in der vertragsärztlichen Versorgung (Hilfsmittel-Richtlinie/HilfsM-RL)" (G-BA 2021) festgelegt. Hilfsmittel sind entsprechend dann zu Lasten der Krankenkassen verordnungsfähig, „*[…] wenn sie im Einzelfall erforderlich sind, um*

- *den Erfolg der Krankenhausbehandlung zu sichern,*
- *einer drohenden Behinderung vorzubeugen oder*
- *eine Behinderung bei der Befriedigung von Grundbedürfnissen des täglichen Lebens auszugleichen,*
- *eine Schwächung der Gesundheit, die in absehbarer Zeit voraussichtlich zu einer Krankheit führen würde, zu beseitigen,*
- *einer Gefährdung der gesundheitlichen Entwicklung eines Kindes entgegenzuwirken,*
- *Krankheiten zu verhüten oder deren Verschlimmerung zu vermeiden,*

- *Pflegebedürftigkeit zu vermeiden, […].*" (§ 3 Absatz 1 Satz 1 HilfsM-RL; G-BA
  2021: 4)

Die Verordnung hat dabei nach Ermessen der Vertragsärzt:innen und unter dem
Gebot der Wirtschaftlichkeit zu erfolgen (§ 6 HilfsM-RL; G-BA 2021). Die Über-
lassung von Hilfsmitteln ist von den Krankenkassen zu bewilligen (§ 5 HilfsM-RL;
G-BA 2021).

Die Abrechnung über die Abgabe von Hilfsmitteln hat über die Bezeichnungen
des einheitlichen Hilfsmittelverzeichnisses nach § 139 SGB V zu erfolgen (§ 302
Absatz 1 Satz 1 SGB V). Das Hilfsmittelverzeichnis gemäß § 139 SGB V wird vom
Spitzenverband Bund der Krankenkassen erstellt und gliedert die aufgenomme-
nen Hilfsmittel systematisch nach Produktgruppen, mit einer weiteren Unterteilung
anhand des Anwendungsortes, Produktuntergruppen, Produktarten und Einzel-
produkten mit Produktnamen und Herstellerangaben und ordnet diesen eine
eineindeutige zehnstellige Positionsnummer zu (§ 4 HilfsM-RL; G-BA 2021)[11].
Bei der Abrechnung gegenüber den Krankenkassen sind die abgegebenen Hilfsmittel gemäß den Richtlinien nach § 302 SGB V zum Abrechnungsverfahren mit
sonstigen Leistungserbringern (darunter auch Leistungserbringern von Hilfsmitteln
gemäß § 126 SGB V) entsprechend der bundeseinheitlichen Abrechnungspositionsnummer des Hilfsmittelverzeichnisses nach § 139 SGB V zu verschlüsseln (§ 4;
GKV-Spitzenverband 2006). Die Abgabe von Hilfsmittel kann darüber hinaus auch
durch Apotheken erfolgen, sodass für eine Gesamtbetrachtung der Hilfsmittelversorgung ebenfalls die von den Apotheken abgerechneten Daten nach § 300 SGB V
hinzuzuziehen sind. Apotheken haben hierbei gemäß Arzneimittelabrechnungsvereinbarung die Abgabe von Hilfsmitteln mittels der zugeordneten PZN abzurechnen
(§ 2; GKV-Spitzenverband 2021a).

Des Weiteren können pflegebedürftige Menschen nach § 40 SGB XI Pflegehilfsmittel, die *„[…] zur Erleichterung der Pflege oder zur Linderung der
Beschwerden des Pflegebedürftigen beitragen oder ihm eine selbständigere Lebensführung ermöglichen […]"* (§ 40 Absatz 1 Satz 1 SGB XI) beantragen, sofern diese
nicht wegen einer bestehenden Krankheit oder Behinderung von der gesetzlichen
Krankenversicherung oder anderen zuständigen Kostenträgern zu übernehmen sind
(§ 40 Absatz 1 SGB XI). Die Pflegehilfsmittel sind dementsprechend nicht von
Vertragsärzt:innen verordnungsfähig, sondern hierfür ist von den pflegebedürftigen
Menschen ein Antrag bei der zuständigen Pflegekasse zu stellen und durch diese zu

---

[11] Das Hilfsmittelverzeichnis (inkl. Pflegehilfsmittelverzeichnis) des GKV-Spitzenverbands
ist in einem Webportal online einsehbar: https://hilfsmittel.gkv-spitzenverband.de/home
(zuletzt aufgerufen am 18. November 2022).

bewilligen. Die Abrechnung über die Abgabe von Pflegehilfsmitteln nach § 78 SGB XI erfolgt dabei entsprechend der Vorgaben nach § 105 SGB XI für die Abrechnung pflegerischer Leistungen. Bei der Abrechnung von zur Verfügung gestellten bzw. leihweise überlassenen Pflegehilfsmitteln sind – wie auch bei der Hilfsmittelversorgung nach SGB V – die jeweiligen zehnstelligen bundeseinheitlichen Pflegehilfsmittelpositionsnummern anzugeben sowie u. a. das Genehmigungskennzeichen sowie das Genehmigungsdatum der Pflegekasse (§ 4; GKV-Spitzenverband 2022f). Das Pflegehilfsmittelverzeichnis ist als Anlage zum Hilfsmittelverzeichnis nach § 139 SGB V vom Spitzenverband Bund der Pflegekassen zu erstellen (§ 78 Absatz 2 SGB XI)[32].

In der Zusammenschau liegen bei den Kranken- bzw. Pflegekassen dementsprechend verschiedene Informationen sowohl zur Verordnung von Hilfsmitteln als auch zur Abrechnung von genehmigten und zur Verfügung gestellten Hilfsmitteln in den Datenbeständen nach § 302 SGB V, § 300 SGB V sowie § 105 SGB XI auf Basis einer einheitlichen Datengrundlage vor, die für die Prüfung der Abbildbarkeit der Versorgungsaspekte über die Routinedaten der Kranken- bzw. Pflegekassen verwendet werden können.

Heilmittelversorgung

Wie bei der Hilfsmittelversorgung sind auch die Leistungserbringer im Bereich der Heilmittelversorgung gemäß § 302 SGB V dazu verpflichtet, ihre erbrachten Leistungen unter Angabe der Art, der Menge und des Preises sowie die entsprechenden ärztlichen Verordnungen mit den Diagnosen an die Krankenkassen zu übermitteln (§ 302 Absatz 1 SGB V).

Die Grundsätze der Verordnung von Heilmitteln sowie die verordnungsfähigen bzw. nicht verordnungsfähigen oder von der Verordnung ausgeschlossenen Heilmittel sind gemäß § 92 Absatz 1 Satz 2 Nr. 6 in der „Richtlinie des Gemeinsamen Bundesausschusses über die Verordnung von Heilmitteln in der vertragsärztlichen Versorgung (Heilmittel-Richtlinie/HeilM-RL)" (G-BA 2022c) ausgeführt. Dementsprechend zählen unter Heilmittel Maßnahmen der Physiotherapie, Podologischen Therapie, Stimm-, Sprech-, Sprach- und Schlucktherapie, der Ergotherapie sowie die Ernährungstherapie (§ 2 HeilM-RL; G-BA 2022c). Darüber hinaus regelt die Heilmittel-Richtlinie gemäß § 32 Absatz 1a SGB V wann bei Versicherten ein langfristiger Heilmittelbedarf vorliegt und wie das Genehmigungsverfahren der Krankenkassen hierbei durchzuführen ist (Anlage 2 HeilM-RL; G-BA 2022c). Die Abgabe von Heilmitteln zu Lasten der gesetzlichen Krankenversicherung erfordert eine Verordnung durch eine Vertragsärztin oder einen Vertragsarzt (bei der

Ergotherapie auch durch eine Vertragspsychotherapeutin oder einen Vertragspsychotherapeuten) (§ 23 in Verbindung mit § 35 HeilM-RL; G-BA 2022c) und darf nur zu Lasten der gesetzlichen Krankenkassen verordnet werden, „*[...] wenn sie notwendig ist, um*

- *eine Krankheit zu heilen, ihre Verschlimmerung zu verhüten oder Krankheitsbeschwerden zu lindern,*
- *eine Schwächung der Gesundheit, die in absehbarer Zeit voraussichtlich zu einer Krankheit führen würde, zu beseitigen,*
- *einer Gefährdung der gesundheitlichen Entwicklung eines Kindes entgegenzuwirken, oder*
- *Pflegebedürftigkeit zu vermeiden oder zu mindern.*" (§ 3 Absatz 2 HeilM-RL; G-BA 2022c: 9).

Die im Detail verordnungsfähigen Heilmittel sind im zweiten Teil der Heilmittel-Richtlinie als sog. Heilmittelkatalog beigefügt (§ 3 Absatz 4 HeilM-RL; G-BA 2022c). Im Heilmittelkatalog sind Diagnosegruppen definiert und diesen die jeweils verordnungsfähigen Heilmittel, deren mögliche Verordnungsmenge sowie die empfohlene Therapiefrequenz zugeordnet (§ 4 Absatz 2 HeilM-RL; G-BA 2022c).

Die Verordnung von Heilmitteln hat gemäß § 87 Absatz 1 Satz 2 SGB V auf vorgegebenen Verordnungsvordrucken zu erfolgen. Auf den Verordnungen sind dabei u. a. insbesondere anzugeben: der Heilmittelbereich, das Heilmittel gemäß Heilmittelkatalog, die Anzahl der Behandlungseinheiten, die Therapiefrequenz bzw. Therapiefrequenzspanne sowie die konkret behandlungsrelevante(n) Diagnose(n) nach ICD-10-GM (§ 13 HeilM-RL; G-BA 2022c).

Die Abrechnung der abgegebenen Heilmittelleistungen ist ebenfalls nach § 302 Absatz 2 SGB V in den Richtlinien gemäß § 302 SGB V zum Abrechnungsverfahren mit sonstigen Leistungserbringern (darunter auch Leistungserbringer von Heilmitteln gemäß § 124 SGB V) geregelt. Die Datenübermittlung zur Abrechnung der erbrachten Heilmittelleistungen ist auch hier auf elektronischem Wege oder auf maschinell verwertbaren Datenträgern durchzuführen (GKV-Spitzenverband 2006). Die Art der erbrachten Leistung ist dabei mittels der Abrechnungspositionsnummern des bundeseinheitlichen Heilmittelpositionsnummernverzeichnisses zu verschlüsseln (§ 5; GKV-Spitzenverband 2006). Das bundeseinheitliche Heilmittelpositionsnummernverzeichnis wird vom Spitzenverband Bund der Krankenkassen erstellt und jährlich aktualisiert (GKV-Spitzenverband 2022d). Das Heilmittelpositionsnummernverzeichnis enthält eindeutige Abrechnungspositionsnummern, anhand derer der Leistungserbringer, die Art der Leistung sowie die einzelnen erbrachten Leistungen identifiziert werden können (GKV-Spitzenverband 2022d).

Dementsprechend liegen bei den Krankenkassen ebenfalls Informationen zur Verordnung sowie in den Datenbeständen nach § 302 SGB V zur Erbringung von Leistungen der Heilmittelversorgung auf Basis einer einheitlichen Datengrundlage vor, anhand derer eine detaillierte Prüfung der Abbildbarkeit der identifizierten Versorgungsaspekte vorgenommen werden kann.

Abbildbarkeit der qualitätsrelevanten Versorgungsaspekte über die Routinedaten der Kranken- bzw. Pflegekassen

In Kapitel 7 wurde ausführlich dargestellt, welche versichertenbezogenen Informationen bei den Kranken- bzw. Pflegekassen in den Datenbeständen zu pflegerischen Leistungen nach SGB XI, zu medizinisch-pflegerischen Leistungen (häusliche Krankenpflege nach § 37 SGB V) sowie medizinischen und therapeutischen Leistungen nach SGB V vorliegen und dementsprechend für die Prüfung der Abbildbarkeit der qualitätsrelevanten Versorgungsaspekte über die Routinedaten der Kranken- bzw. Pflegekassen herangezogen werden können.

Auf dieser Grundlage wurde jeder identifizierte qualitätsrelevante Versorgungsaspekt der ambulanten Pflege im Hinblick auf dessen grundsätzliche Möglichkeiten der Abbildbarkeit über diese einbezogenen Datenbestände geprüft. Nachfolgend wird das Ergebnis der Prüfung für jeden qualitätsrelevanten Versorgungsaspekt detailliert dargelegt und – falls eine Abbildung über die Routinedaten bei den Kranken- bzw. Pflegekassen nicht möglich ist – auf mögliche, alternativ geeignete Datenquellen (z. B. Primärdatenerhebungen bei ambulanten Pflegediensten) hingewiesen (Tabelle 8.1).

8.1 Strukturbezogene Versorgungsaspekte

(strukturelle) Rahmenbedingungen und Anforderungen / Qualifikation der Pflege(fach)kräfte
Die Abrechnungsdaten bei den Kranken- bzw. Pflegekassen enthalten neben den Informationen zu medizinischen, pflegerischen und therapeutischen Leistungen vereinzelt auch Informationen zu relevanten Strukturanforderungen an die Leistungserbringer, die diese zur Gewährleistung einer adäquaten Versorgung erfüllen müssen. Die OPS-Klassifikation (BfArM 2022c) umfasst einige Operationen- und

Prozedurenschlüssel (OPS-Kodes), die zusätzlich zur vorgenommenen Behandlung (z. B. bei OPS-Kode 8–550 „Geriatrische frührehabilitative Komplexbehandlung") auch verschiedene strukturelle Anforderungen (u. a. zur erforderlichen Qualifikation des betreuenden Personals), die – den Deutschen Kodierrichtlinien (InEK 2022) folgend – Voraussetzung für die Abrechnung der jeweiligen Prozeduren und der daran anschließenden Vergütung der Leistungen sind. Jedoch sind solche Strukturmerkmale in der Regel bei OPS-Kodes zu komplexen Behandlungen vorgegeben, die einer stationären Krankenhausversorgung bedürfen. Die Strukturvorgaben beziehen sich dementsprechend lediglich auf nach § 108 SGB V zugelassene Krankenhäuser, die gemäß § 275d SGB V zur Einhaltung dieser Strukturvorgaben verpflichtet sind, um die entsprechenden Leistungen gegenüber den Krankenkassen abrechnen zu können. Ambulante Pflegedienste sind hiervon nicht betroffen.

Aber auch an ambulante Pflegedienste werden grundsätzlich verschiedene strukturelle Anforderungen gestellt, die diese zu erfüllen haben, damit eine qualitativ hochwertige pflegerische Versorgung gewährleistet werden kann. In den Maßstäben und Grundsätzen für die Qualität und Qualitätssicherung nach § 113 SGB XI in der ambulanten Pflege (GKV-Spitzenverband 2022h) sind u. a. Anforderungen an die sachliche Ausstattung (z. B. eigene Geschäftsräume, Vorhaltung von Sachmitteln) und Organisation (z. B. Ruf- und Einsatzbereitschaftsdienste) sowie die personelle Ausstattung von ambulanten Pflegediensten festgehalten (GKV-Spitzenverband 2022h). Gemäß § 112 Absatz 2 SGB XI sind zugelassene Pflegeeinrichtungen – also Pflegeeinrichtungen, für die ein Versorgungsvertrag mit einer Kranken- bzw. Pflegekasse besteht – grundsätzlich dazu verpflichtet, die in den Vereinbarungen nach § 113 SGB XI festgelegten Maßnahmen zur Qualitätssicherung zu berücksichtigen bzw. durchzuführen und an entsprechenden Qualitätsprüfungen des Medizinischen Dienstes der Krankenversicherung mitzuwirken. Darüber hinaus sind in den „Rahmenempfehlungen nach § 132a Absatz 1 SGB V zur Versorgung mit Häuslicher Krankenpflege" (GKV-Spitzenverband 2021d) ebenfalls strukturelle Anforderungen (u. a. personelle Ausstattung und Qualifikation der verantwortlichen Pflegefachkraft) als Voraussetzung für die Erbringung der Leistungen der häuslichen Krankenpflege gemäß § 37 SGB V aufgeführt, die durch ambulante Pflegedienste erfüllt werden müssen. Alle dargestellten strukturellen Anforderungen sind dabei zu erfüllende Voraussetzungen für die Erbringung, jedoch nicht – wie bei bestimmten OPS-Kodes im stationären Krankenhausbereich (s. o.) – auch für die Abrechnung und Vergütung der entsprechenden Leistungen. Die genannten Informationen sind daher kein Bestandteil der nach § 105 SGB XI abrechenbaren pflegerischen Leistungen und ebenso kein Bestandteil der Leistungsinhalte der häuslichen Krankenpflege nach § 302 SGB V und somit auch nicht über die Routinedaten bei den Kranken- bzw. Pflegekassen abbildbar.

Die Prüfung der beiden Versorgungsaspekte im Einzelnen bestätigt, dass zu keinem der untergeordneten Merkmale (u. a. zu den Arbeitsbedingungen oder dem Wissen und der Kompetenz der Pflegekräfte) Informationen in den Abrechnungsdaten nach SGB V oder SGB XI vorliegen. So sind in den Abrechnungsdaten von ambulanten Pflegediensten oder auch weiteren an der Versorgung beteiligten Leistungserbringern keinerlei Informationen zu den (strukturellen) Rahmenbedingungen, unter denen die ambulante Pflege erbracht wird und die Arbeitsbedingungen beeinflussen (z. B. zu den räumlichen und baulichen Gegebenheiten, zur Verfügbarkeit von Arbeitsmitteln oder auch zum vorherrschenden Zeitdruck/-mangel sowie Personal- und Fachkräftemangel), vorhanden.

Hinsichtlich der Arbeitsbelastung der Pflegekräfte in der ambulanten Pflege wurde geprüft, inwieweit die Ausstellung einer Arbeitsunfähigkeitsbescheinigung gemäß § 44 SGB V valide Informationen liefern könnte. Aufgrund der Bescheinigung einer Arbeitsunfähigkeit liegen verschiedene Informationen zu den Arbeitnehmer:innen, u. a. zur Dauer der Arbeitsunfähigkeit und der begründenden Diagnosen, in den Abrechnungsdaten bei den Krankenkassen vor. Aus den vorliegenden Diagnosen sowie der Dauer der Arbeitsunfähigkeit lassen sich jedoch keine spezifischen Rückschlüsse darauf ziehen, dass die Arbeitsunfähigkeit alleinig oder teilweise durch die berufliche Tätigkeit und die vorherrschenden Arbeitsbedingungen in der ambulanten Pflege bedingt wurde. Daher werden die Daten zur Arbeitsunfähigkeit als nicht ausreichend aussagekräftig zur Abbildung der Arbeitsbelastung (körperlich, psychisch) von ambulant tätigen Pflegekräften eingeschätzt.

In den Abrechnungsdaten nach SGB V bzw. SGB XI sind des Weiteren keinerlei Informationen zum Vorliegen von Verfahrensregelungen/-standards, zum Monitoring und der Evaluation der erbrachten Pflegeleistungen sowie zu den aus Sicht der pflegebedürftigen Menschen und deren pflegenden Angehörigen wichtigen Aspekte der Verlässlichkeit, Pünktlichkeit und Planbarkeit sowie Flexibilität und Erreichbarkeit von ambulanten Pflegediensten enthalten. Diese für die Versorgungsqualität in der ambulanten Pflege relevanten Aspekte werden zwar ebenfalls z. B. in den Maßstäben und Grundsätzen für die Qualität und Qualitätssicherung nach § 113 SGB XI in der ambulanten Pflege adressiert. Es handelt sich dabei aber nicht um Leistungen im Sinne des § 105 SGB XI oder § 302 SGB V, sodass eine Abbildung dieser Aspekte über die Abrechnungsdaten bei den Kranken- bzw. Pflegekassen ausgeschlossen ist.

Auch die Qualifikation der Pflege(fach)kräfte in der ambulanten Pflege ist keine Leistung im Sinne des § 105 SGB XI oder § 302 SGB V. Folglich finden sich hierzu ebenfalls keine Informationen in den Abrechnungsdaten der ambulanten Pflegedienste. Wie zuvor bereits ausgeführt enthalten zwar verschiedene vom Gesetzgeber vorgesehene Rahmenempfehlungen bzw. Vereinbarungen, wie z. B. die Bundesempfehlung gemäß § 75 SGB XI (Spitzenverbände der Pflegekassen et al. 1995), die vereinbarten Maßstäbe und Grundsätze für die Qualität und Qualitätssicherung nach § 113 SGB XI in der ambulanten Pflege (GKV-Spitzenverband 2022h) oder die Rahmenempfehlungen nach § 132a Absatz 1 SGB V zur häuslichen Krankenpflege (GKV-Spitzenverband 2021d), diverse Vorgaben zu den erforderlichen fachlichen Voraussetzungen und Kompetenzen von Pflegekräften von ambulanten Pflegediensten sowie zur Notwendigkeit von Fort- und Weiterbildungen der Pflegekräfte. Aber auch diese Informationen sind kein Bestandteil der Leistungsabrechnungen nach § 105 SGB XI bzw. § 302 SGB V (HKP). Dementsprechend ist über die Abrechnungsdaten bei den Kranken- bzw. Pflegekassen keine Erfassung der Qualifikationen und Kompetenzen sowie von Schulungen, Fort- und Weiterbildungen der Mitarbeitenden von ambulanten Pflegediensten möglich.

Auch in den weiteren zur Verfügung stehenden Datenbeständen nach SGB V sind keine Informationen zu den (strukturellen) Rahmenbedingungen oder der Qualifikation der Pflege(fach)kräfte von ambulanten Pflegediensten vorhanden.

Zusammenfassend wird die Abbildbarkeit der (strukturellen) Rahmenbedingungen und Anforderungen in der ambulanten Pflege sowie der Qualifikation der Pflege(fach)kräfte über die Routinedaten der Kranken- bzw. Pflegekassen dementsprechend als nicht möglich bewertet. Eine Erfassung wäre nur über eine Primärdatenerhebung bei den ambulanten Pflegediensten bzw. eine Befragung der von einem ambulanten Pflegedienst versorgten pflegebedürftigen Menschen und deren pflegenden Angehörigen umsetzbar. Die Versorgungsaspekte werden daher im Folgenden nicht weiter adressiert.

8.2   Versorgungsaspekte zur Beziehungsgestaltung mit pflegebedürftigen Menschen und pflegenden Angehörigen

In den Abrechnungsdaten von medizinischen, pflegerischen oder therapeutischen Leistungserbringern nach SGB V bzw. SGB XI sind wie in Kapitel 7 dargestellt keinerlei Informationen zur Ausgestaltung der medizinischen oder pflegerischen bzw. medizinisch-pflegerischen Versorgung im Hinblick auf die Aspekte der Kommunikation, Interaktion und Beziehungsgestaltung mit pflegebedürftigen

Menschen und deren pflegenden Angehörigen enthalten. Dementsprechend ist eine Abbildung der qualitätsrelevanten Versorgungsaspekte:

- Personenzentrierte Kommunikation und Interaktion mit pflegebedürftigen Menschen/pflegenden Angehörigen,
- Beziehungsgestaltung mit und Einbezug von pflegenden Angehörigen sowie
- Setzung professioneller und Respektieren persönlicher Grenzen

aufgrund der beschriebenen ursprünglichen Zweckbestimmungen der Routinedaten (Abrechnung und Vergütung von erbrachten medizinisch, pflegerischen oder therapeutischen Leistungen), grundsätzlich nicht möglich. Die Abbildung dieser Versorgungsaspekte wäre insbesondere durch die Befragung der pflegebedürftigen Menschen bzw. der pflegenden Angehörigen denkbar.

Aufgrund der prinzipiell fehlenden Abbildbarkeit der genannten Versorgungsaspekte über die Routinedaten der Kranken- bzw. Pflegekassen werden diese Versorgungsaspekte im Folgenden nicht weiter adressiert.

8.3 Versorgungsaspekte zur Unterstützung von pflegebedürftigen Menschen und pflegenden Angehörigen

Information und Aufklärung von pflegebedürftigen Menschen/pflegenden Angehörigen

Die Information und Aufklärung von pflegebedürftigen Menschen und deren pflegenden Angehörigen über die Erkrankung und mögliche (krankheitsspezifische) Beeinträchtigungen sowie ggf. der Aus- und Nebenwirkungen der Behandlung durch die betreuenden Pflegekräfte von ambulanten Pflegediensten sind ebenfalls kein Bestandteil der Abrechnungsdaten von Leistungen nach SGB V bzw. SGB XI.

Neben der krankheitsspezifischen Information und Aufklärung ist vor allem die Information und Aufklärung zu sinnvollen gesundheitsbezogenen, präventiven sowie notwendigen pflegerischen (Prophylaxe-)Maßnahmen von Relevanz, um die pflegebedürftigen Menschen und deren pflegende Angehörige im Umgang mit und bei der Bewältigung der Pflegesituation zu unterstützen (siehe Abschnitt 6.3.1). Dementsprechend wird auch in den Maßstäben und Grundsätzen für die Qualität und Qualitätssicherung nach § 113 SGB XI in der ambulanten Pflege die Information und Aufklärung von pflegedürftigen Menschen und deren pflegenden Angehörigen im Hinblick auf die bestehende Pflegesituation und zum pflegerelevanten Umfeld als ein wichtiger Maßstab für die Prozessqualität der ambulanten Pflege aufgeführt. Die Information und Aufklärung zur Pflegesituation und zur Auswahl von geeigneten Pflegeleistungen nach SGB XI werden hierbei als wesentliche Bestandteile direkt beim Erstbesuch zu Beginn einer ambulanten Pflege angesehen (GKV-Spitzenverband 2022h). Aber auch diese spezifische, pflegebezogene Information und Aufklärung z. B. zu vorliegenden pflegerelevanten Risiken (Sturz, Mangelernährung, Dekubitus etc.) oder zu möglichen Unterstützungsleistungen/-angeboten sind kein gesonderter Bestandteil der Leistungsabrechnung nach § 105 SGB XI mit den Kranken- bzw. Pflegekassen.

Im Hinblick auf die Information, Aufklärung und Beratung von Versicherten, die Pflegeleistungen nach SGB XI erhalten, ist jedoch im § 7a SGB XI geregelt, dass diese eine individuelle und umfassende Beratung und Hilfestellung von einer Pflegeberaterin oder einem Pflegeberater (sog. Pflegeberatung) zu Lasten der sozialen Pflegeversicherung in Anspruch nehmen können. Die Inanspruchnahme der Pflegeberatung nach § 7a SGB XI ist dabei freiwillig und kann u. a. in Räumlichkeiten von Pflegekassen, in Pflegestützpunkten oder auch auf Wunsch in der häuslichen Umgebung der pflegebedürftigen Menschen und unter Einbeziehung der pflegenden Angehörigen stattfinden. Bei der Pflegeberatung handelt es sich gemäß den „Richtlinien des GKV-Spitzenverbandes zur einheitlichen Durchführung der Pflegeberatung nach § 7a SGB XI (Pflegeberatungs-Richtlinien)" (GKV-Spitzenverband 2021 g) um eine Erstberatung, aus der sich notwendige Folgeberatungen ergeben können. Inhalte der Pflegeberatung sind hierbei u. a. die Information und Aufklärung zu „[…] gesundheitsfördernden, präventiven, kurativen, rehabilitativen oder sonstigen medizinischen sowie pflegerischen und sozialen Hilfen […]" (GKV-Spitzenverband 2021 g: 11), zu wohnumfeldverbessernden Maßnahmen sowie Informationen zu geeigneten Unterstützungsangeboten für pflegende Angehörige (bei eigener gesundheitlicher oder psychosozialer Belastung) (GKV-Spitzenverband 2021 g). Bei jedem der durchgeführten Beratungsbesuche ist dabei ein individueller Versorgungsplan durch die Pflegeberaterin oder den Pflegeberater zu erstellen. Dieser ist in elektronischer Form in einer standardisierten Struktur zu erstellen (GKV-Spitzenverband 2020b, 2021 g) und den pflegebedürftigen Menschen sowie der zuständigen Pflegekasse zu übermitteln. Bei den Kranken- bzw. Pflegekassen liegen dementsprechend sowohl Informationen zur Durchführung einer Pflegeberatung (und Folgeberatungen) nach § 7a SGB XI als auch versichertenindividuelle Informationen aus den Versorgungsplänen (GKV-Spitzenverband 2021 g) vor.

Im Hinblick auf die Nutzung der Daten zur Pflegeberatung nach § 7a SGB XI zur Abbildung des vorliegenden Versorgungsaspekts zur Information und Aufklärung von pflegebedürftigen Menschen und pflegenden Angehörigen ist jedoch zu beachten, dass die Pflegeberatung nach § 7a SGB XI ein freiwilliges und auch lediglich punktuelles Angebot und keine dauerhafte Begleitung von pflegebedürftigen Menschen und deren Angehörigen darstellt und somit nicht die kontinuierliche, den alltäglichen Pflegeprozess begleitende, Information und Aufklärung von pflegebedürftigen Menschen und deren pflegenden Angehörigen durch die betreuenden Pflegekräfte der ambulanten Pflegedienste abbildet. Über die Routinedaten der Kranken- bzw. Pflegekassen kann dementsprechend abgebildet werden, ob eine Pflegeberatung nach § 7a SGB XI in Anspruch genommen wurde und welche Hilfe- und Unterstützungsleistungen für die pflegebedürftigen Menschen und deren pflegenden Angehörigen notwendig sind. Die umfassende Abbildung des qualitätsrelevanten Aspekts der kontinuierlichen Unterstützung von pflegebedürftigen Menschen und deren pflegenden Angehörigen im Pflegeprozess durch die betreuenden Pflegekräfte von ambulanten Pflegediensten ist hierüber jedoch nicht möglich.

In den Datenbeständen der Abrechnungsdaten von Leistungen nach SGB V sind dagegen keine Informationen zur pflegefachlichen Information und Aufklärung von pflegebedürftigen Menschen und deren pflegenden Angehörigen enthalten.

Vor dem Hintergrund der o. g. Einschränkungen zur Abbildung einer kontinuierlichen, pflegeprozessbegleitenden Information und Aufklärung wird eine Abbildung des Versorgungsaspekts „Information und Aufklärung von pflegebedürftigen Menschen/pflegenden Angehörigen" über die Routinedaten der Kranken- bzw. Pflegekassen insgesamt als nicht aussagekräftig möglich eingeschätzt. Umfassendere und zielgerichtetere Informationen hierzu könnten über eine Primärdatenerhebung bei ambulanten Pflegediensten oder insbesondere über eine Befragung der pflegebedürftigen Menschen bzw. der pflegenden Angehörigen erhoben werden. Dementsprechend wird auch dieser Versorgungsaspekt im Folgenden nicht weiter adressiert.

Beratung, Schulung und Anleitung von pflegebedürftigen Menschen/ pflegenden Angehörigen

Beratung
Neben dem zuvor beschriebenen Anspruch von Versicherten mit Pflegeleistungen nach SGB XI auf eine Pflegeberatung nach § 7a SGB XI, haben pflegebedürftige Menschen mit einem Pflegegrad 1 sowie pflegebedürftige Menschen die Pflegesachleistungen von einem ambulanten Pflegedienst beziehen (Pflegegrad 2–5), die Möglichkeit, einmal halbjährlich einen zusätzlichen sog. Beratungsbesuch in Anspruch zu nehmen (§ 37 Absatz 3 Sätze 9–10 SGB XI). Die Beratung

nach § 37 SGB XI soll dabei in der Häuslichkeit der pflegebedürftigen Menschen stattfinden und kann durch einen zugelassenen ambulanten Pflegedienst, durch eine anerkannte Beratungsstelle mit nachgewiesener pflegefachlicher Kompetenz (§ 37 Absatz 7 SGB XI) oder durch eine von der Pflegekasse beauftragte Pflegefachkraft (§ 37 Absatz 3 Satz 1 SGB XI) durchgeführt werden. Die Beratung dient dabei „*[…] der Sicherung der Qualität in der häuslichen Pflege und der regelmäßigen Hilfestellung und praktischen pflegefachlichen Unterstützung der häuslich Pflegenden*" (§ 37 Absatz 3a Satz 21 SGB XI). Zielsetzung der Beratungsbesuche ist gemäß den „Empfehlungen nach § 37 Absatz 5 SGB XI zur Qualitätssicherung der Beratungsbesuche nach § 37 Absatz 3 SGB XI" (GKV-Spitzenverband 2019a), die bestehende Pflegesituation zu beobachten, gemeinsam mit den pflegebedürftigen Menschen und deren pflegenden Angehörigen mögliche pflegebezogene Problembereiche zu identifizieren und auf existierende Beratungs-, Schulungs- und Unterstützungsmöglichkeiten hinzuweisen. Hierzu zählen u. a. die Angebote der Pflegeberatung nach § 7a SGB XI sowie die Pflegekurse für Angehörige gemäß § 45 SGB XI (GKV-Spitzenverband 2019a). Die Beratungsbesuche nach § 37 SGB XI werden von den Pflegekassen vergütet und sind dementsprechend – ähnlich wie die Pflegeberatung nach § 7a SGB XI – gegenüber den Pflegekassen zu dokumentieren. Ebenfalls hierfür steht ein einheitliches, beleglesbares Formular zur Verfügung, welches gemäß den „Richtlinien nach § 37 Absatz 5a SGB XI zur Aufbereitung, Bewertung und standardisierten Dokumentation der Erkenntnisse aus dem jeweiligen Beratungsbesuch durch die Pflegekasse oder das private Versicherungsunternehmen" (GKV-Spitzenverband 2019c) als Nachweis für den erbrachten Beratungsbesuch und die daraus gewonnenen Einschätzungen (z. B. Empfehlungen zur Verbesserung der Pflege- und Betreuungssituation) der Pflegekasse zu übermitteln ist (GKV-Spitzenverband 2019a, 2019c). Hierbei ist auch zwingend die Pflege- bzw. Krankenversichertennummer anzugeben, sodass die Informationen zu den Beratungsbesuchen in den Routinedaten der Kranken- bzw. Pflegekassen versichertenbezogen vorliegen und zur Erfassung einer Beratung von pflegebedürftigen Menschen mit einer ambulanten Pflege sowie deren pflegenden Angehörigen herangezogen werden können. Jedoch ist auch hier wiederum darauf hinzuweisen, dass die genannten Beratungsbesuche für pflegebedürftige Menschen die Sachleistungen erhalten lediglich eine Leistung der Pflegekassen ist, die freiwillig in Anspruch genommen werden kann und somit keine – für alle pflegebedürftigen Menschen – regelhaft vorgesehene Leistung im Pflegeprozess darstellt. Dementsprechend ist trotz des generellen Vorliegens von Informationen zu Beratungsbesuchen in den Routinedaten der Kranken- bzw. Pflegekassen, die vom Versorgungsaspekt adressierte kontinuierliche, bedarfsgerechte Beratung von pflegebedürftigen Menschen im Pflegeprozess nicht umfassend und zielgenau erfassbar. Zudem findet sich der Aspekt der Beratung in den Leistungen der häuslichen Krankenpflege nach SGB V überhaupt nicht als gesonderte Leistung wieder, sodass die Beratung von pflegebedürftigen Menschen, die ausschließlich oder zusätzlich Leistungen der häuslichen Krankenpflege von ambulanten Pflegediensten erhalten, generell nicht über die Routinedaten der Kranken- bzw. Pflegekassen abgebildet werden kann. Daher wird die Abbildung der Beratung von pflegebedürftigen Menschen und deren pflegenden Angehörigen über die Routinedaten der Kranken- bzw. Pflegekassen lediglich als eingeschränkt möglich eingeschätzt.

Schulung

Von dem vorliegenden Versorgungsaspekt wird neben der Beratung ebenfalls die Schulung von pflegebedürftigen Menschen und deren pflegenden Angehörigen adressiert. Für die Schulung von Angehörigen sind von den Pflegekassen gemäß § 45 SGB XI spezielle, kostenlose Schulungskurse anzubieten. Auf Wunsch der pflegenden Angehörigen oder der pflegebedürftigen Menschen können die Schulungen auch im häuslichen Umfeld durchgeführt werden. Ziel der sog. (häuslichen) Pflegekurse nach § 45 SGB XI ist es, den pflegenden Angehörigen oder auch weiteren betreuenden Personen aktuelles Wissen zum Bereich Pflege und Gesundheit zu vermitteln, um dadurch die Versorgung von pflegebedürftigen Menschen zu verbessern sowie die Pflege und Betreuung zu erleichtern und körperliche und seelische Belastungen von pflegenden Angehörigen zu vermindern bzw. diesen vorzubeugen (§ 45 Absatz 1 SGB XI). Dementsprechend sollen die Pflegekurse die relevanten Fertigkeiten für eine eigenständige Durchführung von Pflegemaßnahmen vermitteln (§ 45 Absatz 1 Satz 2 SGB XI). Die Pflegekurse können dabei von den Pflegekassen selbst oder von geeigneten Einrichtungen (u. a. ambulante Pflegedienste) durchgeführt werden. Zur Durchführung, den Inhalten sowie zur Abrechnung von durchgeführten Pflegekursen nach § 45 SGB XI sind Rahmenvereinbarungen auf Landesebene zwischen den Landesverbänden der Pflegekassen sowie den Trägern der Einrichtungen, die entsprechende Pflegekurse erbringen, abzuschließen (§ 45 Absatz 3 SGB XI). Aus einer Übersicht zu den beispielhaften Rahmenverträgen gemäß § 45 SGB XI lässt sich entnehmen, dass die Vorgaben zur Abrechnung der Pflegekurse mit den jeweiligen Pflegekassen variiert (z. B. Vorlage eines Berechtigungsscheins für eine individuelle Schulung in der häuslichen Umgebung, Schulungsprotokolle, Teilnehmerlisten) (AOK Bayern 2020, DBfK 2022). Grundsätzlich gemein haben die geprüften Rahmenverträge jedoch, dass die durchführenden Einrichtungen eine Rechnung für die Durchführung der Pflegekurse bei den Pflegekassen

einreichen müssen. Hierdurch wird deutlich, dass bei den Kranken- bzw. Pflegekassen bestimmte Informationen zur Teilnahme von pflegenden Angehörigen an
Pflegekursen nach § 45 SGB XI vorliegen, hierbei muss jedoch kein ambulanter Pflegedienst an der Versorgung des betreuten pflegebedürftigen Angehörigen
beteiligt sein. Zudem ist das Angebot der Pflegekurse grundsätzlich auch auf
sonstige Personen, die sich ehrenamtlich im Rahmen einer Pflegetätigkeit enga-
gieren wollen, ausgerichtet (§ 45 Absatz 1 Satz 1 SGB XI). Sodass auch hierüber
kein direkter Bezug zur Versorgung von pflegebedürftigen Menschen, die alleinig
oder durch Unterstützung eines ambulanten Pflegedienstes versorgt werden, hergestellt werden kann. Da zudem die Abrechnungsvoraussetzungen je Kranken-
bzw. Pflegekasse unterschiedlich sein können, ist nicht klar, ob in jedem Fall die
erforderlichen Informationen zu Abbildung der Schulung von pflegenden Angehörigen in den Routinedaten der Kranken- bzw. Pflegekassen vorliegen. Darüber
hinaus kann auch hier wieder die von dem Versorgungsaspekt eigentlich adressierte kontinuierliche Schulung von pflegebedürftigen Menschen und pflegenden
Angehörigen im Rahmen des Pflegeprozesses durch die Pflegekräfte des ambulant
betreuenden Pflegedienstes nicht zielgenau erfasst werden. Zudem ist die Schulung der pflegebedürftigen Menschen mit den o. g. Pflegekursen nicht umfänglich
abgedeckt. Und auch die Leistungen der häuslichen Krankenpflege nach SGB V
enthalten keine spezifischen Informationen zur Schulung von pflegebedürftigen
Menschen und deren pflegenden Angehörigen, sodass die Abbildung der Schulung von pflegebedürftigen Menschen und deren pflegenden Angehörigen über
die Routinedaten der Kranken- bzw. Pflegekassen insgesamt – wenn überhaupt –
nur übergeordnet möglich erscheint. Die Abbildung wird daher insgesamt nur als
eingeschränkt möglich eingeschätzt.

Anleitung

In der Bundesempfehlung gemäß § 75 SGB XI zur ambulanten pflegerischen
Versorgung (Spitzenverbände der Pflegekassen et al. 1995) ist die Anleitung
und Förderung von pflegebedürftigen Menschen bei der Erledigung der Verrichtungen des täglichen Lebens sowie bei der Nutzung von überlassenen
Pflegehilfsmitteln ein wesentlicher Gegenstand der Hilfe in der ambulanten Pflege
(§ 2). Die genannte pflegefachliche Anleitung ist dementsprechend auch teilweise Bestandteil der in den Rahmenverträgen nach § 75 Absatz 2 SGB XI
auf Landesebene vereinbarten Leistungspakete/-komplexe bzw. den abgeschlossenen Vergütungsvereinbarungen nach § 89 SGB XI (siehe beispielsweise die
Leistungsbeschreibung und Vergütungsregelungen als Anlage zur Vergütungsvereinbarung nach § 89 SGB XI in Hessen; Landesverbände der Pflegekassen
Hessen 2017). Jedoch sind nicht in allen Rahmenverträgen auf Landesebene

entsprechende Leistungsinhalte explizit benannt und ihnen spezifische Abrechnungsziffern zugeordnet (Tabelle 7.4), sodass die erbrachten Leistungen zur Anleitung von pflegebedürftigen Menschen und deren pflegenden Angehörigen in den Abrechnungsdaten nach § 105 SGB XI nicht in jedem Fall sichtbar werden. Vor diesem Hintergrund ist eine umfassende Abbildung der im Rahmen von Pflegeleistungen nach SGB XI durchgeführten Anleitung von pflegebedürftigen Menschen und deren pflegenden Angehörigen nicht bzw. nur eingeschränkt möglich.

Die zuvor bereits erwähnten Beratungsbesuche nach § 37 Absatz 3 SGB XI beinhalten neben der Einschätzung der Pflegesituation und den Empfehlungen von Maßnahmen zur Verbesserung der ambulanten häuslichen Pflege, ebenso (bei Bedarf) die Beratung zu Hilfestellungen sowie die praktische pflegefachliche Unterstützung, ggf. mit Durchführung von Kurzinterventionen vor Ort. Hierbei können die pflegebedürftigen Menschen und deren pflegende Angehörige z. B. im Hinblick auf die Verbesserung von Pflegetechniken angeleitet und mit ihnen erste Lösungsschritte erarbeitet werden (GKV-Spitzenverband 2019a). Die Durchführung von Kurzinventionen sowie die Art der durchgeführten Interventionen (z. B. Anleitung der pflegenden Angehörigen im Hinblick auf den Einsatz von Lagerungshilfen zur adäquaten Durchführung einer Dekubitusprophylaxe) sind dabei jedoch auf dem Nachweisformular zur Dokumentation des Beratungseinsatzes nicht gesondert zu dokumentieren (GKV-Spitzenverband 2019a, 2019c). Daher ist davon auszugehen, dass den Kranken- und Pflegekassen hierzu keine entsprechenden Daten vorliegen, sodass die Häufigkeit der Durchführung von Anleitungen sowie die Art der durchgeführten Anleitungen hierüber nicht umfassend und aussagekräftig erfasst werden kann.

Für die Anleitung von pflegebedürftigen Menschen und pflegenden Angehörigen sind darüber hinaus auch Leistungsinhalten in der häuslichen Krankenpflege nach § 37 SGB V enthalten. Sowohl in den Leistungen der Grundpflege und hauswirtschaftlichen Versorgung als auch der Behandlungspflege sind verschiedene Einzelleistungen sowie (Tages-)Pauschalen enthalten, die die spezielle Anleitung von pflegebedürftigen Menschen und pflegenden Angehörigen in der Durchführung von körperbezogenen Pflegemaßnahmen (z. B. Anleitung bei der Grundpflege in der Häuslichkeit) bzw. von behandlungspflegerischen Maßnahmen (Anleitung zur s. c. Injektion von Medikamenten, Anleitung zum Wechsel und Anlegen von Wundverbänden, Anleitung zur Blutzuckermessung etc.) umfassen (G-BA 2022f). Die der jeweiligen Leistung bzw. (Tages-)Pauschale zugeordnete spezifische Positionsnummer gemäß dem bundeseinheitlichen Positionsnummernverzeichnis für Leistungen der häuslichen Krankenpflege (GKV-Spitzenverband

2022e) ist zwingend bei der Leistungsabrechnung gemäß § 302 SGB V anzu-geben, sodass die im Rahmen der häuslichen Krankenpflege nach § 37 SGB V erbrachten Leistungen zur Anleitung differenziert in den Abrechnungsdaten bei den Pflege- bzw. Krankenkassen identifiziert werden können.

Im Hinblick auf die Nutzung des Datenbestands nach § 302 SGB V zur häuslichen Krankenpflege ist hier und auch für die folgenden Ausführungen zur Abbildbarkeit über die Abrechnungsdaten der häuslichen Krankenpflege jedoch darauf hinzuweisen, dass für diese Leistungen eine Verordnungsnotwendigkeit durch eine Vertragsärztin oder einen Vertragsarzt bzw. eine Psychotherapeu-tin oder einen Psychotherapeuten besteht (§ 3 HKP-RL; G-BA 2022f)[1] sowie jede verordnete Leistung zudem einer Genehmigungspflicht durch die zuständige Krankenkasse unterliegt (§ 6 HKP-RL; G-BA 2022f). Dies kann dazu führen, dass nicht alle ursprünglich für die pflegebedürftigen Menschen als notwendig erach-teten und verordneten Leistungen der häuslichen Krankenpflege schlussendlich auch von der zuständigen Krankenkasse genehmigt werden. Dies kann zu Abwei-chungen zwischen den Verordnungsdaten von häuslicher Krankenpflege und den letztlich erbrachten und abgerechneten Leistungen in den Routinedaten der Kran-kenkassen führen. Für eine aussagekräftige Abbildung der Leistungen der häus-lichen Krankenpflege (hier: der Leistungen zur Anleitung von pflegebedürftigen Menschen und deren pflegenden Angehörigen) werden daher die Abrechnungs-daten zu den genehmigten Leistungen als geeigneter eingeschätzt, da mit diesen die tatsächlich erbrachten Leistungen erfasst werden können. Bei den Verord-nungsdaten zu Leistungen der häuslichen Krankenpflege kann hiervon nicht per se ausgegangen werden. Nichtsdestotrotz können auch diese Daten wertvolle Hinweise, z. B. im Hinblick auf den grundsätzlichen Bedarf von pflegebedürfti-gen Menschen und deren pflegenden Angehörigen an bestimmten Leistungen der häuslichen Krankenpflege, z. B. die Anleitung zur adäquaten Durchführung von körperbezogenen Pflegemaßnahmen oder behandlungspflegerischen Maßnahmen, geben.

Für die in den Routinedaten der Kranken- bzw. Pflegekassen vorliegenden (genehmigten und abgerechneten) Daten zu Leistungen der häuslichen Kran-kenpflege muss zudem einschränkend angemerkt werden, dass die Abrechnung und Vergütung der entsprechend erbrachten Leistungen je nach abgeschlosse-ner Vergütungsvereinbarung gemäß § 132a Absatz 4 SGB V zwischen den Krankenkassen und den Leistungserbringern auf Bundes- bzw. Landesebene

---

[1] In Zusammenspiel mit § 4 HKP-RL zur Verordnung von Leistungen der psychiatrischen häuslichen Krankenpflege sowie § 7 Absatz 7 HKP-RL zur Verordnung von häuslicher Kran-kenpflege im Rahmen der Entlassung aus dem Krankenhaus (G-BA 2022f).

unterschiedlich ausgestaltet sein können. Gemäß § 7 der „Rahmenempfehlung nach § 132a Absatz 1 SGB V zur Versorgung mit Häuslicher Krankenpflege" (GKV-Spitzenverband 2021d) können zwischen den genannten Vertragsparteien verschiedene Abrechnungs- und Vergütungsformen (Komplexleistungsvergütung, Pauschale Vergütung, Einzelleistungsvergütung, Zeitvergütung etc.) vereinbart werden. Als Grundlage für die Leistungsabrechnung dienen dabei die Vorgaben der „Richtlinien der Spitzenverbände der Krankenkassen nach § 302 Absatz 2 SGB V über Form und Inhalt des Abrechnungsverfahrens für „Sonstigen Leistungserbringern" sowie Hebammen und Entbindungspflegern (§ 301a SGB V)" (GKV-Spitzenverband 2006). Die Richtlinien nach § 302 SGB V legen dabei fest, dass die Leistungsabrechnung auf Grundlage der jeweiligen bundeseinheitlichen Positionsnummernverzeichnisse zu erfolgen hat. Jedoch wird diesbezüglich vom Gesetzgeber in § 302 Absatz 4 SGB V konkretisiert, dass, falls die Vertragsparteien auf Bundesebene „*in Rahmenempfehlungen Regelungen [...] zur Abrechnung von Leistungen getroffen haben, die von den Richtlinien nach den Absätzen 2 (u. a. die o. g. Richtlinien nach § 302 SGB V) und 3 abweichen, sind die Rahmenempfehlungen [...] maßgeblich*" (§ 302 Absatz 4 SGB V). Dies bedeutet, dass die Vertragsparteien auch eigene – von dem bundeseinheitlichen Positionsnummernverzeichnis abweichende – Gebührenordnungspositionen für die Abrechnung der Leistungen der häuslichen Krankenpflege vereinbaren können. Hinzu kommt, dass durch die Möglichkeit der Festlegung von verschiedenen Vergütungsformen (GKV-Spitzenverband 2021d), die erbrachten Leistungen entweder als Einzelleistungen oder aber in Form von zusammengefassten Leistungen (Leistungskomplexen, Leistungspauschalen) abzurechnen sind und vergütet werden (siehe beispielsweise bad e. V. et al. 2018) bzw. abgerechnete Einzelleistungen Krankenkassenintern zum Zwecke einer pauschalen Vergütung zusammengefasst werden. Die Abrechnung bzw. Vergütung zusammengefasster Einzelleistungen in Leistungskomplexen oder -pauschalen führt dazu, dass die im Rahmen der Leistungskomplexe bzw. -pauschalen erbrachten Einzelleistungen in den Abrechnungsdaten nicht mehr differenziert werden können. Dementsprechend sind Einzelleistungen, wie u. a. die Anleitung von pflegebedürftigen Menschen und deren pflegenden Angehörigen, in den Routinedaten der Kranken- bzw. Pflegekassen unter Umständen nicht mehr sichtbar, was eine zielgenaue Erfassung der genannten Leistungen verhindert.

In den weiteren Datenbeständen der Abrechnungsdaten von Leistungen nach SGB V (z. B. § 302 SGB V zur Heil- und Hilfsmittelversorgung) sind keine weiteren Informationen zur Beratung, Schulung und Anleitung von pflegebedürftigen Menschen und deren pflegenden Angehörigen enthalten.

Zusammenfassend wird für den vorliegenden Versorgungsaspekt zur „Beratung, Schulung und Anleitung von pflegebedürftigen Menschen/pflegenden Angehörigen" eine Abbildung über die Routinedaten der Kranken- bzw. Pflegekassen nur als eingeschränkt möglich eingeschätzt. In den Routinedaten der Kranken- bzw. Pflegekassen sind sowohl zur Durchführung von Beratungen als auch von Schulungen und Anleitungen verschiedene Informationen zu Leistungen nach SGB XI (Beratungsbesuche, häusliche Pflegekurse) sowie der häuslichen Krankenpflege (SGB V) enthalten, jedoch liegen diese aufgrund der beschriebenen Abrechnungs- und Vergütungsmodalitäten ggf. nicht immer in der Form bei den Kranken- bzw. Pflegekassen vor, wie sie benötigt werden, um die wesentlichen Inhalte des Versorgungsaspekts zielgenau und umfassend abbilden zu können. Darüber hinaus ist einschränkend darauf hinzuweisen, dass es sich bei diesen Leistungen größtenteils um Angebote handelt, die von pflegebedürftigen Menschen mit Sach- bzw. Kombinationsleistungen nach SGB XI oder häuslicher Krankenpflege nach SGB V nicht verpflichtend in Anspruch zu nehmen sind und somit der Aspekt der kontinuierlichen Schulung, Beratung und Anleitung im Pflegeprozess nicht adressiert werden kann.

Eine uneingeschränkte Erfassung des Angebots sowie der Durchführung von Beratungen, Schulungen und pflegefachlichen Anleitungen und somit eine umfassende Abbildung des Versorgungsaspekts wäre dagegen über eine Primärdatenerhebung bei ambulanten Pflegediensten sowie eine Befragung der pflegebedürftigen Menschen bzw. der pflegenden Angehörigen möglich.

Unterstützung im Selbstmanagement und Erhalt der Selbständigkeit der pflegebedürftigen Menschen
In den Maßstäben und Grundsätzen für die Qualität und Qualitätssicherung nach § 113 SGB XI in der ambulanten Pflege wird als ein wichtiger Grundsatz der ambulanten Pflege aufgeführt, dass die Pflege sowie hauswirtschaftliche Versorgung die pflegebedürftigen Menschen darin unterstützen soll, ihr Leben selbstbestimmt und möglichst selbständig zu führen (GKV-Spitzenverband 2022h). Dieser Grundsatz wird ebenfalls in der Bundesempfehlung gemäß § 75 Absatz 5 SGB XI als wesentliche Form der Hilfe (§ 2) aufgegriffen (Spitzenverbände der Pflegekassen et al. 1995). Hier wurde formuliert, dass die pflegerische Unterstützung jene Hilfe umfasst, die von pflegebedürftigen Menschen benötigt wird, um die Aktivitäten des täglichen Lebens weiterhin selbständig zu führen bzw. wieder zu erlernen. Gegenstand der pflegerischen Unterstützung ist daher u. a. die „[…] Förderung der körperlichen, psychischen und geistigen Fähigkeiten zur selbständigen Ausübung der Verrichtungen des täglichen Lebens" (Spitzenverbände der Pflegekassen et al. 1995: 6). Auch im Rahmen der häuslichen Krankenpflege nach

§ 37 SGB V wird mit verschiedenen verordnungsfähigen Leistungen grundsätzlich auf die Unterstützung der Selbstmanagement- bzw. Selbstpflegekompetenzen
von pflegebedürftigen Menschen (und deren pflegenden Angehörigen) fokussiert.
Verschiedene, meist zeitlich begrenzte verordnungsfähige Leistungen, wie z. B.
die Anleitung (Injektionen, Wundversorgung etc.) von pflegebedürftigen Menschen (oder auch deren pflegende Angehörige bzw. weitere Personen), zielen
darauf ab, die an der Versorgung Beteiligten in der Durchführung von erforderlichen grund- oder behandlungspflegerischen Maßnahmen zu befähigen, damit
diese im Weiteren selbständig übernommen werden können (G-BA 2022f) (siehe
Abschnitt 6.3.2). Spezifische verordnungsfähige Leistungen zur Anleitung von
pflegebedürftigen Menschen finden sich darüber hinaus jedoch nicht in den
Abrechnungsdaten nach § 302 SGB V zur häuslichen Krankenpflege. Und auch
in der pflegerischen Leistungsabrechnung nach § 105 SGB XI sowie den weiteren verfügbaren Datenbeständen der Abrechnungsdaten nach SGB V sind keine
Informationen zur Förderung der Selbstmanagementfähigkeit bzw. der Selbstpflegekompetenzen sowie der Wahrung der Eigenständigkeit und dem Erhalt der
Selbständigkeit von pflegebedürftigen Menschen enthalten.

Vor diesem Hintergrund wird die Abbildbarkeit des vorliegenden Versorgungsaspekts zur Unterstützung von pflegebedürftigen Menschen in deren Selbstmanagement und dem Erhalt ihrer Selbständigkeit über die Routinedaten der
Kranken- bzw. Pflegekassen als nicht möglich eingeschätzt. Für eine Erfassung
des Versorgungsaspekts erscheint die Befragung von pflegebedürftigen Menschen
am geeignetsten, da vor allem die pflegebedürftigen Menschen selbst am besten
einschätzen können, inwieweit sie von den Pflegekräften von ambulanten Pflegediensten im Hinblick auf die eigenständige Verrichtung der Aktivitäten des
täglichen Lebens unterstützt werden und ihre Selbstbestimmtheit gewahrt wird.

8.4   Prozessbezogene Versorgungsaspekte

Planung und Durchführung einer bedarfs- und bedürfnisorientierten Pflege
Die Planung und Durchführung einer bedarfs- und bedürfnisorientierten Pflege ist
ein wesentlicher qualitätsrelevanter Versorgungsaspekt der ambulanten Pflege, der
dementsprechend auch als einer der wichtigen Grundsätze für die Qualität und
Qualitätssicherung in der ambulanten Pflege formuliert ist (GKV-Spitzenverband
2022h). Demnach ist die pflegerische Versorgung bedarfsgerecht und nach dem
allgemein anerkannten Stand des pflegerischen bzw. medizinisch-pflegerischen
Wissens zu erbringen und dabei jederzeit die Bedürfnisse und Wünsche der
pflegebedürftigen Menschen zu berücksichtigen (GKV-Spitzenverband 2022h).

Entsprechend des professionellen Pflegeprozesses gehören hierzu die individuelle und bedürfnisorientierte Planung der pflegerischen bzw. medizinisch-pflegerischen Versorgung, u. a. auf Grundlage der Ergebnisse von pflegerischen Screenings/Assessments, die Festlegung von Pflegezielen sowie die Durchführung und Evaluation der Pflegemaßnahmen (siehe Abschnitt 6.4.1). Diese für den Pflegeprozess wichtigen Aspekte sollten somit ein impliziter Bestandteil jeder qualitativ hochwertigen pflegerischen Versorgung sein, jedoch finden sich hierzu explizit keine entsprechenden Informationen in den Abrechnungsdaten von pflegerischen bzw. medizinisch-pflegerischen Leistungen nach § 105 SGB XI oder § 302 SGB V (HKP). Auch in den weiteren bei den Kranken- bzw. Pflegekassen zur Verfügung stehenden Datenbeständen nach SGB V sind hierzu keine Informationen enthalten.

Dementsprechend ist die Abbildung der angemessenen und sorgfältigen Planung und Durchführung einer, an den Bedarfen und Bedürfnissen der pflegebedürftigen Menschen ausgerichteten Pflege über die Routinedaten der Kranken- bzw. Pflegekassen nicht möglich einzuschätzen. Für eine Abbildung dieses Versorgungsaspekts würden sich eine Primärdatenerhebung bei ambulanten Pflegediensten sowie eine Befragung der pflegebedürftigen Menschen eignen. Denn vor allem die direkt am Pflegeprozess Beteiligten können am aussagekräftigsten und umfassendsten Auskunft über die Qualität der Planung bzw. Durchführung der Pflege unter Berücksichtigung der Bedarfe, Bedürfnisse und Wünsche der pflegebedürftigen Menschen geben.

Kultursensible Pflege

Auch das Angebot sowie die Durchführung einer kultursensiblen Pflege ist ein wichtiger Bestandteil einer angemessenen bedarfs- und bedürfnisorientierten Pflege. Sowohl im SGB XI (§§ 1 und 2) als auch in den Maßstäben und Grundsätzen für die Qualität und Qualitätssicherung nach § 113 SGB XI in der ambulanten Pflege wird daher beschrieben, dass im Rahmen der pflegerischen Versorgung die kulturellen und religiösen Wünsche und Bedürfnisse von pflegebedürftigen Menschen zu berücksichtigen sind (GKV-Spitzenverband 2022h). Die bei den Kranken- bzw. Pflegekassen vorliegenden Abrechnungsdaten nach SGB V und SGB XI von medizinischen und pflegerischen Leistungserbringern enthalten jedoch weder Informationen zu relevanten Strukturmerkmalen für die Gewährleistung einer kultursensiblen Pflege (z. B. Beschäftigung von Pflegekräfte mit Fremdsprachenkompetenzen), noch zur Berücksichtigung der kulturellen Vorstellungen und Wünsche sowie von religiösen Belangen der pflegebedürftigen Menschen und deren pflegenden Angehörigen. Daher ist eine Abbildung auch dieses qualitätsrelevanten Versorgungsaspekts mit den für eine kultursensible

pflegerische Versorgung relevanten struktur- und prozessbezogenen Merkmalen über die Routinedaten der Kranken- bzw. Pflegekassen nicht möglich. Der
Versorgungsaspekt wird daher im Folgenden nicht weiter adressiert.

Eine Abbildung des Versorgungsaspekts wäre über eine Primärdatenerhebung bei ambulanten Pflegediensten sowie die Befragung von pflegebedürftigen
Menschen bzw. deren pflegenden Angehörigen möglich. Hierüber könnte die
Ausgestaltung des Angebots von ambulanten Pflegediensten im Hinblick auf eine
kultursensible, pflegerische Versorgung sowie die Berücksichtigung der entsprechenden Bedürfnisse im Pflegeprozess direkt aus der Perspektive der Beteiligten
erfasst werden.

**Adäquate Durchführung von grund- und behandlungspflegerischen Tätigkei-
ten**

Eine adäquate Durchführung von pflegerischen Tätigkeiten entsprechend dem allgemein anerkannten Stand medizinisch-pflegerischer Erkenntnisse ist im SGB XI
als grundlegende Pflicht von Pflegeeinrichtungen für die zu erbringenden pflegerische Versorgung festgelegt (§ 11 SGB XI). Diesbezüglich wird in § 72
Absatz 3 Satz 1 Nr. 4 SGB XI konkretisiert, dass Pflegeeinrichtungen, die
einen Versorgungsvertrag zur Erbringung von stationären oder ambulanten Pflegeleistungen abschließen, verpflichtet sind, die vorliegenden Expertenstandards
der Pflege gemäß § 113a SGB XI umzusetzen. Ebenfalls in den Maßstäben
und Grundsätzen für die Qualität und Qualitätssicherung nach § 113 SGB XI
in der ambulanten Pflege ist die Formulierung aus dem Gesetz aufgegriffen
und als ein Grundsatz der Pflege formuliert, dass diese „[...] *nach dem allgemeinen anerkannten Stand medizinisch-pflegerischer Erkenntnisse bedarfsgerecht
[...]*" (GKV-Spitzenverband 2022h: 2) zu erbringen ist. In der Bundesempfehlung
gemäß § 75 Absatz 5 SGB XI zum Inhalt der Rahmenverträge zur ambulanten
pflegerischen Versorgung wird die Durchführung von pflegerischen Tätigkeiten
nach aktuellen Standards bzw. Leitlinien dagegen nicht mehr explizit als relevanter Inhalt für die gemäß § 72 SGB XI zu schließenden Versorgungsverträge
und Vergütungsvereinbarungen (§ 89 SGB XI) benannt. Entsprechend finden sich
zur standard- bzw. leitliniengerechten Durchführung von Pflegemaßnahmen (z. B.
Dekubitusprophylaxe, Sturzprophylaxe, Schmerzmanagement) keinerlei Informationen in den Abrechnungsdaten der pflegerischen Leistungsabrechnung nach
§ 105 SGB XI.

Für den Bereich der häuslichen Krankenpflege nach § 37 SGB V ist in der
einschlägigen Richtlinie des G-BA sowohl für die verordnungsfähigen Leistungen
der Grundpflege und hauswirtschaftlichen Versorgung als auch für die Leistungen der Behandlungspflege generell festgelegt, dass „*Pflegerische Prophylaxen,*

Lagern und Hilfen bei der Mobilität […] Bestandteil der verordneten Leistungen in dem Umfang, wie sie zur Wirksamkeit der verordneten Leistungen notwendig sind, […]" (G-BA 2022f: 15) sind. Nur ganz vereinzelt finden sich darüber hinaus im bundeseinheitlichen Positionsnummernverzeichnis für Leistungen der häuslichen Krankenpflege Abrechnungspositionsnummer (sog. Gebührenordnungspositionen, GOP), die gesondert die Durchführung von pflegerischen Prophylaxen (z. B. GOP 271 – Pneumonieprophylaxe) adressieren (GKV-Spitzenverband 2022e).

Aus den weiteren Datenbeständen nach SGB V lassen sich ebenfalls verschiedene Hinweis auf die Durchführung von pflegerischen (Prophylaxe-)Maßnahmen ableiten. Die Abrechnungsdaten zur Hilfsmittelversorgung nach § 302 SGB V bzw. zur Arzneimittelversorgung nach § 300 SGB V können beispielsweise Hinweise auf die Durchführung von prophylaktischen oder behandlungspflegerischen Maßnahmen bei pflegebedürftigen Menschen geben. In den Abrechnungsdaten zur Hilfsmittelversorgung liegen Informationen zur Verordnung von Hilfsmitteln gegen Dekubitus (Produktgruppe 11, z. B. Produktuntergruppe 11 – „Leib/ Rumpf": 03 „Liegehilfen zur Vorbeugung", 04 „Liegehilfen zur Be- und Nachbehandlung"; GKV-Spitzenverband 2018b) oder auch Hilfen für die Mobilisierung im häuslichen Bereich (Produktgruppe 22, z. B. Produktuntergruppe 29 – „Ganzkörper": 01 „Umsetz- und Hebehilfen", 02 „Aufstehhilfen/-vorrichtungen für Sessel/Stühle"; GKV-Spitzenverband 2022c) vor. Dabei ist auch hier – wie bei den Verordnungsleistungen der häuslichen Krankenpflege – anzumerken, dass Hilfsmittel von der zuständigen Kranken- bzw. Pflegekassen zu bewilligen sind (§ 5 HilfsM-RL; G-BA 2021) und daher zwischen verordneten und schließlich bewilligten und zur Verfügung gestellten Hilfsmitteln in den Abrechnungsdaten unterschieden werden muss. In den Abrechnungsdaten zur Arzneimittelversorgung nach § 300 SGB V liegen Informationen zu verordneten Arzneimitteln oder auch verordnete Verbandmaterialien mit entsprechenden PZN vor, die Hinweise darauf geben können, das z. B. ein behandlungsbedürftiger Dekubitus bei einem pflegebedürftigen Menschen vorliegt und mit welchem Verbandmaterial die Dekubitusversorgung durchgeführt wurde.

Alle oben aufgeführten Informationen aus den jeweiligen Abrechnungskontexten geben dabei jedoch nur Hinweise darauf, dass pflegerische (Prophylaxe-) Maßnahmen bzw. behandlungspflegerische Maßnahmen bei pflegebedürftigen Menschen durchgeführt wurden. Hieraus lassen sich jedoch keine Informationen ableiten, ob und auf welche Art und Weise diese Maßnahmen letztlich durchgeführt wurden. Die von dem beschriebenen prozessbezogenen Versorgungsaspekt adressierte adäquate, standard- und leitliniengerechte Durchführung von grund- und behandlungspflegerischen Tätigkeiten (z. B. standard-/

leitliniengerechte Lagerung von pflegebedürftigen Menschen zur Dekubitusprophylaxe oder -versorgung, u. a. mit adäquater Verwendung der verordneten Lagerungshilfen) kann über diese Daten demnach nicht abgebildet werden.

Vor dem Hintergrund, dass in den Abrechnungsdaten der pflegerischen Leistungsabrechnung nach § 105 SGB XI sowie in den Abrechnungsdaten zur häuslichen Krankenpflege sowie den weiteren relevanten Datenbeständen nach SGB V keine expliziten Informationen im Hinblick auf eine angemessene, standard- bzw. leitliniengerechte Durchführung der pflegerischen Versorgung vorhanden sind, kann eine Abbildung des Versorgungsaspekt über die Abrechnungsdaten bei den Kranken- bzw. Pflegekassen nicht zielgenau und aussagekräftig erfolgen und der Versorgungsaspekt ist daher als nicht über die Routinedaten der Kranken- bzw. Pflegekassen abbildbar einzuschätzen. Der Versorgungsaspekt wird dementsprechend im Folgenden nicht weiter adressiert.

Für eine Erfassung des Versorgungsaspekts würde sich eine Primärdatenerhebung bei ambulanten Pflegediensten anbieten. Hierüber könnte zielgerichtet erhoben werden, inwieweit die einschlägigen Standards bzw. Leitlinien bekannt sind und die Pflegeleistungen entsprechend diesen Anforderungen erbracht werden.

Umsetzung notwendiger und geeigneter Hygienemaßnahmen
Die Notwendigkeit der Umsetzung von geeigneten Hygienemaßnahmen sowie der Vorhaltung von hygienerelevanten Strukturen (z. B. Hygienepläne, angemessene Schutzkleidung) geht auf umfangreiche gesetzliche Regelungen im IfSG sowie Empfehlungen u. a. der KRINKO zurück (siehe Abschnitt 6.4.4). Auch in den Maßstäben und Grundsätzen für die Qualität und Qualitätssicherung nach § 113 SGB XI in der ambulanten Pflege wird als ein wichtiges Kriterium der Strukturqualität die Vorhaltung von Sachmitteln, die jederzeit zur Verfügung gehalten werden müssen damit eine qualitativ hochwertige pflegerische Versorgung gewährleistet werden kann, aufgeführt (GKV-Spitzenverband 2022h). Hierzu zählt nach § 19 der Bundesempfehlung gemäß § 75 Absatz 5 SGB XI zur ambulanten pflegerischen Versorgung auch die Bereitstellung erforderliche Arbeitshilfen, um „[...] *eine qualifizierte, bedarfsgerechte und wirtschaftliche Versorgung zu gewährleisten.*" (§ 19; Spitzenverbände der Pflegekassen et al. 1995: 15). Darunter sind auch Arbeitshilfen, die für eine angemessene Umsetzung von Hygienemaßnahmen benötigt werden (z. B. Schutzbekleidung oder Händedesinfektionsmittel) zu fassen. Entsprechend beinhalten auch die Qualitätsprüfungen gemäß § 114 SGB XI von pflegerischen Leistungen nach SGB XI sowie von Leistungen der häuslichen Krankenpflege nach § 275b SGB V Erhebungen im Hinblick auf die Erfüllung der Anforderungen der Empfehlungen der

KRINKO gemäß IfSG (z. B. zur Händehygiene oder zur Prävention und Kontrolle Katheter-assoziierter Harnwegsinfektionen) im Rahmen von Pflege- und Betreuungsmaßnahmen (GKV-Spitzenverband 2020a, 2021e). Das Vorliegen der geforderten hygienerelevanten Strukturen sowie die Umsetzung der notwendigen und geeigneten Hygienemaßnahmen entsprechend den KRINKO-Empfehlungen sind jedoch nicht als gesonderte, abrechenbare Positionen für die Abrechnung von pflegerischen Leistungen nach SGB XI vorgesehen, sodass hierzu keine Informationen in den Abrechnungsdaten bei den Kranken- bzw. Pflegekassen vorliegen.

Auch für die Leistungsabrechnung der häuslichen Krankenpflege nach § 37 SGB V sind im bundeseinheitlichen Positionsnummernverzeichnis keine Gebührenordnungspositionen enthalten, die sich auf die Erfüllung von hygienebezogenen Strukturvorgaben oder allgemeine Hygienemaßnahmen beziehen (G-BA 2022f, GKV-Spitzenverband 2022e). Es finden sich in der Leistungsbeschreibung von bestimmten verordnungsfähigen Leistungen der Behandlungspflege lediglich Hinweise darauf, dass geeignete hygienische Bedingungen gewährleistet werden sollen (z. B. bei der Wundversorgung von chronischen und schwer heilenden Wunden) und das bei der Behandlung von pflegebedürftigen Menschen mit multiresistenten Erregern die Händehygiene sowie die aktuellen einschlägigen Empfehlungen zu notwendigen Hygienemaßnahmen zu beachten sind (G-BA 2022f). Zu den speziell erforderlichen Hygienemaßnahmen bei der behandlungspflegerischen Versorgung von pflegebedürftigen Menschen mit multiresistenten Erregern gibt es darüber hinaus vereinzelte Informationen, die Hinweise auf die Umsetzung von gesonderten Hygienemaßnahmen geben. So ist im bundeseinheitlichen Positionsnummernverzeichnis für Leistungen der häuslichen Krankenpflege z. B. die Gebührenordnungsposition für einen „Zuschlag für spezielle Schutzkleidung aufgrund eines Krankheitsbildes des Versicherten" (GOP 745) (GKV-Spitzenverband 2022e) vorgesehen. Allerdings ist auch hier einschränkend anzumerken, dass die genannte GOP lediglich Hinweise darauf gibt, das spezielle Hygienemaßnahmen bei der Versorgung von pflegebedürftigen Menschen mit multiresistenten Erregern durchgeführt werden bzw. die erforderlichen Arbeitsmaterialien zur Umsetzung der notwendigen Hygienemaßnahmen vorliegen. Hieraus lassen sich jedoch keine Informationen darüber ableiten, ob und inwieweit die notwendigen Hygienemaßnahmen auch angemessenen umgesetzt werden.

Auch in den weiteren Datenbeständen der Abrechnungsdaten von Leistungen nach SGB V sind keine Informationen zu hygienebezogenen Strukturvorgaben oder der Umsetzung notwendiger und geeigneter Hygienemaßnahmen enthalten.

Zusammenfassend ist dementsprechend festzuhalten, dass keine spezifischen Abrechnungsziffern für die Leistungsabrechnung von pflegerischen Leistungen nach SGB XI sowie von Leistungen der häuslichen Krankenpflege oder weiterer Leistungen nach SGB V zur Verfügung stehen, um die adäquate Umsetzung von notwendigen und geeigneten Hygienemaßnahmen zu erfassen. Eine Abbildung des genannten Versorgungsaspekts über die Routinedaten der Kranken- bzw. Pflegekassen wird daher als nicht möglich eingeschätzt. Aufgrund dessen wird der Versorgungsaspekt im Weiteren nicht mehr adressiert.

Für eine umfassende und aussagekräftige Abbildung des Versorgungsaspekts erscheint eine Primärdatenerhebung bei ambulanten Pflegediensten am geeignetsten. Die ambulanten Pflegedienste können am besten darüber Auskunft geben, inwieweit die strukturellen Anforderungen erfüllt sowie die aktuellen hygienebezogenen Empfehlungen im Rahmen der pflegerischen bzw. medizinisch-pflegerischen Versorgung berücksichtigt werden. Darüber hinaus könnten die pflegebedürftigen Menschen und deren pflegende Angehörige zur Umsetzung der erforderlichen Hygienemaßnahmen durch die Pflegekräfte von ambulanten Pflegediensten befragt werden. Hierbei ist jedoch zu beachten, dass die pflegebedürftigen Menschen und deren pflegende Angehörige die Erforderlichkeit und Eignung von Hygienemaßnahmen nicht immer umfassend beurteilen können. Eine Abbildung des Versorgungsaspekts über die Befragung von pflegebedürftigen Menschen bzw. deren pflegenden Angehörigen erscheint daher nur eingeschränkt möglich.

Medikamentenmanagement
Für ein adäquates Medikamentenmanagement sind das Wissen und die Kompetenz von Pflegekräften zum richtigen Umgang mit Medikamenten (Lagerung, Darreichungsform etc.), die regelmäßige Durchführung von strukturierten, medikamentenbezogenen Assessments sowie der interprofessionelle Austausch im Medikationsprozess relevante Merkmale zur Sicherstellung der Patientensicherheit und Gewährleistung einer qualitativ hochwertigen Versorgung. Durch ein inadäquates Medikamentenmanagement dagegen, kann die Entstehung von Medikationsfehlern begünstigt werden (siehe Abschnitt 6.4.5).

Zu den relevanten, struktur- und prozessbezogenen Merkmalen eines adäquaten Medikamentenmanagements (Qualifikation der Pflegekräfte, medikamentenbezogene Assessments, interprofessionelle Zusammenarbeit) finden sich – wie bereits zuvor bei entsprechenden Versorgungsaspekten dargestellt – in den Abrechnungsdaten von medizinischen und pflegerischen Leistungserbringern nach SGB V bzw. SGB XI keinerlei Informationen. Die benannten Merkmale sind daher nicht über die Routinedaten der Kranken- bzw. Pflegekassen abbildbar.

Jedoch ist zum Teil die Abbildung von Medikationsfehlern, als Ergebnis eines inadäquaten Medikamentenmanagements, möglich. Die bei den Kranken- bzw. Pflegekassen vorliegenden Abrechnungsdaten zur Arzneimittelversorgung gemäß § 300 SGB V enthalten spezifische Informationen zu verordneten Arzneimitteln anhand derer die Verordnungen von für pflegebedürftige Menschen potenziell ungeeigneten Arzneimitteln (z. B. ungeeignete Medikation für ältere pflegebedürftige Menschen gemäß PRISCUS-Liste; Holt et al. 2011, Mann et al. 2023) erfasst werden können. Anhand der vorliegenden PZN können die verordneten Arzneimittel eindeutig erfasst und über deren Zuordnung zur Wirkstoffgruppe entsprechend der Anatomisch-Therapeutisch-Chemische(n) (ATC)-Klassifikation des BfArM (ATC-Kodes; BfArM 2022a) potenzielle ungeeignete Arzneimittel identifiziert werden. Zu prozessualen Medikationsfehlern, wie z. B. Fehlern bei der Medikamentenverabreichung oder -injektionen, liegen wiederum keine Informationen in den Abrechnungsdaten nach § 300 SGB V zur Arzneimittelversorgung vor. Aufgrund dessen kann die Abbildbarkeit der ergebnisbezogenen Merkmale zur Art und Häufigkeiten von Medikationsfehlern über die Routinedaten der Kranken- bzw. Pflegekassen als teilweise möglich eingeschätzt werden.

Für die Erhebung der genannten struktur- bzw. prozessbezogenen Merkmale des Versorgungsaspekts erscheint stattdessen eine Primärdatenerhebung bei den am Medikationsprozess beteiligten ambulanten Pflegediensten am geeignetsten. Die ambulanten Pflegedienste bzw. die ambulant tätigen Pflegekräfte selbst können am besten darüber Auskunft geben, inwieweit das erforderliche Wissen zum Medikamentenmanagement bei den Pflegekräften vorhanden ist, medikamentenbezogene Assessments regelmäßig durchgeführt werden sowie ein interprofessioneller Austausch stattfindet.

Intra- und interprofessionelle Zusammenarbeit
Die intra- und interprofessionelle Kommunikation, Kooperation und Koordination zwischen den an der ambulanten Pflege beteiligten Akteuren ist eine wesentliche Voraussetzung für eine reibungslose, ganzheitliche und sichere Versorgung von pflegebedürftigen Menschen, die im häuslichen Umfeld betreut werden (siehe Abschnitt 6.4.6). Dies ist entsprechend auch in den Maßstäben und Grundsätzen für die Qualität und Qualitätssicherung nach § 113 SGB XI in der ambulanten Pflege als wesentlicher Grundsatz für die Qualität in der ambulanten Pflege festgehalten (GKV-Spitzenverband 2022h). Darüber hinaus ist hierin ebenso unter den Maßstäben für eine gute Prozessqualität aufgeführt, dass sowohl ein regelmäßiger Informationsaustausch innerhalb des Pflegeteams als auch eine interprofessionelle Zusammenarbeit mit den weiteren an der Versorgung der

pflegebedürftigen Menschen (z. B. behandelnde Ärzt:innen, Heilmittelerbringer) erfolgen soll (GKV-Spitzenverband 2022h). Diese relevanten Kommunikations- und Abstimmungsprozesse zwischen den an der Versorgung Beteiligten sind jedoch kein Bestandteil der Leistungsabrechnung von pflegerischen oder medizinischen Leistungserbringern mit den Kranken- bzw. Pflegekassen. Demnach ist eine Abbildung des vorliegenden Versorgungsaspekts zur intra- und interprofessionellen Zusammenarbeit über die Routinedaten der Kranken- bzw. Pflegekassen nicht möglich. Der Versorgungsaspekt wird daher im Folgenden nicht weiter adressiert.

Die Qualität der Zusammenarbeit der an der Versorgung von pflegebedürftigen Menschen beteiligten Leistungserbringer kann am aussagekräftigsten von den Akteuren selbst beurteilt werden. Daher wäre eine Primärdatenerhebung bei ambulanten Pflegediensten bzw. bei den weiteren an der Versorgung beteiligten Leistungserbringern für die Abbildung des Versorgungsaspekts am geeignetsten. Auch pflegebedürftige Menschen und deren pflegende Angehörige können darüber berichten, wie sie die Zusammenarbeit der Pflegekräfte des sie betreuenden Pflegeteams sowie zwischen den an ihrer Versorgung beteiligten Leistungserbringern wahrnehmen. Jedoch sind die pflegebedürftigen Menschen und deren pflegende Angehörige ggf. nur indirekt als Dritte in die Kommunikations- und Abstimmungsprozesse einbezogen, sodass die Funktionalität der intra- und interprofessionellen Zusammenarbeit möglicherweise auch nur eingeschränkt beurteilt werden kann.

8.5 Ergebnisbezogene Versorgungsaspekte

Kontinuität in der Versorgung

Die Beständigkeit der an der pflegerischen bzw. medizinisch-pflegerischen Versorgung von pflegebedürftigen Menschen beteiligten Akteure ist für die Gewährleistung einer sicheren und qualitativ hochwertigen Versorgung von wichtiger Bedeutung. Dies bezieht sich zum einen auf die durchgängige Betreuung durch einen ambulanten Pflegedienst. Zum anderen ist auch die personelle Kontinuität im betreuenden Pflegeteam ein relevantes Kriterium für die Qualität der ambulanten Pflege (siehe Abschnitt 6.5.1). Als wesentlicher Maßstab für die Prozessqualität für die ambulante Pflege ist dementsprechend in den Maßstäben und Grundsätzen für die Qualität und Qualitätssicherung nach § 113 SGB XI in der ambulanten Pflege formuliert, dass *„durch die Bildung überschaubarer Pflegeteams [...] größtmögliche Kontinuität sicherzustellen (ist), damit pflege- und betreuungsbedürftige Menschen von möglichst wenigen Personen betreut werden.“*

(GKV-Spitzenverband 2022h: 12) Angaben zu vorgehaltenem Personal sowie zu dessen Einsatz sind jedoch kein Bestandteil der Abrechnung von medizinischen oder pflegerischen Leistungen nach SGB V bzw. SGB XI. Die Anzahl oder auch der Wechsel der betreuenden Pflegekräfte kann daher nicht über die Routinedaten der Kranken- bzw. Pflegekassen abgebildet werden.

Bei der Leistungsabrechnung sowohl nach § 105 SGB XI als auch nach § 302 SGB V (HKP) ist u. a. jedoch zwingend das jeweilige Institutionskennzeichen (IK-Nr.) des abrechnenden Leistungserbringers anzugeben (GKV-Spitzenverband 2006, 2022b, 2022i, 2022j, 2022k).[2] Dadurch liegen in den Abrechnungsdaten nach SGB XI sowie SGB V für jeden Versicherten Informationen zu den ihn versorgenden Leistungserbringern vor. Hierzu zählen neben dem leistungserbringerspezifischen Institutionskennzeichen ebenso die Adressdaten des ambulanten Pflegedienstes. Dabei ist zu beachten, dass bei einem ambulanten Pflegedienst ggf. mehrere IK-Nr. für die Abrechnung verwendet werden. So können verschiedene Zweigstellen von ambulanten Pflegediensten aus Abrechnungsgründen unterschiedliche IK-Nr. zugeordnet werden. Oder aber ambulante Pflegedienste rechnen erbrachte Leistungen nach SGB XI bzw. SGB V über gesonderte IK-Nr. ab. Wenn bei einem pflegebedürftigen Menschen neben pflegerischen Leistungen nach SGB XI im Laufe der Versorgung z. B. zusätzliche Leistungen der häuslichen Krankenpflege nach § 37 SGB V verordnet und abgerechnet werden, enthalten die Abrechnungsdaten zwei IK-Nr., was jedoch nicht eindeutig den Wechsel des gesamten ambulanten Pflegedienstes belegt. Eine Änderung der IK-Nr. allein ist dementsprechend lediglich ein Hinweis darauf, dass ggf. ein anderer ambulanter Pflegedienst die Versorgung eines pflegebedürftigen Menschen übernommen hat. Da jedoch gemäß der „Einvernehmliche(n) Festlegung über Form und Inhalt der Abrechnungsunterlagen sowie Einzelheiten des Datenträgeraustausches gemäß § 105 Absatz 2 SGB XI" zusätzlich zur IK-NR. ebenfalls die Adressdaten der abrechnenden ambulanten Pflegedienste bei der Rechnungsstellung anzugeben sind (§ 5; GKV-Spitzenverband 2022f), könnte über eine Kombination dieser Daten ein tatsächlicher Wechsel der an der Versorgung von pflegebedürftigen Menschen beteiligten Leistungserbringern und somit auch des ambulanten Pflegedienstes eindeutig identifiziert werden.

---

[2] Siehe Technische Anlage zur elektronischen Datenübermittlung zum Abrechnungsverfahren nach § 302 SGB V entsprechend den Richtlinien nach § 302 Absatz 2 SGB V (GKV-Spitzenverband 2006, 2022k) sowie die Technischen Anlagen zur Datenübermittlung nach § 105 Absatz 2 SGB XI entsprechend der „Einvernehmliche(n) Festlegung über Form und Inhalt der Abrechnungsunterlagen sowie Einzelheiten des Datenträgeraustausches gemäß § 105 Absatz 2 SGB XI" (GKV-Spitzenverband 2022b, 2022i, 2022j).

Zusammenfassend wird daher die Abbildung des vorliegenden Versorgungsaspekts über die Routinedaten der Kranken- bzw. Pflegekassen als teilweise möglich eingeschätzt. Die personelle Kontinuität innerhalb der Pflegeteams kann dagegen nur bei den ambulanten Pflegediensten selbst oder den pflegebedürftigen Menschen und deren pflegenden Angehörigen erfasst werden. Daher wäre für die umfassende Abbildung des Versorgungsaspekts zusätzlich die Primärdatenerhebung bei ambulanten Pflegediensten sowie die Befragung der pflegebedürftigen Menschen und deren pflegenden Angehörigen notwendig.

Pflegerische Unterversorgung
In den Abrechnungsdaten von medizinischen und pflegerischen Leistungserbringern sind wie zuvor dargestellt (siehe Kapitel 7) ausschließlich Informationen zu Leistungen enthalten, die tatsächlich erbracht und abgerechnet bzw. verordnet wurden, sowie zu den zugrunde liegenden Diagnosen der pflegebedürftigen Menschen. Dementsprechend liegen bei den Kranken- bzw. Pflegekassen keinerlei Informationen vor, welche der verordneten oder vereinbarten pflegerischen Leistungen nach SGB V bzw. SGB XI aus zeitlichen oder sonstigen Gründen (Kommunikationsmängel, finanzielle Einschränkungen etc.) nicht oder nur unvollständig erbracht wurden (siehe Abschnitt 6.5.2). Zudem kann anhand der vorliegenden Abrechnungsdaten nicht erfasst werden, inwieweit die pflegerische Unterstützung von pflegebedürftigen Menschen nicht ausreichend ist und ein zusätzlicher Bedarf an pflegerischer Versorgung besteht. Vor diesem Hintergrund ist eine Abbildung der pflegerischen bzw. medizinisch-pflegerischen Unterversorgung über die Routinedaten der Kranken- bzw. Pflegekassen nicht möglich. Der Versorgungsaspekt wird daher im Weiteren nicht mehr betrachtet.

Für die Erfassung eines Mangels an pflegerischer bzw. medizinisch-pflegerischer Unterstützung sowie der Unterlassung bzw. Begrenzung von notwendigen Pflegemaßnahmen wäre dagegen eine Primärdatenerhebung bei ambulanten Pflegediensten sowie die Befragung der pflegebedürftigen Menschen bzw. deren pflegenden Angehörigen geeignet. Sowohl die ambulanten Pflegedienste als auch die pflegebedürftigen Menschen und deren pflegende Angehörige können am aussagekräftigsten und umfassendsten darüber berichten, ob weiterer pflegerischer Unterstützungsbedarf besteht oder ob ggf. veranlasste Leistungen aufgrund von Zeitmangel o.ä. unterlassen oder eingeschränkt werden bzw. werden müssen.

Pflege- und gesundheitsbezogene (Outcome-)Parameter
Die Ergebnisqualität der ambulanten Pflege ist anhand verschiedener pflege- und gesundheitsbezogener (Outcome-)Parameter, die unmittelbar bzw. mittelbar durch eine angemessene, bedarfs- und bedürfnisorientierte pflegerische

und medizinisch-pflegerische Versorgung beeinflusst werden können, darstellbar. Hierbei handelt es sich um relevante Outcomes, wie u. a. die Entstehung von Dekubitūs, das Auftreten von Sturzereignissen, das Vorliegen von Schmerzen oder die Notwendigkeit einer stationären Krankenhausaufnahme. Darüber hinaus sind für die Ergebnisqualität auch gesundheitsbezogene Parameter relevant, deren Vorliegen sich ebenfalls unmittelbar oder mittelbar auf die pflegerische bzw. medizinisch-pflegerische Versorgung auswirkt, weshalb deren Berücksichtigung bei der pflegerischen Versorgung bzw. deren adäquate medizinisch-pflegerische Behandlung relevant für eine qualitativ hochwertige Versorgung ist (z. B. Vorliegen einer Harninkontinenz oder von multiresistenten Erregern) (siehe Abschnitt 6.5.3).

Die Vermeidung von Pflegefehlern und einer Gefährdung der Patientensicherheit ist dabei auch ein – in den Maßstäben und Grundsätzen für die Qualität und Qualitätssicherung nach § 113 SGB XI in der ambulanten Pflege – formulierter Maßstab der Ergebnisqualität. Hiernach zeigt sich eine qualitativ hochwertige ambulante Pflege u. a. darin, dass *„dem pflegebedürftigen Menschen […] keine körperlichen Schäden (Sekundärschäden) entstanden (sind)."* (GKV-Spitzenverband 2022h: 13)

Dieses übergeordnete Ziel der Vermeidung von Pflegefehlern und einer Gefährdung der Patientensicherheit ist jedoch nicht direkt über die Routinedaten der Kranken- bzw. Pflegekassen abbildbar. Die in den Routinedaten vorliegenden Informationen sind aber dazu geeignet, u. a. die Auswirkungen von möglichen Pflegefehlern (z. B. Dekubitūs) sowie einer Gefährdung der Patientensicherheit – z. B. in Form des Auftretens von unerwünschten Ereignissen (z. B. Stürze) – zu adressieren. Im Folgenden wird die Abbildbarkeit der entsprechenden, aus der vorliegenden Literatur abgeleiteten (siehe Abschnitt 6.5.3), relevanten pflege- und gesundheitsbezogenen (Outcome-)Parameter, im Einzelnen dargestellt.

Dekubitus und chronische Wunden

Für das Vorliegen von Dekubitūs sowie chronischen Wunden (z. B. Ulcus cruris) finden sich verschiedene Informationen in den Abrechnungsdaten nach SGB V, die herangezogen werden können, um pflegebedürftige Menschen mit einem Dekubitus oder einer chronischen Wunde zu identifizieren.

So enthalten die Abrechnungsdaten gemäß § 301 SGB V zur Krankenhausbehandlung sowie die Abrechnungsdaten nach § 295 SGB V zur ambulant vertragsärztlichen Versorgung spezifische Informationen, die zur Erfassung von Dekubitūs bzw. chronischen Wunden genutzt werden können. Hierzu zählen zum einen die kodierten Diagnosen nach ICD-10-GM-Klassifikation (BfArM 2022b), z. B. der ICD-Kode L89.- „Dekubitalgeschwür und Druckzone" oder ICD-Kode

L97 „Ulcus cruris, anderenorts nicht klassifiziert", die bei jeder Leistungsabrechnung oder Verordnung zur Versorgung von pflegebedürftigen Menschen mit
einem Dekubitus oder einer chronischen Wunde anzugeben sind. Zum anderen
besteht die Möglichkeit Dekubitūs bzw. chronische Wunden über, ebenfalls in
den Abrechnungsdaten nach §§ 301 bzw. 295 SGB V, vorliegenden OPS-Kodes
gemäß OPS-Klassifikation (BfArM 2022c) bzw. Gebührenordnungspositionen
gemäß Einheitlichem Bewertungsmaßstab (KBV 2022a), zu identifizieren. So
können OPS-Kodes u. a. zur Wundversorgung (z. B. OPS-Kode 5–896 „Chirur-
gische Wundtoilette [Wunddebridement] mit Entfernung von erkranktem Gewebe
an Haut und Unterhaut") Hinweise darauf geben, dass bei dem pflegebedürftigen
Menschen eine zu versorgende chronische Wunde oder ein behandlungsbedürftiger Dekubitus vorliegen. Durch spezifische GOP – z. B. GOP 02310 „Behandlung
einer/eines/von sekundär heilenden Wunde(n) und/oder Decubitalulcus (-ulcera)"
oder GOP 02312 „Behandlungskomplex eines oder mehrerer chronisch venösen/
r Ulcus/Ulcera cruris") – kann zudem speziell die ambulante Behandlung von
Dekubitūs und chronischen Wunden identifiziert werden.

Des Weiteren enthalten die Datenbestände der Abrechnungs- bzw. Verordnungsdaten nach § 300 SGB V zur Arzneimittelversorgung sowie § 302
SGB V zur Hilfsmittelversorgung bzw. zur häuslichen Krankenpflege gemäß
§ 37 SGB V Informationen, über die das Vorliegen sowie die Behandlung
von Dekubitūs und chronischen Wunden erfasst werden kann. Der Datenbestand nach § 300 SGB V zur Arzneimittelversorgung enthält Informationen zu
verordneten Verband- und Arzneimitteln in Form von spezifischen PZN beispielsweise zu hydroaktiven Wundauflagen, anhand derer erfasst werden kann,
ob bei einem pflegebedürftigen Menschen ein behandlungsbedürftiger Dekubitus oder eine andere behandlungsbedürftige chronische Wunde vorliegen. Die
Daten zur Hilfsmittelversorgung (§ 302 SGB V) umfassen Informationen zu
verordneten Hilfsmitteln gegen Dekubitūs (Produktgruppe 11, z. B. Produktuntergruppe 11 – „Leib/Rumpf": 04 „Liegehilfen zur Be- oder Nachbehandlung"
eines Dekubitus; GKV-Spitzenverband 2018b) bzw. Hilfsmittel zur Kompressionstherapie bei Ulcus cruris (Produktgruppe 17, Produktuntergruppe 06 – „Bein":
08 „Medizinische Kompressionswadenstrümpfe zur Ulcus cruris Behandlung";
GKV-Spitzenverband 2018c), über die ebenfalls pflegebedürftige Menschen mit
der Behandlung eines Dekubitus oder einer chronischen Wunde identifiziert werden können. Darüber hinaus sind im Rahmen der häuslichen Krankenpflege
nach § 37 SGB V verschiedene Einzelleistungen oder auch Leistungspauschalen zur Dekubitusbehandlung/-versorgung (u. a. GOP 243 „Dekubitusbehandlung
und -versorgung" oder GOP 501 „Dekubitusbehandlung, mehrere Grad 2") bzw.
zur Versorgung von chronischen Wunden (z. B. GOP B81 „Wundversorgung

einer chronischen und schwer heilenden Wunde" oder GOP 385 „Anziehen von Kompressionsstrümpfen einschl. Versorgung von Ulcus cruris") verordnungsfähig (G-BA 2022f, GKV-Spitzenverband 2022e) und können dementsprechend für die Erfassung von pflegebedürftigen Menschen mit Dekubitūs bzw. chronischen Wunden in den Abrechnungsdaten bei den Kranken- bzw. Pflegekassen genutzt werden.

In den Abrechnungsdaten von Leistungen nach SGB XI gibt es dagegen keine spezifischen Informationen, anhand derer das Vorliegen eines Dekubitus oder einer chronischen Wunde erfasst werden könnte.

Stürze

Für die Abbildung von Stürzen über die bei den Kranken- bzw. Pflegekassen vorliegenden Abrechnungsdaten von medizinischen und pflegerischen Leistungserbringern liegen dagegen keine spezifischen Informationen vor. So sind zwar z. B. in den Abrechnungsdaten von ambulant vertragsärztlichen Leistungen gemäß § 295 SGB V Informationen enthalten, die Hinweise auf die Durchführung eines Assessments zum Sturzrisiko (z. B. GOP 03360)[3] sowie auf ein stattgefundenes Sturzereignissen (z. B GOP 03362)[4] geben, hieraus ist aber die zielgenaue Identifikation eines stattgefundenen Sturzes nicht (bei der GOP 03360) bzw. nur eingeschränkt möglich. Die genannte GOP 03362 „Hausärztlich-geriatrischer Betreuungskomplex" enthält zwar den obligaten Leistungsinhalt „[…] Durchführung therapeutischer Maßnahmen zur Behandlung von geriatrischen Syndromen, z. B. […] – **Sturz**, lokomotorische Probleme (z. B. Schwindel, Gangunsicherheit)" (KBV 2022a). Jedoch ist es aufgrund der verschiedenen, über die GOP ebenso abrechenbaren Leistungen (u. a. auch Behandlung von Stuhl- und/oder Harninkontinenz oder metabolische Instabilität), nicht möglich ein stattgefundenes Sturzereignis eineindeutig zu identifizieren. Darüber hinaus ist einschränkend darauf hinzuweisen, dass die aufgeführten GOP lediglich bei Personen ≥ 70 Jahre mit einem geriatrischen Versorgungsbedarf (z. B. geriatrietypische Morbidität (u. a. multifaktoriell bedingte Mobilitätsstörung einschließlich Fallneigung) und/oder Vorliegen eines Pflegegrads) abrechenbar sind (KBV 2022a), wodurch

---

[3] „Hausärztlich-Geriatrisches Basisassessment" u. a. mit dem obligaten Leistungsinhalt „[…] Beurteilung der Mobilität und Sturzgefahr durch standardisierte Testverfahren (z. B. Timed „up & go", Tandem-Stand, Esslinger Sturzrisikoassessment)" (KBV 2022a).

[4] „Hausärztlich-geriatrischer Betreuungskomplex" u. a. mit dem obligaten Leistungsinhalt „[…] Durchführung therapeutischer Maßnahmen zur Behandlung von geriatrischen Syndromen, z. B. […] – Sturz, lokomotorische Probleme (z. B. Schwindel, Gangunsicherheit)" (KBV 2022a).

die umfassende Abbildung aller von einem ambulanten Pflegedienst versorgten pflegebedürftigen Menschen eingeschränkt wird.

Die Erfassung von Sturzereignissen wäre zudem über spezifische Diagnosen aus der ICD-10-Klassifikation vorstellbar. In der WHO-Ausgabe der „Internationalen statistischen Klassifikation der Krankheiten und verwandter Gesundheitsprobleme" (ICD-10-WHO) sind hierfür spezifische ICD-Kodes (Diagnose-Gruppe W00-W19 „Stürze", z. B. ICD-Kode W05 „Sturz im Zusammenhang mit Bett" oder ICD-Kode W18 „Sonstige Stürze auf gleicher Ebene"; DIMDI 2018) enthalten, über die Stürze von pflegebedürftigen Menschen kodiert werden und somit in den Abrechnungsdaten nach §295 SGB V oder auch § 301 SGB V identifiziert werden könnten. Jedoch wurde diese Diagnose-Gruppe nicht in die deutsche Modifikation der ICD-Klassifikation (ICD-10-GM) übernommen (BfArM 2022b), weshalb diese spezifischen Diagnosen zu Sturzereignissen nicht kodiert und im Rahmen der Abrechnung an die Kranken- bzw. Pflegekassen übermittelt werden können.

Hinweise auf Stürze können jedoch – unabhängig von einer direkten Kodierung des Sturzereignisses – auch über möglicherweise aufgetretene Sturzfolgen indirekt in den Abrechnungsdaten erfasst werden. So besteht die Möglichkeit, anhand von bestimmten ICD- oder OPS-Kodes sturzassoziierte Verletzungen in den ambulanten bzw. stationären Abrechnungsdaten (§§ 295 bzw. 301 SGB V) zu identifizieren. Hierzu zählen z. B. verschiedene Diagnosen aus dem Kapitel XIX „Verletzungen, Vergiftungen und bestimmte andere Folgen äußerer Ursachen (S00 – T98)" der ICD-10-GM-Klassifikation (BfArM 2022b) oder auch bestimmte Operationen- und Prozedurenschlüssel zur operativen Behandlung von Sturzfolgen, wie z. B. Frakturen (OPS-Kode 5–79 „Reposition von Fraktur und Luxation") (BfArM 2022c). Dabei ist einschränkend darauf hinzuweisen, dass mögliche Sturzfolgen in ihrem Schweregrad unterschiedlich ausgeprägt sein können und nicht immer ambulant oder auch stationär behandlungsbedürftig sind. Die Versorgung dieser milderen Sturzfolgen würde entsprechend nicht in den Abrechnungsdaten nach § 295 SGB V bzw. § 301 SGB V sichtbar werden, was die umfängliche Erfassung von jeglichen Sturzereignissen einschränkt. Des Weiteren ist zu bedenken, dass ohne eine zusätzliche, spezifische Kodierung eines stattgefundenen Sturzereignisses, die ambulante oder stationäre Versorgung von Verletzungen auch durch viele andere Ursachen als tatsächlich durch einen Sturz des pflegebedürftigen Menschen begründet sein können.

In den weiteren Abrechnungsdaten nach SGB V sowie von pflegerischen Leistungen nach SGB XI sind keinerlei Informationen zum Auftreten von Sturzereignissen oder der Versorgung von sturzassoziierten Verletzungen enthalten.

Zusammenfassend ist dementsprechend festzustellen, dass eine Abbildung von Stürzen über die Routinedaten der Kranken- bzw. Pflegekassen nur eingeschränkt möglich ist.

Schmerzen

Für eine Erfassung des relevanten Outcomeparameters „Schmerzen" stehen verschiedene Informationen aus den Abrechnungsdaten nach SGB V zur Verfügung, anhand derer pflegebedürftige Menschen mit Schmerzen erfasst werden können. Die ICD-10-GM-Klassifikation enthält zahlreiche Diagnosen zu akuten oder chronischen Schmerzzuständen, die im Rahmen der Abrechnung von Leistungen nach § 295 SGB V (ambulant vertragsärztlichen Versorgung) sowie § 301 SGB V (Krankenhausbehandlung) oder auch bei der Ausstellung einer Verordnung nach § 302 SGB V zur Heilmittelversorgung als begründende oder weitere Diagnosen anzugeben sind bzw. angegebenen werden können (z. B. Nebendiagnosen bei der Abrechnung gemäß § 301 SGB V) und sich dementsprechend in den Abrechnungsdaten bei den Kranken- bzw. Pflegekassen wiederfinden. Beispiele hierfür sind spezifische ICD-Kodes wie: ICD-Kode M54.- „Rückenschmerzen", ICD-Kode R52.0 „Schmerz, anderenorts nicht klassifiziert – Akuter Schmerz" oder ICD-Kode R52.1 „Schmerz, anderenorts nicht klassifiziert – Chronischer unbeeinflussbarer Schmerz" (BfArM 2022b). Darüber hinaus enthält der EBM unterschiedliche Behandlungspauschalen, anhand derer pflegebedürftige Menschen mit Schmerzen und einer zusätzlichen Schmerztherapie identifiziert werden können: GOP 30700 „Grundpauschale schmerztherapeutischer Patient"[5] oder GOP 30702 „Zusatzpauschale Schmerztherapie"[6] (KBV 2022a). Des Weiteren können die Daten zur Verordnung von Arzneimitteln (§ 300 SGB V) genutzt werden, um über verordnete Schmerzmedikamente pflegebedürftige Menschen mit einer kontinuierlichen medikamentösen Schmerztherapie zu identifizieren. Anhand der in den Arzneimitteldaten enthaltenen PZN bzw. den ihnen zuordenbaren ATC-Kodes (BfArM 2022a) können mittels der Wirkstoffgruppe speziell die Arzneimittel identifiziert werden, die zur Behandlung von Schmerzen (ATC-Kodes der Gruppe N02 „Analgetika") eingesetzt werden. Neben der Art des eingesetzten Arzneimittels liegen darüber hinaus anhand der Arzneimittelverordnung Informationen zur Häufigkeit der Verordnung einer Schmerzmedikation sowie der verordneten

---

[5] Grundpauschale für einen Patienten im Rahmen der Versorgung gemäß der Qualitätssicherungsvereinbarung zur schmerztherapeutischen Versorgung chronisch schmerzkranker Patienten nach § 135 Absatz 2 SGB V (KBV 2022a).
[6] Zusatzpauschale für die schmerztherapeutische Versorgung gemäß der Qualitätssicherungsvereinbarung zur schmerztherapeutischen Versorgung chronisch schmerzkranker Patienten nach § 135 Absatz 2 SGB V (KBV 2022a).

Packungsgröße, woraus Hinweise auf die Art der medikamentösen Schmerztherapie (kontinuierliche Schmerztherapie oder Bedarfsmedikation) abgeleitet werden
können. Auch über die Abrechnungsdaten nach § 302 SGB V zur häuslichen
Krankenpflege gemäß § 37 SGB V sowie zur Heilmittelversorgung können pflegebedürftige Menschen mit einer (kontinuierlichen) Schmerztherapie identifiziert
werden. Das bundeseinheitliche Positionsnummernverzeichnis für Leistungen der
häuslichen Krankenpflege enthält spezifische GOP, anhand derer eine Identifikation von Schmerzpatient:innen möglich wird: z. B. GOP A86 „Kontinuierliche
Medikamentengabe über Schmerzpumpe im Rahmen der Symptomkontrolle"
oder GOP 479 „Medikamentenabgabe mittels Herz-, Schmerz-, Hormonpflaster"
(GKV-Spitzenverband 2022e). Gemäß HeilM-RL sind verschiedene therapeutische Maßnahmen bei chronischen Schmerzen verordnungsfähig (G-BA 2022c).
Die bei der Verordnung zwingend anzugebenden Diagnosen für die Indika-
tion der Heilmittelversorgung sowie die eindeutigen Positionsnummern (Pos.-Nr.)
des bundeseinheitlichen Positionsnummernverzeichnisses für die erbrachten Heilmittelleistungen können dementsprechend Hinweise auf die Durchführung von
schmerztherapeutischen Maßnahmen (z. B. Wärme- und Kältetherapie: Pos.-Nr.
X1528 „Heißluftraumbad" oder Pos.-Nr. X1534 „Kältetherapie bei einem oder
mehreren Körperteil(en)"; GKV-Spitzenverband 2022d) geben, wodurch ebenfalls
pflegebedürftige Menschen mit einer Schmerztherapie sowie die Art der durchgeführten (nicht-medikamentösen) schmerztherapeutischen Maßnahmen identifiziert
werden können.

In den Abrechnungsdaten von Leistungen nach SGB XI finden sich dagegen
keine Informationen, wie z. B. dem pflegerischen Schmerzmanagement, die zur
Abbildung des Outcomeparameters „Schmerzen" genutzt werden können. Und
auch zur Erfassung der Schmerzintensität liegen keine Informationen in den verfügbaren Datenbeständen nach SGB V oder SGB XI bei den Kranken- bzw.
Pflegekasse vor.

Mangel-/Unterernährung
In den Abrechnungs- und Verordnungsdaten nach SGB V liegen zudem Informationen vor, mit denen eine Mangel-/Unterernährung von pflegebedürftigen
Menschen erfasst werden kann. So beinhaltet die ICD-10-GM-Klassifikation
hierzu spezifische Diagnosen, die in den Abrechnungsdaten von ambulanten
(§ 295 SGB V) oder auch stationären Leistungserbringern (§ 301 SGB V) sowie
als begründende Diagnosen in den Verordnungsdaten, z. B. zur Arznei- oder
Hilfsmittelversorgung (§§ 300 bzw. 302 SGB V) zu finden sind. Spezifische
Diagnosen zur Mangel-/Unterernährung sind in der ICD-10-GM-Klassifikation
als umfassende Diagnose-Gruppe „Mangelernährung" (E40-E46) oder auch

weitere ICD-Kodes zu Ernährungsproblemen (z. B. ICD-Kode R63.3 „Ernährungsprobleme und unsachgemäße Ernährung) sowie zu Auswirkungen von Mangelernährung (z. B. ICD-Kode R63.4 „Abnorme Gewichtsabnahme") und Unterernährung (z. B ICD-Kodes E41 „Alimentärer Marasmus" oder R64 „Kachexie) enthalten. Auch im Hinblick auf eine mangelnde Flüssigkeitszufuhr liegen spezifische Diagnosen in der ICD-10-GM-Klassifikation vor (u. a. ICD-Kode E86 „Volumenmangel") (BfArM 2022b).

Weitere Hinweise zum Vorliegen einer Mangel-/Unterernährung können die Informationen aus den Verordnungsdaten von Arznei- oder Hilfsmitteln liefern. Je nach Ausprägung der Mangel- bzw. Unterernährung können die Verwendung von Nahrungsergänzungsmitteln oder sogar eine parenterale Ernährung notwendig werden. In den Daten zur Arzneimittelversorgung nach § 300 SGB V liegen anhand der enthaltenen PZN bzw. ATC-Kodes Informationen zu verordneten enteralen Nahrungsergänzungsmitteln (z. B. hochkalorische Trinknahrung) oder auch Lösungen zur parenteralen Ernährung (u. a. ATC-Kode B05BA „Lösungen zur parenteralen Ernährung" oder ATC-Kode B05BB „Lösungen mit Wirkung auf den Elektrolythaushalt") (BfArM 2022a) vor, anhand derer pflegebedürftige Menschen mit einer Mangel- bzw. Unterernährung erfasst werden können. Hierbei ist jedoch einschränkend darauf hinzuweisen, dass hierüber lediglich die pflegebedürftigen Menschen identifiziert werden können, bei denen eine medizinische Notwendigkeit für die Zufuhr von Nahrungsergänzungsmitteln besteht. Denn die Arzneimittel-Richtlinie (AM-RL) des Gemeinsamen Bundesausschusses (G-BA 2022b) regelt hierzu, dass grundsätzlich „*[…] Nahrungsergänzungsmittel, sog. Krankenkost und diätetische Lebensmittel […] von der Versorgung nach § 27 SGB V [Krankenbehandlung] ausgeschlossen (sind). Versicherte haben (jedoch) Anspruch auf bilanzierte Diäten zur enteralen Ernährung, wenn eine diätetische Intervention mit bilanzierten Diäten medizinisch notwendig […] ist.*" (§ 6 AM-RL; G-BA 2022b: 9) Dementsprechend sind nur bestimmte diätetische Nahrungsergänzungsmittel (z. B. Aminosäuremischungen, Eiweißhydrolysate) verordnungsfähig (§§ 18 ff. AM-RL; G-BA 2022b) und somit in den Verordnungsdaten nach § 300 SGB V enthalten. Alle weiteren Nahrungsergänzungsmittel sind als sog. „Over-the-counter"-Produkte (OTC) und damit als nicht verschreibungspflichtige Arzneimittel in Apotheken selbst käuflich zu erwerben[7] und daher kein Bestandteil der Abrechnungsdaten nach § 300 SGB V.

Neben den Informationen aus dem Datenbestand zur Arzneimittelversorgung finden sich darüber hinaus auch in den Abrechnungsdaten nach § 302 SGB V zur

---

[7] Nach § 34 Absatz 1 Satz 1 SGB V sind nicht verschreibungspflichtige Arzneimittel von der Versorgung nach § 31 SGB V (u. a. Arznei- und Verbandmittel) ausgeschlossen.

Hilfsmittelversorgung sowie zur häuslichen Krankenpflege gemäß § 37 SGB V Informationen zur Durchführung einer enteralen Ernährung von pflegebedürftigen Menschen. So sind im Hilfsmittelverzeichnis verschiedene Produkte in der Produktgruppe 03 „Applikationshilfen" enthalten, die Hinweise darauf geben können, dass pflegebedürftige Menschen eine enterale Ernährung erhalten (z. B. Produktuntergruppe 36 – „Verdauungsorgane": 07 „Ernährungspumpen zur enteralen Ernährungstherapie"; GKV-Spitzenverband 2018a). In der HKP-RL sind ebenfalls verschiedene grund- und behandlungspflegerische Leistungen, die Hinweise auf eine Unterstützung bei der enteralen oder die Notwendigkeit einer parenteralen Ernährung von pflegebedürftigen Menschen geben (z. B. Hilfe bei Nahrungs- und Flüssigkeitszufuhr, Versorgung bei Perkutaner endoskopischer Gastrostomie (PEG) oder Anhängen von i. v.-Infusionen zur parenteralen Ernährung; G-BA 2022f). Entsprechend enthält auch das bundeseinheitliche Positionsnummernverzeichnis für Leistungen der häuslichen Krankenpflege verschiedene spezifische Gebührenordnungspositionen, anhand derer in den Abrechnungsdaten nach § 302 SGB V die genannten grund- und behandlungspflegerischen Leistungen zum Ernährungsmanagement erfasst werden können: z. B. GOP 265 „Legen und Wechseln einer Magensonde", GOP 309 „Versorgung bei perkutaner endoskopischer Gastrostomie (PEG)", GOP 326 „Infusion i. v. – zur parenteralen Ernährung oder GOP 327 „Infusion i. v. – zur Flüssigkeitssubstitution (GKV-Spitzenverband 2022e).

Jedoch ist im Hinblick auf die Eignung dieser genannten Daten zur Erfassung von pflegebedürftigen Menschen mit einer Mangel-/Unterernährung wiederum darauf hinzuweisen, dass durch die Verordnung einer Applikationshilfe, wie z. B. einer enteralen Ernährungspumpe, oder der Verordnung von Leistungen der häuslichen Krankenpflege zur enteralen oder parenteralen Ernährung lediglich ein Hinweis darauf vorliegt, dass diese zur Behandlung einer vorliegenden Mangel-/Unterernährung notwendig sind. Dagegen können auch andere medizinische Ursachen oder Erkrankungen der Grund dafür sein, warum pflegebedürftige Menschen eine entsprechende Unterstützung durch eine enterale oder parenterale Ernährung benötigen und damit einer Mangel- bzw. Unterernährung sogar vorgebeugt werden soll.

In den Abrechnungsdaten der Leistungen nach SGB XI liegen zur Mangel-/Unterernährung von pflegebedürftigen Menschen keine spezifischen Informationen vor. Zwar wird in der Bundesempfehlung nach § 75 SGB XI zur ambulanten pflegerischen Versorgung das Thema „Ernährung" als relevanter Inhalt der ambulanten Pflegeleistungen (§ 1 Absatz 4) aufgeführt und darauf hingewiesen, dass „im Rahmen der Planung von Mahlzeiten und der Hilfen bei der Nahrungszubereitung [...] eine ausgewogene Ernährung anzustreben" (§ 1 Absatz 4;

Spitzenverbände der Pflegekassen et al. 1995: 4) sowie bei der Verweigerung der Nahrungsaufnahme eine differenzierte Einschätzung der zugrunde liegenden Probleme durchzuführen ist. Dies findet sich entsprechend auch in den Rahmenverträgen nach § 75 Absatz 1 SGB XI auf Landesebene und den zugehörigen Vergütungsvereinbarungen nach § 89 SGB XI in verschiedenen Leistungspaketen/-komplexen wieder (Tabelle 9). Jedoch wird hierbei auf die grundlegende Hilfe bei der Nahrungsaufnahme bzw. teilweise auf die Durchführung der enteralen Ernährung über Sonden fokussiert, woraus aber ebenso keine Schlüsse im Hinblick auf das mögliche Vorliegen einer Mangel-/ Unterernährung bei pflegebedürftigen Menschen gezogen werden können. Demnach sind die Informationen aus der Leistungsabrechnung nach § 105 SGB XI nicht geeignet, um pflegebedürftigen Menschen mit einer Mangel-/Unterernährung zielgenau identifizieren zu können.

Zusammenfassend erscheint eine umfassende und zielgenaue Erfassung der Mangel-/Unterernährung vor allem anhand der genannten Diagnosen möglich, weshalb die Abbildbarkeit der Mangel-/Unterernährung über die Abrechnungsdaten bei den Kranken- bzw. Pflegekassen insgesamt als möglich eingeschätzt wird.

Mundgesundheit
Das Vorliegen von Beeinträchtigung der Mundgesundheit, wie z. B. Mundschleimhautveränderungen (Druckstellen, Ulzerationen) durch Zahnprothesen, Gingivitis, Parodontitis oder auch Karies, kann über verschiedene Diagnosen gemäß der ICD-10-GM-Klassifikation in den Abrechnungsdaten nach SGB V zur ambulanten vertragszahnärztlichen Versorgung (§ 295 SGB V) sowie zur Krankenhausbehandlung (§ 301 SGB V) identifiziert werden. Die ICD-10-GM-Klassifikation beinhaltet diverse spezifische ICD-Kodes zu „Krankheiten der Mundhöhle, der Speicheldrüsen und der Kiefer" (Diagnose-Gruppe K00-K14), anhand derer pflegebedürftige Menschen mit Beeinträchtigungen der Mundgesundheit erfasst werden können: z. B. ICD-Kode K02.- „Zahnkaries", ICD-Kode K05.- „Gingivitis und Krankheiten des Parodonts" oder ICD-Kode K12.3 „Orale Mukositis (ulzerativ)" (BfArM 2022b).

Darüber hinaus können spezifische zahnärztliche Abrechnungsziffern gemäß dem „Einheitlichen Bewertungsmaßstab für zahnärztliche Leistungen gemäß § 87 Absatz 2 und 2h SGB V" (BEMA; KZBV 2022) herangezogen werden, um die Behandlung von Beeinträchtigungen der Mundgesundheit, wie z. B. Karies oder Parodontitis, zu erfassen: z. B. BEMA-Nr. 11 (pV) „Exkavieren und provisorischer Verschluss einer Kavität als alleinige Leistung, auch unvollendete Füllung" oder Leistungen der Leistungsgruppe „Systematische Behandlung von Parodontitis und anderen Parodontalerkrankungen (u. a. BEMA-Nr. AIT „Antiinfektiöse Therapie – a) je behandeltem einwurzeligen Zahn" oder BEMA-Nr. 108 „Einschleifen des natürlichen Gebisses zum Kauebenenausgleich und zur Entlastung, je Sitzung"; KZBV 2022). Hierbei lässt sich zudem über eigene Abrechnungsziffern – entsprechend den Anforderungen nach § 87 Absatz 2i SGB V – die zahnärztliche Behandlung von Versicherten mit einem Pflegegrad und somit speziell von pflegebedürftigen Menschen spezifisch erfassen: z. B. BEMA-Nr. 107a (PBZst) „Entfernen harter Zahnbeläge bei Versicherten, die einem Pflegegrad nach § 15 SGB XI zugeordnet sind oder Eingliederungshilfe nach § 53 SGB XII erhalten, je Sitzung" (KZBV 2022).

Auch in den Abrechnungsdaten nach § 302 SGB V zur häuslichen Krankenpflege gemäß § 37 SGB V können Informationen enthalten sein, die auf das Vorliegen sowie die Behandlung von Beeinträchtigungen der Mundgesundheit hinweisen. Entsprechend der HKP-RL sind im Rahmen der häuslichen Krankenpflege verschiedene Leistungen zur Verabreichung ärztlich verordneter Medikamente verordnungsfähig. Hierunter fallen auch Medikamente zur lokalen Behandlung des Mundes (G-BA 2022f). Im bundeseinheitlichen Positionsnummernverzeichnis für Leistungen der häuslichen Krankenpflege sind diesbezüglich spezifische GOP enthalten (GOP 512 „Medizinische Behandlung des Mundes" sowie GOP 657 „Medikamentengabe zur Behandlung des Mundes bei gleichzeitigem Einsatz nach SGB XI), anhand derer die medizinisch-pflegerische Versorgung von Beeinträchtigungen der Mundgesundheit erfasst werden können (GKV-Spitzenverband 2022e).

In den Abrechnungsdaten von Leistungen nach SGB XI liegen dagegen keine Informationen zur Mundgesundheit bzw. zur Beeinträchtigung der Mundgesundheit vor. In der Bundesempfehlung nach § 75 Absatz 5 SGB XI zur ambulanten pflegerischen Versorgung wird zwar unter dem Aspekt „Körperpflege" auch die Zahnpflege (Zähneputzen, Prothesenversorgung, Mundhygiene) als wichtiger Inhalt der pflegerischen Leistungen aufgeführt (Spitzenverbände der Pflegekassen et al. 1995), jedoch werden diese pflegerischen Leistungen zum Erhalt oder der Wiederherstellung der Mundgesundheit nicht als einzelne Leistungen abgerechnet, sondern werden in den landesspezifischen Rahmenverträgen nach § 75 Absatz 1 SGB XI und den zugehörigen Vergütungsvereinbarungen nach § 89 SGB XI den Leistungspaketen/-komplexen zur Körperpflege (z. B. kleine oder große Körperpflege oder Morgen-/-Abendtoilette) zugeordnet und sind daher in den Abrechnungsdaten nach § 105 SGB XI nicht explizit sichtbar. Aufgrund dessen sind Maßnahmen zur Mundhygiene nicht über die Abrechnungsdaten der Leistungen nach SGB XI erfassbar.

Dennoch können Beeinträchtigungen der Mundgesundheit bzw. Maßnahmen zum Erhalt oder zur Wiederherstellung der Mundgesundheit vor allem über die zuvor genannten Diagnosen bzw. zahnärztlichen Abrechnungsziffern spezifisch identifiziert werden, sodass eine Abbildung des relevanten Outcomeparameters „Mundgesundheit" zusammenfassend als möglich eingeschätzt wird.

Mobilitätseinschränkungen
Informationen zu Mobilitätseinschränkungen lassen sich in verschiedenen Datenbeständen der medizinischen bzw. therapeutischen Abrechnungs- und Verordnungsdaten nach SGB V finden. Die ICD-10-GM-Klassifikation umfasst beispielsweise spezifische Diagnosen, die für die Erfassung von pflegebedürftigen Menschen mit Mobilitätseinschränkungen oder Immobilität genutzt werden können: z. B. ICD-Kodes R26.- „Störungen des Ganges und der Mobilität", darunter R26.3 „Immobilität: Angewiesensein auf (Kranken-)Stuhl, Bettlägerigkeit" (BfArM 2022b). Darüber hinaus sind im EBM für die ambulant vertragsärztliche Leistungsabrechnung nach § 295 SGB V einzelne GOP enthalten, anhand derer ein Bezug zum Vorliegen einer Mobilitätseinschränkung bzw. Immobilität hergestellt werden kann. So beinhaltet die GOP 03362 „Hausärztlich-geriatrischer Betreuungskomplex" als obligaten Leistungsinhalt u. a. auch die „[…] Durchführung therapeutischer Maßnahmen zur Behandlung von geriatrischen Syndromen, z. B. […] Immobilität und verzögerte Remobilität" (KBV 2022a). Hierbei ist jedoch erneut auf die bereits zuvor dargestellten Voraussetzungen für die Abrechnung der genannten GOP (nur bei Patient:innen ≥ 70 Jahre und einer geriatrietypischen Morbidität und/oder einem Pflegegrad) sowie die Einschränkungen im Hinblick auf die Spezifität der GOP – aufgrund der weiteren obligaten Leistungsinhalte – hinzuweisen, wodurch eine umfassende und zielgenaue Abbildung von Mobilitätseinschränkungen oder einer Immobilität über diese GOP eingeschränkt wird.

Hinweise auf das Vorliegen von Mobilitätseinschränkungen oder einer Immobilität können darüber hinaus aus den Daten zur Heilmittelversorgung gemäß § 302 SGB V entnommen werden. In den Daten zur Heilmittelversorgung sind u. a. Informationen zur Art der verordneten Heilmittelleistung (z. B. Physiotherapie, Ergotherapie oder Logopädie) sowie zum Umfang (Leistungsbeginn und Leistungsende) der verordneten Heilmittel enthalten. In Kombination mit der – die Verordnung begründenden Diagnose – können anhand der eindeutigen Positionsnummern im bundeseinheitlichen Positionsnummernverzeichnis für Heilmittelleistungen z. B. physiotherapeutische Maßnahmen zur Behandlung von vorliegenden Mobilitätseinschränkungen oder zur (Re-)Mobilisierung (z. B. Bewegungstherapie zur Vermeidung oder Lösung von Kontrakturen: Pos.-Nr.

X0301 „Bewegungsübungen/orth. Turnen") (G-BA 2022c, GKV-Spitzenverband 2022d) identifiziert werden. Auch im Rahmen der verordnungsfähigen Leistungen zur häuslichen Krankenpflege nach § 37 SGB V sind vereinzelte Maßnahmen zur (Re-)Mobilisierung von pflegebedürftigen Menschen mit Mobilitätseinschränkungen enthalten. Mit der GOP 239 „Bewegungsübungen" liegt eine abrechenbare Einzelleistung vor, die zur Identifikation von Maßnahmen bei Mobilitätseinschränkungen oder Immobilität genutzt werden könnte (GKV-Spitzenverband 2022e). Im Hinblick auf die Hilfen bei der Mobilität ist jedoch darauf hinzuweisen, dass gemäß HKP-RL „Hilfen bei der Mobilität" impliziter Bestandteil jeder der verordneten grund- und behandlungspflegerischen Leistungen sind und daher nicht gesondert verordnungsfähig sind (G-BA 2022f). Demnach werden in den Abrechnungsdaten nach § 302 SGB V zur häuslichen Krankenpflege nicht alle Maßnahmen zur (Re-)Mobilisierung von pflegebedürftigen Menschen mit Mobilitätseinschränkungen oder Immobilität im Einzelnen sichtbar.

Ebenfalls in den Abrechnungsdaten von pflegerischen Leistungen nach SGB XI sind Hinweise auf Mobilitätseinschränkungen bzw. eine Immobilität von pflegebedürftigen Menschen enthalten. In der Bundesempfehlung nach § 75 Absatz 5 SGB XI zur ambulanten pflegerischen Versorgung ist neben den Themengebieten „Körperpflege" und „Ernährung" auch die Mobilität als relevanter Inhalt der ambulanten pflegerischen Versorgung aufgeführt (Spitzenverbände der Pflegekassen et al. 1995). Hierunter zählen u. a. die Förderung der Beweglichkeit, die Anleitung im Umgang mit Hilfsmitteln zur Unterstützung im Umgang mit Bewegungsdefiziten sowie die körper- und situationsgerechte Lagerung (Spitzenverbände der Pflegekassen et al. 1995). Dementsprechend sind auch in den Rahmenverträgen nach § 75 Absatz 1 SGB XI und den zugehörigen Vergütungsvereinbarungen nach § 89 SGB XI vielfach spezielle Leistungspakete/-komplexe enthalten, anhand derer Pflegemaßnahmen zur (Re-)Mobilisierung (z. B. Mobilisation in der Wohnung, gezielte Mobilisation oder Lagerung bei Bettlägerigkeit/ Immobilität; Tabelle 9) und damit pflegebedürftige Menschen mit Mobilitätseinschränkungen oder mit einer bestehenden Immobilität identifiziert werden könnten.

In der Zusammenschau wird vor allem aufgrund des Vorliegens von spezifischen Diagnosen zu Mobilitätseinschränkungen oder einer Immobilität, aber auch aufgrund der weiteren zusätzlich verfügbaren Informationen aus den genannten Datenbeständen, die Erfassung von pflegebedürftigen Menschen mit Mobilitätseinschränkungen oder Immobilität über die Abrechnungsdaten bei den Kranken- bzw. Pflegekassen als möglich eingeschätzt.

Harninkontinenz

In den Abrechnungsdaten der Kranken- bzw. Pflegekassen sind Informationen zum Vorhandensein einer Harninkontinenz in Form von Diagnosen aus der Abrechnung von ambulanten oder stationären medizinischen Leistungen nach § 295 SGB V bzw. § 301 SGB V oder auch den Verordnungsdaten zur Hilfsmittelversorgung oder häuslichen Krankenpflege nach § 37 SGB V enthalten. Die ICD-10-GM-Klassifikation umfasst verschiedene ICD-Kodes zur Harninkontinenz, anhand derer die Art der Harninkontinenz spezifisch unterschieden werden kann: z. B. ICD-Kodes N39.3 „Belastungsinkontinenz [Stressinkontinenz]", N39.4- „Sonstige näher bezeichnete Harninkontinenz" (u. a. Überlauf- oder Dranginkontinenz) oder R32 „Nicht näher bezeichnete Harninkontinenz" (BfArM 2022b). Darüber hinaus beinhaltet der EBM, als Grundlage der Abrechnung von ambulanten vertragsärztlichen Leistungen, GOP, die Hinweise auf das Vorliegen einer Harninkontinenz geben können. Beispielsweise umfasst die GOP 03362 „Hausärztlich-geriatrischer Betreuungskomplex" als einen obligaten Leistungsinhalt auch die Durchführung von therapeutischen Maßnahmen zur Behandlung von Stuhl- und/oder Harninkontinenz (KBV 2022a). Wobei auch hier, wie bereits zuvor, einschränkend darauf hinzuweisen ist, dass die genannte GOP lediglich bei einer bestimmten Patientengruppe (Alter ≥ 70 Jahre sowie Vorliegen einer geriatrietypischen Morbidität) abgerechnet werden kann und dass diese GOP noch verschiedene weitere Leistungen der Behandlung von geriatrischen Patient:innen (u. a. lokomotorische Probleme, kognitive und neuropsychologischen Störungen) adressiert.

Neben dem Vorhandensein der Diagnose „Harninkontinenz" sind zudem auch weitere Informationen in den Datenbeständen der Abrechnung nach § 302 SGB V zu finden. Im Bereich der Hilfsmittelversorgung ist die Verordnung verschiedener Hilfsmittel möglich, die auf das Vorliegen einer Harninkontinenz hinweisen. In der Produktgruppe 15 „Inkontinenzhilfen" des Hilfsmittelverzeichnisses (GKV-Spitzenverband 2021b) sind in der Produktuntergruppe 25 – „Harn-/ Verdauungsorgane" zahlreiche Hilfsmittel aufgeführt, die zur Versorgung von (pflegebedürftigen) Menschen mit Harninkontinenz verordnet werden können: z. B. 30 „Saugende Inkontinenzvorlagen" oder 32 „Wiederverwendbare saugende Inkontinenzhosen" (GKV-Spitzenverband 2021b). Auch im Bereich der Heilmittelversorgung sind verschiedene therapeutische Maßnahmen zur Behandlung der Störungen der Ausscheidung (u. a. bei Beckenbodeninsuffizienz) verordnungsfähig. Anhand der, den Heilmittelverordnungen zugrunde liegenden Diagnosen sowie den für die Abrechnung der entsprechenden Heilmittelleistungen zu verwendenden spezifischen Positionsnummern des bundeseinheitlichen Positionsnummernverzeichnisses für Heilmittelleistungen, können Hinweise auf das Vorliegen einer Harninkontinenz sowie die Art der durchgeführten therapeutischen Behandlungsmaßnahmen abgeleitet werden (G-BA 2022c, GKV-Spitzenverband 2022d). Darüber hinaus sind auch im Rahmen der häuslichen Krankenpflege grundpflegerische Leistungen zur Inkontinentenversorgung verordnungsfähig (GOP 204 „Inkontinentenversorgung"; GKV-Spitzenverband 2022e). Hierbei ist jedoch zu beachten, dass gemäß HKP-RL die Inkontinentenversorgung die grundpflegerische Unterstützung sowohl bei Harn- als auch bei Stuhlinkontinenz umfasst (G-BA 2022f), sodass über diese allgemeine GOP nicht spezifisch identifiziert werden kann, ob bei dem pflegebedürftigen Menschen eine Harn- oder eine Stuhlinkontinenz vorliegt.

Ebenfalls in den Abrechnungsdaten von pflegerischen Leistungen SGB XI sind entsprechend der Vorgaben der Bundesempfehlung gemäß § 75 Absatz 5 SGB XI (Spitzenverbände der Pflegekassen et al. 1995) sowie der auf dieser Grundlage abgeschlossenen Rahmenverträge nach § 75 Absatz 1 SGB XI und den zugehörigen Vergütungsvereinbarungen nach § 89 SGB XI verschiedene Leistungspakete/-komplexe im Bereich der Körperpflege enthalten, die sich auf die Hilfen bei Ausscheidungen beziehen (Tabelle 9). Jedoch ist auch hierbei wiederum nicht unterscheidbar, ob es sich um Hilfen im Zusammenhang mit der Blasen- oder Darmentleerung handelt und inwieweit die Hilfen bzw. die Unterstützung überhaupt aufgrund einer vorliegenden Inkontinenz erbracht werden. Eine zielgerichtete Erfassung einer Harninkontinenz über die Abrechnungsdaten nach § 105 SGB XI ist daher nicht möglich.

Zusammenfassend ist dementsprechend festzustellen, dass das Vorhandensein einer Harninkontinenz umfassend und zielgenau über die Diagnosen zur Harninkontinenz abgebildet werden kann. Hinweise auf das Vorliegen einer Harninkontinenz geben darüber hinaus die Verordnungsdaten zu inkontinenzspezifischen Hilfsmitteln sowie von Heilmitteln zur therapeutischen Inkontinenzbehandlung. Die Erfassung des pflegerelevanten gesundheitsbezogenen Parameters „Harninkontinenz" über die Abrechnungsdaten bei den Kranken- bzw. Pflegekassen wird daher insgesamt als möglich eingeschätzt.

Multiresistente Erreger
Informationen auf das Vorliegen einer Besiedlung bzw. Infektion mit multiresistenten Erregern bei pflegebedürftigen Menschen finden sich in den medizinischen Abrechnungsdaten nach § 295 bzw. § 301 SGB V von ambulanten bzw. stationären Leistungserbringern. Im Rahmen der stationären oder ambulanten Behandlung von (pflegebedürftigen) Menschen können spezifische Diagnosen zum Vorliegen von multiresistenten Erregern (Diagnose-Gruppe U80-U85 „Infektionserreger mit Resistenzen gegen bestimmte Antibiotika oder Chemotherapeutika"; BfArM

2022b) abgerechnet werden: z. B. U80.00! „Staphylococcus aureus mit Resistenz gegen Oxacillin oder Methicillin [MRSA]" oder U81.2-! „Enterobacterales mit Multiresistenz 3MRGN" (BfArM 2022b). Bei den genannten ICD-Kodes der Gruppe U80-U85 handelt es sich im stationären Abrechnungssystem um sog. Sekundär-Diagnoseschlüssel (Kennzeichnung „!"), die gemäß der Deutschen Kodierrichtlinien nie alleine, sondern lediglich in Kombination mit einem Primär-Kode abgerechnet werden dürfen (InEK 2022). Dies bedeutet, dass diese sekundären ICD-Kodes keine Vergütungsrelevanz u. a. im DRG-Abrechnungssystem haben, da sie alleinig keinen DRG-Fall generieren können. Dementsprechend kann hinterfragt werden, wie valide diese ICD-Kodes in der Leistungsabrechnung nach § 301 SGB V von den stationären Leistungserbringern angegeben werden. Diesbezüglich ist jedoch auch darauf hinzuweisen, dass gemäß Kodierrichtlinien bei der Abrechnung immer sämtliche Diagnosen (Haupt-, Neben und Sekundärdiagnosen) und Prozeduren anzugeben sind. Zudem wird für die zuvor aufgeführten ICD-Kodes U80.-! und U81.-! ausgeführt, dass es sich hierbei um nicht optional anzugebende Sekundär-Diagnoseschlüssel handelt (InEK 2022), sodass davon ausgegangen werden kann, dass über die Dokumentation dieser Diagnosen das Vorliegen von multiresistenten Erregern valide erfasst werden kann. Auch für die Abrechnung im ambulant vertragsärztlichen Bereich sind zum 1. Januar 2022 Kodiervorgaben nach § 295 Absatz 4 SGB V (KBV 2021) in Kraft getreten. Hierin ist ebenfalls vorgegeben, dass für jeden Behandlungsfall mindestens eine Behandlungsdiagnose anzugeben ist (KBV 2021). Dementsprechend kann auch für die ambulant vertragsärztliche Abrechnung davon ausgegangen werden, dass die entsprechenden Diagnosen zum Vorliegen einer Besiedlung bzw. Infektion mit multiresistenten Erregern kodiert werden. Darüber hinaus liegen für die Abrechnung von Leistungen zur ambulanten Behandlung von pflegebedürftigen Menschen mit multiresistenten Erregern verschiedene GOP im EBM (Kapitel 30.12 „Spezielle Diagnostik und Eradikationstherapie im Rahmen von MRSA") vor, anhand derer eine Besiedlung bzw. Infektion von (pflegebedürftigen) Menschen mit multiresistenten Erregern (MRSA) in den Abrechnungsdaten nach § 295 SGB V identifiziert werden können: z. B. GOP 30940 „Erhebung des MRSA-Status eines Risikopatienten", GOP 30950 „Bestätigung einer MRSA-Besiedelung durch Abstrich(e)" oder GOP 30942 „Behandlung und Betreuung eines Risikopatienten der Träger von MRSA ist, oder einer positiven MRSA-Kontaktperson" (KBV 2022a).

Auch in den Abrechnungsdaten nach § 302 SGB V zur häuslichen Krankenpflege nach § 37 SGB V liegen spezifische Informationen vor, mit denen pflegebedürftige Menschen mit multiresistenten Erregern (vor allem MRSA)

erkannt werden können. So führt die HKP-RL die „Durchführung der Sanierung von MRSA-Trägern mit gesicherter Diagnose" als verordnungsfähige
behandlungspflegerische Leistung auf (G-BA 2022f). Entsprechend sind im
bundeseinheitlichen Positionsnummernverzeichnis für Leistungen der häuslichen
Krankenpflege mehrere GOP (Einzelleistungen sowie Pauschalen) vorhanden, die
die Behandlung einer Besiedlung bzw. Infektion mit multiresistenten Erregern
umfassen: GOP 924/925 „MRSA-Eradikation für Versicherte mit/ohne Anspruch
auf Leistungen nach SGB XI", GOP 919 „MRSA Medikamentengabe + begleitende Maßnahmen", GOP 928 „MRSA Dekontamination von Haut und Haaren
mit antiseptischen Substanzen (dermatologische Behandlung/Bad) oder GOP 920/
921 „MRSA Tagespauschale ohne/mit SGB XI" (GKV-Spitzenverband 2022e).

In den Abrechnungsdaten von Leistungen nach SGB XI liegen dagegen keinerlei spezifische Informationen zur pflegerischen Versorgung von pflegebedürftigen
Menschen mit multiresistenten Erregern vor.

Insgesamt sind damit diverse Informationen in den Abrechnungsdaten nach
SGB V bei den Kranken- bzw. Pflegekasse vorhanden, anhand derer das Vorliegen
einer Besiedlung bzw. Infektion mit multiresistenten Erregern erhoben werden kann, weshalb die Abbildung dieses pflegerelevanten gesundheitsbezogenen
Parameters als möglich eingeschätzt wird.

Demenz/Depression
In den Datenbeständen nach SGB V finden sich auch Informationen zum
Vorliegen einer demenziellen Erkrankung oder Depression. Die ICD-10-GM-
Klassifikation beinhaltet ein eigenes Kapitel V zu psychischen und Verhal-
tensstörungen (F00-F99), in dem auch spezifische Diagnosen zu demenziellen
Erkrankungen und depressiven Störungen enthalten sind: z. B. ICD-Kodes F00.-
„Demenz bei Alzheimer-Krankheit", ICD-Kodes F01.- „Vaskuläre Demenz"
oder ICD-Kodes F32.- „Depressive Episode", ICD-Kodes F33.- „Rezidivie-
rende depressive Störung" (BfArM 2022b). Entsprechend sind pflegebedürftige
Menschen mit Demenz bzw. Depression in den ambulanten und stationären
Abrechnungsdaten nach § 295 bzw. § 301 SGB V eindeutig zu identifizieren.

Zudem sind in den Abrechnungsdaten zur Arzneimittelversorgung nach § 300
SGB V Informationen enthalten, aus denen das Vorliegen einer demenziellen
Erkrankung bzw. depressiven Störung abgeleitet werden kann. Anhand der in
den Daten vorliegenden PZN bzw. den ihnen zuordenbaren ATC-Kodes kann
die Verordnung von Psychopharmaka (z. B. Antidepressiva: ATC-Kodes N06A
oder Antidementiva: ATC-Kodes N06D; BfArM 2022a) zur medikamentösen
Behandlung einer vorliegenden Demenz oder Depression erfasst und somit pflegebedürftige Menschen mit einer demenziellen Erkrankung oder depressiven

Störung erkannt werden. Darüber hinaus können im Datenbestand der Heilmittel-versorgung nach § 302 SGB V therapeutische Maßnahmen zur Behandlung von Menschen mit dementiellen Syndromen bzw. depressiven Störungen identifiziert werden, die auf das Vorliegen einer Demenz bzw. Depression bei pflegebe-dürftigen Menschen hinweisen und anhand derer die Art der therapeutischen Behandlung erfasst werden kann. Gemäß HeilM-RL sind beim Vorliegen eines dementiellen Syndroms oder einer depressiven Störung ergotherapeutische Maß-nahmen, wie die psychisch-funktionelle Behandlung oder Hirnleistungstraining, verordnungsfähig (G-BA 2022c). Eine Erfassung von pflegebedürftigen Men-schen mit Demenz bzw. Depression sowie deren therapeutische Behandlung ist dementsprechend anhand der auf der Heilmittelverordnung anzugebenden (begründenden) Diagnose(n) sowie der eindeutigen Positionsnummern des bun-deseinheitlichen Positionsnummernverzeichnisses für Heilmittel möglich (z. B. Pos.-Nr. X4212 „Gruppenbehandlung bei psychisch-funktionellen Störungen" oder Pos.-Nr. X4104 „Einzelbehandlung – Ergoth. Hirnleistungstraining"; GKV-Spitzenverband 2022d).

In den weiteren Datenbeständen nach SGB V sowie den Abrechnungsda-ten von pflegerischen Leistungen nach SGB XI sind dagegen keine weiteren Informationen zum Vorliegen einer dementiellen Erkrankung oder Depression enthalten.

Aufgrund des Vorliegens von spezifischen Diagnosen in den Abrechnungsda-ten nach § 295 SGB V und § 301 SGB V wird die Erfassung von pflegebedürf-tigen Menschen mit Demenz oder Depression über die Abrechnungsdaten bei den Kranken- bzw. Pflegekassen als möglich eingeschätzt. Darüber hinaus ent-halten die Daten zur Arzneimittel- und Heilmittelversorgung nach §§ 300 bzw. 302 SGB V spezifische Informationen zur medikamentösen bzw. therapeutischen Behandlung von pflegebedürftigen Menschen mit Demenz oder Depression.

Gewalt gegen pflegebedürftige Menschen
Gewalt gegen pflegebedürftige Menschen in der ambulanten häuslichen Pflege kann sich in verschiedenen Formen zeigen. Hierunter fallen u. a. physische und psychische Misshandlungen, die Vernachlässigung der anvertrauten pflegebedürf-tigen Menschen sowie freiheitseinschränkende Maßnahmen, die nicht erforderlich sind. Hierzu zählen Fixierungen, aber auch medikamentöse Ruhigstellungen von pflegebedürftigen Menschen (z. B. durch sedierende Psychopharmaka), die nicht indiziert bzw. richterlich genehmigt sind (siehe Abschnitt 6.5.3).

Zu physischen oder psychischen Misshandlungen sowie zur Vernachlässi-gung sind in der ICD-10-GM-Klassifikation verschiedene Diagnosen enthalten, sodass hierzu spezifische Informationen in der ambulanten und stationären Leistungsabrechnung nach § 295 SGB V bzw. § 301 SGB vorliegen können. So gibt es unterschiedliche ICD-Kodes mit denen eine Vernachlässigung (ICD-Kode T74.0 „Vernachlässigen oder Imstichlassen"), ein körperlicher, sexueller oder psychischer Missbrauch (ICD-Kodes T74.1 „Körperlicher Missbrauch", T74.2 „Sexueller Missbrauch", T74.3 „Psychischer Missbrauch") sowie sonstige bzw. nicht näher bezeichnete Formen des Missbrauchs (ICD-Kodes T74.8 „Sonstige Formen des Missbrauchs von Personen: Mischformen" oder T74.9 „Missbrauch von Personen, nicht näher bezeichnet: Schäden durch Missbrauch eines Erwachsenen oder eines Kindes") kodiert werden können (BfArM 2022b).

Zur Fixierung von pflegebedürftigen Menschen liegen dagegen keine Informationen in den Abrechnungsdaten nach § 295 bzw. § 301 SGB V vor. Weder die ICD-10-GM-Klassifikation noch die OPS-Klassifikation enthält Abrechnungskodes zu mechanischen oder medikamentösen freiheitseinschränkenden Maßnahmen. Hinweise auf den Einsatz entsprechender freiheitseinschränkenden Maßnahmen können jedoch in den Datenbeständen der Abrechnungsdaten nach § 302 SGB V zur Hilfsmittelversorgung bzw. häuslichen Krankenpflege nach § 37 SGB V sowie den Abrechnungsdaten nach § 300 SGB V zur Arzneimittelversorgung abgeleitet werden. Das Hilfsmittelverzeichnis führt unter der Produktuntergruppe 40 – „Häuslicher Bereich" in der Produktgruppe 19 „Krankenpflegeartikel" verordnungsfähige Fixiersysteme für Personen auf (GKV-Spitzenverband 2021c). Im bundeseinheitlichen Positionsnummernverzeichnis für Leistungen der häuslichen Krankenpflege ist die GOP 894 „Fixierungspauschale" enthalten (GKV-Spitzenverband 2022e), anhand deren Abrechnung ein Hinweis auf das Vorliegen der Notwendigkeit einer Fixierung von pflegebedürftigen Menschen abgeleitet werden kann. In den Abrechnungsdaten der Arzneimittelversorgung nach § 300 SGB V können anhand der PZN bzw. den ihnen zuordenbaren ATC-Kodes sedierende Psychopharmaka (z. B. Hypnotika oder Sedativa: ATC-Kodes N05C; BfArM 2022a) identifiziert werden, wodurch eine potenziell inadäquate Behandlung[8] durch medikamentöse Ruhigstellung von pflegebedürftigen Menschen identifiziert werden kann.

Grundsätzlich ist jedoch im Hinblick auf die aufgeführten Informationen aus den Abrechnungsdaten zur Arznei- und Hilfsmittelversorgung anzumerken, dass allein über die Abrechnungs- bzw. Verordnungsdaten nicht deutlich wird, ob die verordneten Hilfsmittel zur Fixierung von Personen oder die verordneten sedierenden Medikamente auch wirklich in der Versorgung der pflegebedürftigen

---

[8] Siehe z. B. PRISCUS-Liste mit potenziell inadäquater Medikation für ältere Menschen (Holt et al. 2011, Mann et al. 2023).

Menschen eingesetzt werden bzw. die Medikamente oder Fixierungen ggf. doch indiziert und durch einen richterlichen Beschluss genehmigt waren und somit keine Form von Gewalt gegen die pflegebedürftigen Menschen vorliegt.

In den Abrechnungsdaten von pflegerischen Leistungen nach SGB XI sind keinerlei Informationen zu physischen oder psychischen Misshandlungen, Vernachlässigung oder die Anwendung von (medikamentösen) freiheitsentziehenden Maßnahmen enthalten.

Zusammenfassend lassen sich in den Abrechnungsdaten nach SGB V anhand der vorliegenden spezifischen Diagnosen grundsätzlich physische und psychische Misshandlungen und eine Vernachlässigung von pflegebedürftigen Menschen erheben, sofern diese erkannt und entsprechend kodiert werden. Die Erfassung von (medikamentösen) freiheitseinschränkenden Maßnahmen ist dagegen nur eingeschränkt möglich. Insgesamt wird daher die Abbildung des relevanten Parameters „Gewalt gegen pflegebedürftige Menschen" über die Abrechnungsdaten bei den Kranken- bzw. Pflegekassen nur als teilweise möglich eingeschätzt.

Stationäre Aufnahmen
Defizite in der pflegerischen bzw. medizinisch-pflegerischen Versorgung können unter Umständen dazu führen, dass bei pflegebedürftigen Menschen eine stationäre Versorgung notwendig wird (siehe Abschnitt 6.5.3). Die stationären Aufnahmen von ambulant versorgten pflegebedürftigen Menschen in ein Krankenhaus sind anhand des Datenbestand nach § 301 SGB V zur Krankenhausbehandlung zu erfassen. In den stationären Abrechnungsdaten nach § 301 SGB V sind zahlreiche Informationen u. a. zum Aufnahmedatum, Aufnahmegrund sowie zu den Aufnahme- und Entlassungsdiagnosen enthalten, anhand derer die stationäre Aufnahme von pflegebedürftigen Menschen eineindeutig identifiziert werden kann. Darüber hinaus bieten die kodierten Hauptdiagnosen gemäß ICD-10-GM-Klassifikation zum Behandlungsaufenthalt die Möglichkeit, den Grund für die stationäre Aufnahme zu erkennen (z. B. aufgrund einer Pneumonie, einer sturzassoziierten Verletzung, eines hochgradigen Dekubitus oder eines entgleisten Diabetes mellitus).

Ebenfalls die Aufnahme von pflegebedürftigen Menschen in eine stationäre Pflegeeinrichtung lassen sich in den Abrechnungsdaten der Kranken- bzw. Pflegekassen identifizieren. So enthält der Datenbestand zur Abrechnung von pflegerischen Leistungen nach § 105 SGB XI für jeden pflegebedürftigen Menschen Informationen zur Leistungsart, wonach zwischen Leistungen für die ambulante Pflege (Geldleistungen nach §37 SGB XI, Sach- und Kombinationsleistungen nach §§36 bzw. 38 SGB XI) sowie der vollstationären Pflege gemäß § 43 SGB XI unterschieden werden kann (GKV-Spitzenverband 2022b, 2022f).

Aufgrund dessen wird die Erfassung des relevanten Outcomeparameters „Stationäre Aufnahmen" über die Abrechnungsdaten bei den Kranken- bzw. Pflegekassen als uneingeschränkt möglich eingeschätzt.

Sterblichkeit

Gemäß § 284 SGB V sind die Kranken- bzw. Pflegekassen dazu befugt, versichertenbezogene Daten u. a. zur „*[...] Feststellung des Versicherungsverhältnisses und der Mitgliedschaft, einschließlich der für die Anbahnung eines Versichertenverhältnisses erforderlichen Daten [...]*" (§ 284 Absatz 1 Nr. 1 SGB V) zu erheben und zu speichern. Das Versichertenverhältnis mit der Kranken- bzw. Pflegekasse ist im Fall des Versterbens eines pflegebedürftigen Menschen unter Angabe des Sterbedatums bei der Kranken- bzw. Pflegekasse zu kündigen. Daher liegt in den Versichertenstammdaten nach § 284 SGB V bei den Kranken- bzw. Pflegekassen die Information vor, dass das Versichertenverhältnis aufgrund des Versterbens des Versicherten beendet wurde. Entsprechend den „Grundsätze(n) ordnungsmäßiger Aufbewahrung im Sinne des § 110a SGB IV, Voraussetzungen der Rückgabe und Vernichtung von Unterlagen sowie Aufbewahrungsfristen für Unterlagen für den Bereich der gesetzlichen Kranken- und Pflegeversicherung" (GKV-Spitzenverband 2022 g) gilt für die Daten des Versichertenverzeichnisses (gemäß § 288 SGB V bzw. § 99 SGB XI) ein Aufbewahrungszeitraum von generell 30 Jahren nach Beendigung des Versicherungsverhältnisses. Daher sind diese Informationen auch bei einer länger zurückliegenden Beendigung des Versichertenverhältnisses noch in den Routinedaten der Kranken- bzw. Pflegekassen enthalten. Dementsprechend kann mittels des Versichertenstatus (hier: „Verstorben") die Sterblichkeit von pflegebedürftigen Menschen über die bei den Kranken- bzw. Pflegekassen vorliegenden Routinedaten erfasst und folglich die Abbildbarkeit des Outcomeparameters als möglich eingeschätzt werden.

Fazit zur Abbildbarkeit der ergebnisbezogenen Versorgungsaspekte

Zusammenfassend zeigt sich, dass für die Mehrzahl der abgeleiteten pflege- und gesundheitsbezogenen (Outcome-)Parameter Informationen in den Abrechnungsdaten nach SGB V oder auch SGB XI vorliegen, sodass diese teilweise oder vollständig über die bei den Kranken- bzw. Pflegekassen zur Verfügung stehenden Datenbestände erfasst werden können. Daher wird die Abbildbarkeit des qualitätsrelevanten Versorgungsaspekts „Pflege- und gesundheitsbezogene (Outcome-)Parameter" über die Routinedaten der Kranken- bzw. Pflegekassen insgesamt als möglich eingeschätzt.

Für eine ergänzende Erfassung von Informationen, die nicht in den medizinischen, pflegerischen und therapeutischen Abrechnungsdaten vorliegen, wären darüber hinaus auch die Erhebung bei den ambulanten Pflegediensten und eine Befragung der pflegebedürftigen Menschen und deren pflegenden Angehörigen möglich. Hierüber wären z. B. Sturzereignisse oder die Anwendung von freiheitseinschränkenden Maßnahmen erfassbar.

8.6 Zusammenfassung zur Abbildbarkeit der qualitätsrelevanten Versorgungsaspekte

Die Prüfung der Abbildbarkeit der qualitätsrelevanten Versorgungsaspekte anhand der bei den Kranken- bzw. Pflegekassen vorliegenden Datenbestände nach SGB V sowie SGB XI ergibt, dass insgesamt drei Versorgungsaspekte vollständig bzw. teilweise über die Routinedaten der Kranken- bzw. Pflegekassen abbildbar sind: Medikamentenmanagement, Kontinuität in der Versorgung sowie pflege- und gesundheitsbezogene (Outcome-)Parameter. Hierbei wird deutlich, dass in den Abrechnungsdaten bei den Kranken- bzw. Pflegekassen vor allem Informationen zu Aspekten der Ergebnisqualität in der ambulanten Pflege vorliegen. Darüber hinaus wird die Abbildung des prozessbezogenen Versorgungsaspekts zur Beratung, Schulung und Anleitung von pflegebedürftigen Menschen und pflegenden Angehörigen als eingeschränkt möglich erachtet. Diesbezüglich liegen verschiedene Informationen (u. a. Beratung nach § 37 SGB XI oder Pflegekurse nach § 45 SGB XI) bei den Kranken- bzw. Pflegekassen vor, dennoch ist anhand der vorliegenden Information, aufgrund der zuvor dargestellten Einschränkungen, keine zielgenaue Abbildung einer kontinuierlichen pflegeprozessbegleitenden Beratung, Schulung und Anleitung von pflegebedürftigen Menschen und deren pflegenden Angehörigen möglich.

Die Prüfung der Abbildbarkeit der übrigen 13 Versorgungsaspekte, die vorwiegend relevante struktur- und prozessbezogene Merkmale der Versorgungsqualität in der ambulanten Pflege adressieren, zeigt, dass hierzu keinerlei geeignete Informationen in den Abrechnungsdaten nach SGB V und SGB XI vorliegen. Daher ist die Abbildbarkeit dieser Versorgungsaspekte über die Routinedaten bei den Kranken- bzw. Pflegekassen nicht möglich.

Eine Übersicht der Einschätzung zur grundsätzlichen Abbildbarkeit der identifizierten qualitätsrelevanten Versorgungsaspekte ist Tabelle 8.1 zu entnehmen. Hierin wird zusätzlich dargestellt, über welche alternative Datenquellen (Primärdatenerhebung bei ambulanten Pflegediensten bzw. weiteren an der Versorgung beteiligten Leistungserbringern oder Befragung von pflegebedürftigen Menschen/ pflegenden Angehörigen) eine Abbildung des jeweiligen Versorgungsaspekts stattdessen möglich wäre.

Tabelle 8.1 Übersicht zur Einschätzung der Abbildbarkeit der qualitätsrelevanten Versorgungsaspekte

Versorgungsaspekt	Routinedaten der Kranken- bzw. Pflegekassen	Erhebung bei ambulanten Pflegediensten bzw. weiteren an der Versorgung beteiligten Leistungserbringern	Befragung der pflegebedürftigen Menschen/ pflegenden Angehörigen
(strukturelle) Rahmenbedingungen und Anforderungen	−	+	+
Qualifikation der Pflege(fach)kräfte	−	+	−
Personenzentrierte Kommunikation und Interaktion mit pflegebedürftigen Menschen/pflegenden Angehörigen	−	−	+
Beziehungsgestaltung mit und Einbezug von pflegenden Angehörigen	−	−	+
Setzung professioneller und Respektieren persönlicher Grenzen	−	−	+
Information und Aufklärung von pflegebedürftigen Menschen/pflegenden Angehörigen	−	+	+
Beratung, Schulung und Anleitung von pflegebedürftigen Menschen/pflegenden Angehörigen	(+)	+	+
Unterstützung im Selbstmanagement und Erhalt der Selbstständigkeit der pflegebedürftigen Menschen	−	−	+

(Fortsetzung)

Tabelle 8.1 (Fortsetzung)

Versorgungsaspekt	Routinedaten der Kranken- bzw. Pflegekassen	Erhebung bei ambulanten Pflegediensten bzw. weiteren an der Versorgung beteiligten Leistungserbringern	Befragung der pflegebedürftigen Menschen/ pflegenden Angehörigen
Planung und Durchführung einer bedarfs- und bedürfnisorientierten Pflege	–	+	+
Kultursensible Pflege	–	+	+
Adäquate Durchführung von grund- und behandlungspflegerischen Tätigkeiten	–	+	–
Umsetzung notwendiger und geeigneter Hygienemaßnahmen	–	+	(+)
Medikamentenmanagement	+	+	–
Intra- und interprofessionelle Zusammenarbeit	–	+	(+)
Kontinuität in der Versorgung	+	+	+
Pflegerische Unterversorgung	–	+	+
Pflege- und gesundheitsbezogene (Outcome-)Parameter	+	+	+

+ = Der Versorgungsaspekt oder Teile des Versorgungsaspekts sind über die Datenquelle abbildbar

(+) = Der Versorgungsaspekt oder Teile des Versorgungsaspekts sind nur mit Einschränkungen und/oder umfassender durch eine andere Datenquelle abbildbar

– = Der Versorgungsaspekt ist über die Datenquelle nicht abbildbar

Zusammenfassend zeigt sich, dass die Mehrzahl der für die Qualität in der ambulanten Pflege relevanten Versorgungsaspekte nicht über die Routinedaten der Kranken- bzw. Pflegekassen abbildbar ist. Dies ergibt sich insbesondere daraus, dass sich diese Versorgungsaspekte einerseits auf Strukturmerkmale beziehen,

welche für die Gewährleistung der Versorgungsqualität relevant sind, zu denen
jedoch keine Informationen in den, zur Abrechnung von erbrachten medizinischen, pflegerischen oder therapeutischen Leistungen übermittelten Daten bei
den Kranken- bzw. Pflegekassen vorliegen. Andererseits adressiert ein Großteil der qualitätsrelevanten Versorgungsaspekte verschiedene Prozesse, die eine
angemessene, sichere, bedarfs- und bedürfnisorientierte ambulante Pflege ausmachen. Diese beziehen sich zum einen auf die zwischenmenschliche Interaktion
und Kommunikation sowie die Beziehungsgestaltung zwischen pflegebedürftigen
Menschen, deren pflegenden Angehörigen und den Pflegekräften des ambulanten Pflegedienstes. Damit beziehen sie sich auf qualitative, zwischenmenschliche
Aspekte der Arbeit in der ambulanten Pflege, die jedoch nicht explizit in quantifizierbaren und vergüteten Leistungen abgebildet werden und daher über die
Abrechnungsdaten der pflegerischen, medizinischen und therapeutischen Leistungserbringer nicht erfasst werden können. Zum anderen wird von den prozessbezogenen Versorgungsaspekten die pflegefachlich angemessene Durchführung
von pflegerischen (Prophylaxe-)Maßnahmen adressiert, zu denen die Abrechnungsdaten der pflegerischen Leistungen ebenfalls keine expliziten Informationen
enthalten. Zwar beinhalten die Abrechnungsdaten Informationen darüber, welche
körperbezogenen Pflegemaßnahmen oder behandlungspflegerischen Maßnahmen
durchgeführt wurden, jedoch wird eine differenzierte Erfassung der einzelnen
Leistungen aufgrund der bestehenden Abrechnungs- und Vergütungsmodalitäten von pflegerischen Leistungen (z. B. Zusammenfassung zu Leistungspaketen/
-komplexen bei Leistungen nach SGB XI oder Pauschalen bei Leistungen der
häuslichen Krankenpflege gemäß § 37 SGB V) verhindert, da die im Einzelnen erbrachten pflegerischen Leistungen nach Abrechnung und Vergütung
durch die Kranken- bzw. Pflegekassen nicht mehr als solche in den Routinedaten sichtbar sind. Darüber hinaus sind auf Grundlage der Abrechnungsdaten
keine Rückschlüsse auf die pflegefachlich adäquate Durchführung der erbrachten
pflegerischen (Prophylaxe-)Maßnahmen möglich.

Abbildbar sind jedoch die ergebnisbezogenen Versorgungsaspekte, zu denen
detaillierte Informationen vor allem in den Abrechnungsdaten der medizinischen Leistungserbringer nach SGB V (Diagnosen, Prozeduren, Verordnungen
von Arzneimitteln etc.) vorliegen.

Aufgrund dessen können lediglich drei der insgesamt 17 qualitätsrelevanten
Versorgungsaspekte der ambulanten Pflege im Weiteren hinsichtlich der konkreten
Operationalisierbarkeit anhand der Routinedaten der Kranken- bzw. Pflegekas-
sen geprüft sowie die empirischen Analysen zu vorliegenden Versorgungs- und
Qualitätsdefiziten durchgeführt werden.

Auswahl und Operationalisierung von Versorgungsaspekten und empirische Prüfung

9

Die vorausgehende Prüfung der Abbildbarkeit der qualitätsrelevanten Versorgungsaspekte der ambulanten Pflege ergab, dass grundsätzlich die Versorgungsaspekte „Medikamentenmanagement", „Kontinuität in der Versorgung" sowie „Pflege- und gesundheitsbezogene (Outcome-) Parameter" vollständig oder teilweise über die Routinedaten der Kranken- bzw. Pflegekassen abbildbar sind (siehe Kapitel 8). Jeder der genannten Versorgungsaspekte bezieht sich dabei auf konkrete, für die Versorgungsqualität relevante, prozessbezogene Anforderungen (im Weiteren: qualitätsrelevante Merkmale) bzw. relevante Endpunkte der Versorgung. Vor dem Hintergrund der unterschiedlichen Möglichkeiten die einzelnen qualitätsrelevanten Merkmale bzw. relevanten Endpunkte mittels der Informationen aus den Abrechnungsdaten bei den Kranken- bzw. Pflegekassen abzubilden, ist es notwendig, diese im Rahmen der Operationalisierung und empirischen Prüfung einzeln zu betrachten und zu analysieren. Um eine zielgerichtete Operationalisierung sowie eine umfassende und tiefergehende explorative Analyse durchführen zu können, erfolgte daher für den Schritt der Operationalisierung und empirischen Prüfung eine Eingrenzung der im Weiteren adressierten qualitätsrelevanten Merkmale bzw. relevanten Endpunkte der grundsätzlich abbildbaren Versorgungsaspekte. Im Nachfolgenden wird dargestellt, wie die Auswahl der einzelnen Merkmale bzw. Endpunkte (siehe Abschnitt 9.1) sowie deren Operationalisierung (siehe Abschnitt 9.2) erfolgte. Darüber hinaus wird die Datengrundlage sowie das Vorgehen der empirischen Prüfung erläutert (siehe Abschnitt 9.3).

© Der/die Autor(en), exklusiv lizenziert an Springer Fachmedien Wiesbaden GmbH, ein Teil von Springer Nature 2024
K. Wehner, *Nutzung von Routinedaten für die Qualitätsmessung in der ambulanten Pflege*, https://doi.org/10.1007/978-3-658-45323-7_9

9.1 Auswahl von qualitätsrelevanten Merkmalen bzw. relevanten Endpunkten für die weitere Operationalisierung

Die Auswahl der qualitätsrelevanten Merkmale bzw. relevanten Endpunkte der über Routinedaten der Kranken- bzw. Pflegekassen abbildbaren Versorgungsaspekte für die weitere Operationalisierung und empirische Prüfung orientierte sich zum einen an deren Relevanz in der pflegerischen Versorgung. Zum anderen wurde die Auswahl unter Berücksichtigung des für die empirischen Analysen zur Verfügung gestellten Forschungsdatensatzes und der darin enthaltenen Datenbestände getroffen (siehe Abschnitt 9.3.1).

In Anlehnung an die für die Messung der Qualität im Rahmen der externen gesetzlichen Qualitätssicherung definierten Gütekriterien für die Eignung von Qualitätsindikatoren (IQTIG 2022c), wurden für die Einschätzung der qualitätsrelevanten Merkmale bzw. relevanten Endpunkte im Hinblick auf deren Relevanz in der ambulanten pflegerischen Versorgung zwei grundlegende Kriterien festgelegt. Darüber hinaus wurde ein weiteres Auswahlkriterium zur Möglichkeit der Messung der qualitätsrelevanten Merkmale bzw. relevanten Endpunkte anhand des vorhandenen Forschungsdatensatzes formuliert:

- Relevanz in der ambulanten pflegerischen Versorgung
  - Bedeutung für die pflegebedürftigen Menschen
  - Ausmaß des Auftretens von Ereignissen
- Messbarkeit anhand der Datenbestände des Forschungsdatensatzes

Eine Bedeutung für pflegebedürftigen Menschen kann für Merkmale bzw. Endpunkte angenommen werden, wenn sie sich unmittelbar oder mittelbar auf Ereignisse beziehen, die von pflegebedürftigen Menschen erfahrbar sind (IQTIG 2022c). Zu den unmittelbar relevanten Endpunkten können z. B. pflege- bzw.

gesundheitsbezogene Outcomeparameter wie Stürze, Dekubitūs oder Mangelernährung zählen. Daneben gibt es qualitätsrelevante Merkmale, die für pflegebedürftige Menschen ebenso als bedeutsam angenommen werden können, die jedoch eher mittelbar im Zusammenhang mit einem unmittelbar für die pflegebedürftigen Menschen relevanten Ziel stehen (IQTIG 2022c). So kann beispielsweise die Durchführung eines Medikamenten-Assessments (mittelbares Ziel) mit der Verringerung von Medikationsfehlern (unmittelbares Ziel) einhergehen.

Neben der Bedeutung für die pflegebedürftigen Menschen kann die Relevanz in der ambulanten pflegerischen Versorgung zudem durch das Ausmaß der von den qualitätsrelevanten Merk- malen bzw. Endpunkten adressierten Ereignisse bestimmt werden. So kann beispielsweise anhand der Zahl von betroffenen pflegebedürftigen Menschen (Prävalenzen bzw. Inzidenzen) das Ausmaß eines bestehenden Verbesserungsbedarfs in der Versorgung bezogen auf das jeweilige Ereignis abgeschätzt werden. Darüber hinaus können hohe Variationen zwischen dem Auftreten von Ereignissen in der Versorgung Hinweise auf eine Über-, Unter- oder Fehlversorgung und Anhaltspunkte für Verbesserungsbedarfe bei den einzelnen qualitätsrelevanten Merkmalen bzw. relevanten Endpunkten geben (IQTIG 2022c).

Die Prüfung und Einschätzung der qualitätsrelevanten Merkmale bzw. relevanten Endpunkte im Hinblick auf deren Relevanz in der ambulanten pflegerischen Versorgung erfolgte qualitativ auf Grundlage der recherchierten Literatur zur Aufbereitung der aktuellen Versorgungssituation in der ambulanten Pflege (Über-, Unter-, Fehlversorgung) sowie zur Perspektive von pflegebedürftigen Menschen, deren pflegenden Angehörigen sowie weiteren an der Pflege beteiligten Akteuren auf die Versorgung in der Häuslichkeit unter Beteiligung eines ambulanten Pflegedienstes (siehe Kapitel 5).

Die Einschätzung hinsichtlich der Messbarkeit anhand der Datenbestände des Forschungsdatensatzes wurde auf Grundlage der Aufbereitung der Inhalte der einzelnen Datenbestände des Forschungsdatensatzes (siehe Abschnitt 9.3.1) und einer Gegenüberstellung mit den von dem jeweiligen Merkmal bzw. Endpunkt adressierten und zu operationalisierenden Inhalten vorgenommen. Auf Basis dieses Abgleichs zeigte sich, ob die grundsätzlich über Routinedaten abbildbaren Merkmale bzw. Endpunkte auch über den zur Verfügung gestellten Forschungsdatensatz abgebildet und dementsprechend in die empirischen Analysen einbezogen werden konnten.

9.2 Vorgehen zur Operationalisierung der ausgewählten qualitätsrelevanten Merkmale bzw. relevanten Endpunkten

9.2.1 Recherche nach national und international vorliegenden routinedatenbasierten Kennzahlen bzw. Indikatoren zur Qualität in der ambulanten Pflege

Ziel der Recherche

Zur Unterstützung der Operationalisierung der ausgewählten qualitätsrelevanten Merkmale bzw. relevanten Endpunkte ist es zielführend, sich an bereits vorliegenden Operationalisierungen von Parametern (Kennzahlen bzw. Indikatoren) auf Routinedatenbasis zu orientieren. Dementsprechend wurde im Vorfeld der Operationalisierung der ausgewählten Merkmale bzw. Endpunkte eine Recherche nach national und international entwickelten routinedatenbasierten Kennzahlen bzw. Indikatoren zur Versorgungsqualität in der ambulanten Pflege durchgeführt. Der Fokus lag hierbei zum einen auf der Recherche nach vorliegender Literatur in einschlägigen bibliographischen Datenbanken und zum anderen auf der Suche in nationalen und internationalen Indikatordatenbanken bzw. Indikatorsystemen.

Recherche in bibliographischen Datenbanken

Um in der Literatur veröffentlichte Kennzahlen/Indikatoren, die mittels Routinedaten berechnet werden, zu finden, wurde im März 2021 eine orientierende Literaturrecherche in den Datenbanken MEDLINE via Ovid, Embase via Elsevier sowie CINAHL via EBSCO durchgeführt. Für die Recherche wurden zunächst die geeigneten Suchbegriffe zusammengestellt und die entsprechenden Schlagwörter des Datenbank-Thesaurus gesucht. Die Suchstrategie bestand aus drei Blöcken, die unter Verwendung des Booleschen Operators AND miteinander kombiniert wurden. Ein Rechercheblock adressierte dabei den Bereich der ambulanten Pflege, ein Rechercheblock fokussierte auf Kennzahlen bzw. Indikatoren und der dritte Rechercheblock grenzte die Suche auf administrative Daten bzw. Routinedaten ein. Die Recherche wurde darüber hinaus auf englisch- und deutschsprachige Publikationen eingeschränkt. Eine Limitierung des Publikationszeitraums erfolgte nicht.

Im Anschluss an die Recherche erfolgte ein Titel-/Abstractscreening sowie daran anschließend die Beurteilung der Volltexte. Der Einschluss einer Publikation erfolgte, wenn:

- sie sich auf Kennzahlen/Indikatoren aus dem Versorgungsbereich der ambulanten Pflege bezog,
- sie Kennzahlen/Indikatoren auf Basis von administrativen Daten bzw. Routinedaten adressierte.

Recherche in nationalen und internationalen Indikatordatenbanken bzw. Indikatorsystemen

Neben der Recherche nach routinedatenbasierten Kennzahlen/Indikatoren in der Literatur, wurde von März bis April 2021 zusätzlich eine entsprechende Suche in nationalen und internationalen Indikatordatenbanken bzw. Indikatorsystemen durchgeführt. Die Recherche erfolgte in einschlägigen Indikatordatenbanken/Indikatorsystemen, orientiert an einer Liste von internationalen Organisationen bei denen im Rahmen des Gutachtens des SVR Gesundheit 2007 nach Qualitätsindikatoren zur Patientensicherheit gesucht wurde (SVR Gesundheit 2007) sowie einer Liste von Indikatordatenbanken/Indikatorsystemen des AQUA – Instituts für angewandte Qualitätsförderung und Forschung im Gesundheitswesen GmbH, welche bei der Entwicklung von sektorenübergreifenden Qualitätssicherungsverfahren verwendet wurde (AQUA 2014). Die Suche in den Indikatordatenbanken/-systemen erfolgte mittels Navigationsbereich der entsprechenden Webseite oder unter Nutzung der Suchfunktion der Webseite. Die hierfür verwendeten Suchbegriffe waren: *indicator(s), measure(s), home care, community care, ambulatory/ ambulant care, community (health) nursing, outpatient care, domestic care.*

Dabei wurden Kennzahlen/Indikatoren gesucht, die einen direkten Bezug zur Qualität in der ambulanten Pflege haben bzw. mit denen indirekt auf die Qualität der ambulanten Pflege geschlossen werden kann (z. B. stationäre Aufnahmen nach Sturz) und die mittels Routinedaten operationalisiert und erfasst werden.

9.2.2 Konzeptionelle Definition für die empirische Prüfung

Die Operationalisierung der ausgewählten qualitätsrelevanten Merkmale bzw. relevanten Endpunkte erfolgte in drei Schritten:

- im ersten Schritt wurde eine verbale Beschreibung der adressierten Grundgesamtheit (Nenner) sowie der interessierenden Ereignisse (Zähler) vorgenommen,

- im zweiten Schritt wurden die notwendigen Datenbestände sowie die Abrechnungskodes (Diagnosen- oder Prozedurenkodes, Positionsnummern aus den
  bundeseinheitlichen Positionsnummernverzeichnissen etc.) zusammengestellt,
  welche eine möglichst zutreffende Abbildung des definierten Nenners sowie
  Zählers erlauben,
- im dritten Schritt wurden die Algorithmen der Auswertung (Rechenregeln)
  formuliert. Dies umfasst z. B. die Festlegung in welcher Kombination und in
  welchem Zeitraum die Abrechnungskodes zu den interessierenden Ereignissen
  dokumentiert sein sollen.

Die genannten Informationen zur Operationalisierung wurden in einem Datenblatt
zusammengeführt. Auf Basis der so definierten Kennzahl wurde anschließend
die empirische Prüfung anhand der zur Verfügung gestellten Abrechnungsdaten
(siehe Abschnitt 9.3) im Hinblick auf die Anwendbarkeit der vorgenommenen
Operationalisierung durchgeführt, um damit die Nutzbarkeit der Routinedaten
der Kranken- bzw. Pflegekassen beispielhaft zu prüfen und darüber hinaus erste
mögliche Hinweise auf potenzielle Versorgungs- und Qualitätsdefizite in der
ambulanten Pflege darzulegen.

9.3   Empirische Prüfung der ausgewählten qualitätsrelevanten Merkmale bzw. relevanten Endpunkte

Für die empirische Prüfung wurden Routinedaten aller elf Allgemeinen Ortskrankenkassen und -pflegekassen (AOK) genutzt. Bei der empirischen Prüfung handelt
es sich um eine retrospektive Sekundärdatenanalyse anhand eines bundesweiten
Forschungsdatensatzes (siehe Abschnitt 9.3.1).

Vor Bereitstellung der Daten für die vorliegende Arbeit wurde mit dem WIdO
ein Lizenzvertrag über die On-Site-Nutzung von Daten des WIdO geschlossen, in
welchem Regelungen zur Nutzung der Daten sowie Vorkehrungen zur Einhaltung
des Datenschutzes getroffen wurden. Alle Analysen wurden dementsprechend vor
Ort im WIdO unter Berücksichtigung der technischen und organisatorischen Maßnahmen zur Gewährleistung der Datensicherheit in einer gesonderten Datenbank
vorgenommen.

Die Planung und Durchführung der empirischen Analysen orientierte sich
an den ethischen und wissenschaftlichen Standards für Sekundärdatenanalysen:
Gute Praxis Sekundärdatenanalysen (GPS) (Swart et al. 2015) sowie Guter
Epidemiologischer Praxis (GEP) (DGEpi 2018).

Ausgehend von den beiden zugrunde liegenden Fragestellungen im Hinblick auf die Operationalisierung sowie die empirische Prüfung der über Routinedaten abbildbaren Versorgungsaspekte (siehe Kapitel 3) wurde vor Beginn der explorativen empirischen Analysen, im Sinne des bei Sekundärdatenanalysen vorab zu erstellenden Studienplans (Swart et al. 2015),

- die Datengrundlage sowie Studienpopulation (siehe Abschnitt 9.3.1) festgelegt sowie
- die Auswertungsstrategie beschrieben (siehe Abschnitt 9.3.2).

Vor Beginn der empirischen Prüfung wurde eine Stellungnahme der *Ethik-Kommission der Universität Witten/Herdecke* eingeholt.

9.3.1 Datengrundlage und Studienpopulation der empirischen Analysen

Grundlage für die empirische Prüfung bildete dementsprechend ein vom WIdO zur Verfügung gestellter anonymisierter Forschungsdatensatz. Für den entsprechenden Datenabzug wurde mit dem WIdO vorab eine Datensatzbeschreibung abgestimmt, in der sowohl die grundlegenden Ein- und Ausschlusskriterien für die Studienpopulation (sog. Selektionskriterium) als auch die notwendigen Datenbestände und die daraus benötigten Datenfelder beschrieben wurden.

Im Selektionskriterium wurde als Einschlusskriterium definiert, dass im Forschungsdatensatz anonymisierte Daten zu allen Versicherten enthalten sein sollen, die im Jahr **2018** oder **2019** mindestens 1 Tag (im Quartal) im häuslichen Umfeld durch einen ambulanten Pflegedienst (mit)versorgt wurden, d. h.

- eine **Sach- oder Kombinationsleistung** nach §§ 36 bzw. 38 SGB XI
  oder
- eine **Leistung der häuslichen Krankenpflege** nach § 37 SGB V erhalten haben
  und
- im Zeitraum von 2018 (1. Quartal) bis 2019 (4. Quartal) oder bis zum Versterben/sonstigem Ausscheiden durchgehend bei der AOK versichert waren.

Ausgeschlossen werden sollten dabei Versicherte, die im Aufgreifquartal ebenfalls Leistungen der vollstationären Pflege nach § 43 SGB XI oder Pauschalleistungen für die (vollstationäre) Pflege von Menschen mit Behinderungen gemäß § 43a SGB XI erhielten.

Zu den selektierten Versicherten wurden im Forschungsdatensatz Diagnose- und Versorgungsdaten aus den in der nachfolgenden Tabelle 9.1 aufgeführten Datenbeständen zur Verfügung gestellt.

Die in Tabelle 9.1 aufgeführten Daten waren dabei jeweils quartals- (1. Quartal 2018 bis 4. Quartal 2019) sowie jahresbezogen (2018 bzw. 2019) aufbereitet. Durch die Zurverfügungstellung von zwei Berichtsjahren wurden längsschnittliche Betrachtungen der Ergebnisse über mehrere Quartale bzw. zwei Jahre anhand des Forschungsdatensatzes möglich (siehe Abschnitt 9.3.2). Um diese

Tabelle 9.1 Übersicht der im Forschungsdatensatz enthaltenen Datenbestände nach SGB XI und SGB V sowie deren spezifische Datenfelder

Datenbestand	Datenfelder	Bezeichnung
Stammdaten der Versicherten	Geburtsjahr	Geburtsjahr der Versicherten in Jahren (JJJJ)
	Geschlecht	Geschlecht (m = männlich, w = weiblich)
	Verstorben	Verstorben im Quartal (ja/nein)
	Art der Pflegeleistung (Quartal)	Art der Pflegeleistung im Quartal: • Geldleistungen § 37 SGB XI • Sachleistungen- oder Kombinationsleistungen nach §§ 36 bzw. 38 SGB XI • vollstationäre Pflege nach § 43 SGB XI • vollstationäre Pflege nach § 43a SGB XI • Pflegegrad 1
	HKP	Häusliche Krankenpflege (ja/nein)
Pflegerische Leistungen nach § 105 SGB XI	Pflegegrad	Pflegegrad 1–5
	Leistungsart Pflege	• Geldleistungen • Sachleistungen- oder Kombinationsleistungen nach • vollstationäre Pflege

(Fortsetzung)

Tabelle 9.1 (Fortsetzung)

Datenbestand	Datenfelder	Bezeichnung
Häusliche Krankenpflege nach § 37 SGB V	Gebührenordnungs-positionen	Abgerechnete Positionsnummern gemäß bundeseinheitlichem Positionsnummernverzeichnis für Leistungen der häuslichen Krankenpflege Schlüsselinhalte: • gesetzliche Leistungsgrundlage (1. und 2. Stelle) • Art der Versorgung (3. Stelle) • Vergütungsart (4.-6. Stelle)
Ärztliche Leistungen nach § 295 SGB V	Fachgruppe	Fachgruppencode der verordnenden Ärzt:innen[1]
	Diagnosen (G)	Gesicherte (G) Diagnosen gemäß ICD-10-GM
	Seitigkeit der Diagnosen	Seitigkeit (links, rechts, beidseitig) der Diagnosen gemäß ICD-10-GM
Krankenhausbehandlung nach § 301 SGB V	Aufnahme_Initiative	Anlass der stationären Aufnahme: • Einweisung durch Kassenarzt • Einweisung durch Krankenhausarzt • Verlegung aus anderem Krankenhaus • Notfall • Einweisung durch Sonstige
	Aufnahme_Status	Aufnahmegrund gemäß Anlage 2 Schlüssel 1 der Vereinbarung zur Datenübermittlung nach § 301 Absatz 3 SGB V
	Entlass_Status	Entlassungs-/Verlegungsgrund gemäß Anlage 2 Schlüssel 5 der Vereinbarung zur Datenübermittlung nach § 301 Absatz 3 SGB V

(Fortsetzung)

---

[1] Gemäß der „Richtlinie der Kassenärztlichen Bundesvereinigung nach § 75 Absatz 7 SGB V zur Vergabe der Arzt-, Betriebsstätten-, Praxisnetz- sowie der Netzverbundnummern" (KBV 2022b).

Tabelle 9.1 (Fortsetzung)

Datenbestand	Datenfelder	Bezeichnung
	Diagnosen	Diagnosen nach ICD-10-GM

	Art der Diagnosen	Art der Diagnosen:
		• Hauptentlassungs-/
		  Verlegungsdiagnosen
		• Aufnahmediagnosen
		• Einweisungsdiagnosen
		• sonstige Diagnosen
		  (Nebendiagnosen)

Abrechnung der Apotheken und weiterer Stellen nach § 300 SGB V	Fachgruppe	Fachgruppencode der verordnenden Ärzt:innen
	PZN	Pharmazentralnummern
	ATC	ATC-Kodes gemäß der ATC-Klassifikation
Abrechnung der sonstigen Leistungserbringer nach § 302 SGB V – Heilmittelversorgung	Leistung_Anzahl Verordnungen	Anzahl der Verordnungen von: • Physiotherapie • Podologie • Logopädie • Ergotherapie
	Anzahl Leistungen	Anzahl der durchgeführten therapeutischen Leistungen[2] • Physiotherapie • Podologie • Logopädie • Ergotherapie
	Diagnosen	Der Heilmittelverordnung zugrunde liegende Diagnose gemäß ICD-10-GM

sowohl quartals- bzw. jahresübergreifenden als auch sektoren- bzw. sozialleistungsträgerübergreifenden Auswertungen zu ermöglichen, war den Versicherten in allen Datenbeständen ein projektspezifisches Studienanonym (Studien-ID) zugeordnet, mittels dessen versichertenindividuell die Versichertenstammdaten mit den Diagnose- und Versorgungsdaten der einzelnen Datenbestände verknüpfbar waren. Abbildung 9.1 gibt einen Überblick über die mittels der Studien-ID verknüpfbaren Datenbestände sowie die Einschluss- und Ausschlusskriterien zur Bildung der Studienpopulation.

---

[2] Dies umfasste nicht die Art der erbrachten therapeutischen Leistungen.

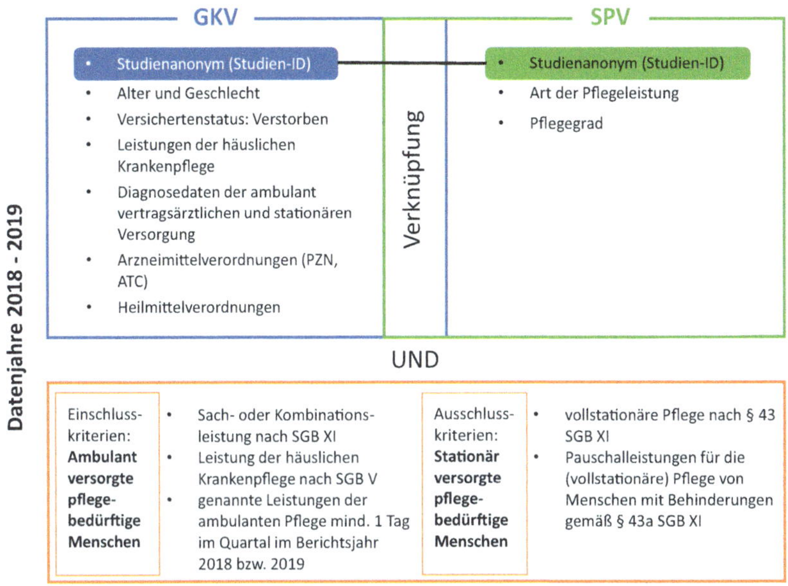

Abbildung 9.1 Struktur des Forschungsdatensatzes sowie Ein- und Ausschlusskriterien zur Bildung der Studienpopulation (Darstellung in Anlehnung an Behrendt et al. (2022d))

Für die empirische Prüfung wurde ein Forschungsdatensatz mit insgesamt 278.091 Versicherten der Datenjahre 2018 und 2019 zur Verfügung gestellt. Dies entspricht einer 25 %-Stichprobe der AOK-Versicherten, die das Selektionskriterium erfüllen. Eine nähere Beschreibung der Studienpopulation ist Abschnitt 10.3 zu entnehmen.

Zur Einschätzung der Repräsentativität der verfügbaren Studienpopulation und der Möglichkeit der Generalisierbarkeit der Ergebnisse der empirischen Analysen wurde die Studienpopulation einer geeigneten amtlichen Vergleichsstatistik gegenübergestellt, um die Studienpopulation auf mögliche Verzerrungen (z. B. im Hinblick auf die Alters- und Geschlechtsverteilung) zu prüfen und diesen ggf. durch eine u. a. alters- und geschlechtsstandardisierte Hochrechnung der Ergebnisse entgegenzuwirken, sodass die Ergebnisse der empirischen Analysen auf die Gesamtheit der Versichertenpopulation der Kranken- bzw. Pflegekassen übertragen werden können (siehe Abschnitt 10.3).

9.3.2   Empirische Analysen

Die empirischen Analysen wurden auf Grundlage der konzeptionellen Definitionen zur Operationalisierung der einzelnen Kennzahlen (siehe Abschnitt 9.2.2) in Form von deskriptiven, univariaten Analysen vorgenommen. Die Analysen wurden mittels strukturierter Abfragen anhand der für Datenbanken geeigneten Datenbanksprache SQL (*Structured Query Language*, SQL) unter Verwendung der Software „Oracle SQL Developer 20.4" durchgeführt.

Die Analysen erfolgten quartalsbezogen auf Versichertenebene. Die Analyseergebnisse werden dementsprechend quartalsbezogen jeweils getrennt nach dem Berichtsjahr 2018 und 2019 ausgewiesen. Darüber hinaus wird der Durchschnitt der Quartale je Berichtsjahr sowie der Durchschnitt aller Quartale über beide Berichtsjahre dargestellt. Die Ergebnisse werden dabei in der Regel als relative Häufigkeiten ausgewiesen. Lediglich bei der Analyse von Subpopulationen (z. B. Versicherte ≥ 65 Jahre) wird die absolute Fallzahl als Bezugsgröße mit angeführt. Bei kleinen absoluten Fallzahlen (≤ 10 Ereignisfällen) wird zur Einordnung der relativen Häufigkeiten zudem ein entsprechender Hinweis hinzugefügt.

Zur Einordnung der Ergebnisse der empirischen Prüfung der routinedatenbasierten Kennzahlen wurden die Kennzahlergebnisse jeweils den vorliegenden Ergebnissen aus der recherchierten Literatur zur aktuellen Versorgungssituation in der ambulanten Pflege gegenübergestellt und geprüft inwieweit die Ergebnisse der Routinedatenanalysen sich mit denen der Literatur decken. Die (Zwischen-) Ergebnisse der Routinedatenanalysen wurden im gesamten Analyseprozess regelmäßig gemeinsam mit Mitarbeitenden des WIdO mit Erfahrung in der Analyse von Routinedaten diskutiert und sowohl weitere explorative Analysen zur besseren Einschätzung der Kennzahlergebnisse als auch mögliche Anpassungen der Rechenregeln besprochen. Auf diese Weise konnten bestehende Limitationen bei der routinedatenbasierten Operationalisierung der Kennzahlen herausgearbeitet und eine Einschätzung zur Eignung der Routinedaten für die Abbildung der jeweiligen Kennzahl vorgenommen werden.

Ergebnisse der Operationalisierung und empirischen Prüfung der ausgewählten Versorgungsaspekte der ambulanten Pflege

10

10.1 Ausgewählte qualitätsrelevante Merkmale bzw. relevante Endpunkte für die Operationalisierung und empirische Prüfung

Orientiert an der aus der Literatur abgeleiteten Relevanz in der ambulanten pflegerischen Versorgung sowie unter Berücksichtigung der grundsätzlichen Abbildbarkeit der einzelnen qualitätsrelevanten Merkmale bzw. relevanten Endpunkte über die Routinedaten der Kranken- bzw. Pflegekassen (siehe Kapitel 8) sowie deren Messbarkeit anhand der Datenbestände des zur Verfügung gestellten Forschungsdatensatzes wurden für die weitere Operationalisierung und empirische Prüfung beispielhaft sieben qualitätsrelevante Merkmale bzw. relevante Endpunkte der Versorgungsaspekte „Medikamentenmanagement" und „Pflege- und gesundheitsbezogene (Outcome-)Parameter" ausgewählt:

- Medikamentenmanagement
  - inadäquate Medikation (am Beispiel von Psychopharmaka-Verordnungen)
- Pflege- und gesundheitsbezogene (Outcome-)Parameter
  - Dekubitus
  - Mangel-/Unterernährung
  - stationäre Aufnahmen ins Krankenhaus wegen Sturzfolgen
  - stationäre Aufnahmen ins Krankenhaus wegen Pneumonie
  - Harninkontinenz
  - Multiresistente Erreger

Diese qualitätsrelevanten Merkmale bzw. relevanten Endpunkte wurden aufgrund ihrer hohen Relevanz in der ambulanten pflegerischen Versorgung ausgewählt.

© Der/die Autor(en), exklusiv lizenziert an Springer Fachmedien Wiesbaden GmbH, ein Teil von Springer Nature 2024
K. Wehner, *Nutzung von Routinedaten für die Qualitätsmessung in der ambulanten Pflege*, https://doi.org/10.1007/978-3-658-45323-7_10

Sie adressieren wesentliche Bereiche der Pflege, u. a. pflegerische Prophylaxen zur Vermeidung von Dekubitūs oder Stürzen sowie das Ernährung-, Hygiene- und Medikamentenmanagement. Für die ausgewählten Merkmale bzw. Endpunkte ist zudem die Messbarkeit anhand des zur Verfügung gestellten Forschungsdatensatzes gegeben.

Es wird damit im Folgenden sowohl auf relevante pflegespezifische als auch pflegerelevante gesundheitsbezogene Aspekte fokussiert, die im Zusammenhang mit einer qualitativ hochwertigen ambulanten pflegerischen bzw. medizinisch-pflegerischen Versorgung stehen, wodurch nachfolgend ein erstes beispielhaftes Set mit pflegesensitiven bzw. pflegerelevanten Kennzahlen für den Bereich der ambulanten Pflege entwickelt wird, das mittels der Routinedaten der Kranken- bzw. Pflegekassen erfasst werden kann.

Im Weiteren nicht adressiert werden konnte dagegen der Versorgungsaspekt zur „Kontinuität in der Versorgung". Entsprechend der Prüfung der Abbildbarkeit des Versorgungsaspekts über die Routinedaten der Kranken- bzw. Pflegekassen ist für die Erfassung des Versorgungsaspekts zwingend das Institutionskennzeichen der ambulanten Pflegedienste notwendig, um z. B. den Wechsel von ambulanten Pflegediensten bei der Versorgung von pflegebedürftigen Menschen erfassen zu können (siehe Abschnitt 8.5). Da das Institutionskennzeichen des abrechnenden ambulanten Pflegedienstes jedoch nicht Bestandteil des Forschungsdatensatzes war, konnte diesbezüglich keine weitere Operationalisierung sowie empirische Prüfung erfolgen.

10.2 Ergebnis der Recherche nach routinedatenbasierten Kennzahlen bzw. Indikatoren

Die Recherche in den bibliographischen Datenbanken nach veröffentlichten Publikationen zu routinedatenbasierten Kennzahlen/Indikatoren (siehe Abschnitt 9.2.1) ergab insgesamt 51 Treffer (siehe Abbildung 10.1). Nach der Entfernung von Duplikaten gingen 36 Publikationen in das Titel-/Abstract- sowie Volltextscreening ein. Nach Durchsicht der Volltexte konnten schlussendlich keine Publikationen eingeschlossen werden. Die gefundenen Publikationen adressierten entweder nicht den Versorgungsbereich der ambulanten Pflege (n = 18) oder beinhalteten keine routinedatenbasierten Kennzahlen/Indikatoren (n = 13). Fünf Publikationen wurden darüber hinaus aus formalen Gründen (z. B. kein Abstract, lediglich veröffentlichtes Studienprotokoll) ausgeschlossen. Jedoch fand sich im Rahmen der Literaturrecherche zur Aufbereitung der aktuellen Versorgungssituation in der ambulanten Pflege (siehe Abschnitt 5.1) über die Handsuche in den Referenzlisten der eingeschlossenen Publikationen eine Veröffentlichung zur Analyse der Versorgungssituation von demenziell erkrankten Versicherten anhand von Qualitätsindikatoren die mittels Routinedaten einer Krankenkassen operationalisiert wurden (Godemann et al. 2013).

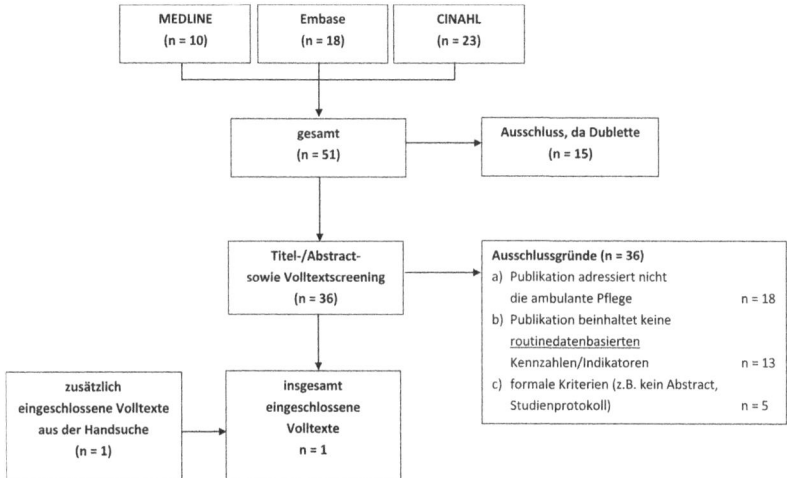

Abbildung 10.1 Publikationen zu routinedatenbasierten Kennzahlen/Indikatoren – Flowchart zur Recherche

Im Rahmen der Recherche in nationalen und internationalen Indikatordatenbanken bzw. Indikatorsystemen konnten ebenfalls keine routinedatenbasierten Kennzahlen/Indikatoren mit direktem oder indirektem Bezug zum Versorgungsbereich der ambulanten Pflege identifiziert werden. Zwar wurden in einer Reihe von Indikatordatenbanken/Indikatorsystemen Kennzahlen/Indikatoren bzw. Kennzahlen-/Indikatoren-Sets mit Bezug zur ambulanten Pflege gefunden, jedoch wurden dabei lediglich zwei Kennzahlen/Indikatoren identifiziert, die auf Basis von administrativen Daten bzw. Routinedaten erhoben werden und sich indirekt auf die Qualität der ambulanten Pflege beziehen lassen (Tabelle 10.1). Als Datengrundlage für die weiteren identifizierten Kennzahlen/Indikatoren zum Versorgungsbereich der ambulanten Pflege dienen dagegen beispielsweise speziell erhobene Datenpools anhand anderer Messinstrumente (z. B. Eigenerhebungen bei sowie Befragungen/Begutachtungen von ambulanten Pflegediensten), nationale (Bevölkerungs-)Statistiken oder Befragungen von pflegebedürftigen Menschen.

Tabelle 10.1 Identifizierte routinedatenbasierte Kennzahlen/Indikatoren

Indikatordatenbank/ -system	Kennzahl/Indikator	Operationalisierung (Zähler/ Nenner)
NHS Digital (HSCIC 2013)	12.7 Rate of hospital admissions for fractured neck of femur in the elderly	**Numerator**: Hospital admissions for primary diagnosis of fractured neck of femur in 65 and over age group. Diagnosis of fracture neck of femur classified by primary diagnosis (ICD-10 S72.0, S72.1 and S72.2) admitted in the respective financial year. ICD-10 Code for fractured proximal femur refers to the following diagnoses: • S72.0 Fracture of neck of femur • S72.1 Pertrochanteric fracture • S72.2 Subtrochanteric fracture **Denominator:** Mid-year population estimates for persons aged 65 +
Public Health England (Department of Health 2016)	2.24i Age-sex standardised rate of emergency hospital admissions for injuries due to falls in persons aged 65 and over per 100,000 population	**Numerator:** Number of hospital admissions for falls classified by first diagnosis code (ICD10 code S00 -T98.X) and external cause (ICD10 code W00-W19) and with an emergency admission code in people aged 65 and over. Counted by first finished consultant episode in the respective financial year **Denominator:** Number of people aged 65 and over based on ONS mid-year population estimates

Die eingeschlossene Publikation sowie die identifizierten Kennzahlen/ Indikatoren wurden sofern sinnvoll bei der Operationalisierung der ausgewählten qualitätsrelevanten Merkmale bzw. relevanten Endpunkte orientierend berücksichtigt.

10.3 Beschreibung der Studienpopulation für die empirische Prüfung

Die entsprechend dem definierten Selektionskriterium von Versicherten mit ambulanten Pflegeleistungen (siehe Abschnitt 9.3.1) gebildete Studienpopulation für die empirische Prüfung umfasste eine Stichprobe von insgesamt 278.091 Versicherten für die Berichtsjahre 2018 und 2019. Im Berichtsjahr 2018 erfüllten dabei 209.417 Versicherte das Selektionskriterium, im Berichtsjahr 2019 insgesamt 209.507 Versicherte. Da Versicherte in beiden Berichtsjahren das Selektionskriterium erfüllen konnten, ist die Anzahl der selektierten Versicherten dabei nicht disjunkt. Pro Quartal konnten die empirischen Analysen im Durchschnitt auf Basis von rund 153.000 Versicherten (2018) bzw. 154.700 Versicherten (2019) durchgeführt werden (Tabelle 10.2).

Tabelle 10.2 Anzahl der Versicherten mit ambulanten Pflegeleistungen pro Quartal der beiden Berichtsjahre 2018 und 2019 (eigene Berechnung)

Jahr	Quartal	Anzahl der Versicherten
2018	1	152.970
	2	152.776
	3	153.664
	4	152.881
2019	1	153.819
	2	154.280
	3	156.160
	4	154.722

Die Mehrheit der Versicherten der Studienpopulation (29,7 %) erhielten dabei durchgehend in allen acht Quartalen der beiden Berichtsjahre 2018 und 2019 eine der gemäß Selektionskriterium definierten Pflegeleistungen (Sach- oder Kombinationsleistungen bzw. Leistungen der häuslichen Krankenpflege). 23 % der Versicherten erhielten dagegen lediglich ein Quartal bzw. 15 % der Versicherten nur zwei Quartale in den Berichtsjahren eine der definierten Pflegeleistungen (siehe Abbildung 10.2).

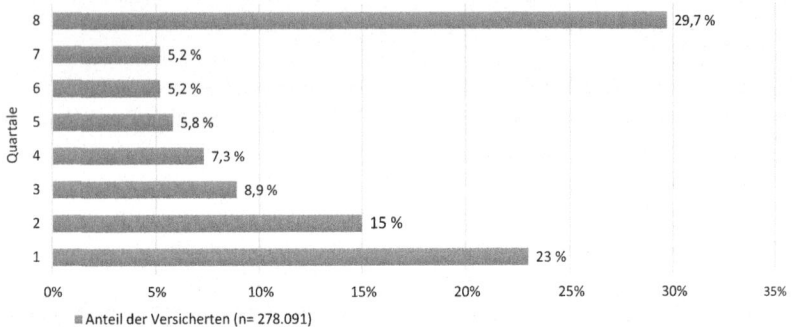

Abbildung 10.2 Beobachtungszeitraum der Versicherten (ab 1. Quartal 2018 bis 4. Quartal 2019 oder bis zum Versterben) (eigene Berechnung)

Im Durchschnitt der Quartale (2018/2019) erhielten 52,6 % der Versicherten der Studienpopulation Sach- oder Kombinationsleistungen nach SGB XI. Insgesamt 84,1 % der Versicherten erhielten Leistungen der häuslichen Krankenpflege nach SGB V (HKP-Leistungen), entweder als alleinige Leistung im Quartal oder in Kombination mit einer Pflegeleistung nach SGB XI (Tabelle 10.3).

Tabelle 10.3 Anzahl der Versicherten mit Sach- oder Kombinationsleistungen bzw. Leistungen der häuslichen Krankenpflege pro Quartal der beiden Berichtsjahre 2018 und 2019 (eigene Berechnung)

Jahr	Quartal	Anzahl der Versicherten mit Sach- oder Kombinationsleistungen (Anteil an allen Versicherten, %)	Anzahl der Versicherten mit HKP-Leistungen(Anteil an allen Versicherten, %)
2018	1	80.663 (52,7)	128.604 (84,1)
	2	80.241 (52,5)	128.623 (84,2)
	3	80.404 (52,3)	129.706 (84,4)
	4	80.085 (52,4)	128.760 (84,2)

(Fortsetzung)

Tabelle 10.3 (Fortsetzung)

Jahr	Quartal	Anzahl der Versicherten mit Sach- oder Kombinationsleistungen (Anteil an allen Versicherten, %)	Anzahl der Versicherten mit HKP-Leistungen(Anteil an allen Versicherten, %)
2019	1	81.518 (53,0)	129.091 (83,9)
	2	81.580 (52,9)	129.722 (84,1)
	3	82.236 (52,7)	131.512 (84,2)
	4	81.343 (52,6)	130.046 (84,1)

Weitere grundlegende Details zur selektierten Studienpopulation sind in Tabelle 10.4 zusammengestellt. Die Mehrheit der pflegebedürftigen Menschen mit den genannten ambulanten Pflegeleistungen war demnach weiblich und älter als 80 Jahre. Das mittlere Alter bei den pflegebedürftigen Frauen lag bei rund 81 Jahren, bei den pflegebedürftigen Männern bei rund 75 Jahren. Knapp ein Drittel der pflegebedürftigen Menschen mit ambulanten Pflegeleistungen war zwischen 60–79 Jahre. Mehr als die Hälfte der pflegebedürftigen Menschen mit ambulanten Pflegeleistungen hatte dabei erhebliche bis schwere Beeinträchtigungen der Selbständigkeit oder der Fähigkeiten (Pflegegrad 2 oder 3). Knapp ein Fünftel der pflegebedürftigen Menschen hatte schwerste Beeinträchtigungen der Selbständigkeit oder der Fähigkeiten, mitunter mit besonderen Anforderungen an die pflegerische Versorgung (Pflegegrad 4 oder 5).

Für die Einschätzung der Repräsentativität der Studienpopulation sowie der Möglichkeit der Generalisierbarkeit der Ergebnisse der empirischen Analysen wurde die Studienpopulation einer amtlichen Vergleichsstatistik gegenübergestellt (siehe Abschnitt 9.3.1) und hinsichtlich der Verteilung von Alter, Geschlecht sowie Grad der Pflegebedürftigkeit verglichen. Da jedoch für die im Hinblick auf die einbezogenen Pflegeleistungen heterogene Studienpopulation (Pflegeleistungen sowohl nach SGB XI als auch SGB V) keine entsprechende amtliche Vergleichsstatistik vorlag, wurde die Studienpopulation auf die Teilpopulation der Versicherten, für die eine Pflegebedürftigkeit nach SGB XI (Pflegegrad 1 bis 5) vorlag, eingegrenzt. Für diese Teilpopulation war es möglich, die Pflegestatistik des Statistischen Bundesamtes (Statistisches Bundesamt 2020)[1] als geeignete Vergleichsstatistik zu Empfängern von Leistungen der sozialen Pflegeversicherung,

---

[1] Zur besseren Vergleichbarkeit mit dem Forschungsdatensatz (Datenjahre 2018/2019) wurden für die vergleichenden Analysen die Ergebnisse der Pflegestatistik 2019 (Statistisches Bundesamt 2020) und nicht die Ergebnisse der aktuellen Pflegestatistik 2021 (Statistisches Bundesamt 2022c) herangezogen.

Tabelle 10.4 Beschreibung der Studienpopulation (eigene Berechnung)

		2018	2019
Pflegebedürftige Menschen mit ambulanten Pflegeleistungen, n		209.417	209.507
Geschlecht, in %	Frauen	64,1	64,0
	Männer	35,9	36,0
Mittleres Alter, in Jahren	Frauen	80,6	80,7
	Männer	74,6	74,8
Alter in Jahren, in %	2–17[2]	0,4	0,4
	18–59	9,6	9,6
	60–79	30,8	29,8
	80 +	59,1	60,2
Pflegegrad*, in %	kein Pflegegrad	14,2	11,4
	1	4,7	5,6
	2	37,1	37,8
	3	25,9	27,1
	4	12,5	12,5
	5	5,6	5,5

* höchster Pflegegrad im Berichtsjahr (Wechsel des Pflegegrads im Jahr/Quartal wurden nicht berücksichtigt)

die zu Hause zusammen mit oder durch ambulante Pflegedienste versorgt werden, heranzuziehen. Da in der Studienpopulation bei Betrachtung beider Berichtsjahre insgesamt bei ca. 93 % aller Versicherten (n = 278.091) eine Pflegebedürftigkeit nach SGB XI bestand (Tabelle 10.5), blieb auch mit der eingegrenzten Teilpopulation (SGB XI) ein relevanter Anteil der gesamten Studienpopulation abgedeckt.

---

[2] Aufgrund des im Selektionskriterium definierten Beobachtungszeitraums (von Q1 2018 bis Q4 2019 oder bis zum Versterben/sonstigem Ausscheiden durchgehend bei der AOK versichert), sind Versicherte die nach dem 1. Quartal 2018 geboren wurden nicht im Datenabzug enthalten, da für diese keine durchgehende Versicherung von Q1 2018 bis Q4 2019 vorliegt. Um die Vergleichbarkeit zwischen den beiden Berichtsjahren 2018 und 2019 herzustellen, wurden daher bei der Altersverteilung erst Versicherte ab dem 2. Lebensjahr berücksichtigt. Somit ist sichergestellt, dass alle betrachteten Versicherten sowohl in 2018 als auch 2019 durchgehend bei der AOK versichert waren.

Tabelle 10.5 Anzahl der Versicherten in der Studienpopulation mit einer Pflegebedürftigkeit nach SGB XI (Pflegegrad 1–5) (eigene Berechnung)

Pflegegrad*	Anzahl der Versicherten in den Berichtsjahren 2018 und 2019
1	16.458
2	106.845
3	78.691
4	39.576
5	17.831
Gesamt	**259.401**

* höchster Pflegegrad in den Berichtsjahren

Die vergleichende Gegenüberstellung zeigte, dass die Teilpopulation (SGB XI) im Hinblick auf die Alters- und Geschlechtsverteilung sowie der Verteilung der Pflegegrade nahezu identisch mit den Verteilungen in der Pflegestatistik 2019[3] war. Sowohl in der Teilpopulation (SGB XI) (n = 259.401) als auch der Pflegestatistik (n = 982.604) waren es ca. 66 % Frauen sowie 34 % Männer, die ambulante Pflegeleistungen nach SGB XI erhalten und von einem ambulanten Pflegedienst (mit)versorgt wurden (siehe Abbildung 10.3).

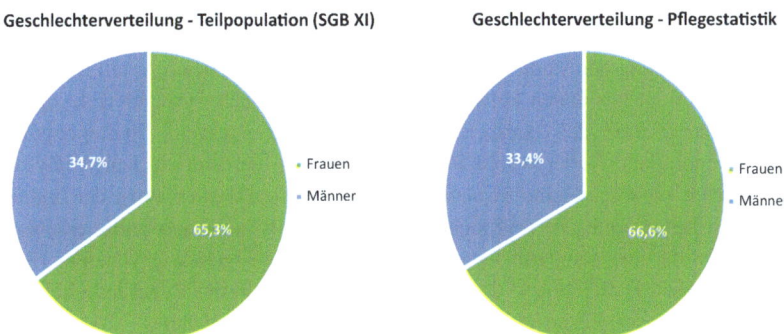

Abbildung 10.3 Überblick zur Geschlechterverteilung in der Teilpopulation (SGB XI) 2018/2019 (eigene Berechnung) und der Pflegestatistik 2019 (Statistisches Bundesamt 2020)

---

[3] Die Auswertungen der Pflegestatistik wurde ausschließlich auf Basis der Angaben zu ambulant zusammen mit/durch einen ambulanten Pflegedienst/Betreuungsdienst versorgten pflegebedürftigen Menschen durchgeführt.

Ebenso entsprach die Altersverteilung in der Teilpopulation (SGB XI) im Jahresdurchschnitt 2018/2019 der Altersverteilung der Pflegestatistik 2019 (siehe Abbildung 10.4). Demnach war jeweils die Mehrheit der ambulant versorgten pflegebedürftigen Menschen 80 Jahre und älter (Teilpopulation (SGB XI): 66 %, Pflegestatistik: 64 %).

Auch die Verteilung der Grade der Pflegebedürftigkeit in der Teilpopulation (SGB XI) entsprach annähernd der entsprechenden Verteilung in der Pflegestatistik 2019 (siehe Abbildung 10.5). Für die Mehrheit (72 % bzw. 75 %) der pflegebedürftigen Menschen in beiden Populationen wurde ein Pflegegrad 2 oder 3 ermittelt. Der Anteil der pflegebedürftigen Menschen mit Pflegegrad 4 bzw. 5 in der Teilpopulation (SGB XI) war mit 7 % bzw. 15 % etwas höher als in der Pflegestatistik 2019 (5 % bzw. 12 %).

Die Gegenüberstellungen der Teilpopulation (SGB XI) mit der Vergleichsstatistik (Pflegestatistik) verdeutlichte, dass die Teilpopulation (SGB XI) keine relevanten Verzerrungen im Hinblick auf die Alters- und Geschlechtsverteilung sowie Verteilung der Grade der Pflegebedürftigkeit aufweist und somit in dieser Hinsicht mit der Versichertenpopulation der Leistungsempfänger der sozialen Pflegeversicherung insgesamt vergleichbar war. Vor diesem Hintergrund und eingedenk der Tatsache, dass die AOK-Versichertenpopulation bei den Leistungsempfängern der sozialen Pflegeversicherung knapp 50 % der entsprechenden GKV-Versichertenpopulation ausmacht (AOK-Bundesverband 2020), konnte eine Repräsentativität der Teilpopulation (SGB XI) und eine Generalisierbarkeit der Ergebnisse der empirischen Analysen angenommen werden. Aufgrund der Zusammensetzung der Studienpopulation mit nur einem geringen Anteil (ca. 7 %) an Versicherten, bei denen keine Pflegebedürftigkeit nach SGB XI (Pflegegrad 1–5) vorlag, wurde dies darüber hinaus auch für die gesamte Studienpopulation angenommen. Daher wurde für die im Rahmen der empirischen Analysen berechneten Ergebnisse eine zusätzliche standardisierte Hochrechnung der Ergebnisse auf die gesamte GKV-Versichertenpopulation als nicht notwendig erachtet. Zudem wurde eine standardisierte Hochrechnung der Ergebnisse vor dem Hintergrund, dass die Ergebnisse der empirischen Prüfung in der Regel lediglich als Anteilswerte ausgewiesen werden, nicht für erforderlich erachtet.

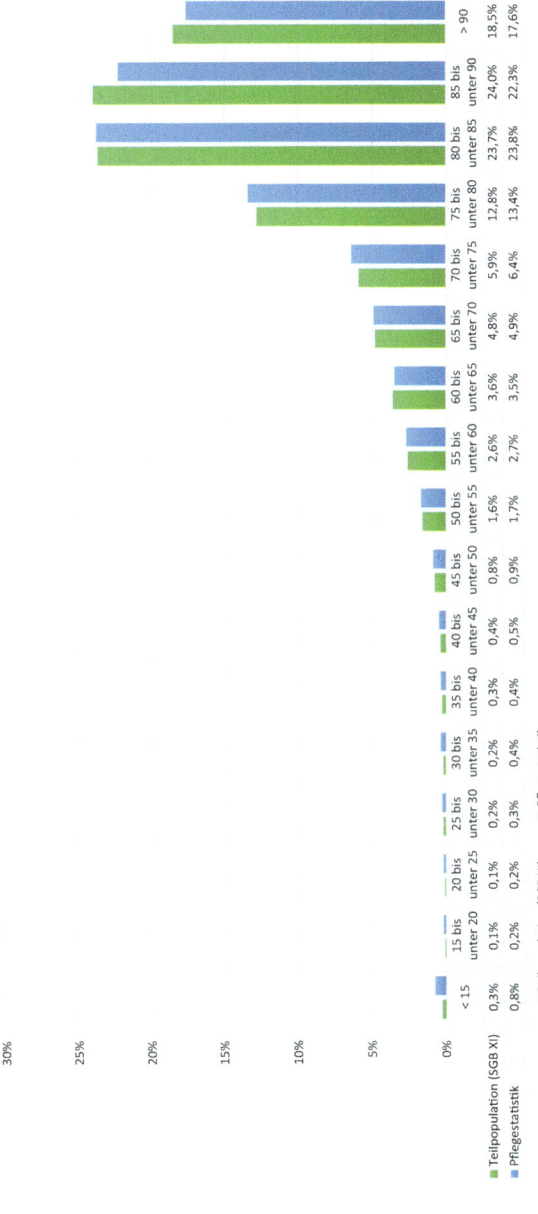

Abbildung 10.4 Überblick zur Altersverteilung in der Teilpopulation (SGB XI) im Jahresdurchschnitt 2018/2019 (eigene Berechnung) und der Pflegestatistik 2019 (Statistisches Bundesamt 2022d)

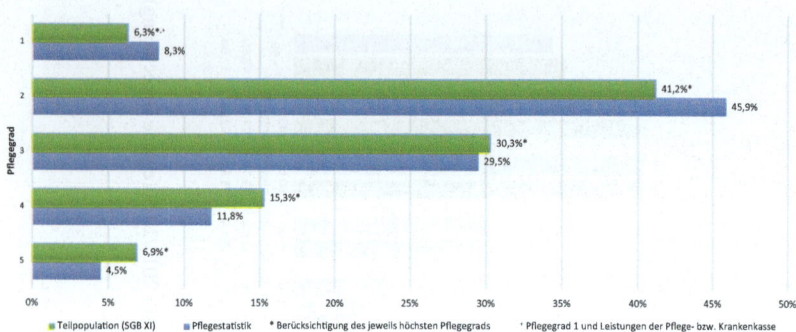

Abbildung 10.5 Überblick zur Verteilung der Pflegegrade in der Teilpopulation (SGB XI) 2018/2019 (eigene Berechnung) und der Pflegestatistik 2019 (Statistisches Bundesamt 2020)

10.4   Operationalisierte qualitätsrelevante Merkmale bzw. relevante Endpunkte zur routinedatenbasierten Messung der Qualität in der ambulanten Pflege

10.4.1 Pflegebedürftige Menschen (≥ 65 Jahre) in der ambulanten Pflege mit Verordnungen von inadäquaten Psychopharmaka

10.4.1.1   Relevanz, Messbarkeit und konzeptionelle Definition
Relevanz in der ambulanten pflegerischen Versorgung

Ein inadäquates Medikamentenmanagement kann die Entstehung von Medikationsfehlern begünstigen. Unter anderem können Kommunikationsprobleme sowie eine mangelhafte intra- und interprofessionelle Zusammenarbeit an der ambulant ärztlich-pflegerischen Schnittstelle zu Problemen im Medikationsprozess, zur Beeinflussung der Arzneimitteltherapiesicherheit und einer inadäquaten Medikation sowie zu Medikationsfehlern führen (siehe Abschnitt 6.4.5). In der Literatur wird dabei vor allem eine inadäquate Medikation bei älteren pflegebedürftigen Menschen (≥ 65 Jahre) beschrieben. Eine quantitative Sekundärdatenanalyse anhand der Abrechnungsdaten der AOK Hessen (Schubert et al. 2013) ergab, dass insgesamt 22 % der über 64-jährigen Versicherten (n = 73.665) mindestens ein potenziell ungeeignetes Medikament entsprechend PRISCUS-Liste erhielten. Der höchste Anteil darunter waren nicht geeignete Antidepressiva (6,5 %) (Schubert et al. 2013). Dies bestätigen auch die Ergebnisse von Schütz et al. (2019) und Ezzat et al. (2019). So zeigen die Ergebnisse der quantitativen Primärdatenanalyse von Schütz et al. (2019) eine hohe Prävalenz von Psychopharmaka-Verordnungen im Bereich der ambulanten Pflege, speziell bei ambulant versorgten Menschen mit Demenz. 52,6 % der an der Studie teilnehmenden dementiell erkrankten Menschen (n = 137) erhielt eine Versorgung mit Psychopharmaka. Am häufigsten verordnet wurden dabei Antidementiva (25,5 %) sowie Antidepressiva (23,4 %). Daneben erhielten jedoch auch 16,8 % der dementiell erkrankten Menschen beruhigend bis sedierend wirkende Medikamente (sog. Tranquilizer), die gemäß Leitlinien als potenziell ungeeignet gelten (Schütz et al. 2019). Ezzat et al. (2019) fanden darüber hinaus in ihrer Auswertung von Pflegebegutachtungsdaten in der ambulanten häuslichen Pflege des MDK Bayern heraus, dass 16 % der Psychopharmaka-Verordnungen (n = 414) bei den ambulant versorgten Versicherten ≥ 65 Jahre gemäß PRISCUS-Liste als potenziell ungeeignet eingeschätzt wurden (Ezzat et al. 2019). Es zeigte sich, dass insgesamt eine hohe Prävalenz einer psychopharmakologischen Regelmedikation bei den begutachteten Versicherten vorlag. 27 % der ambulant versorgten Versicherten (n = 518) erhielten ein psychopharmakologisches Regelmedikament (Neuroleptika, Hypnotika, Sedativa, Anxiolytika und Antidepressiva/Antidementiva). Weitere 8 % erhielten zwei sowie 4 % drei und mehr Regelmedikamente. 19 % bekamen dabei ein psychopharmakologisches Regelmedikament, obwohl keine neurologische oder psychiatrische Diagnose vorlag. Zudem erhielten 7 % der ambulant versorgten Versicherten, bei denen keine neurologische oder psychiatrische Diagnose vorlag, Regelmedikamente aus dem Bereich der Neuroleptika, Anxiolytika, Hypnotika sowie Sedativa, die aufgrund ihrer sedierenden Wirkung potenziell freiheitseinschränkend wirken können (Ezzat et al. 2019).

In der Zusammenschau der Literatur zeigt sich somit ein relevantes Qualitätsdefizit im Hinblick auf eine adäquate Medikation mit Psychopharmaka bei älteren pflegebedürftigen Menschen im Versorgungsbereich der ambulanten Pflege.

Messbarkeit und konzeptionelle Definition
Eine Abbildung von Verordnungen potenziell ungeeigneter Arzneimittel über die Abrechnungsdaten bei den Kranken- bzw. Pflegekassen wurde grundsätzlich als möglich eingeschätzt. Hierzu können die Abrechnungsdaten zur Arzneimittelversorgung gemäß § 300 SGB V und hieraus speziell die Informationen der vorliegenden PZN und der ihnen zuordenbaren Wirkstoffgruppen (ATC-Kodes) verwendet werden (siehe Abschnitt 8.4). Im vorliegenden Forschungsdatensatz standen im Datenbestand zur Arzneimittelversorgung die notwendigen Informationen zu den verordneten PZN sowie ATC-Kodes zur Verfügung (Tabelle 9.1), sodass die Messbarkeit anhand der Datenbestände des Forschungsdatensatzes gegeben war und eine entsprechende Kennzahl operationalisiert und ausgewertet werden konnte.

Als erster Schritt der Operationalisierung wurden die adressierte Grundgesamtheit sowie das interessierende Ereignis der Kennzahl definiert. Erfasst werden sollten – orientiert an der Studie zur Identifikation von potenziell ungeeigneter Medikation im Alter (PRISCUS) (Holt et al. 2010)[4] – alle pflegebedürftigen Menschen ≥ 65 Jahre, die Pflegesachleistungen oder Kombinationsleistungen nach SGB XI bzw. Leistungen der häuslichen Krankenpflege (§ 37 SGB V) erhalten (*Nenner*), bei denen im Quartal ein inadäquates Psychopharmakon verordnet wurde (*Zähler*). Zur Festlegung der für ältere Menschen (≥ 65 Jahre) inadäquaten Psychopharmaka, wurde dementsprechend die „PRISCUS-Liste potenziell inadäquater Medikation für ältere Menschen" (Holt et al. 2010, Holt et al. 2011) herangezogen und für die darin enthaltenen Gruppen von Psychopharmaka (Antidepressiva, Antipsychotika, Sedativa/Hypnotika, Antidementiva) die ausgewiesenen potenziell ungeeigneten Wirkstoffe herausgesucht. Im zweiten Schritt wurden den Wirkstoffen die entsprechenden ATC-Kodes gemäß der zum Zeitpunkt der empirischen Analysen gültigen ATC-Klassifikation (BfArM 2021a) zugeordnet. Im dritten Schritt wurde die Rechenregel für die Berechnung der Kennzahl formuliert. Dabei wurde festgelegt, dass die Grundgesamtheit der pflegebedürftigen Menschen auf Menschen älter als 64 Jahre eingeschränkt werden und für diese mindestens die Verordnung eines der einbezogenen Psychopharmakons pro Leistungsquartal vorliegen sollte. Die operationalisierte Kennzahl „Pflegebedürftige Menschen (≥ 65 Jahre) in der ambulanten Pflege mit Verordnungen von inadäquaten Psychopharmaka" ist Tabelle 10.6 zu entnehmen.

Tabelle 10.6 Datenblatt mit der Operationalisierung der Kennzahl „Pflegebedürftige Menschen (≥ 65 Jahre) in der ambulanten Pflege mit Verordnungen von inadäquaten Psychopharmaka"

Anteil pflegebedürftiger Menschen (≥ 65 Jahre) in der ambulanten Pflege mit Verordnungen von inadäquaten Psychopharmaka	
Beschreibung	Anteil pflegebedürftiger Menschen ≥ 65 Jahre, die im Quartal der ambulanten Pflege mindestens ein inadäquates Psychopharmakon entsprechend PRISCUS-Liste verordnet bekommen haben.

(Fortsetzung)

---

[4] Die Operationalisierung und empirische Prüfung der Kennzahl wurde auf Grundlage der zum Zeitpukt der empirischen Analysen vorliegenden PRISCUS-Liste von 2010 (Holt et al. 2010, Holt et al. 2011) vorgenommen. Im Januar 2023 wurde von Mann et al. (2023) eine erste Aktualisierung der PRISCUS-Liste (PRISCUS 2.0) veröffentlicht.

Tabelle 10.6 (Fortsetzung)

Anteil pflegebedürftiger Menschen ($\geq$ 65 Jahre) in der ambulanten Pflege mit Verordnungen von inadäquaten Psychopharmaka

Zähler	Anzahl der pflegebedürftigen Menschen mit • mindestens einer Verordnung eines inadäquaten Antidepressivas/Antipsychiotikas/Sedativas/Hypnotikas/Antidementivas (gemäß PRISCUS-Liste) im Leistungsquartal.			
Nenner	Anzahl der Versicherten, die im Quartal mindestens einmal eine • Pflegesachleistung oder Kombinationsleistungen nach SGB XI **ODER** • Leistung der häuslichen Krankenpflege (§ 37 SGB V) erhalten haben **UND** • älter als 64 Jahre sind.			
Kodes	**ATC**[5]	**Antidepressiva**	**ATC**	**Sedativa/Hypnotika**
	N06AA09	Amitriptylin	N05AB02	Chlordiazepoxid
	N06AA12	Doxepin	N05AB01	Diazepam
	N06AA02	Imipramin	N05CD01	Flurazepam
	N06AA04	Clomipramin	N05BA05	Dikaliumclorazepat
	N06AA21	Maprotilin	N05BA08	Bromazepam
	N06AA06	Trimipramin	N05BA11	Prazepam
	N06AB03	Fluoxetin	N05BA09	Clobazam
	N06AF04	Tranylcypromin	N05CD02	Nitrazepam
	ATC	**Antipsychotika**	N05CD03	Flunitrazepam
	N05AC02	Thioridazin	N05BA03	Medazepam
	N05AB02	Fluphenazin	N05BA12	Alprazolam
	N05AA02	Levomepromazin	N05CD07	Temazepam
	N05AB03	Perphenazin	N05CD05	Triazolam
	N05AD01	Haloperidol	N05BA06	Lorazepam
	N05AH03	Olanzapin	N05BA04	Oxazepam
	N05AH02	Clozapin	N05CD06	Lormetazepam
	ATC	**Antidementiva**	N05CD09	Brotizolam

(Fortsetzung)

---

[5] ATC-Kodes gemäß der zum Zeitpunkt der empirischen Analysen gültigen ATC-Klassifikation (BfArM 2021a).

Tabelle 10.6 (Fortsetzung)

Anteil pflegebedürftiger Menschen ($\geq$ 65 Jahre) in der ambulanten Pflege mit Verordnungen von inadäquaten Psychopharmaka

C04AD03	Pentoxifyllin	N05CF02	Zolpidem
C04AX21	Naftidrofuryl	N05CF01	Zopiclon
N06DX13	Nicergolin	N05CF03	Zaleplon
N06BX03	Piracetam	N05CM21	Doxylamin

10.4.1.2 Ergebnisse der empirischen Analysen

Zur empirischen Prüfung der vorgenommenen Operationalisierung wurde die entsprechende Rechenregel anhand der Daten des Forschungsdatensatzes umgesetzt. Die Einschränkung der Studienpopulation auf ältere pflegebedürftige Menschen ergab, dass im Durchschnitt der Quartale 86 % aller pflegebedürftigen Menschen älter als 64 Jahre waren. In Tabelle 10.7 ist die Anzahl der pflegebedürftigen Menschen $\geq$ 65 Jahre pro Quartal für die beiden Berichtsjahre 2018 und 2019 aufgeführt.

Tabelle 10.7 Anzahl der Versicherten ($\geq$ 65 Jahre) mit ambulanten Pflegeleistungen pro Quartal der beiden Berichtsjahre 2018 und 2019 (eigene Berechnung)

Jahr	Quartal	Anzahl der Versicherten $\geq$ 65 Jahre	Anteil an allen Versicherten der Studienpopulation (%)
2018	1	132.345	86,5
	2	131.755	86,2
	3	132.312	86,1
	4	131.264	85,9
2019	1	133.158	86,6
	2	133.216	86,3
	3	134.494	86,1
	4	132.931	85,9

Die Berechnung der operationalisierten Kennzahl zeigte, dass im Durchschnitt der Quartale beider Berichtsjahre bei insgesamt 11,3 % aller ambulant versorgten pflegebedürftigen Menschen $\geq$ 65 Jahre eine Verordnung inadäquater Psychopharmaka vorlag. Die berechnete Prävalenz anhand der routinedatenbasierten Kennzahl lag somit in der Nähe der in der Literatur ausgewiesenen Prävalenz von 16 % ambulant versorgter pflegebedürftiger Menschen ($\geq$ 65 Jahre) mit inadäquaten Psychopharmaka gemäß PRISCUS-Liste (siehe Abschnitt 10.4.1.1). Abbildung 10.6 gibt einen Überblick über die Ergebnisse im Quartalsdurchschnitt je Berichtsjahr (2018 bzw. 2019) sowie über die einzelnen Quartalsergebnisse in den Berichtsjahren 2018 bzw. 2019.

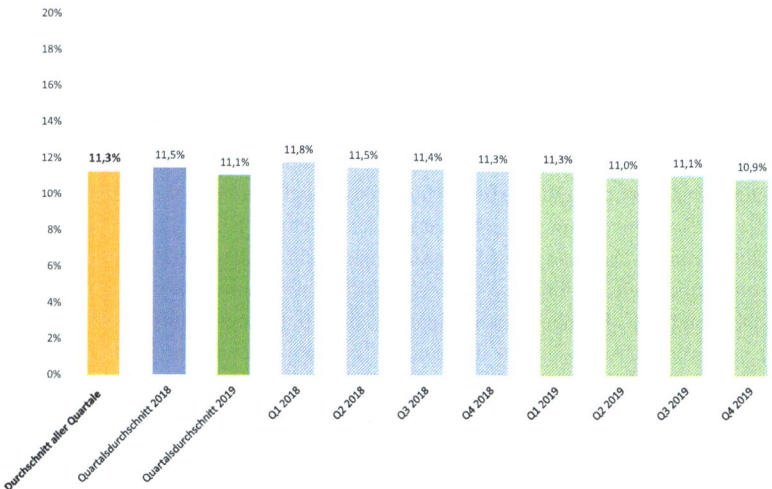

Abbildung 10.6   Anteil pflegebedürftiger Menschen ($\geq$ 65 Jahre) in der ambulanten Pflege mit Verordnungen von inadäquaten Psychopharmaka (eigene Berechnung)

10.4.1.3   Fazit und Limitationen

Die Ergebnisse der empirischen Prüfung zeigen, dass die Kennzahl anhand der Abrechnungsdaten bei den Kranken- bzw. Pflegekassen grundsätzlich operationalisierbar ist. Die anhand der routinedatenbasierten Kennzahl berechnete Prävalenz für eine inadäquate Medikation mit Psychopharmaka bei ambulant versorgten pflegebedürftigen Menschen $\geq$ 65 Jahre von 11,3 % liegt dabei etwas niedriger als beispielsweise die Prävalenz (16 %), die in der vom MDK Bayern durchgeführten Untersuchung von nicht geeigneten Psychopharmaka-Verordnungen anhand der Pflegebegutachtungsdaten in der ambulanten häuslichen Pflege ermittelt wurde (siehe Abschnitt 10.4.1.1). Das Kennzahlergebnis untermauert aber dennoch das bereits anhand der Literatur deutlich gewordene Qualitätsdefizit bzgl. zu häufiger Verordnungen von inadäquaten Psychopharmaka bei älteren pflegebedürftigen Menschen im Versorgungsbereich der ambulanten Pflege. Zusammenfassend ist daher festzustellen, dass mit der operationalisierten routinedatenbasierten Kennzahl eine valide Erfassung von ambulant versorgten pflegebedürftigen Menschen ≥ 65 Jahre mit einer inadäquaten Psychopharmaka-Medikation anhand der Routinedaten der Kranken- bzw. Pflegekassen grundsätzlich möglich ist.

Die etwas niedrigere Prävalenz einer inadäquaten Psychopharmaka-Medikation bei der Studienpopulation im Vergleich zur Literatur könnte darauf zurückzuführen sein, dass bei der Berechnung der vorliegenden Kennzahl pflegebedürftige Menschen mit mindestens einer Verordnung eines der einbezogenen Psychopharmakons erfasst werden. Pflegebedürftige Menschen mit der Verordnung von mehreren verschiedenen Psychopharmaka gemäß der definierten Liste wurden bei der Berechnung der Kennzahl daher nur einmal gezählt. Vor dem Hintergrund, dass pflegebedürftige Menschen jedoch häufig mehrere Psychopharmaka als Regelmedikamente erhalten (siehe Abschnitt 10.4.1.1), könnte in einer weiterführenden Analyse geprüft werden, wie viele inadäquate Psychopharmaka-Verordnungen gleichzeitig pro pflegebedürftigem Mensch vorliegen, um die Rechenregel ggf. dahingehend anzupassen, dass bei pflegebedürftigen Menschen mit möglicherweise mehreren inadäquaten Psychopharmaka auch alle inadäquaten Psychopharmaka erfasst werden und die pflegebedürftigen Menschen damit mehrfach in die Kennzahlberechnung eingehen können.

10.4.2 Pflegebedürftige Menschen in der ambulanten Pflege mit Dekubitus

10.4.2.1 Relevanz, Messbarkeit und konzeptionelle Definition
Relevanz in der ambulanten pflegerischen Versorgung
Dekubitūs sind Schädigungen der Haut bzw. des darunter liegenden Gewebes, die bei den betroffenen pflegebedürftigen Menschen mit schwerwiegenden Beeinträchtigungen der Gesundheit und Lebensqualität einhergehen (DNQP 2017a). Sie sind damit ein unmittelbar durch die pflegebedürftigen Menschen erfahrbares gesundheitseinschränkendes Ereignis und stellen somit einen bedeutsamen relevanten Endpunkt in der Versorgung von pflegebedürftigen Menschen dar. Die adäquate und effektive Dekubitusprophylaxe ist eine der Kernaufgaben in der Pflege (DNQP 2017a), weshalb das Auftreten von Dekubitūs als relevanter pflegespezifischer Outcomeparameter für die Qualität der pflegerischen Versorgung gelten kann (siehe Abschnitt 6.5.3). In der Literatur finden sich dementsprechend zahlreiche Untersuchungen zum Vorliegen von Dekubitūs in der ambulant pflegerischen Versorgung, die eine Prävalenz von 2–7 % von Dekubitūs bei pflegebedürftigen Menschen, die ambulant von einem ambulanten Pflegedienst (mit)versorgt werden, ermittelten

(Beerens et al. 2014, Kröger und Jöster 2018, Lahmann et al. 2015a, Lichterfeld-Kottner et al. 2018, PMV 2015, Raeder et al. 2019, Suhr et al. 2019). Aus einer quantitativen Primärdatenanalyse zu pflegerelevanten Gesundheitsproblemen in der ambulanten pflegerischen Versorgung in Deutschland von Lahmann et al. (2015a) wird zudem deutlich, dass es sich dabei überwiegend um fortgeschrittene Dekubitūs der Kategorie 2–5 handelt. 52 % der befragten pflegebedürftigen Menschen, die Leistungen von einem ambulanten Pflegedienst erhielten (n = 880), gaben an, dass bei ihnen ein Dekubitus Kategorie 2 vorlag. 15 % bzw. 5 % der Befragten berichteten von einem Dekubitus Kategorie 3 bzw. 4. Von einem Dekubitus im Anfangsstadium (Kategorie 1) waren insgesamt 28 % der befragten pflegebedürftigen Menschen betroffen (Lahmann et al. 2015a).

In der Literatur wird dementsprechend ein relevantes Qualitätsdefizit hinsichtlich der Vermeidung von Dekubitūs bei pflegebedürftigen Menschen im Versorgungsbereich der ambulanten Pflege aufgezeigt.

Messbarkeit und konzeptionelle Definition
Für die Erfassung von Dekubitūs und chronischen Wunden wurden die Abrechnungsdaten bei den Kranken- bzw. Pflegekassen ebenfalls als geeignet eingeschätzt. Hierfür stehen die Diagnosedaten gemäß ICD-10-GM sowohl der ambulant vertragsärztlichen Versorgung (§ 295 SGB V) als auch von Krankenhausbehandlungen (§ 301 SGB V) zur Verfügung. Darüber hinaus können Informationen zur Dekubitusversorgung/-behandlung aus den Abrechnungs- und Verordnungsdaten zur Arzneimittelversorgung (§ 300 SGB V), Hilfsmittelversorgung sowie zur häuslichen Krankenpflege (§ 302 SGB V) genutzt werden, um das Vorliegen eines behandlungsbedürftigen Dekubitus zu erfassen (siehe Abschnitt 8.5). Im Forschungsdatensatz standen für die empirische Prüfung Informationen zu den gesicherten Diagnosen im Datenbestand nach § 295 SGB V sowie zu Haupt- und Nebendiagnosen im Datenbestand nach § 301 SGB V zur Verfügung. Des Weiteren lagen in dem Datenbestand nach § 300 SGB V Informationen zu verordneten Arznei- bzw. Verbandmitteln (PZN) vor. Daten aus dem Datenbestand nach § 302 SGB V waren lediglich zu abgerechneten Leistungen der häuslichen Krankenpflege nach § 37 SGB V vorhanden. Zur Hilfsmittelversorgung nach § 302 SGB V lagen keine Informationen im Forschungsdatensatz vor (Tabelle 9.1). Anhand der Datenbestände des Forschungsdatensatzes war die Messbarkeit insgesamt gegeben, weshalb eine entsprechende Kennzahl operationalisiert und ausgewertet werden konnte.

Als erster Schritt der Operationalisierung wurden als Grundgesamtheit alle pflegebedürftigen Menschen, die Pflegesachleistungen oder Kombinationsleistungen nach SGB XI bzw. Leistungen der häuslichen Krankenpflege (§ 37 SGB V) erhalten, festgelegt. Als interessierendes Ereignis wurden alle im Quartal vorliegenden Dekubitūs definiert. Zur Erfassung des Vorliegens eines Dekubitus sollten die Dekubitus-Diagnosen aus der ambulanten vertragsärztlichen Versorgung und der Krankenhausbehandlung sowie die Leistungen der häuslichen Krankenpflege zur Dekubitusversorgung/-behandlung herangezogen werden. Dabei sollte geprüft werden, inwieweit darüber hinaus die Berücksichtigung der Verordnungen von Verbandmaterialien zur Wundversorgung bei Dekubitus notwendig ist, um das Vorliegen von Dekubitūs sowohl umfassend als auch zielgenau zu erfassen. Im zweiten Schritt wurden die dafür einschlägigen ICD-Kodes gemäß der zum Zeitpunkt der empirischen Analysen gültigen ICD-10-GM-Klassifikation für „Dekubitalgeschwür und Druckzone" (ICD-Kodes: L89.-) (BfArM 2021b) herausgesucht. Darüber hinaus wurden zur Erfassung der Dekubitusversorgung/-behandlung im Rahmen der häuslichen Krankenpflege gemäß § 37 SGB V die Abrechnungspositionsnummern für die entsprechenden Einzelleistungen aus dem bundeseinheitlichen Positionsnummernverzeichnis für Leistungen der häuslichen Krankenpflege herausgefiltert. Zudem erfolgte eine Zusammenstellung der spezifischen PZN zu Verbandmitteln für die Wundversorgung bei Dekubitus anhand einer vom WIdO zur Verfügung gestellten Excelliste mit bundeseinheitlichen PZN, die bereits auch für entsprechende Auswertungen bei Pflegeheimbewohner:innen genutzt wurde (Behrendt et al. 2020, Schwinger et al. 2018). Im dritten Schritt wurde die Rechenregel für die Berechnung der Kennzahl formuliert. Hierbei wurde hinsichtlich der zu berücksichtigenden Dekubitus-Diagnosen festgelegt, dass sowohl die Haupt- und Nebendiagnosen von Krankenhausaufenthalten im Leistungsquartal als auch die gesicherten vertragsärztlichen Diagnosen im Leistungsquartal berücksichtigt werden sollten. Die operationalisierte Kennzahl „Pflegebedürftige Menschen in der ambulanten Pflege mit Dekubitus" ist Tabelle 10.8 zu entnehmen.

Tabelle 10.8 Datenblatt mit der Operationalisierung der Kennzahl „Pflegebedürftige Menschen in der ambulanten Pflege mit Dekubitus"

Anteil pflegebedürftiger Menschen in der ambulanten Pflege mit Dekubitus	
Beschreibung	Anteil pflegebedürftiger Menschen bei denen im Quartal der ambulanten Pflege ein Dekubitus vorlag.
Zähler	Anzahl der pflegebedürftigen Menschen mit • einer ambulant gesicherten Diagnose „Dekubitus" im Leistungsquartal **ODER** • einer stationären Haupt- oder Nebendiagnose „Dekubitus" im Leistungsquartal **ODER** • mindestens einer HKP-Leistung „Dekubitusversorgung/-behandlung" im Leistungsquartal **UND/ODER** • mindestens einer Verordnung von Verbandmaterialien (hydroaktiven Wundauflage) im Leistungsquartal.
Nenner	Anzahl der Versicherten, die im Quartal mindestens einmal eine • Pflegesachleistungen oder Kombinationsleistungen nach SGB XI **ODER** • Leistung der häuslichen Krankenpflege (§ 37 SGB V) erhalten haben

Kodes	**ICD-10-GM**[6]	**Dekubitus**		
	L89.0-	Dekubitalgeschwür und Druckzone: Dekubitus, Stadium 1		
	L89.1-	Dekubitalgeschwür und Druckzone: Dekubitus, Stadium 2		
	L89.2-	Dekubitalgeschwür und Druckzone: Dekubitus, Stadium 3		
	L89.3-	Dekubitalgeschwür und Druckzone: Dekubitus, Stadium 4		
	L89.9-	Dekubitalgeschwür und Druckzone: Dekubitus, Stadium nicht näher bezeichnet		
	GOP[7]	**Dekubitusversorgung/ -behandlung**	**GOP**	**Dekubitusversorgung/ -behandlung**
	243	Dekubitusbehandlung und -versorgung	501	Dekubitusbehandlung, mehrere Grad 2
	306	Dekubitusversorgung umfangreich	502	Dekubitusbehandlung, mehrere Grad 3

(Fortsetzung)

---

[6] ICD-Kodes gemäß der zum Zeitpunkt der empirischen Analysen gültigen ICD-10-GM-Klassifikation (BfArM 2021b).

[7] Gebührenordnungspositionen gemäß dem zum Zeitpunkt der empirischen Analysen gültigen bundeseinheitlichen Positionsnummernverzeichnis für Leistungen der häuslichen Krankenpflege (GKV-Spitzenverband 2022e).

Tabelle 10.8 (Fortsetzung)

Anteil pflegebedürftiger Menschen in der ambulanten Pflege mit Dekubitus

328	Dekubitusbehandlung Grad II	503	Dekubitusbehandlung, mehrere Grad 4
329	Dekubitusbehandlung Grad III	509	Dekubitusbehandlung, bis zu zwei Dekubiti Grad 2
330	Dekubitusbehandlung Grad IV	510	Dekubitusbehandlung, mehr als zwei Dekubiti Grad 2
411	Dekubitusbehandlung 2. Stelle	535	Dekubitusbehandlung 6. Stelle
412	Dekubitusbehandlung 3. Stelle	536	Dekubitusbehandlung 7. Stelle
413	Dekubitusbehandlung 4. Stelle	537	Dekubitusbehandlung 8. Stelle
414	Dekubitusbehandlung 5. Stelle	538	Dekubitusbehandlung 9. Stelle
470	2 Dekubitusbehandlungen je Hausbesuch	539	Dekubitusbehandlung 10. Stelle
471	3 Dekubitusbehandlungen je Hausbesuch	557	Versorgung eines oder mehrere Dekubiti Stadium 3 und/oder 4
472	4 Dekubitusbehandlungen je Hausbesuch	A01	Anleitung bei Dekubitusbehandlung ab Grad II bei 2 Dekubiti
473	5 Dekubitusbehandlungen je Hausbesuch	A02	Anleitung bei Dekubitusbehandlung ab Grad II bei 3 Dekubiti
493	Dekubitusbehandlung phasengerechte Versorgung 1. Stelle	B79	Positionswechsel zur Dekubitusbehandlung (Nr. 12)
494	Dekubitusbehandlung phasengerechte Versorgung 2. Stelle	B83	Positionswechsel zur Dekubitusbehandlung Grad 1
495	Dekubitusbehandlung phasengerechte Versorgung 3. Stelle	B84	Positionswechsel zur Dekubitusbehandlung ab Grad 2

(Fortsetzung)

Tabelle 10.8 (Fortsetzung)

Anteil pflegebedürftiger Menschen in der ambulanten Pflege mit Dekubitus

496	Dekubitusbehandlung phasengerechte Versorgung 4. Stelle	B85	Anleitung bei Positionswechsel zur Dekubitusbehandlung
497	Dekubitusbehandlung aufwendige Versorgung 1. Stelle	B86	Anleitung bei Positionswechsel zur Dekubitusbehandlung Grad 1
498	Dekubitusbehandlung aufwendige Versorgung 2. Stelle	B87	Anleitung bei Positionswechsel zur Dekubitusbehandlung ab Grad 2
499	Dekubitusbehandlung aufwendige Versorgung 3. Stelle	C73	Positionswechsel zur Dekubitusbehandlung (12)
500	Dekubitusbehandlung aufwendige Versorgung 4. Stelle		

PZN-Obergruppen[8] **– Hydroaktive Wundauflagen**

- Aktive Wundauflagen
- Aktivkohleverbände
- Alginate
- Folien/semipermeable Transparentfolien
- Hautschutzpräparate
- Honig-Produkte
- Hydrofaser/-fiber/Aquafaser
- Hydrogel
- Hydrokolloidähnliche Wundauflagen
- Hydrokolloide
- Hydrophobe Wundauflagen
- Moderne Post-OP-Verbände
- Produkte zur Unterstützung der Wundreinigung
- Saugspülkörper zur Nasstherapie
- Schaumverbände
- Sonstige Wundauflagen
- Superabsorber/Vlieskompressen mit Superabsorber
- Wundauflagen aus feuchter Zellulose/sonstige Wundauflagen
- Wundspüllösungen

---

[8] Bundeseinheitliche Pharmazentralnummern für Arznei- bzw. Verbandmittel gemäß Arzneimittelabrechnungsvereinbarung (GKV-Spitzenverband 2021a).

10.4.2.2 Ergebnisse der empirischen Analysen

Um die vorgenommene Operationalisierung empirisch zu prüfen, wurden zunächst verschiedene explorative Analysen, die einen Überblick über die Häufigkeiten von pflegebedürftigen Menschen mit einer Dekubitus-Diagnose (DEK-Diagnose), Leistungen der häuslichen Krankenpflege zur Dekubitusversorgung/-behandlung (DEK-GOP) und der Verordnung von Verbandmaterialien zur Wundversorgung bei Dekubitus (DEK-PZN) im Durchschnitt der Quartale der Berichtsjahre 2018 bzw. 2019 gaben, durchgeführt (siehe Abbildung 10.7).

Im Ergebnis zeigte sich, dass im Durchschnitt der Quartale beider Berichtsjahre bei 6,5 % aller pflegebedürftigen Menschen eine ambulante bzw. stationäre Dekubitus-Diagnose vorlag. Davon lag im Durchschnitt bei 85,7 % der ambulant versorgten pflegebedürftigen Menschen mit einer Dekubitus-Diagnose eine ambulante vertragsärztliche Dekubitus-Diagnose vor. Bei 14,3 % der pflegebedürftigen Menschen mit einer Dekubitus-Diagnose lag daher alleinig eine stationäre Dekubitus-Diagnose als Haupt- oder Nebendiagnose aus den Abrechnungsdaten zu Krankenhausbehandlungen vor.

Leistungen der häuslichen Krankenpflege zur Dekubitusversorgung/-behandlung wurden im Durchschnitt bei 0,9 % aller ambulant versorgten pflegebedürftigen Menschen abgerechnet. Dabei zeigte sich, dass im Mittel bei 76,3 % der pflegebedürftigen Menschen mit HKP-Leistungen zur Dekubitusversorgung/-behandlung ebenfalls auch eine ambulante oder stationäre Dekubitus-Diagnose kodiert war. Bei 23,7 % der pflegebedürftigen Menschen mit HKP-Leistungen zur Dekubitusversorgung/-behandlung lag dementsprechend alleinig eine DEK-GOP vor, anhand derer ein Dekubitus identifiziert werden kann.

Darüber hinaus lagen im Durchschnitt bei 11,1 % aller ambulant versorgten pflegebedürftigen Menschen Verordnungen von Verbandmaterialien zur Wundversorgung bei Dekubitūs vor. Da die aufgeführten Verbandmaterialien zur Wundversorgung neben der Behandlung von Dekubitūs auch zur Behandlung von anderen chronischen Wunden eingesetzt werden können, wurden zusätzlich Analysen zur Kombination der verordneten DEK-PZN mit den vorhandenen Dekubitus-Diagnosen bzw. Leistungen der häuslichen Krankenpflege zur Dekubitusversorgung/-behandlung vorgenommen, um auf pflegebedürftige Menschen zu fokussieren, bei denen aufgrund eines vorliegenden Dekubitus Verbandmaterialien zur Wundversorgung verordnet wurden. Die Analysen ergaben, dass im Mittel bei 3,4 % aller pflegebedürftigen Menschen eine Dekubitus-Diagnose in Verbindung mit einer entsprechenden PZN von Verbandmaterialien zur Wundversorgung vorlag. Im Durchschnitt bei 0,7 % aller ambulant versorgten

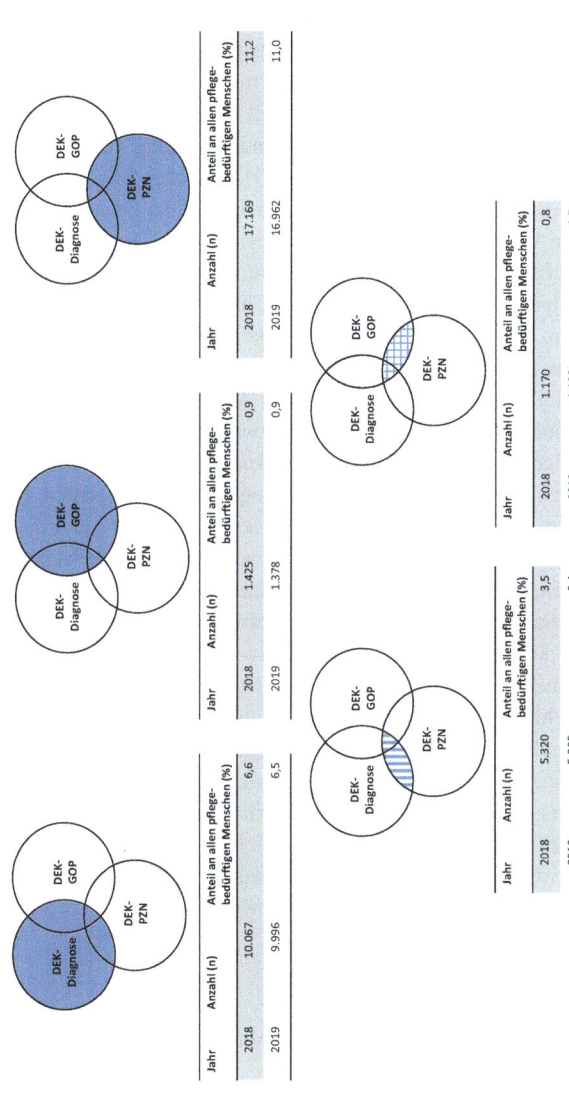

Abbildung 10.7 Häufigkeiten von Dekubitus-Diagnosen (DEK-Diagnose), abgerechneten Leistungen der häuslichen Krankenpflege zur Dekubitusversorgung/-behandlung (DEK-GOP) sowie der Verordnungen von entsprechenden Verbandmaterialien (DEK-PZN) bei pflegebedürftigen Menschen mit ambulanten Pflegeleistungen im Durchschnitt der Quartale der Berichtsjahre 2018 bzw. 2019 (eigene Berechnung)

pflegebedürftigen Menschen lag eine HKP-Leistung zur Dekubitusversorgung/-behandlung in Verbindung mit einer verordneten PZN vor. Daraus ergab sich, dass lediglich bei 52 % der pflegebedürftigen Menschen mit Dekubitus-Diagnose auch gleichzeitig Verbandmaterialien zur Wundversorgung verordnet wurden. Bei den ambulant versorgten pflegebedürftigen Menschen mit einer HKP-Leistung zur Dekubitusversorgung/-behandlung lag im Durchschnitt bei 82 % eine zusätzliche Verordnung von PZN zu Verbandmaterialien zur Wundversorgung vor.

Es zeigte sich demnach, dass für knapp die Hälfte (48 %) der ambulant versorgten pflegebedürftigen Menschen mit einer Dekubitus-Diagnose keine Verbandmaterialien zur Wundversorgung abgerechnet wurden. Dies könnte ein Hinweis darauf sein, dass es sich bei einem bestimmten Teil der Diagnosen um Dekubitūs Stadium 1 handelt, die ggf. nicht durch hydroaktive Wundauflagen versorgt werden müssen. Ein weiterer Grund hierfür könnte sein, dass es sich bei den kodierten Dekubitus-Diagnosen teilweise auch um „inaktive" Diagnosen (sog. Dauerdiagnosen) aus den ambulant vertragsärztlichen Abrechnungsdaten handeln könnte, die in der ambulanten Praxisverwaltungssoftware automatisiert von den Vorquartalen in die Folgequartale übernommen wurden, ggf. ohne die übernommene Diagnose auf weiterhin bestehende Behandlungsrelevanz zu prüfen (§ 2 Absatz 2 der Kodiervorgaben nach § 295 SGB V; KBV 2021). Aufgrund dieser Dauerdiagnosen kann es in den Abrechnungsdaten so wirken, als würde weiterhin ein Dekubitus vorliegen. Jedoch könnte das gleichzeitige Fehlen der Verordnung von PZN zu Verbandmaterialien zur Wundversorgung ein Anhaltspunkt dafür sein, dass die Dekubitus-Diagnose keine „aktive" Diagnose mehr ist und somit keine Dekubitusbehandlung mehr notwendig ist und der ehemals vorliegende Dekubitus als geheilt angenommen werden kann. Vor diesem Hintergrund erschien eine Operationalisierung des Zählers allein auf Basis der Diagnosedaten nicht angebracht und eine zusätzliche Berücksichtigung der PZN zur Verordnung von Verbandmaterialien zur Wundversorgung erforderlich, um im Quartal „aktiv" bestehende Dekubitūs zu erfassen.

Auf der Grundlage der Ergebnisse der explorativen Analysen wurde daher entschieden, die Operationalisierung der Kennzahl sowohl anhand der

- ambulanten bzw. stationären Dekubitus-Diagnosen
  ODER
- HKP-Leistungen zur Dekubitusversorgung/-behandlung
  UND
- mindestens einer Verordnung von Verbandmaterialien zur Wundversorgung im Leistungsquartal

vorzunehmen, um das Vorliegen von Dekubitūs bei pflegebedürftigen Menschen umfassend und zielgenau zu erfassen.

Die Berechnung der final operationalisierten Kennzahl zeigt, dass im Durchschnitt der Quartale beider Berichtsjahre bei insgesamt 3,6 % aller ambulant versorgten pflegebedürftigen Menschen eine ambulante oder stationäre Dekubitus-Diagnose oder HKP-Leistung zur Dekubitusversorgung/-behandlung in Kombination mit einer Verordnung von Verbandmaterialien zur Wundversorgung vorlag. Abbildung 10.8 gibt zudem einen Überblick über die Ergebnisse im Quartalsdurchschnitt je Berichtsjahr (2018 bzw. 2019) sowie über die einzelnen Quartalsergebnisse in den Berichtsjahren 2018 bzw. 2019.

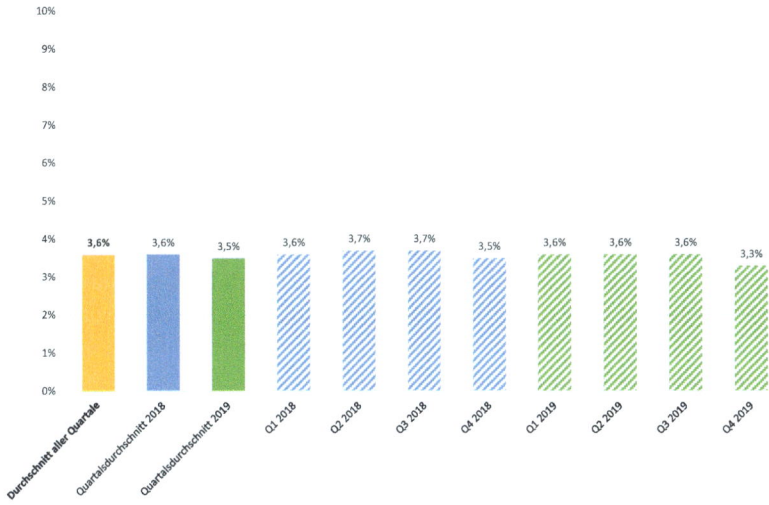

Abbildung 10.8 Anteil pflegebedürftiger Menschen in der ambulanten Pflege mit Dekubitus (eigene Berechnung)

10.4.2.3   Fazit und Limitationen

Die Ergebnisse der empirischen Prüfung belegen auch hier, dass die vorliegende Kennzahl anhand der Abrechnungsdaten bei den Kranken- bzw. Pflegekassen grundsätzlich operationalisierbar ist. Das berechnete Kennzahlergebnis einer Dekubitus-Prävalenz von 3,6 % bei pflegebedürftigen Menschen die Pflegesachleistungen oder Kombinationsleistungen nach SGB XI bzw. Leistungen der häuslichen Krankenpflege nach SGB V erhalten (siehe Abbildung 10.8), liegt im Bereich der in der Literatur angeführten Prävalenz von 2–7 % Dekubitūs bei pflegebedürftigen Menschen in der ambulanten Pflege (siehe Abschnitt 10.4.2.1) und stützt damit das diesbezüglich bestehende Qualitätsdefizit im Versorgungsbereich der ambulanten Pflege. Dementsprechend ist auch hier zu konstatieren, dass mit der operationalisierten routinedatenbasierten Kennzahl eine valide Erfassung von ambulant versorgten pflegebedürftigen Menschen mit einem Dekubitus anhand der Routinedaten der Kranken- bzw. Pflegekassen grundsätzlich möglich ist.

Bei der Operationalisierung der Kennzahl wurden sowohl ambulant vertragsärztlich kodierte Dekubitus-Diagnosen als auch die stationären Diagnosen von Krankenhausbehandlungen berücksichtigt, um das Vorliegen eines Dekubitus bei ambulant versorgten pflegebedürftigen Menschen möglichst umfassend zu erfassen, unabhängig davon, in welchem Versorgungssektor dieser erworben wurde. Dies scheint gerechtfertigt, da bei einem Großteil der stationär versorgten Patient:innen mit Dekubitus, dieser auch noch bei der Entlassung in die ambulante Weiterversorgung besteht und damit auch in der weiteren ambulanten medizinisch-pflegerischen Versorgung relevant ist. Der Bundesauswertung 2018 zum externen stationären Qualitätssicherungsverfahren „Dekubitusprophylaxe" bestätigt, dass im Erfassungsjahr 2017 bei der Mehrzahl von stationär behandelten Patient:innen mit Dekubitūs, dieser bei der Entlassung noch vorhanden war. Bei insgesamt 85 % der Patient:innen lag der Dekubitus bei der Entlassung aus dem Krankenhaus (Present on Discharge) weiterhin vor (IQTIG 2018b). Das Vorliegen einer alleinigen stationären Dekubitus-Diagnose könnte jedoch auch darauf hinweisen, dass bei den Patient:innen der bestehende Dekubitus noch während des stationären Krankenhausaufenthalts abgeheilt ist und keiner weiteren ambulanten Versorgung bedurfte. Die entsprechenden Fälle sollten dann aus der Berechnung der vorliegenden Kennzahl ausgeschlossen werden. Bei einem bestimmten, jedoch nicht quantifizierbaren Anteil der Patient:innen könnte es sich aber auch um eine fehlende Kodierung von Dekubitus-Diagnosen im ambulant vertragsärztlichen Bereich handeln. Um sich dieser Problematik zu nähern, wären weitere explorative Analysen notwendig. Eine mögliche weiterführende Analyse könnte untersuchen, ob bei den pflegebedürftigen Menschen mit alleiniger stationärer Dekubitus-Diagnose ggf. trotzdem Verbandmaterialien zur Wundversorgung bei Dekubitus ambulant vertragsärztlich verordnet wurden. Dies würde erste Hinweise darauf geben, dass der Dekubitus auch weiterhin besteht und ambulant versorgt werden muss.

Der Anteil der ambulant versorgten pflegebedürftigen Menschen mit HKP-Leistungen zur Dekubitusversorgung/-behandlung erscheint mit 0,9 % sehr gering, wobei entsprechende Vergleichszahlen aus der Literatur fehlen. Erklärt werden kann dies ggf. durch die grundsätzlichen Abrechnungs- und Vergütungsmodalitäten von Leistungen der häuslichen Krankenpflege. Bereits bei der Prüfung der Daten der häuslichen Krankenpflege für die Abbildbarkeit der Versorgungsaspekt wurde diesbezüglich auf mögliche Einschränkungen durch die bestehenden Abrechnungs- und Vergütungsmodalitäten hingewiesen. Demnach kann die Abrechnung und Vergütung der HKP-Leistungen – je nach getroffener Vergütungsvereinbarung – auf Grundlage von Einzelleistungen oder auch auf Basis zusammengefasster Leistungskomplexe/-pauschalen erfolgen (siehe Abschnitt 7.2). Eine deskriptive Auswertung des im Forschungsdatensatz zur Verfügung gestellten Datenbestands nach § 302 SGB V zur häuslichen Krankenpflege zeigt, dass vorwiegend Leistungspauschalen abgerechnet werden. Die Auswertung der Häufigkeit der abgerechneten HKP-Leistungen ergab, dass es sich bei den am häufigsten abgerechneten GOP um Leistungspauschalen oder allgemeine GOP (z. B. Hausbesuch oder Wegepauschalen) handelt. In den TOP 15 der abgerechneten GOP waren nur sehr wenige Einzelleistungen (z. B. „Arzneien verabreichen und überwachen" oder „Anziehen von Kompressionsstrümpfen") enthalten (Tabelle 10.9). Darüber hinaus ist es möglich, dass erbrachte Einzelleistungen zu Vergütungszwecken von den Krankenkassen nachträglich zu Pauschalen zusammengefasst werden und die einzeln erbrachten Leistungen nicht mehr für Auswertungen zur Verfügung stehen. Aufgrund der Abrechnung von Leistungspauschalen bzw. der Zusammenfassung von Einzelleistungen zur pauschalen Vergütung können spezifische Einzelleistungen, wie z. B. die für die vorliegende Kennzahl benötigten Einzelleistungen zur Dekubitusversorgung/ -behandlung, damit nicht identifiziert und vollständig erfasst werden. Daraus ergibt sich, dass der Anteil von ambulant versorgten pflegebedürftigen Menschen mit HKP-Leistungen zur Dekubitusversorgung/-behandlung in der vorliegenden Kennzahl eventuell untererfasst ist.

Da gemäß HKP-RL auf jeder Verordnung von Leistungen der häuslichen Krankenpflege eine begründende Diagnose anzugeben ist (§ 3 Absatz 2 HKP-RL; G-BA 2022f), wäre es generell denkbar gewesen, das Vorliegen von Dekubitūs alleinig über die abgerechneten ambulanten und stationären Diagnosedaten zu erfassen und damit bereits anhand der Diagnosen ein vollständiges Bild über das Vorliegen von Dekubitūs bei den pflegebedürftigen Menschen mit Pflegesachleistungen oder Kombinationsleistungen nach SGB XI oder mit Leistungen der häuslichen Krankenpflege zu erhalten. Die explorativen Analysen zeigten jedoch, dass bei knapp 24 % der pflegebedürftigen Menschen mit HKP-Leistungen zur Dekubitusversorgung/-behandlung keine entsprechende Dekubitus-Diagnose vorlag. Aufgrund dessen wurde entschieden, neben den ambulanten und stationären Dekubitus-Diagnosen weiterhin auch den geringen Teil der identifizierbaren

Tabelle 10.9 Häufigkeit der abgerechneten HKP-Leistungen im Forschungsdatensatz (eigene Berechnung)

HKP-Leistung (GOP)	Anteil an allen abgerechneten HKP-Leistungen im Forschungsdatensatz (in %, gesamt = 3.037.239)
GOP 170: Pauschale für Leistungsgruppe 1 (Behandlungspflegen I)	14,5
GOP 701: Hausbesuch	9,8
GOP 706: Wegegeldpauschale	7,9
GOP 171: Pauschale für Leistungsgruppe 2 (Behandlungspflegen II)	6,7
GOP 172: Pauschale für Leistungsgruppe 3 (Behandlungspflegen III)	5,7
GOP 713: Hausbesuch mit Sachleistungen der Pflegeversicherung	5,3
GOP 601: Hausbesuch an Sonn- und Feiertagen	5,3
GOP 233: Arzneien verabreichen und überwachen	4,7
GOP 312: Richten von Medikamenten (Dosimed)	2,6
GOP 603: Hausbesuch zu ungünstigen Zeiten	2,3
GOP 298: Anziehen von Kompressionsstrümpfen	2,1
GOP 606: Zuschläge/Abschläge für Samstag	1,9
GOP 173: Pauschale für Leistungsgruppe 4 (Behandlungspflegen IV)	1,9
GOP 877: Hälftige Wegepauschale 1	1,4
GOP 263: An- und Ausziehen von Kompressionsstrümpfen	1,3

HKP-Leistungen zur Dekubitusversorgung/-behandlung bei der Berechnung der Kennzahl zu berücksichtigen, um damit ambulant versorgte pflegebedürftige Menschen mit einem vorliegenden Dekubitus (Dekubitus-Diagnose oder HKP-Leistung zur Dekubitusversorgung/-behandlung) so vollständig wie möglich zu erfassen.

Um auf das Vorliegen von „aktiven" Dekubitus-Fällen zu fokussieren, wurde in der Rechenregel der Kennzahl festgelegt, dass im gleichen Quartal der Dekubitus-Diagnose bzw. HKP-Leistung zur Dekubitusversorgung/-behandlung zusätzlich mindestens eine Verordnung von Verbandmaterialien zur Wundversorgung vorliegen soll. Dies orientierte sich am Vorgehen von Schwinger et al. (2018) zur Operationalisierung einer routinedatenbasierten Kennzahl zu Dekubitūs im Pflegeheim. Auch hier wurde eine Operationalisierung anhand der Dekubitus-Diagnosen in Verbindung mit der Verordnung von Verbandmaterialien zur Wundversorgung vorgenommen, um „inaktive" Dekubitus-Diagnosen oder Fehlkodierungen auszuschließen (Schwinger et al. 2018). Die Verknüpfung der Dekubitus-Fälle mit mindestens der Verordnung einer der einbezogenen PZN zu hydroaktiven Wundauflagen kann jedoch dazu führen, dass „aktive" Dekubitus-Fälle, die aber (noch) keiner Wundversorgung mit entsprechenden Verbandmaterialien benötigen (z. B. Dekubitūs Stadium 1), bei der Berechnung ausgeschlossen werden und damit in der Kennzahl untererfasst sind. Diesbezüglich könnten zur weiteren Einschätzung stratifizierte Auswertungen zum Anteil von Dekubitus-Fällen je nach Dekubitus-Stadium in Kombination mit Verordnungen von Verbandmaterialien zur Wundversorgung sinnvoll sein, um die Rechenregel der vorliegenden Kennzahl ggf. dementsprechend anpassen und weiter optimieren zu können. Darüber hinaus könnte geprüft werden, inwieweit die Verknüpfung der Dekubitus-Fälle mit HKP-Leistungen zur Dekubitusversorgung/-behandlung und einer Verordnung von Verbandmaterialien zur Wundversorgung sinnvoll sein könnte. Die empirischen Analysen haben gezeigt, dass bei ca. 18 % der ambulant versorgten pflegebedürftigen Menschen mit HKP-Leistungen zur Dekubitusversorgung/-behandlung im Leistungsquartal zusätzlich keine Verordnung von Verbandmaterialien erfolgte. Hierbei könnte ebenfalls eine weitere stratifizierte Auswertung nach Dekubitus-Stadium hilfreich sein, um sich der Gründe für den hohen Anteil an pflegebedürftigen Menschen mit einer Dekubitusversorgung/-behandlung ohne Verbandmaterialien zu nähern. Darüber hinaus könnte geprüft werden, ob statt der Verordnung von Verbandmaterialien zur Wundversorgung gleichzeitig HKP-Leistungen zur Wundversorgung einer akuten bzw. chronischen oder schwer heilenden Wunde abgerechnet wurden, die gemäß HKP-RL zusätzlich zu den Leistungen zur Dekubitusversorgung/-behandlung verordnungsfähig sind (Anlage zur HKP-RL; G-BA 2022f) und damit die Verordnung von einzelnen Verbandmaterialien möglicherweise ersetzen. Die Rechenregel der Kennzahl wäre dementsprechend diesbezüglich ggf. nochmal anzupassen.

10.4.3 Pflegebedürftige Menschen in der ambulanten Pflege mit Mangel/-Unterernährung

10.4.3.1 Relevanz, Messbarkeit und konzeptionelle Definition

Relevanz in der ambulanten pflegerischen Versorgung

Die Ernährung (Essen und Trinken) stellt ein menschliches Grundbedürfnis dar, das in engem Zusammenhang mit der Gesundheit und dem Wohlbefinden steht (DNQP 2017b). Bei pflegebedürftigen oder kranken Menschen liegen jedoch vielfach Schwierigkeiten im Hinblick auf eine angemessene Ernährung vor, weshalb sie hierbei besondere Unterstützung benötigen. Ohne eine adäquate Unterstützung im Ernährungsmanagement besteht das Risiko einer Mangel- bis hin zu einer Unterernährung, die sich negativ auf die körperlichen Funktionen sowie insgesamt auf den Gesundheitszustand auswirken können (DNQP 2017b). Die Mangelernährung stellt ein unmittelbar gesundheitseinschränkendes Ereignis und somit einen weiteren bedeutsamen relevanten Endpunkt in der Versorgung von pflegebedürftigen Menschen dar. Im Rahmen eines adäquaten Ernährungsmanagements von pflegebedürftigen Menschen leistet u. a. auch die Pflege einen wesentlichen Beitrag „[...] *eine bedürfnisorientierte und bedarfsgerechte orale Ernährung von kranken und pflegebedürftigen Menschen zu sichern und zu fördern [...]*" (DNQP 2017b: 11) und darüber hinaus die unterstützenden pflegerischen Aufgaben bei der enteralen bzw. parenteralen Ernährung zu übernehmen. Das Vorliegen einer Mangelernährung ist somit ein weiterer pflegespezifischer relevanter Endpunkt für die Qualität der pflegerischen bzw. medizinisch-pflegerischen Versorgung (siehe Abschnitt 6.5.3).

Dementsprechend finden sich in der Literatur auch zahlreiche quantitative Studien, die sich mit dem Thema des Ernährungszustands von pflegebedürftigen Menschen in der ambulanten pflegerischen Versorgung beschäftigen und hierbei den Fokus auf die Mangel-/Unterernährung bzw. die potenziellen Risiken für eine Mangelernährung legen. Es zeigt sich, dass die Prävalenz der Mangelernährung von pflegebedürftigen Menschen, die zu Hause von einem ambulanten Pflegedienst (mit)versorgt werden, zwischen 3–16 % liegt (Görres et al. 2018, Kiesswetter et al. 2020, Kiesswetter et al. 2013, Kiesswetter et al. 2014, Lahmann et al. 2016). Darüber hinaus besteht zudem bei einem hohen Anteil (20–57 %) von pflegebedürftigen Menschen ein potenzielles Risiko für eine Mangelernährung (Görres et al. 2018, Kiesswetter et al. 2013, Kiesswetter et al. 2014, Kiesswetter und Volkert 2014, Lahmann et al. 2016).

Anhand der Literatur wird damit ersichtlich, dass ein deutliches Qualitätsdefizit im Hinblick auf die Sicherstellung eines angemessenen Ernährungszustands von pflegebedürftigen Menschen im Versorgungsbereich der ambulanten Pflege vorliegt.

Messbarkeit und konzeptionelle Definition
Die Prüfung der grundsätzlichen Abbildbarkeit einer Mangel-/Unterernährung über die Abrechnungsdaten bei den Kranken- bzw. Pflegekassen ergab, dass diese am zielgerichtetsten über die Diagnosedaten aus der ambulant vertragsärztlichen Versorgung (§ 295 SGB V) sowie der Krankenhausbehandlung (§ 301 SGB V) zu erfassen sind. Nach erster Einschätzung ermöglicht das Vorliegen von spezifischen ICD-Kodes sowohl die Erfassung von Ernährungsproblemen und einer Mangel-/Unterernährung als auch von Auswirkungen einer Mangel-/Unterernährung. Die weiteren potenziell verfügbaren Informationen zum Vorliegen einer Mangel-/Unterernährung, z. B. in den Verordnungsdaten von Arznei- oder Hilfsmitteln, wurden aufgrund der erläuterten Einschränkungen dagegen nicht als geeignet eingeschätzt, um das Vorliegen einer Mangel-/Unterernährung zielgenau abzubilden (siehe Abschnitt 8.5). Da im Forschungsdatensatz die notwendigen Informationen zu den Diagnosen sowohl im Datenbestand nach § 295 SGB V als auch im Datenbestand nach § 301 SGB V zur Verfügung standen, war die Messbarkeit anhand der Datenbestände des Forschungsdatensatzes grundsätzlich gegeben und eine entsprechende Kennzahl konnte operationalisiert und ausgewertet werden.

Auch für die vorliegende Kennzahl wurden als Grundgesamtheit alle pflegebedürftigen Menschen, die Pflegesachleistungen oder Kombinationsleistungen nach SGB XI oder Leistungen der häuslichen Krankenpflege nach SGB V erhalten, definiert. Für diese pflegebedürftigen Menschen soll das Vorliegen einer Mangel-/Unterernährung (inkl. Volumenmangel) als interessierendes Ereignis erfasst werden. Das Vorliegen einer Mangel-/Unterernährung bzw. eines Mangels bei der Flüssigkeitszufuhr sollte wie bereits dargestellt anhand von einschlägigen Diagnosen aus der ambulant vertragsärztlichen Versorgung sowie der Krankenhausbehandlung erfolgen. Dementsprechend wurden daraufhin zuerst alle Diagnosen gemäß der zum Zeitpunkt der empirischen Analysen gültigen ICD-10-GM-Klassifikation mit Bezug zur Mangel-/Unterernährung zusammengestellt. Dabei wurden weitestgehend die ICD-Kodes aus den Diagnose-Gruppen „Mangelernährung" sowie „Sonstige alimentäre Mangelzustände" herausgesucht (Kapitel IV; BfArM 2021b). Darüber hinaus orientierte sich die Zusammenstellung der Diagnosen an den Ausarbeitungen von Sundmacher et al. (2015) sowie Bohnet-Joschko et al. (2022) zu sog. ambulant-sensitiven Diagnosen bzw. Pflegeheim-sensitiven Diagnosen, also Diagnosen die häufig zu Krankenhauseinweisungen führen (ASK bzw. PSK), jedoch durch eine effektive ambulant-medizinische bzw. pflegerische Versorgung potenziell vermieden werden können. Sowohl bei den ASK- als auch PSK-Diagnosen sind Diagnose-Gruppen zur Mangel-/Unterernährung (inkl. Volumenmangel) sowie Nährstoffmängeln enthalten, die häufig zu nicht erforderlichen Krankenhauseinweisungen führen (Bohnet-Joschko et al. 2022, Sundmacher et al. 2015). Ausgehend von diesen Diagnose-Gruppen wurden weitere ICD-Kodes zu(r) Nährstoffmängeln/ Mangelernährung gemäß ICD-10-GM-Klassifikation hinzugefügt. Hierbei handelte es sich überwiegend um zusätzliche ICD-Kodes aus der Gruppe „Alimentäre Anämien" (Kapitel III; BfArM 2021b). Im Anschluss erfolgte die Erstellung der spezifischen Rechenregel für die Berechnung der Kennzahl. Hierbei wurde hinsichtlich der zu berücksichtigenden Diagnosen ebenfalls festgelegt, dass aus dem ambulant vertragsärztlichen Bereich alle gesicherten Diagnosen sowie bei der Krankenhausbehandlung sowohl die Haupt- als auch Nebendiagnosen einbezogen werden sollten. Für alle zusammengestellten Diagnosen sollte eine ODER-Verknüpfung gelten, sodass das Vorliegen jeder einzelnen dieser Diagnosen als eine bestehende Mangel-/ Unterernährung gewertet wird. Die entsprechend operationalisierte Kennzahl „Pflegebedürftige Menschen in der ambulanten Pflege mit Mangel-/Unterernährung" ist Tabelle 10.10 zu entnehmen.

10.4.3.2 Ergebnisse der empirischen Analysen

Nach der Definition der Rechenregel wurden zur empirischen Prüfung der vorgenommenen Operationalisierung verschiedene explorative Analysen durchgeführt. In einer ersten Analyse wurde der Anteil der ambulant versorgten pflegebedürftigen Menschen mit Mangel-/Unterernährung anhand der zuvor dargelegten Rechenregel und entsprechend der im Kennzahl-Datenblatt aufgeführten Diagnosen bzw. übergeordneten Diagnosegruppen (Tabelle 10.10) berechnet. Es zeigte sich, dass in der Grundgesamtheit der pflegebedürftigen Menschen mit einer der definierten ambulanten Pflegeleistungen, im Durchschnitt aller Quartale bei 22,8 % der pflegebedürftigen Menschen eine ambulante oder stationäre Diagnose einer Mangel-/Unterernährung vorlag. In Tabelle 10.11 ist der Anteil der pflegebedürftigen Menschen mit Mangel-/Unterernährung in den beiden Berichtsjahren 2018 sowie 2019 pro Quartal aufgeführt.

Damit lag die anhand des Forschungsdatensatzes berechnete Prävalenz einer Mangel-/Unterernährung im Vergleich zur Prävalenz aus der Literatur deutlich höher (3–16 %). Aufgrund dessen wurde in einem nächsten Schritt die ursprüngliche Liste der einbezogenen Diagnosen bzw. kompletten Diagnosegruppen mit einem Facharzt für Innere Medizin beraten, wodurch eine weitere zielgerichtete Reduzierung der ursprünglichen Diagnosen-Liste im Hinblick auf solche Diagnosen, die einen direkteren Bezug zu ernährungsbedingten Mangelzuständen aufweisen, erfolgte. Ausgeschlossen wurden dabei zum einen Diagnosen, die nicht in engerem Zusammenhang mit der Ernährung stehen, sondern durch andere Ursachen begründet sein können (z. B. Eisenmangelanämie nach Blutverlust) bzw. ausschließlich die Folgen einer Mangel-/Unterernährung oder von sonstigen alimentären Mangelzuständen adressieren (z. B. Folgen der Rachitis). Zum

Tabelle 10.10 Datenblatt mit der Operationalisierung der Kennzahl „Pflegebedürftige Menschen in der ambulanten Pflege mit Mangel-/Unterernährung"

Anteil pflegebedürftiger Menschen in der ambulanten Pflege mit Mangel-/Unterernährung	
Beschreibung	Anteil pflegebedürftiger Menschen bei denen im Quartal der ambulanten Pflege eine Diagnose zur Mangel-/Unterernährung (inkl. Volumenmangel) vorlag.
Zähler	Anzahl der pflegebedürftigen Menschen mit mindestens • einer ambulant gesicherten Diagnose „Mangel-/Unterernährung oder Dehydratation" im Leistungsquartal ODER • einer stationären Haupt- oder Nebendiagnose „Mangel-/Unterernährung oder Dehydratation" im Leistungsquartal.
Nenner	Anzahl der Versicherten, die im Quartal mindestens einmal eine • Pflegesachleistung oder Kombinationsleistungen nach SGB XI ODER • Leistung der häuslichen Krankenpflege (§ 37 SGB V) erhalten haben

Kodes	ICD-10-GM[6]	Mangel-/Unterernährung	ICD-10-GM	Mangel-/Unterernährung
	D50.-	Eisenmangelanämie	E54	Ascorbinsäuremangel
	D51.-	Vitamin-B$_{12}$-Mangelanämie	E55.-	Vitamin-D-Mangel
	D52.-	Folsäure-Mangelanämie	E56.-	Sonstige Vitaminmangelzustände
	D53.-	Sonstige alimentäre Anämien	E58	Alimentärer Kalziummangel
	E40	Kwashiorkor	E59	Alimentärer Selenmangel
	E41	Alimentärer Marasmus	E60	Alimentärer Zinkmangel
	E42	Kwashiorkor-Marasmus	E61.-	Mangel an sonstigen Spurenelementen
	E43	Nicht näher bezeichnete erhebliche Energie- und Eiweißmangelernährung	E63.-	Sonstige alimentäre Mangelzustände

(Fortsetzung)

Tabelle 10.10 (Fortsetzung)

Anteil pflegebedürftiger Menschen in der ambulanten Pflege mit Mangel-/Unterernährung

E44.-	Energie- und Eiweißmangelernährung mäßigen und leichten Grades	E64.-	Folgen von Mangelernährung oder sonstigen alimentären Mangelzuständen
E45	Entwicklungsverzögerung durch Energie- und Eiweißmangelernährung	R63.-	Symptome, die die Nahrungs- und Flüssigkeitsaufnahme betreffen
E46	Nicht näher bezeichnete Energie- und Eiweißmangelernährung	R64	Kachexie
E50.-	Vitamin-A-Mangel	**ICD-10-GM**	**Dehydratation**
E51.-	Thiaminmangel [Vitamin-B$_1$-Mangel]	E86	Volumenmangel
E52	Niazinmangel [Pellagra]	E87.-	Sonstige Störungen des Wasser- und Elektrolythaushaltes sowie des Säure-Basen-Gleichgewichts
E53.-	Mangel an sonstigen Vitaminen des Vitamin-B-Komplexes		

Tabelle 10.11   Anteil pflegebedürftiger Menschen mit Mangel-/Unterernährung gemäß der ursprünglichen Diagnosen-Liste (eigene Berechnung)

Jahr	Quartal	Anteil pflegebedürftiger Menschen mit Mangel-/Unterernährung an allen pflegebedürftigen Menschen im Quartal (in %)
2018	1	23,3
	2	22,6
	3	23,1
	4	22,2
2019	1	22,9
	2	22,6
	3	23,3
	4	22,5

anderen wurden Diagnosen gestrichen, die sonstige alimentäre Mangelzustände wie u. a. Vitaminmangelzustände umfassen, die vielfach eher auf eine Erkrankung (z. B. Vitamin-D-Mangel bei Nieren- oder Leberinsuffizienz) zurückzuführen sind oder bei einer parenteralen Ernährung auftreten und in erster Linie durch eine zusätzliche Substitution von u. a. speziellen Vitaminpräparaten behandelt werden. Die vollständige Liste der im Weiteren für die Analysen berücksichtigten einzelnen Diagnosen zur Mangel-/Unterernährung ist Tabelle 10.12 zu entnehmen. Die Operationalisierung des interessierenden Ereignisses „Mangel-/Unterernährung" erfolgte dementsprechend final anhand von insgesamt 33 Einzeldiagnosen.

Tabelle 10.12   Liste der final einbezogenen Diagnosen einer Mangel-/Unterernährung

ICD-Kode	Bezeichnung	ICD-Kode	Bezeichnung
D50.8	Sonstige Eisenmangelanämie	E44.0	Mäßige Energie- und Eiweißmangelernährung
D50.9	Eisenmangelanämie, nicht näher bezeichnet	E44.1	Leichte Energie- und Eiweißmangelernährung
D51.3	Sonstige alimentäre Vitamin-B$_{12}$-Mangelanämie	E45	Entwicklungsverzögerungen durch Energie- und Eiweißmangelernährung
D51.8	Sonstige Vitamin-B$_{12}$-Mangelanämien	E46	Nicht näher bezeichnete Energie- und Eiweißmangelernährung

(Fortsetzung)

Tabelle 10.12 (Fortsetzung)

ICD-Kode	Bezeichnung	ICD-Kode	Bezeichnung
D51.9	Vitamin-B_{12}-Mangelanämie, nicht näher bezeichnet	E63.0	Mangeln an essentiellen Fettsäuren [EFA]
D52.0	Alimentäre Folsäure-Mangelanämie	E63.1	Alimentärer Mangelzustand infolge unausgewogener Zusammensetzung der Nahrung
D52.8	Sonstige Folsäure-Mangelanämien	E63.8	Sonstige nicht näher bezeichnete alimentäre Mangelzustände
D52.9	Folsäure-Mangelanämien, nicht näher bezeichnet	E63.9	Alimentärer Mangelzustand, nicht näher bezeichnet
D53.0	Eiweißmangelanämie	E86	Volumenmangel
D53.1	Sonstige megaloblastäre Anämien, anderenorts nicht klassifiziert	E87.0	Hyperosmolalität und Hypernatriämie – Natriumüberschuss
D53.8	Sonstige näher bezeichnete alimentäre Anämien	E87.1	Hypoosmolalität und Hyponatriämie – Natriummangel
D53.9	Alimentäre Anämien, nicht näher bezeichnet	E87.5	Hyperkaliämie – Kaliumüberschuss
E40	Kwashiorkor	E87.6	Hypokaliämie – Kaliummangel
E41	Alimentärer Marasmus	R63.3	Ernährungsprobleme und unsachgemäße Ernährung
E42	Kwashiorkor-Marasmus	R63.4	Abnorme Gewichtsabnahme
E43	Nicht näher bezeichnete erhebliche Energie- und Eiweißmangelernährung	R63.6	Ungenügende Aufnahme von Nahrung und Flüssigkeit
		R64	Kachexie

Zur weiteren Einschätzung der Relevanz der einzelnen einbezogenen Diagnosen bei der Erfassung der Mangel-/Unterernährung wurde eine zusätzliche Analyse der Häufigkeitsverteilung der ambulanten bzw. stationären Diagnosen vorgenommen (Tabelle 10.13 und Tabelle 10.14). Es zeigte sich, dass die zehn häufigsten ambulanten bzw. stationären Diagnosen jeweils über 90 % der einbezogenen Diagnosen ausmachten. Darüber hinaus wurde deutlich, dass sich unter den jeweils zehn häufigsten Diagnosen insgesamt sieben Diagnosen fanden, die sowohl zu den zehn häufigsten ambulanten als auch zehn häufigsten stationären Diagnosen zählten (u. a. Volumenmangel, Hypokaliämie und Kachexie).

Tabelle 10.13 Verteilung der zehn häufigsten Diagnosen unter den einbezogenen Diagnosen einer Mangel-/Unterernährung (ambulant) (eigene Berechnung)

ICD-Kode	Bezeichnung	Anteil an allen einbezogenen ambulant kodierten Diagnosen (in %, gesamt = 266.482)
D50.9	Eisenmangelanämie, nicht näher bezeichnet	28,6
E87.6	Hypokaliämie – Kaliummangel	14,6
R64	Kachexie	8,9
E86	Volumenmangel	8,1
D51.9	Vitamin-B_{12}-Mangelanämie, nicht näher bezeichnet	7,8
R63.4	Abnorme Gewichtsabnahme	5,7
E87.1	Hypoosmolalität und Hyponatriämie – Natriummangel	5,2
D50.8	Sonstige Eisenmangelanämie	4,1
E87.5	Hyperkaliämie – Kaliumüberschuss	3,9
D52.9	Folsäure-Mangelanämien, nicht näher bezeichnet	3,9

Tabelle 10.14 Verteilung der zehn häufigsten Diagnosen unter den einbezogenen Diagnosen einer Mangel-/Unterernährung (stationär) (eigene Berechnung)

ICD-Kode	Bezeichnung	Anteil an allen einbezogenen stationär kodierten Diagnosen (in %, gesamt = 235.959)
E87.6	Hypokaliämie – Kaliummangel	28,5
E86	Volumenmangel	24,4
E87.1	Hypoosmolalität und Hyponatriämie – Natriummangel	11,9
E87.5	Hyperkaliämie – Kaliumüberschuss	1,0
R63.3	Ernährungsprobleme und unsachgemäße Ernährung	5,0

(Fortsetzung)

Tabelle 10.14 (Fortsetzung)

ICD-Kode	Bezeichnung	Anteil an allen einbezogenen stationär kodierten Diagnosen (in %, gesamt = 235.959)
D50.8	Sonstige Eisenmangelanämie	4,7
R64	Kachexie	3,0
E46	Nicht näher bezeichnete Energie- und Eiweißmangelernährung	2,8
E87.0	Hyperosmolalität und Hypernatriämie – Natriumüberschuss	2,1
D50.9	Eisenmangelanämie, nicht näher bezeichnet	2,1

Die erneute Berechnung der Kennzahl auf Grundlage der überarbeiteten (gekürzten) Diagnosen-Liste ergab eine leicht niedrigere, jedoch im Vergleich mit der Literatur weiterhin höhere Prävalenz einer Mangel-/Unterernährung bei pflegebedürftigen Menschen mit ambulanten Pflegeleistungen. Im Durchschnitt aller Quartale lag bei 22,1 % aller ambulant versorgten pflegebedürftigen Menschen die Diagnose (Tabelle 10.12) einer Mangel-/Unterernährung als ambulant gesicherte Diagnose oder stationäre Haupt- oder Nebendiagnose vor. Abbildung 10.9 gibt einen Überblick über die Ergebnisse im Quartalsdurchschnitt je Berichtsjahr (2018 bzw. 2019) sowie über die einzelnen Quartalsergebnisse in den Berichtsjahren 2018 bzw. 2019.

Da sich die in der Literatur ausgewiesene (niedrigere) Prävalenz einer Mangel-/Unterernährung ausschließlich auf ambulant versorgte pflegebedürftige Menschen bezieht, wurde zur weiteren Analyse eine zusätzliche Berechnung der Kennzahl nur unter Berücksichtigung der ambulant gesicherten Diagnosen durchgeführt, um zu prüfen, ob die erhöhte Prävalenz bei der Berechnung der routinedatenbasierten Kennzahl möglicherweise auf den Einbezug der stationären Diagnosen zurückgeführt werden konnte. Die Berechnung der Kennzahl nach entsprechender Anpassung der Rechenregel ergab, dass bei Berücksichtigung ausschließlich von ambulant vertragsärztlich kodierten Diagnosen einer Mangel-/Unterernährung im Durchschnitt aller Quartale insgesamt bei 14,6 % aller pflegebedürftigen Menschen mit ambulanten Pflegeleistungen die Diagnose einer Mangel-/Unterernährung vorlag (siehe Abbildung 10.10). Die berechnete Prävalenz anhand der ambulanten Diagnosen lag damit im (oberen) Bereich der Prävalenz aus der Literatur mit 3–16 %.

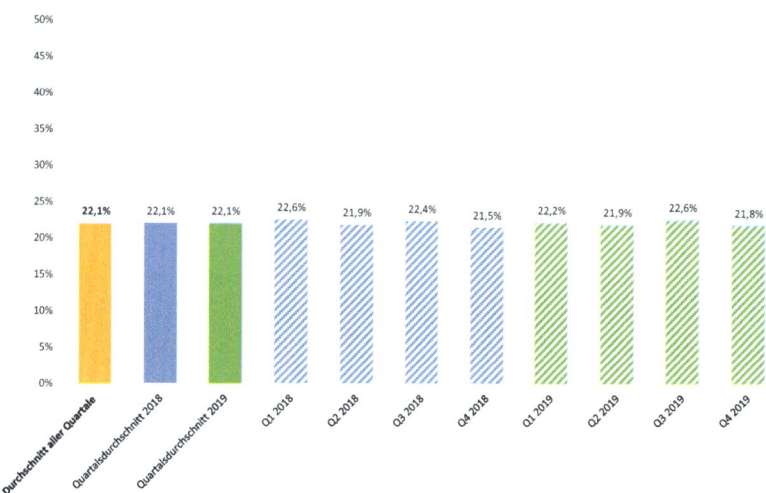

Abbildung 10.9 Anteil pflegebedürftiger Menschen in der ambulanten Pflege mit einer ambulant gesicherten Diagnose oder stationären Haupt- oder Nebendiagnose zur Mangelernährung (eigene Berechnung)

10.4.3.3   Fazit und Limitationen

Die Ergebnisse der empirischen Prüfung zeigen, dass die Operationalisierung der Kennzahl anhand der Abrechnungsdaten bei den Kranken- bzw. Pflegekassen prinzipiell umsetzbar ist. Die anhand der Kennzahl berechneten Prävalenzen der Mangel-/Unterernährung liegen dabei jedoch deutlich höher (22,1 % bei Einbezug von stationären und ambulanten Diagnosen) bzw. im oberen Bereich (14,6 % bei Berücksichtigung ausschließlich der ambulanten Diagnosen) der in der Literatur ausgewiesenen Häufigkeit (3–16 %) des Vorliegens einer Mangel-/Unterernährung bei pflegebedürftigen Menschen in der ambulanten Pflege (siehe Abschnitt 10.4.3.1). Die aus der Literatur abgeleiteten Hinweise auf das Vorliegen eines relevanten Qualitätsdefizits im Hinblick auf die Sicherstellung eines angemessenen Ernährungszustands von pflegebedürftigen Menschen in der ambulanten Pflege werden damit in jedem Fall untermauert. Auch hier kann dementsprechend festgestellt werden, dass mit der operationalisierten routinedatenbasierten Kennzahl grundsätzlich eine Erfassung von ambulant versorgten pflegebedürftigen Menschen mit einer Mangel-/Unterernährung anhand der Routinedaten der Kranken- bzw. Pflegekassen grundsätzlich möglich ist.

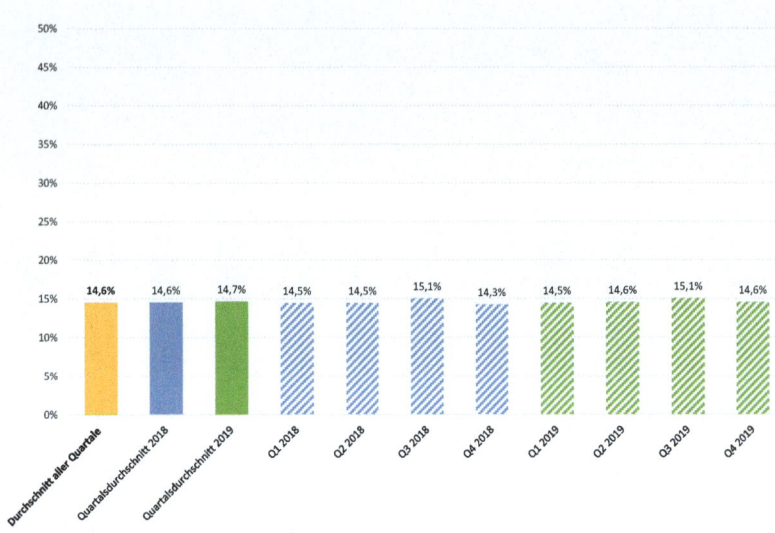

Abbildung 10.10 Anteil pflegebedürftiger Menschen in der ambulanten Pflege mit Mangel-/Unterernährung bei Berücksichtigung ausschließlich der ambulanten Diagnosen (eigene Berechnung)

Zur Erfassung einer Mangel-/Unterernährung wurden im Rahmen der Operationalisierung der vorliegenden Kennzahl insgesamt 33 Einzeldiagnosen zusammengestellt, die eine Mangel-/Unterernährung direkt abbilden bzw. in einem engen Zusammenhang mit dem Vorliegen einer Mangel-/Unterernährung (inkl. Volumenmangel) stehen. Dabei zeigte sich, dass unter den häufigsten Diagnosen einer Mangel-/Unterernährung vielfach vor allem Nährstoffmängel (z. B. Vitaminmängel, Kalium- oder Natriummängel) vorkamen. Aufgrund der definierten Rechenregel wurde das Auftreten bereits einer dieser Diagnosen (z. B. eine alleinige Eisenmangelanämie) als eine Mangel-/Unterernährung gewertet. Daraus ergibt sich, dass die Diagnose zum Vorliegen z. B. einer Eisenmangelanämie dieselbe Wertigkeit bei der Abbildung einer Mangel-/Unter-ernährung hat, wie beispielsweise spezifischere Diagnosen zur Mangel-/Unterernährung (z. B. das Vorliegen eines Volumenmangels). Darüber hinaus verdeutlichten die Auswertungen, dass jeweils die häufigsten zehn der 33 Diagnosen insgesamt bereits über 90 % aller Diagnosen ausmachen. Zur weiteren Optimierung der Kennzahl könnte daher zum einen die Liste der einbezogenen Diagnosen weiter inhaltlich überdacht werden (u. a. auch Streichung von Diagnosen, die nur auf spezielle

Subgruppen zutreffen[9]) und zum anderen weitere empirische Analysen dahingehend vorgenommen werden, inwieweit Anpassungen der Rechenregel, z. B. im Hinblick auf eine bestimmte Kombination oder Gewichtung von Diagnosen, sinnvoll sein könnten.

Die ausschließlich auf Basis der ambulanten Diagnosen berechnete Prävalenz einer Mangel-/Unterernährung zeigte eine deutlich bessere Vergleichbarkeit mit den in der Literatur berichteten Prävalenzen. Nichtsdestotrotz wird grundsätzlich die Hinzunahme der stationären Diagnosen weiterhin als sinnvoll erachtet, um mögliche Fehlkodierungen im ambulant vertragsärztlichen Bereich abzufangen und das Vorliegen einer Mangel-/Unterernährung so umfassend wie möglich zu erfassen. Die Ergebnisse der auf Basis der ambulanten und stationären Diagnosen berechneten Kennzahl mit einer höheren Prävalenz einer Mangel-/Unterernährung weisen jedoch darauf hin, dass der Einbezug der stationären Diagnosen möglicherweise zu einer deutlichen Überschätzung der Prävalenz führt. Ein Grund hierfür könnte neben dem Einbezug der Hauptdiagnosen, die zusätzliche Berücksichtigung von stationären Nebendiagnosen sein. Hintergrund dieser Überlegungen ist, dass in dem, für die Vergütung von Krankenhäusern, bestehenden DRG-System (siehe Abschnitt 7.3) neben den Hauptdiagnosen vor allem auch Nebendiagnosen relevant sind, um den patientenbezogenen Gesamtschweregrad (Patient Clinical Complexity Level – PCCL) festzulegen, der zusätzlich zu den Hauptdiagnosen die Zuordnung zu den DRG bestimmt und damit den Erlös beeinflussen kann (InEK 2021). Eine vor diesen Hintergrund ggf. häufigere Kodierung der o. g. Diagnosen als Komorbiditäten („Upcoding") (Lüngen und Lauterbach 2000), könnte dazu führen, dass der Anteil der ambulant versorgten pflegebedürftigen Menschen mit einer Mangel-/Unterernährung durch die in der vorliegenden Form operationalisierte Kennzahl „künstlich" überschätzt wird. Daher könnte anhand weiterer empirischer Analysen u. a. geprüft werden, ob es sich bei den bei der Kennzahlberechnung berücksichtigten stationären Diagnosen primär um Haupt- oder eher Nebendiagnosen handelt und ob die stationären Diagnosen ausschließlich alleinig vorkommen oder ggf. auch gleichzeitig entsprechend ambulant gesicherte Diagnosen aus dem vertragsärztlichen Bereich vorliegen. Abhängig von den Ergebnissen könnten eine Anpassung der Operationalisierung der Kennzahl dann darin bestehen, neben den ambulant vertragsärztlichen gesicherten Diagnosen zusätzlich nur die stationären Hauptdiagnosen zu berücksichtigen. Alternativ könnte bei der Berechnung der Kennzahl aber ggf. auch

---

[9] Zum Beispiel ICD-Kode E42 „Kwashiorkor-Marasmus" der vorwiegend bei Kindern vorkommt.

ausschließlich auf die ambulanten Diagnosen fokussiert werden, weil darüber die zielgenauste Erfassung des Vorliegens einer Mangel-/Unterernährung möglich ist.

10.4.4 Pflegebedürftige Menschen in der ambulanten Pflege mit einer Hospitalisierung aufgrund von sturzassoziierten Verletzungen

10.4.4.1 Relevanz, Messbarkeit und konzeptionelle Definition
Relevanz in der ambulanten pflegerischen Versorgung
„Jeder Mensch hat ein Risiko zu stürzen, sei es durch Unachtsamkeit oder bei einer sportlichen Betätigung" (DNQP 2022: 20). Die Fähigkeiten zur Vermeidung eines Sturzes (Aufrechterhaltung der Körperbalance, Schutzreaktionen zur Vermeidung von Sturzfolgen) sind jedoch bei bestimmten Personengruppen, hierzu zählen vor allem ältere oder körperlich beeinträchtigte Menschen, reduziert. Hierdurch liegt zum einen für diese Personengruppen per se ein erhöhtes Sturzrisiko vor, wodurch Sturzereignisse mit Verletzungen unterschiedlichen Schweregrades verursacht werden können (DNQP 2022). Zum anderen stellt die Vermeidung von unerwünschten Ereignissen – wie z. B. Stürze – in der ambulanten Pflege per se eine besondere Herausforderung dar, weil in der häuslichen Umgebung aufgrund von räumlichen und baulichen Gegebenheiten häufig ungünstige Verhältnisse für die Gewährleistung der Patientensicherheit (z. B. ungünstige Lichtverhältnisse, Platzmangel und Bewegungseinschränkungen, nicht geeignete Bodenbeläge etc.) vorherrschen (siehe Abschnitt 6.1.1).

Sturzereignisse sowie die dadurch ggf. bedingten Verletzungen sind unmittelbar durch die pflegebedürftigen Menschen erfahrbare Ereignisse mit möglicherweise in der Folge gesundheitlichen Beeinträchtigungen und damit bedeutsame relevante Endpunkte der Versorgung von pflegebedürftigen Menschen. Bei der Vorbeugung von Stürzen sowie der Minimierung von Sturzfolgen spielt auch die Pflege eine wichtige Rolle. Zu den wesentlichen Aufgaben der Pflege zur Sturzprophylaxe sind die Erfassung von Sturzrisiken sowie von Risikofaktoren für Stürze (z. B. Seh- oder Bewegungseinschränkungen) sowie die Information und Beratung zu notwendigen Umgebungs- und Wohnraumanpassungen und weiteren sturzprophylaktischen Maßnahmen (siehe Abschnitt 6.4.3), wodurch Sturzereignisse sowie schwere Sturzfolgen vermieden werden können. Das Auftreten von Stürzen und deren Folgen kann dementsprechend als relevanter pflegespezifische Endpunkt gelten. In der Literatur finden sich diesbezüglich zahlreiche quantitative Untersuchungen zur Prävalenz von Sturzereignissen sowie sturzbedingten Verletzungen bei pflegebedürftigen Menschen mit einer ambulanten pflegerischen Versorgung durch oder unter Beteiligung eines ambulanten Pflegedienstes. Je nach Beobachtungszeitraum (2 Wochen bis 1 Jahr) wird eine Inzidenz von Sturzereignissen mit 7–40 % angegeben (Beerens et al. 2014, Ermer und Harder 2011, Görres et al. 2018, Heinze 2019, Knüppel Lauener et al. 2019, Lahmann et al. 2015a, Rommel et al. 2019). Heinze (2019) berichtet davon, dass dabei ca. 10 % der Stürze eine Fraktur zur Folge haben, die mitunter eine Krankenhausweisung notwendig macht und körperliche Beeinträchtigungen nach sich zieht (Heinze 2019). Die quantitative Studie von Lahmann et al. (2015a) zeigt, dass bei 35 % der befragten pflegebedürftigen Menschen mit einem Sturzereignis mit behandlungsbedürftigen Sturzfolgen (n = 58) minimale Verletzungen vorlagen, die vor Ort versorgt werden konnten (Hämatome, Schürfwunden). 9 % der Befragten erlitten mittlere Verletzungen, die ambulant ärztlich versorgt werden mussten. Bei 3 % der befragten pflegebedürftigen Menschen lagen jedoch so schwere Verletzungen vor, dass eine stationäre Krankenhausaufnahme erforderlich war (u. a. Frakturen, innere/äußere Kopfverletzungen) (Lahmann et al. 2015a).

Durch die Literatur wird damit deutlich, dass im Versorgungsbereich der ambulanten Pflege ein relevantes Qualitätsdefizit im Hinblick auf die Vermeidung von Sturzereignissen sowie deren mögliche Folgeschäden (Verletzungen, Frakturen) vorliegt.

Messbarkeit und konzeptionelle Definition
Die Prüfung der Abbildbarkeit von Stürzen ergab, dass das Auftreten von Sturzereignissen über die Abrechnungsdaten bei den Kranken- bzw. Pflegekassen nicht möglich ist. Eine Erfassung erscheint lediglich für Sturzfolgen eingeschränkt möglich. Trotz der dargestellten Einschränkungen im Hinblick auf die Erfassung von Sturzfolgen, wurde es als möglich eingeschätzt, sich behandlungsbedürftige, schwere Sturzfolgen über die Definition von sturzassoziierten Verletzungen die zu einer stationären Krankenhausaufnahme geführt haben, zu nähern und diese dementsprechend über die Diagnosedaten der stationären Leistungsabrechnung zur Krankenhausbehandlung (§ 301 SGB V) zu erfassen (siehe Abschnitt 8.5). Im Forschungsdatensatz waren differenzierte Informationen zu den Diagnosen der stationären Behandlung (u. a. Haupt- und Nebendiagnosen) enthalten (Tabelle 9.1), sodass die Messbarkeit anhand der Datenbestände des Forschungsdatensatzes gegeben war und somit eine entsprechende Kennzahl an der Schnittstelle der ambulant-stationären medizinisch-pflegerischen Versorgung operationalisiert und ausgewertet werden konnte.

Als erster Schritt der Operationalisierung wurden, wie bei den vorherigen Kennzahlen, als Grundgesamtheit alle pflegebedürftigen Menschen mit Pflegesachleistungen oder Kombinationsleistungen nach SGB XI oder Leistungen der häuslichen Krankenpflege nach SGB V festgelegt. Aus dieser sollen diejenigen pflegebedürftigen Menschen erfasst werden, bei denen Verletzungen, die mit einem Sturzereignis assoziiert werden können, auftraten und für die in der Folge aufgrund der Schwere der Verletzungen eine stationäre Krankenhausaufnahme notwendig wurde. Im zweiten Schritt wurden die für die Erfassung von sturzassoziierten Verletzungen relevanten Diagnosen zusammengestellt. Zur Auswahl der einschlägigen Diagnosen zu Verletzungen oder Frakturen erfolgte zuerst eine Durchsicht des entsprechenden Kapitels XIX „Verletzungen, Vergiftungen und bestimmte andere Folgen äußerer Ursachen" der zum Zeitpunkt der empirischen Analysen gültigen ICD-10-GM-Klassifikation (BfArM 2021b). Die Auswahl der für die Abbildung von sturzassoziierten Verletzungen oder Frakturen relevanten ICD-Kodes fand dabei in Anlehnung an die im Rahmen der Recherche nach routinedatenbasierten Kennzahlen/Indikatoren gefundenen Kennzahlen zu Krankenhausaufnahmen aufgrund von (sturzbedingten) Frakturen bzw. Verletzungen (Tabelle 10.1) sowie einem ähnlichen routinedatenbasierten Indikator[10], der bereits für die stationäre Langzeitpflege entwickelt wurde (Behrendt et al. 2022b), statt. Die zugrunde liegende Rechenregel wurde so umgesetzt, dass ausschließlich die Hauptdiagnosen der Krankenhausbehandlungen berücksichtigt werden sollten, um sicherzustellen, dass die Verletzungen oder Frakturen auch der Hauptgrund für die stationäre Krankenhausaufnahme waren. Die operationalisierte Kennzahl „Pflegebedürftige Menschen in der ambulanten Pflege mit einer Hospitalisierung aufgrund von sturzassoziierten Verletzungen" ist Tabelle 10.15 zu entnehmen.

Tabelle 10.15 Datenblatt mit der Operationalisierung der Kennzahl „Pflegebedürftige Menschen in der ambulanten Pflege mit einer Hospitalisierung aufgrund von sturzassoziierten Verletzungen"

Anteil pflegebedürftiger Menschen in der ambulanten Pflege mit einer Hospitalisierung aufgrund von sturzassoziierten Verletzungen	
Beschreibung	Anteil pflegebedürftiger Menschen bei denen im Quartal der ambulanten Pflege eine stationäre Aufnahme in ein Krankenhaus aufgrund von sturzassoziierten Verletzungen notwendig wurde.
Zähler	Anzahl der pflegebedürftigen Menschen mit • einer stationären Aufnahme in ein Krankenhaus mit einer Hauptdiagnose „Verletzung oder Fraktur" im Leistungsquartal.

(Fortsetzung)

---

[10] Indikator C.1 „Sturzassoziierte Krankenhausaufenthalte bei sturzrisikoerhöhender Medikation (FRIDs)" (Behrendt et al. 2022b).

Tabelle 10.15 (Fortsetzung)

Anteil pflegebedürftiger Menschen in der ambulanten Pflege mit einer Hospitalisierung aufgrund von sturzassoziierten Verletzungen		
Nenner	Anzahl der Versicherten, die im Quartal mindestens einmal eine • Pflegesachleistung oder Kombinationsleistungen nach SGB XI **ODER** • Leistung der häuslichen Krankenpflege (§ 37 SGB V) erhalten haben	
Kodes	**ICD-10-GM**[6]	**Verletzung oder Fraktur**
	S00-S09	Verletzungen des Kopfes
	S10-S19	Verletzungen des Halses
	S20-S29	Verletzungen des Thorax
	S30-S39	Verletzungen des Abdomens, der Lumbosakralgegend, der Lendenwirbelsäule und des Beckens
	S40-S49	Verletzungen der Schulter und des Oberarmes
	S50-S59	Verletzungen des Ellenbogens und des Unterarmes
	S60-S69	Verletzungen des Handgelenkes und der Hand
	S70-S79	Verletzungen der Hüfte und des Oberschenkels
	S80-S89	Verletzungen des Knies und des Unterschenkels
	S90-S99	Verletzungen der Knöchelregion und des Fußes
	T00-T07	Verletzungen mit Beteiligung mehrerer Körperregionen
	T08-T14	Verletzungen nicht näher bezeichneter Teile des Rumpfes, der Extremitäten

10.4.4.2 Ergebnisse der empirischen Analysen

Zur empirischen Prüfung der vorgenommenen Operationalisierung wurde die Rechenregel anhand der Daten des Forschungsdatensatzes umgesetzt. Im Ergebnis zeigte sich, dass im Durchschnitt aller Quartale der Berichtsjahre 2018 sowie 2019 3,1 % der ambulant versorgten pflegebedürftigen Menschen mit der Diagnose einer sturzassoziierten Verletzung stationär in ein Krankenhaus aufgenommen wurden. Die Betrachtung der einzelnen Quartale je Berichtsjahr verdeutlichte, dass der Anteil der pflegebedürftigen Menschen mit einer Hospitalisierung aufgrund von sturzassoziierten Verletzungen konstant zwischen 3,0 % und 3,2 % lag. Abbildung 10.11 gibt einen entsprechenden Überblick über die Ergebnisse der einzelnen Quartale in den Berichtsjahren 2018 bzw. 2019 sowie zum Quartalsdurchschnitt je Berichtsjahr (2018 bzw. 2019).

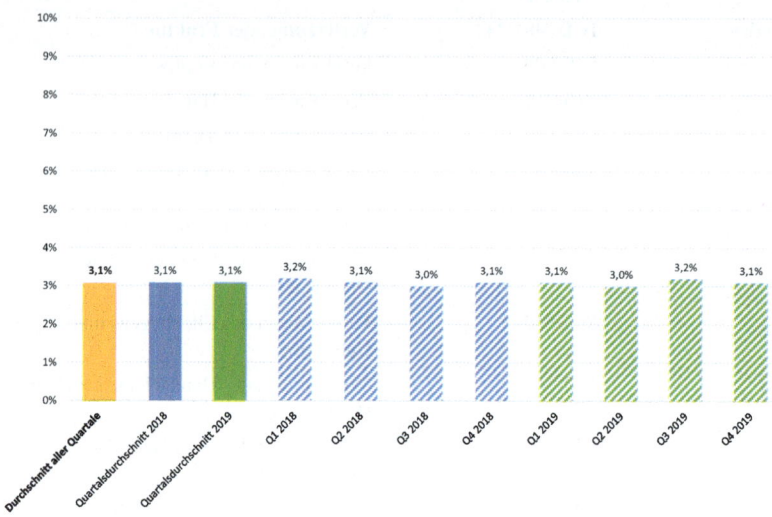

Abbildung 10.11 Anteil pflegebedürftiger Menschen in der ambulanten Pflege mit einer Hospitalisierung aufgrund von sturzassoziierten Verletzungen (eigene Berechnung)

Die häufigsten Verletzungen die eine stationäre Krankenhausaufnahme notwendig machten, waren dabei Verletzungen der Hüfte oder des Oberschenkels sowie Verletzungen des Abdomens, der Lumbosakralgegend, der Lendenwirbelsäule oder des Beckens. Knapp ein Viertel (24,9 %) der Hauptdiagnosen bei einer stationären Krankenhausaufnahme von pflegebedürftigen Menschen wegen einer Verletzung waren Verletzungen oder Frakturen der Hüfte oder des Oberschenkels. Bei 14,2 % war eine Verletzung oder Fraktur im Bereich des Abdomens, der Lumbosakralgegend, der Lendenwirbelsäule oder des Beckens der Grund für eine stationäre Aufnahme. Die Häufigkeitsverteilung aller Hauptdiagnosen bei stationärer Krankenhausaufnahme von ambulant versorgten pflegebedürftigen Menschen wegen einer Verletzung oder Fraktur sind Tabelle 10.16 zu entnehmen.

Tabelle 10.16 Häufigkeitsverteilung der Hauptdiagnosen bei stationärer Krankenhausaufnahme von pflegebedürftigen Menschen wegen einer Verletzung oder Fraktur (eigene Berechnung)

ICD-Gruppe	Bezeichnung	Anteil an allen Hauptdiagnosen bei einer stationären Aufnahme wegen Verletzung oder Fraktur(in %, gesamt = 38.223)
S70-S79	Verletzungen der Hüfte und des Oberschenkels	24,9
S30-S39	Verletzungen des Abdomens, der Lumbosakralgegend, der Lendenwirbelsäule und des Beckens	14,2
S40-S49	Verletzungen der Schulter und des Oberarmes	10,4
S80-S89	Verletzungen des Knies und des Unterschenkels	8,7
S20-S29	Verletzungen des Thorax	7,8
S50-S59	Verletzungen des Ellenbogens und des Unterarmes	5,6
S00-S09	Verletzungen des Kopfes	3,5
S90-S99	Verletzungen der Knöchelregion und des Fußes	1,1
S10-S19	Verletzungen des Halses	0,7
S60-S69	Verletzungen des Handgelenkes und der Hand	0,6
T08-T14	Verletzungen nicht näher bezeichneter Teile des Rumpfes, der Extremitäten	0,2
T00-T07	Verletzungen mit Beteiligung mehrerer Körperregionen	< 0,1*

* ≤ 10 Ereignisfälle

10.4.4.3 Fazit und Limitationen

Anhand der Ergebnisse der empirischen Prüfung konnte gezeigt werden, dass die Kennzahl anhand der Abrechnungsdaten bei den Kranken- bzw. Pflegekassen prinzipiell operationalisierbar ist. Eine Operationalisierung von schweren Sturzfolgen anhand von Verletzungen oder Frakturen, die mit einem Sturz assoziiert werden können und in der Folge zu einer stationären Krankenhausaufnahme geführt haben, erscheint sinnvoll möglich. Das berechnete Kennzahlergebnis liegt mit einer Rate von 3,1 % stationär behandlungsbedürftiger sturzassoziierter Verletzungen leicht höher als der von Lahmann et al. (2015a) angegebene Anteil von 3 % schwerer sturzbedingter Verletzungen, die eine stationäre Krankenhausaufnahme erforderlich machten. Weitere Untersuchungen zum Schweregrad von aufgetretenen Sturzfolgen bei pflegebedürftigen Menschen in der ambulanten Pflege liegen nicht vor. Insgesamt wird mit dem Ergebnis der routinedatenbasierten Kennzahl das anhand der Literatur generell identifizierte Qualitätsdefizit im Versorgungsbereich der ambulanten Pflege im Hinblick auf die Vermeidung von Sturzereignissen und deren mögliche Folgeschäden bekräftigt. Zusammenfassend wird anhand der operationalisierten routinedatenbasierten Kennzahl insgesamt deutlich, dass die Erfassung von Sturzfolgen mit einer stationären Aufnahme aufgrund schwerer sturzassoziierter Verletzungen oder Frakturen bei ambulant versorgten pflegebedürftigen Menschen anhand der Routinedaten der Kranken- bzw. Pflegekassen grundsätzlich möglich ist.

Eine Untersuchung des Robert Koch-Instituts (RKI 2013) zum Unfallgeschehen in Deutschland ergab, dass Sturzunfälle häufig Frakturen zur Folge haben. Bei gut einem Drittel der Sturzunfälle (34,4 %) kam es zu Knochenbrüchen (RKI 2013). Bei älteren Menschen ab 60 Jahren war knapp jede zweite sturzbedingte Verletzung eine Fraktur (47,2 %) (RKI 2013). Eine Studie zur Inzidenz von Frakturen in der Erwachsenenpopulation in Deutschland (Rupp et al. 2021) gibt Hinweise darauf, dass bei älteren Menschen (> 70 Jahre) dabei die (hüftgelenksnahen) Femurfrakturen die häufigsten Frakturen darstellen, gefolgt von Frakturen des Unter- bzw. Oberarms sowie Frakturen im Bereich der Lendenwirbel sowie des Beckenrings (Rupp et al. 2021). Die Häufigkeitsverteilung spiegelt sich so auch in der eigenen Analyse zu den häufigsten Verletzungen bzw. Frakturen, die zu einer stationären Krankenhausaufnahme von ambulant versorgten pflegebedürftigen Menschen geführt haben, wider. Auch hier wurden pflegebedürftige Menschen mit Abstand am häufigsten aufgrund von Verletzungen der Hüfte oder des Oberschenkels (darunter die Frakturen des Femurs) stationär aufgenommen. Am zweithäufigsten waren Verletzungen des Abdomens, der Lumbosakralgegend, der Lendenwirbelsäule oder des Beckens der Grund für eine stationäre Krankenhausaufnahme, gefolgt von Verletzungen der Schulter und des Oberarmes (Tabelle 10.16).

Trotz alledem ist nochmals darauf hinzuweisen, dass die einbezogenen Verletzungen oder Frakturen zwar durch ein vorheriges Sturzereignis verursacht sein können, es jedoch auch noch verschiedene andere (unfallbedingte) Ursachen (RKI 2013) oder Erkrankungen (z. B. Osteoporose oder andere Komorbiditäten) (Rupp et al. 2021) geben kann, durch welche entsprechende Verletzungen oder Frakturen verursacht werden können und eine stationäre Aufnahme erforderlich machen. Die einbezogenen Verletzungen und Frakturen können daher lediglich als „sturzassoziiert" gelten. Eine valide Erfassung von tatsächlich durch einen Sturz bedingten Verletzungen oder Frakturen wäre lediglich bei einer gleichzeitigen Kodierung eines stattgefundenen Sturzereignisses, wie es anhand der ICD-10-**WHO**-Klassifikation möglich wäre, umsetzbar (siehe Abschnitt 8.5). Durch die Möglichkeit der routinedatenbasierten Operationalisierung lediglich anhand von allen, generell mit einem Sturz assoziierten Verletzungen oder Frakturen, kann es demnach sein, dass der Anteil ambulant versorgter pflegebedürftiger Menschen, die tatsächlich aufgrund von schweren Folgen eines Sturzes stationär aufgenommen werden, möglicherweise überschätzt wird.

Aufgrund des Quartalsbezugs kann es zudem vorkommen, dass bei der Berechnung der in der vorliegenden Form operationalisierten Kennzahl, neben pflegebedürftigen Menschen, die aufgrund von sturzassoziierten Verletzungen oder Frakturen stationär in ein Krankenhaus aufgenommen wurden, auch solche Fälle von ambulant versorgten (pflegebedürftigen) Menschen mit erfasst werden, bei denen erst in der Folge des Sturzes bzw. der sturzbedingten Verletzungen oder Frakturen bzw. auch unabhängig von dem stationären Krankenhausaufenthalt aus anderen Gründen Leistungen der häuslichen Krankenpflege oder Sach- oder Kombinationsleistungen nach SGB XI beansprucht wurden. Aufgrund des Quartals als „ungenauen" Bezugszeitpunkt für das Vorliegen von ambulanten Pflegeleistungen kann dies per se nicht voneinander unterschieden werden. Auch dies kann dazu führen, dass der Anteil ambulant versorgter pflegebedürftiger Menschen bei denen sturzassoziierte Verletzungen oder Frakturen auftreten ggf. überschätzt wird. Diese Einschränkung wäre zukünftig speziell im Hinblick auf eine leistungserbringerbezogene Verantwortungszuschreibung bei der Umsetzung einer leistungserbringervergleichenden Messung und Darstellung der Qualität in der ambulanten Pflege zu berücksichtigen. Eine weitere sinnvolle Analyse könnte demnach sein, in der Rechenregel (*Nenner*) lediglich solche pflegebedürftigen Menschen zu berücksichtigen, die bereits im Vorquartal oder möglicherweise in zwei Quartalen vor dem Leistungsquartal Sach- oder Kombinationsleistungen nach SGB XI oder Leistungen der häuslichen Krankenpflege nach SGB V erhalten haben. So läge der Fokus auf jenen ambulant versorgten pflegebedürftigen Menschen, die schon längerfristig – und somit auch schon vor dem interessierenden Ereignis der stationären Krankenhausaufnahme im Leistungsquartal – ambulante Pflegeleistungen erhielten, womit sichergestellt werden könnte, dass die Pflegesituation nicht erst durch ein mögliches Sturzereignis und dessen Folgen bedingt wurde.

10.4.5 Pflegebedürftige Menschen in der ambulanten Pflege mit einer Hospitalisierung aufgrund einer Pneumonie

10.4.5.1 Relevanz, Messbarkeit und konzeptionelle Definition
Relevanz in der ambulanten pflegerischen Versorgung

Bei der Pneumonie (Lungeninfektion) handelt es sich weltweit um eine der häufigsten akuten Infektionskrankheiten mit einer hohen Sterblichkeit (Schöll und Rohde 2019). Auch in Deutschland zählt die Pneumonie mit zu der häufigsten Todesursache bei Krankheiten des Atmungssystems und ist die häufigste Todesursache bei akuten Infektionen der oberen Atemwege (Statistisches Bundesamt 2022e). Zu den Risikofaktoren für die Entstehung einer Pneumonie zählen u. a. ein höheres Alter (> 65 Jahre), ein verminderter funktioneller Status (z. B. Bett-lägerigkeit), Schluckstörungen sowie verschiedenen Erkrankungen (u. a. Lungenerkrankungen, Erkrankungen des Herz-Kreislauf-Systems, neurogenerative Erkrankungen) (Schöll und Rohde 2019). Vor dem Hintergrund der stetigen Zunahme von älteren, körperlich eingeschränkten und multimorbiden Menschen kann dementsprechend die Pneumonie zu einem der relevanten gesundheitlichen Risiken in der ambulanten Pflege gezählt werden. Sie stellt ein durch die pflegebedürftigen Menschen erfahrbares gesundheitseinschränkendes Ereignis und somit einen bedeutsamen relevanten Endpunkt in der ambulanten Versorgung von pflegebedürftigen Menschen dar. Zur Vorbeugung von Pneumonien kann eine regelmäßige Risikoeinschätzung/-bewertung und Durchführung von geeigneten Maßnahmen der Pneumonieprophylaxe im Rahmen der pflegerischen Versorgung beitragen. Das Auftreten von Pneumonien kann daher als pflegerelevanter gesundheitsbezogener Endpunkt für die Qualität der pflegerischen bzw. medizinisch-pflegerischen Versorgung gelten.

Patient:innen mit einer leichten ambulant erworbenen Pneumonie[11] können dabei mit engmaschiger Überwachung ambulant behandelt werden. Für Patient:innen bei denen eine ambulante Therapie nicht möglich ist bzw. nicht anschlägt sowie bei Patient:innen mit schweren Pneumonien ist dagegen zwingend eine stationäre Krankenhausbehandlung indiziert (Schöll und Rohde 2019). In der recherchierten Literatur fanden sich keine Untersuchungen zur Inzidenz von Pneumonien in der ambulanten pflegerischen Versorgung. Lediglich Kranabetter (2010) führt in seiner Arbeit zur effektiven Pneumonieprophylaxe bei heimbeatmeten Patient:innen im ambulanten Bereich aus, dass davon ausgegangen werden könne, dass die Häufigkeit von Pneumonien in der ambulanten häuslichen Pflege mit der von

---

[11] Einteilung der Schweregrade der ambulant erworbenen Pneumonie anhand des CRB-65-Scores: leichte, mittelschwere und schwere Pneumonie (Schöll und Rohde 2019).

nosokomialen Pneumonien in Pflegeheimen sowie Krankenhäusern verglichen werden kann (Kranabetter 2010). Für Krankenhäuser wird hier eine Inzidenz von 4,19 Pneumonien/1.000 Behandlungstage angegeben (Kranabetter 2010). Frohnhofen und Stieglitz (2021) legen in ihrer Ausarbeitung zu Pneumonien bei Menschen in hohem Lebensalter dar, dass die Hospitalisierungsrate von älteren Menschen (≥ 65 Jahre) mit einer Pneumonie pro Jahr ca. 2 % beträgt (Frohnhofen und Stieglitz 2021).

Ein ähnliches Ergebnis ergaben auch eigene Berechnungen anhand der DRG-Statistik 2019 zu den Hauptdiagnosen aller vollstationär behandelten Patient:innen (n = 18.825.654). Eine Pneumonie[12] war hier bei ca. 1,8 % der vollstationären Krankenhausfälle der Grund für eine stationäre Krankenhausbehandlung (Statistisches Bundesamt 2019). Die Bundesauswertung 2018 zum externen stationären Qualitätssicherungsverfahren „Ambulant erworbene Pneumonie" (IQTIG 2018a) liefert diesbezüglich zudem Anhaltspunkte, dass es sich dabei vorwiegend um ambulant erworbene Pneumonien handelt. Die Auswertungen zum Erfassungsjahr 2017 zeigen, dass ca. 24 % der Patient:innen mit der Diagnose einer Pneumonie (n = 280.368) aus einer stationären Pflegeeinrichtung (20,6 %) bzw. einem anderen Krankenhaus oder einer stationären Rehabilitationseinrichtung (3,4 %) aufgenommen wurden (IQTIG 2018a). Daraus lässt sich schließen, dass Pneumonien, die eine stationäre Krankenhausaufnahme erfordern, mehrheitlich im ambulanten Versorgungssetting erworben werden.

Aus der vorliegenden Literatur lassen sich damit Hinweise auf das Vorliegen eines Qualitätsdefizits im Hinblick auf die Vorbeugung und Vermeidung von Pneumonien bei pflegebedürftigen Menschen auch im Versorgungsbereich der ambulanten Pflege ableiten.

Messbarkeit und konzeptionelle Definition

Die Prüfung der Abbildbarkeit ergab, dass stationäre Krankenhausaufnahmen aufgrund bestimmter Erkrankungen, wie z. B. Pneumonien, über die Abrechnungsdaten bei den Kranken- bzw. Pflegekassen möglich ist. Anhand der im Datenbestand nach § 301 SGB V zur Krankenhausbehandlung vorliegenden Diagnosen gemäß ICD-10-GM-Klassifikation und deren Differenzierung in Aufnahme- und Entlassungsdiagnosen sowie Haupt- und Nebendiagnosen kann eine Erfassung von stationären Aufnahmen sowie eine umfassende Analyse der, den stationären Krankenhausaufenthalt

---

[12] Dabei wurden die ICD-Kodes gemäß Tabelle 10.17 berücksichtigt. Hier und im Weiteren ist zu beachten, dass sich alle ausgewiesenen Inzidenzen auf die Zeit vor Beginn der COVID-19-Pandemie beziehen.

begründenden, Diagnosen erfolgen (siehe Abschnitt 8.5). Auch im Forschungsdatensatz waren diese differenzierten Informationen zu Diagnosen im Datenbestand nach § 301 SGB V zur Krankenhausbehandlung enthalten (Tabelle 9.1). Daher war die Messbarkeit der angestrebten Kennzahl anhand der Datenbestände des Forschungsdatensatzes gegeben und es konnte eine entsprechende Kennzahl an der Schnittstelle der ambulant-stationären medizinisch-pflegerischen Versorgung operationalisiert und ausgewertet werden.

Zu Beginn der Operationalisierung wurde auch für diese Kennzahl festgelegt, dass alle pflegebedürftigen Menschen mit Sachleistungen bzw. Kombinationsleistungen nach SGB XI oder Leistungen der häuslichen Krankenpflege nach SGB V einbezogen werden sollen. Als interessierendes Ereignis sollten stationäre Aufnahmen von ambulant versorgten pflegebedürftigen Menschen, die aufgrund einer ambulant erworbenen Pneumonie notwendig wurden, erfasst werden. Zur Erfassung einer Pneumonie wurden daraufhin die einschlägigen Diagnosen gemäß der zum Zeitpunkt der empirischen Analysen gültigen ICD-10-GM-Klassifikation (BfArM 2021b) zu Pneumonien zusammengestellt. Die Auswahl erfolgte dabei in Anlehnung an die Liste der im externen stationären Qualitätssicherungsverfahren „Ambulant erworbene Pneumonie" eingeschlossenen Diagnosen (IQTIG 2022a). Die Rechenregel der vorliegenden Kennzahl wurde – wie auch zuvor bei der Kennzahl zur Hospitalisierung aufgrund sturzassoziierter Verletzungen – so definiert, dass ausschließlich die Hauptdiagnosen der Krankenhausbehandlungen einbezogen werden sollten, um sicherzustellen, dass die Pneumonie der Grund für die stationäre Aufnahme war und beispielsweise nicht erst während des stationären Krankenhausaufenthalts erworben wurde. Die entsprechend operationalisierte Kennzahl „Pflegebedürftige Menschen in der ambulanten Pflege mit einer Hospitalisierung aufgrund einer Pneumonie" ist Tabelle 10.17 zu entnehmen.

10.4.5.2 Ergebnisse der empirischen Analysen

Die Berechnung der operationalisierten Kennzahl entsprechend der dargelegten Rechenregel ergab, dass im Durchschnitt der Quartale der Berichtsjahre 2018 und 2019 1,1 % aller ambulant versorgten pflegebedürftigen Menschen mit der Diagnose einer Pneumonie stationär in ein Krankenhaus aufgenommen wurden (siehe Abbildung 10.12). In der längsschnittlichen Betrachtung der Quartale der beiden Berichtsjahre wurde ersichtlich, dass es hierbei deutliche Schwankungen zwischen den Quartalen von 0,4–0,9 Prozentpunkten gab. So ist der Anteil von ambulant versorgten pflegebedürftigen Menschen, die wegen einer Pneumonie stationär aufgenommen wurden, jeweils im 1. Quartal der beiden Berichtsjahre am höchsten (1,7 % bzw. 1,3 %), sinkt über das 2. Quartal bis zum 3. Quartal

Tabelle 10.17 Datenblatt mit der Operationalisierung der Kennzahl „Pflegebedürftige Menschen in der ambulanten Pflege mit einer Hospitalisierung aufgrund einer Pneumonie"

	Anteil pflegebedürftiger Menschen in der ambulanten Pflege mit einer Hospitalisierung aufgrund einer Pneumonie		
Beschreibung	Anteil pflegebedürftiger Menschen bei denen im Quartal der ambulanten Pflege eine stationäre Aufnahme in ein Krankenhaus aufgrund einer Pneumonie notwendig wurde.		
Zähler	Anzahl der pflegebedürftigen Menschen mit • einer stationären Aufnahme in ein Krankenhaus mit einer Hauptdiagnose „Pneumonie" im Leistungsquartal.		
Nenner	Anzahl der Versicherten, die im Quartal mindestens einmal eine • Pflegesachleistung oder Kombinationsleistungen nach SGB XI **ODER** • Leistung der häuslichen Krankenpflege (§ 37 SGB V) erhalten haben		
Kodes	**ICD-10-GM**[6]	**Pneumonie**	**ICD-10-GM**	**Pneumonie**
	A48.1	Legionellose mit Pneumonie	J15.4	Pneumonie durch sonstige Streptokokken
	B01.2	Varizellen-Pneumonie	J15.5	Pneumonie durch Escherichia coli
	J10.0	Grippe mit Pneumonie, saisonale Influenzaviren nachgewiesen	J15.6	Pneumonie durch andere gramnegative Bakterien
	J11.0	Grippe mit Pneumonie, Viren nicht nachgewiesen	J15.7	Pneumonie durch Mycoplasma pneumoniae
	J12.0	Pneumonie durch Adenoviren	J15.8	Sonstige bakterielle Pneumonie
	J12.1	Pneumonie durch Respiratory-Syncytial-Viren [RS-Viren]	J15.9	Bakterielle Pneumonie, nicht näher bezeichnet
	J12.2	Pneumonie durch Parainfluenzaviren	J16.0	Pneumonie durch Chlamydien

(Fortsetzung)

Tabelle 10.17 (Fortsetzung)

Anteil pflegebedürftiger Menschen in der ambulanten Pflege mit einer Hospitalisierung aufgrund einer Pneumonie

Code	Bezeichnung	Code	Bezeichnung
J12.3	Pneumonie durch humanes Metapneumovirus	J16.8	Pneumonie durch sonstige näher bezeichnete Infektionserreger
J12.8	Pneumonie durch sonstige Viren	J18.0	Bronchopneumonie, nicht näher bezeichnet
J12.9	Viruspneumonie, nicht näher bezeichnet	J18.1	Lobärpneumonie, nicht näher bezeichnet
J13	Pneumonie durch Streptococcus pneumoniae	J18.2	Hypostatische Pneumonie, nicht näher bezeichnet
J14	Pneumonie durch Haemophilus influenzae	J18.8	Sonstige Pneumonie, Erreger nicht näher bezeichnet
J15.0	Pneumonie durch Klebsiella pneumoniae	J18.9	Pneumonie, nicht näher bezeichnet
J15.1	Pneumonie durch Pseudomonas	J69.0	Pneumonie durch Nahrung oder Erbrochenes
J15.2	Pneumonie durch Staphylokokken	J85.1	Abszess der Lunge mit Pneumonie
J15.3	Pneumonie durch Streptokokken der Gruppe B		

deutlich ab (0,8 % bzw. 0,9 %) und steigt zum Ende der Berichtsjahre im 4. Quartal wieder leicht an.

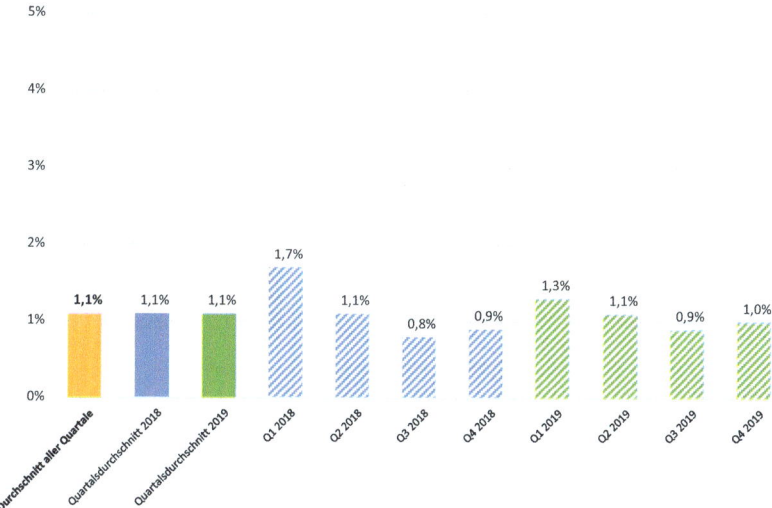

Abbildung 10.12   Anteil pflegebedürftiger Menschen in der ambulanten Pflege mit einer Hospitalisierung aufgrund einer Pneumonie (eigene Berechnung)

Vor dem Hintergrund, dass vor allem bei älteren, körperlich eingeschränkten und multimorbiden Menschen das Risiko für eine Pneumonie erhöht ist (siehe Abschnitt 10.4.5.1), wurde zusätzlich eine stratifizierte Auswertung des Anteils von ambulant versorgten pflegebedürftigen Menschen mit der Hospitalisierung aufgrund einer Pneumonie nach Pflegegrad vorgenommen. Es zeigte sich, dass sich die Hospitalisierungsraten dabei je nach Pflegegrad deutlich unterscheiden (siehe Abbildung 10.13). Bei pflegebedürftigen Menschen mit einem Pflegegrad 1 lag der Anteil von Hospitalisierungen aufgrund einer Pneumonie im Mittel der beiden Berichtsjahre bei 1 %. Bei pflegebedürftigen Menschen mit Pflegegrad 3 lag der Anteil von stationären Krankenhausaufnahmen aufgrund einer Pneumonie im Durchschnitt der Berichtsjahre bereits bei ca. 3 %. Von den ambulant versorgten pflegebedürftigen Menschen mit Pflegegrad 4 bzw. 5 wurden durchschnittlich 5,4 % bzw. 8,7 % mit einer Pneumonie stationär in ein Krankenhaus aufgenommen.

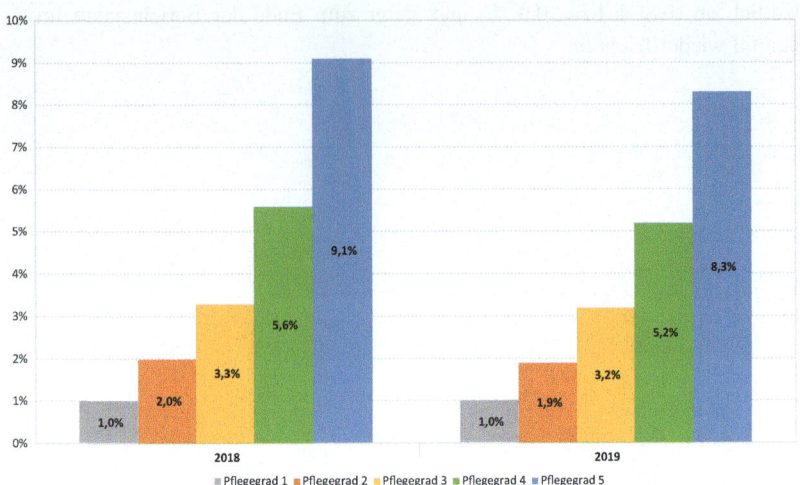

Abbildung 10.13 Anteil pflegebedürftiger Menschen mit einer Hospitalisierung aufgrund einer Pneumonie stratifiziert nach Pflegegrad für die Berichtsjahre 2018 und 2019 (eigene Berechnung)

10.4.5.3   Fazit und Limitationen

Die Ergebnisse der empirischen Prüfung zeigen, dass die vorliegende Kennzahl anhand der Abrechnungsdaten bei den Kranken- bzw. Pflegekassen grundsätzlich operationalisierbar ist. Die Berechnung der Kennzahl ergab eine Rate von 1,1 % ambulant versorgter pflegebedürftiger Menschen, die aufgrund einer Pneumonie stationär in ein Krankenhaus aufgenommen werden mussten. Genaue Vergleichszahlen aus dem Versorgungsbereich der ambulanten Pflege liegen in der Literatur hierzu nicht vor. Eine Gegenüberstellung des Kennzahlergebnisses mit der eigenen, anhand der Daten des Statistischen Bundesamtes, ermittelten Rate stationärer Krankenhausaufenthalte aufgrund einer Pneumonie (2019: 1,8 %) (siehe 10.4.5.1) sowie der von Frohnhofen und Stieglitz (2021) angeführten Hospitalisierungsrate aufgrund einer Pneumonie bei älteren Menschen ($\geq$ 65 Jahre) von 2 % zeigt jedoch, dass das Kennzahlergebnis etwas niedriger, aber dennoch durchaus im Bereich der Hospitalisierungsraten von weitestgehend vergleichbaren Populationen liegt.

Die stratifizierte Auswertung nach Pflegegrad macht zudem deutlich, dass der Anteil der stationären Krankenhausaufnahmen aufgrund einer Pneumonie bei den ambulant versorgten pflegebedürftigen Menschen mit Grad der Pflegebedürftigkeit stetig ansteigt. Unter den pflegebedürftigen Menschen mit einem Pflegegrad 2 ist der durchschnittliche Anteil der stationären Krankenhausaufnahmen aufgrund einer Pneumonie fast doppelt so hoch wie der durchschnittliche Anteil bei allen ambulant versorgten pflegebedürftigen Menschen (2 % vs. 1,1 %). Bei pflegebedürftigen Menschen mit einem Pflegegrad 5 ist der Anteil von Hospitalisierungen aufgrund einer Pneumonie knapp achtfach höher als bei allen ambulant versorgten pflegebedürftigen Menschen (8,7 % vs. 1,1 %). Als Vergleich können auch hier lediglich Auswertungen bei ähnlichen Studienpopulationen herangezogen werden, da entsprechende Untersuchungen bei pflegebedürftigen Menschen in der ambulanten Pflege fehlen. Als weitestgehend vergleichbare Population – zumindest im Hinblick auf den Grad der Pflegebedürftigkeit – können lediglich Bewohner:innen von Pflegeheimen gelten. Analysen anhand der Abrechnungsdaten der AOK Kranken- und Pflegekassen zeigen, dass Pflegeheimbewohner:innen zu 95 % einen Pflegegrad 2–5 haben (Behrendt et al. 2022d, Schwinger et al. 2018). Der Anteil der Teilpopulation von ambulant versorgten pflegebedürftigen Menschen mit Leistungen nach SGB XI mit einem Pflegegrad 2–5 im Forschungsdatensatz lag bei gut 90 % (siehe Abbildung 10.5), sodass eine gewisse Vergleichbarkeit angenommen werden kann. Eine mit der vorliegenden Kennzahl vergleichbare Analyse anhand der AOK-Abrechnungsdaten zu ambulant-sensitiven Hospitalisierungen bei Pflegeheimbewohner:innen ergab dabei, dass der Anteil von Pflegeheimbewohner:innen, die aufgrund einer Pneumonie stationär in ein Krankenhaus aufgenommen werden mussten, je nach Form der Pneumonie 4–6 % betrug (Schwinger et al. 2018). Die Hospitalisierungsrate liegt somit ungefähr auch in dem Bereich der Hospitalisierungsrate (2–9 %) bei ambulant versorgten pflegebedürftigen Menschen mit einem Pflegegrad 2–5.

Insgesamt werden durch die Ergebnisse der routinedatenbasierten Kennzahl damit die Hinweise aus der Literatur hinsichtlich eines bestehenden Qualitätsdefizits bei der Vorbeugung und Vermeidung von Pneumonien bei pflegebedürftigen Menschen im Versorgungsbereich der ambulanten Pflege gestützt. Zusammenfassend ist festzuhalten, dass mit dem Ergebnis der operationalisierten routinedatenbasierten Kennzahl erstmals eine Inzidenz von stationär behandlungsbedürftigen Pneumonien bei ambulant versorgten pflegebedürftigen Menschen ermittelt wurde. Vor dem Hintergrund der Vergleichbarkeit der ermittelten Gesamtrate von pflegebedürftigen Menschen mit ambulanten Pflegeleistungen und einer stationär behandelten Pneumonie sowie der Raten von pflegebedürftigen Menschen mit stationären Krankenhausaufenthalten aufgrund einer Pneumonie stratifiziert nach dem Grad der Pflegebedürftigkeit, mit den Ergebnissen von ähnlichen (Teil-)

Populationen aus der Literatur, erscheint anhand der vorliegenden routinedatenbasierten Kennzahl eine valide Erfassung von ambulant versorgten pflegebedürftigen Menschen mit einer stationär behandlungsbedürftigen Pneumonie anhand der Routinedaten der Kranken- bzw. Pflegekassen grundsätzlich möglich.

Die berechneten Quartalsergebnisse der Kennzahl im Jahresverlauf sind zudem auch gut mit der bekannten Saisonalität von Influenza-Erkrankungen bzw. respiratorischen Erkrankungen, in deren Folge sich vielfach auch eine Pneumonie entwickelt (Zanuzdana et al. 2016), erklärbar. Eine Untersuchung im Auftrag des Robert Koch-Instituts zu Influenza und ambulant erworbenen Pneumonien anhand von Routinedaten in hausärztlich tätigen Arztpraxen (Zanuzdana et al. 2016) zeigt diesbezüglich einen Anstieg von Influenza-Diagnosen sowie auch Pneumonie-Diagnose vor allem in den Wintermonaten (1. Quartal) zu Beginn der betrachteten Jahre 2012–2015, sowie einen deutlichen Rückgang in den Sommermonaten (2. und 3. Quartal) und einen erneuten Anstieg in den Herbst-/Wintermonaten (4. Quartal) am Ende der betrachteten Jahre (Zanuzdana et al. 2016). Dieser saisonal schwankende Verlauf wird so auch in der längsschnittliche Betrachtung der Quartalsergebnisse der vorliegenden Kennzahl deutlich.

Hinsichtlich der Limitationen der Operationalisierung der betrachteten Kennzahl ist jedoch auch hier anzumerken, dass es aufgrund der quartalsbezogenen Auswertung zu Ungenauigkeiten bei der Kennzahlberechnung kommen kann. Wie bei der vorherigen Kennzahl zu den sturzassoziierten Verletzungen ist auch bei der vorliegenden Kennzahl keine Unterscheidung zwischen pflegebedürftigen Menschen mit einer stationär behandlungsbedürftigen Pneumonie die bereits vor der stationären Aufnahme ambulante Pflegeleistungen erhielten von (pflegebedürftigen) Menschen, die erst nach dem stationären Krankenhausaufenthalt – also ggf. erst in der Folge der stationär behandlungsbedürftigen Pneumonie oder ggf. vollkommen unabhängig von dem stationären Krankenhausaufenthalt – eine der definierten ambulanten Pflegeleistungen erhalten haben, möglich. Dementsprechend könnten auch bei der vorliegenden Kennzahl weitere Analysen dahingehend sinnvoll sein, ggf. nur solche pflegebedürftige Menschen zu berücksichtigen, die bereits schon im Vorquartal oder in zwei Quartalen vor dem Leistungsquartal Pflegeleistungen nach SGB XI oder Leistungen der häuslichen Krankenpflege nach SGB V erhalten haben, um so mit der Kennzahl auf diejenigen pflegebedürftigen Menschen zu fokussieren, die bei einer bereits bestehenden ambulanten pflegerischen Versorgung, aufgrund einer Pneumonie stationär in ein Krankenhaus aufgenommen werden müssen.

Zudem ist darauf hinzuweisen, dass mit der operationalisierten Kennzahl derzeit nur ambulant versorgte pflegebedürftige Menschen mit einer schweren

Pneumonie, die eine stationäre Krankenhausaufnahme notwendig macht, betrachtet werden. Damit wird nur ein Teil des Versorgungsgeschehens im Hinblick auf das Auftreten von Pneumonien bei pflegebedürftigen Menschen in der ambulanten Pflege beleuchtet. Für eine umfassende Darstellung der Versorgungsqualität in der ambulanten Pflege im Hinblick auf die Vorbeugung und Vermeidung von Pneumonien wäre jedoch die Betrachtung auch von mittelschweren und leichten Pneumonien, die ambulant behandelt werden können, sinnvoll. Hierfür bedarf es weiterer explorativer empirischer Analysen, um die Nutzbarkeit auch der ambulanten Diagnosedaten für die Abbildung von Pneumonien bei pflegebedürftigen Menschen in der ambulanten Pflege, zu prüfen.

10.4.6 Pflegebedürftige Menschen in der ambulanten Pflege mit Harninkontinenz

10.4.6.1 Relevanz, Messbarkeit und konzeptionelle Definition
Relevanz in der ambulanten pflegerischen Versorgung
Die Harninkontinenz ist eine gesundheitliche Beeinträchtigung, die in jedem Alter auftreten kann, für die jedoch mit höherem Alter ein steigendes Risiko besteht (DNQP 2014a). Das Vorliegen einer Harninkontinenz geht für die Betroffenen mit einer sinkenden Lebensqualität, sozialem Rückzug sowie einem steigenden Pflegebedarf einher. Bei mangelnder Pflege kann eine Harninkontinenz weitere gesundheitliche Beeinträchtigungen, wie z. B. eine inkontinenzassoziierte Dermatitis, verursachen (DNQP 2014a). Die Harninkontinenz stellt daher einen bedeutsamen pflegerelevanten gesundheitsbezogenen Parameter in der Versorgung von pflegebedürftigen Menschen dar. Die Pflege übernimmt in der Versorgung wichtige Aufgaben im Hinblick auf die Kontinenzförderung bei vorliegenden Risiken für die Entwicklung einer Inkontinenz sowie beim Vorliegen einer Harninkontinenz die Durchführung von spezifischen Maßnahmen zur adäquaten Versorgung der pflegebedürftigen Menschen mit Harninkontinenz. Vorliegende Probleme können so durch pflegerische Maßnahmen positiv beeinflusst und gesundheitliche Beeinträchtigungen reduziert werden (DNQP 2014a). Das Vorliegen einer Harninkontinenz kann dementsprechend als qualitätsrelevantes Merkmal betrachtet werden, das die pflegerische bzw. medizinisch-pflegerische Versorgung unmittelbar beeinflusst, weshalb dessen Berücksichtigung relevant für die Gewährleistung einer qualitativ hochwertigen pflegerischen bzw. medizinisch-pflegerischen Versorgung ist (siehe Abschnitt 6.5.3). Aus der Literatur geht hervor, dass die Prävalenz der Harninkontinenz bei ambulant versorgten pflegebedürftigen Menschen hoch ist. Verschiedene

quantitative Untersuchungen zeigen, dass bei 26–66 % der ambulant versorgten pflegebedürftigen Menschen eine Harninkontinenz vorliegt (John et al. 2014, Lahmann et al. 2015a, Suhr und Lahmann 2018). Diese unterscheidet sich dabei im Hinblick auf den jeweiligen Schweregrad. In der Studie von John et al. (2014) gaben 14,4 % der Teilnehmenden (n = 694) an, dass ein unkontrollierter Harnverlust einmal die Woche auftreten würde. 9,1 % berichteten von einem unkontrollierten Harnverlust zwei- bis dreimal pro Woche, bei 4,4 % tritt dies einmal oder mehrmals täglich auf (John et al. 2014). Dies bestätigen die Ergebnisse der Untersuchung von Suhr und Lahmann (2018). Hierin berichteten 9,9 % der Befragten (n = 808), dass einmal wöchentlich ein unkontrollierter Harnverlust vorkomme. 11,6 % der Befragten berichteten von einem unkontrollierten Harnverlust zwei- bis dreimal die Woche (Suhr und Lahmann 2018). Bei 9,1 % kommt es täglich zu einem unkontrollierten Harnverlust, bei 26,5 % sogar mehrmals täglich. Darüber gaben 10 % der Befragten an, unter einem permanenten Harnverlust zu leiden (Suhr und Lahmann 2018).

Die Ergebnisse der Literatur verdeutlichen damit, dass im Versorgungsbereich der ambulanten Pflege eine Vielzahl von pflegebedürftigen Menschen von der versorgungs- und pflegerelevanten Diagnose einer Harninkontinenz betroffen sind.

Messbarkeit und konzeptionelle Definition

Die Abbildung der Harninkontinenz über die Abrechnungsdaten bei den Kranken- bzw. Pflegekassen wurde grundsätzlich als möglich eingeschätzt. Anhand von spezifischen Diagnosen in den Abrechnungsdaten der ambulanten vertragsärztlichen Versorgung (§ 295 SGB V) sowie zur Krankenhausbehandlung (§ 301 SGB V) kann eine vorliegende Harninkontinenz erfasst werden. Darüber hinaus könnten Hinweise auf das Vorliegen einer Harninkontinenz aus den Verordnungsdaten von Heil- bzw. Hilfsmitteln (§ 302 SGB V) abgeleitet werden (siehe Abschnitt 8.5). Im Forschungsdatensatz standen hierfür die Datenbestände nach § 295 und § 301 SGB V sowie zur Heilmittelversorgung nach § 302 SGB V zur Verfügung. Damit konnte die Messbarkeit anhand der Datenbestände des Forschungsdatensatzes als gegeben angesehen werden. Da jedoch in den Abrechnungsdaten zur Heilmittelversorgung ausschließlich Informationen zur Anzahl der Verordnungen (Physiotherapie, Ergotherapie etc.) sowie die Anzahl der durchgeführten Leistungen vorlagen und keine Informationen zur Art der erbrachten therapeutischen Leistungen (z. B. physiotherapeutische Maßnahmen bei Beckenbodeninsuffizienz) enthalten waren (Tabelle 9.1), konnte dieser Datenbestand schlussendlich nicht für die Operationalisierung der Kennzahl genutzt werden. Die Operationalisierung der entsprechenden Kennzahl erfolgte daher nur auf Basis der Diagnosedaten aus den Datenbeständen zur ambulanten vertragsärztlichen Versorgung (§ 295 SGB V) sowie zur Krankenhausbehandlung (§ 301 SGB V).

Im Rahmen der Operationalisierung der Kennzahl wurde festgelegt, dass als Grundgesamtheit ebenfalls wieder alle pflegebedürftigen Menschen mit ambulanten Pflegeleistungen (Sach- oder Kombinationsleistungen nach SGB XI bzw. Leistungen der häuslichen Krankenpflege nach SGB V) betrachtet werden sollten. Erfasst werden sollten dabei die Anzahl der pflegebedürftigen Menschen, bei denen eine ambulante oder stationäre Diagnose einer Harninkontinenz vorlag. Für die Abbildung des Zählers wurden dementsprechend alle geführten ICD-Kodes zur Harninkontinenz gemäß der zum Zeitpunkt der empirischen Analysen gültigen ICD-10-GM-Klassifikation aus den Gruppen „Sonstige Krankheiten des Harnsystems (N30-N39)" (Kapitel XIV; BfArM 2021b) sowie „Symptome, die das Harnsystem betreffen (R30-R39)" (Kapitel XVIII; BfArM 2021b) herausgesucht. Bei der Erstellung der Rechenregel wurde konkretisiert, dass bei den Diagnosen aus dem Datenbestand nach § 301 SGB V sowohl die Haupt- als auch Nebendiagnosen der Krankenhausfälle berücksichtigt werden sollten. Aus dem Datenbestand nach § 295 SGB V sollten alle gesicherten Diagnosen einbezogen werden. Die operationalisierte Kennzahl „Pflegebedürftige Menschen in der ambulanten Pflege mit Harninkontinenz" ist Tabelle 10.18 zu entnehmen.

Tabelle 10.18 Datenblatt mit der Operationalisierung der Kennzahl „Pflegebedürftige Menschen in der ambulanten Pflege mit Harninkontinenz"

Anteil pflegebedürftiger Menschen in der ambulanten Pflege mit Harninkontinenz	
Beschreibung	Anteil pflegebedürftiger Menschen bei denen im Quartal der ambulanten Pflege die Diagnose einer Harninkontinenz vorlag.
Zähler	Anzahl der pflegebedürftigen Menschen mit • einer ambulant gesicherten Diagnose „Harninkontinenz" im Leistungsquartal **ODER** • einer stationären Haupt- oder Nebendiagnose „Harninkontinenz" im Leistungsquartal.
Nenner	Anzahl der Versicherten, die im Quartal mindestens einmal eine • Pflegesachleistung oder Kombinationsleistungen nach SGB XI **ODER** • Leistung der häuslichen Krankenpflege (§ 37 SGB V) erhalten haben
Kodes	**ICD-10-GM**[6] **Harninkontinenz**
	N39.3 Belastungsinkontinenz [Stressinkontinenz]

(Fortsetzung)

Tabelle 10.18 (Fortsetzung)

Anteil pflegebedürftiger Menschen in der ambulanten Pflege mit Harninkontinenz	
N39.40	Sonstige näher bezeichnete Harninkontinenz: Reflexinkontinenz
N39.41	Sonstige näher bezeichnete Harninkontinenz: Überlaufinkontinenz
N39.42	Sonstige näher bezeichnete Harninkontinenz: Dranginkontinenz
N39.43	Sonstige näher bezeichnete Harninkontinenz: Extra-urethrale Harninkontinenz
N39.48	Sonstige näher bezeichnete Harninkontinenz: Sonstige näher bezeichnete Harninkontinenz
R32	Nicht näher bezeichnete Harninkontinenz

10.4.6.2 Ergebnisse der empirischen Analysen

Nach Umsetzung der oben dargestellten Rechenregel anhand der Daten des Forschungsdatensatzes ergab die Berechnung der Kennzahl, dass im Durchschnitt der Quartale beider Berichtsjahre bei 33,4 % der ambulant versorgten pflegebedürftigen Menschen mit ambulanten Pflegeleistungen die Diagnose einer Harninkontinenz vorlag. Die einzelnen Quartalsergebnisse waren in beiden Berichtsjahren relativ konstant und lagen zwischen 33 % und 34 %. Abbildung 10.14 gibt einen Überblick über das Kennzahlergebnis im Durchschnitt aller Quartale, die Ergebnisse im Quartalsdurchschnitt je Berichtsjahr (2018 bzw. 2019) sowie über die einzelnen Quartalsergebnisse in den Berichtsjahren 2018 bzw. 2019.

Um zu prüfen, ob die Harninkontinenz-Diagnose dabei aus der ambulant vertragsärztlichen Versorgung stammt oder ausschließlich im Rahmen einer Krankenhausbehandlung kodiert wurde, erfolgte eine weitere empirische Analyse zur Häufigkeitsverteilung der Harninkontinenz-Diagnosen nach Abrechnungskontext (§ 295 SGB V bzw. § 301 SGB V) (siehe Abbildung 10.15). Im Ergebnis der entsprechenden Auswertung zeigte sich, dass sowohl im Berichtsjahr 2018 als auch 2019 bei ca. 93 % der ambulant versorgten pflegebedürftigen Menschen mit Harninkontinenz eine ambulant gesicherte Harninkontinenz-Diagnose aus der vertragsärztlichen Versorgung vorlag. Bei ca. 7 % der pflegebedürftigen Menschen mit Harninkontinenz lag dagegen die Harninkontinenz-Diagnose lediglich als Haupt- oder Nebendiagnose aus einer stationären Krankenhausbehandlung vor.

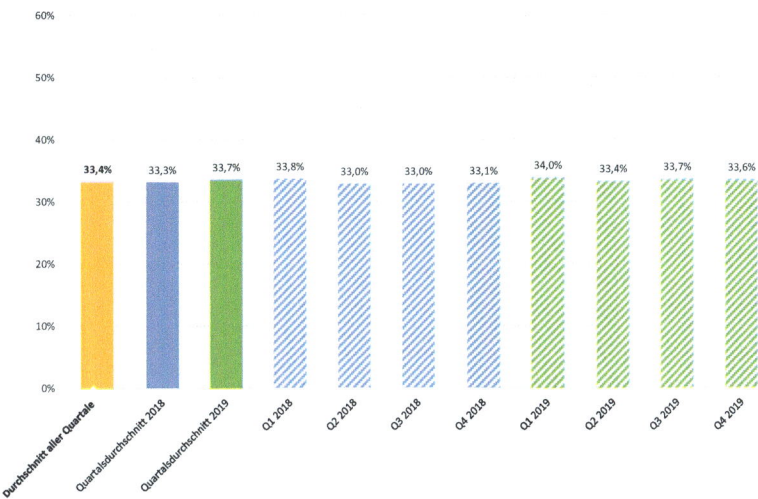

Abbildung 10.14 Anteil pflegebedürftiger Menschen in der ambulanten Pflege mit Harninkontinenz (eigene Berechnung)

10.4.6.3 Fazit und Limitationen

Die Ergebnisse der empirischen Prüfung zeigen auch für die vorliegende Kennzahl das eine Operationalisierung anhand der Abrechnungsdaten bei den Kranken- bzw. Pflegekassen grundsätzlich umsetzbar ist. Das berechnete Ergebnis der operationalisierten Kennzahl mit gut 33 % ambulant versorgter pflegebedürftiger Menschen mit der Diagnose einer Harninkontinenz liegt im unteren Bereich der in der Literatur ausgewiesenen Prävalenz der Harninkontinenz (26–66 %) bei ambulant versorgten pflegebedürftigen Menschen (siehe Abschnitt 10.4.6.1). Mit der operationalisierten routinedatenbasierten Kennzahl werden damit prinzipiell die Ergebnisse der Literatur untermauert, dass im Versorgungsbereich der ambulanten Pflege eine wesentliche Anzahl von pflegebedürftigen Menschen von der Diagnose einer Harninkontinenz betroffen ist und eine Berücksichtigung dieses pflegerelevanten gesundheitsbezogenen Parameters damit insgesamt von wichtiger Bedeutung für die Qualität in der ambulanten Pflege ist. Zusammenfassend ist zu konstatieren, dass die Ergebnisse der operationalisierten routinedatenbasierten Kennzahl zeigen, dass eine valide Erfassung des Vorliegens einer Harninkontinenz bei ambulant versorgten pflegebedürftigen Menschen anhand der Routinedaten der Kranken- bzw. Pflegekassen grundsätzlich möglich ist.

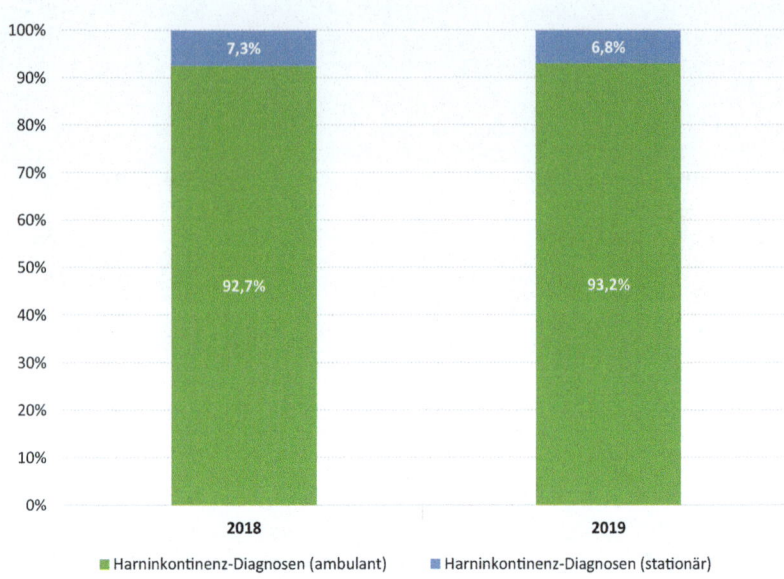

Abbildung 10.15   Anteil ambulanter bzw. stationärer Harninkontinenz-Diagnosen bei pflegebedürftigen Menschen mit Harninkontinenz (eigene Berechnung)

Das dennoch vergleichsweise etwas niedrigere Ergebnis der routinedaten-basierten Kennzahl kann möglicherweise darauf zurückgeführt werden, dass aufgrund der ausschließlichen Berücksichtigung von kodierten Harninkontinenz-Diagnosen nicht tatsächlich alle ambulant versorgten pflegebedürftigen Menschen mit einer Harninkontinenz jeglichen Schweregrades erfasst werden. Vor allem bei einer leichten Harninkontinenz, wie z. B. einem unkontrollierten Harnver-lust einmal oder wenige Male die Woche, ist es vorstellbar, dass diese ggf. von vertragsärztlich tätigen Ärzt:innen noch nicht mit der Diagnose einer Harnin-kontinenz kodiert werden und sich das Vorliegen einer entsprechenden leichten Harninkontinenz demnach nicht über die Abrechnungsdaten der ambulant ver-tragsärztlichen Versorgung abbilden lässt. Darüber hinaus ist es möglich, dass vor dem Hintergrund des eher schambehafteten Themas, pflegebedürftige Menschen ihren behandelnden Ärzt:innen nichts über das Vorliegen von Symptomen einer Harninkontinenz berichten und dementsprechend keine diesbezügliche Diagnose gestellt (und kodiert) werden kann.

Um möglicherweise fehlende Kodierungen im ambulant vertragsärztlichen Bereich ausgleichen zu können, wurden daher auch die stationären Haupt-

und Nebendiagnosen von Krankenhausaufenthalten mit einbezogen. Die empirische Analyse nach Abrechnungskontext der Harninkontinenz-Diagnosen zeigte dabei, dass bei ca. 7 % der pflegebedürftigen Menschen und damit bei einem relevanten Anteil der ambulant versorgten pflegebedürftigen Menschen das Vorliegen einer Harninkontinenz alleinig aufgrund einer kodierten stationären Haupt- bzw. Nebendiagnose identifiziert werden konnte (siehe Abschnitt 10.4.6.2). Bei einer zusätzlichen Erfassung der Harninkontinenz bei ambulant versorgten pflegebedürftigen Menschen auch auf Basis des Vorliegens ausschließlich einer stationären Diagnose ist einschränkend darauf hinzuweisen, dass es dadurch möglicherweise aber zu einer teilweisen Überschätzung des tatsächlichen Anteils von Harninkontinenz bei ambulant versorgten pflegebedürftigen Menschen kommen kann, da nicht ausgeschlossen werden kann, dass ggf. stationär die Diagnose einer Harninkontinenz häufiger zusätzlich „mitkodiert" wird. Als klinisch bedeutsame Nebendiagnose[13], die einen „erhöhten Betreuungs-, Pflege- und/oder Überwachungsaufwand" verursacht (InEK 2022), kann ein zusätzliches „mitkodieren" dazu dienen, den patientenbezogenen Gesamtschweregrad (PCCL) zu steigern, was sich wiederum auf die abrechenbare DRG auswirken und damit den Erlös beeinflussen kann (siehe Abschnitt 10.4.3.3). Vor diesem Hintergrund könnte in einer weiteren empirischen Analyse geprüft werden, wie die Verteilung der Haupt- bzw. Nebendiagnosen bei den stationären Diagnosen ist, um im Weiteren entscheiden zu können, inwieweit die stationären Diagnosedaten wirklich zur validen Erfassung der Harninkontinenz bei pflegebedürftigen Menschen in der ambulanten Pflege beitragen können.

Da der zur Verfügung gestellte Forschungsdatensatz den Datenbestand zur Hilfsmittelversorgung (§ 302 SGB V) nicht umfasste, konnten Verordnungen von inkontinenzspezifischen Hilfsmitteln (verordnungsfähige Inkontinenzhilfen wie z. B. Inkontinenzvorlagen oder /-hosen) bei der Kennzahlberechnung nicht berücksichtigt werden. In weiteren empirischen Prüfungen könnte dementsprechend geprüft werden, ob durch den Einbezug der Verordnung von

---

[13] In den speziellen Kodierrichtlinien für die Verschlüsselung von Krankheiten und Prozeduren ist im Hinblick der Kodierung von bestimmten Inkontinenzkodes (u. a. ICD-Kodes N39.3, N39.- sowie R32) aufgeführt, dass diese nur angegeben werden dürfen, „wenn die Inkontinenz ein Grund für eine stationäre Behandlung ist oder eine [...] klinische Bedeutung hat." (InEK 2022: 159) Als klinisch bedeutsam gilt eine Inkontinenz gemäß der speziellen Kodierrichtlinien dann, wenn sie: 1.) nicht als im Rahmen einer Behandlung (z. B. Operation) „normal" oder 2.) nicht als der normalen Entwicklung entsprechend (z. B. bei Kleinkindern) angesehen werden bzw. 3.) bei Patient:innen mit deutlicher Behinderung oder geistiger Retardierung kontinuierlich vorliegt (InEK 2022).

inkontinenzspezifischen Hilfsmitteln oder auch einer spezifischen Heilmittelversorgung, die Informationen der Diagnosedaten sinnvoll ergänzt werden können, um somit weitere ambulant versorgte pflegebedürftige Menschen mit einer Harninkontinenz – unabhängig vom Vorliegen einer Harninkontinenz-Diagnose – zu identifizieren und so eine noch umfänglichere Erfassung von ambulant versorgten pflegebedürftigen Menschen mit Harninkontinenz zu erreichen. Darüber hinaus könnte sich hierüber ggf. auch der zusätzlichen Abbildung der Schweregrade der Harninkontinenz genähert werden.

10.4.7 Pflegebedürftige Menschen in der ambulanten Pflege mit multiresistenten Erregern

10.4.7.1 Relevanz, Messbarkeit und konzeptionelle Definition
Relevanz in der ambulanten pflegerischen Versorgung
Multiresistente Erreger stellen weltweit und auch in Deutschland ein zunehmendes Problem im Gesundheitswesen dar (Hübner et al. 2017, Neumann et al. 2016). Dabei ist der MRSA der häufigste multiresistente Erreger, jedoch werden zunehmend auch Erreger mit Resistenzen gegen mehrere Antibiotikagruppen (3-MRGN bzw. 4-MRGN) verzeichnet (Neumann et al. 2016). Multiresistente Erreger treten dabei meistens im Zusammenhang mit der Versorgung in medizinischen oder pflegerischen Einrichtungen (Krankenhaus, Alten- und Pflegeeinrichtungen) auf (Neumann et al. 2016). Aufgrund der zunehmenden Verlagerung der Versorgung vom stationären in den ambulanten Bereich sowie der stetigen Zunahme von älteren und multimorbiden Menschen in der ambulanten pflegerischen bzw. medizinisch-pflegerischen Versorgung wird das Vorliegen von Problemkeimen, wie den o. g. multiresistenten Erregern, jedoch zunehmend auch für die ambulante Pflege relevant (RKI 2018). Als Risikofaktoren für eine MRE-Besiedlung gelten hierbei u. a. Alter $\geq$ 85 Jahre, Harn-/Stuhlinkontinenz, Dekubitus sowie sonstige Verletzungen der Hautbarriere, Diabetes mellitus, Harnwegskatheter, vorherige Krankenhausaufenthalte oder MRSA in der Anamnese (RKI 2018). Bei der pflegerischen bzw. medizinisch-pflegerischen Versorgung von pflegebedürftigen Menschen mit multiresistenten Erregern ist die Einhaltung und sachgerechte Umsetzung von besonderen Hygienemaßnahmen notwendig (siehe Abschnitt 6.4.4), vor allem um eine Übertragung der multiresistenten Keime auf andere betreute pflegebedürftige Menschen zu verhindern (RKI 2018). Die Besiedlung bzw. Infektion von pflegebedürftigen Menschen mit multiresistenten Erregern stellt somit ebenfalls einen bedeutsamen pflegerelevanten gesundheitsbezogenen Parameter in der ambulanten pflegerischen Versorgung dar, der sich unmittelbar auf die medizinisch-pflegerische Versorgung

auswirkt, weshalb dessen Berücksichtigung relevant für eine qualitativ hochwertige pflegerische bzw. medizinisch-pflegerischen Versorgung ist (siehe Abschnitt 6.5.3). Für den Bereich der ambulanten Pflege wird für die Besiedlung mit multiresistenten Erregern eine Prävalenz von 1–14 % je nach Art des multiresistenten Erregers angegeben (Hübner et al. 2017, Neumann et al. 2016). Neumann et al. (2016), (RKI 2018) fanden in ihrer quantitativen Untersuchung heraus, dass bei 3,7 % der ambulant versorgten pflegebedürftigen Menschen mit Rachen- und/oder Nasenabstrich auf MRSA (n = 269) ein MRSA vorlag. Bei den pflegebedürftigen Menschen, die einen Analabstrich auf multiresistente Erreger erhielten (n = 132) lag bei 14,4 % ein multiresistenter gramnegativer Erreger (3-MRGN) bzw. ESBL vor (Neumann et al. 2016). In der Studie von Hübner et al. (2017) mit insgesamt 335 pflegebedürftigen Menschen, die von einem ambulanten Pflegedienst versorgt wurden, lag bei 2,09 % eine MRSA vor. Die Prävalenz von 3-MRGN lag hier bei 1,19 % (Hübner et al. 2017). Eine Analyse des Robert Koch-Instituts (RKI 2018) von multiresistenten Erregern in der ambulanten Pflege ergab eine Prävalenz von ca. 3 % bei MRSA und ca. 6 % bei 3-MRGN (RKI 2018). Darüber hinaus verdeutlichen die Studien von Marschall et al. (2016) und Eggert et al. (2016), dass ein relevanter Anteil von Pflegekräften in der ambulanten Pflege regelmäßig Kontakt mit pflegebedürftigen Menschen mit multiresistenten Erregern hat. In der Untersuchung von Marschall et al. (2016) gaben von den befragten Mitarbeitenden von ambulanten Pflegediensten (n = 31) 35,5 % an, mehrmals täglich Kontakt mit pflegebedürftigen Menschen mit multiresistenten Erregern zu haben. Von einem täglichen Kontakt mit pflegebedürftigen Menschen mit multiresistenten Erregern berichteten 12,9 % der Pflegekräfte, 6,5 % von mehr als drei sowie 6,5 % von ein bis drei Kontakten pro Woche (Marschall et al. 2016). Die Ergebnisse der quantitativen Erhebung bei 400 ambulanten Pflegediensten von Eggert et al. (2016) zeigen, dass die Mitarbeitenden von 57 % der befragten Pflegedienste in den vergangenen 12 Monaten Kontakt zu pflegebedürftigen Menschen mit multiresistenten Erregern hatten. Dabei handelte es sich in der Regel um MRSA (95 %), gefolgt von ESBL (25 %), 3-MRGN (16 %) sowie 4-MRGN (7 %) (Eggert et al. 2016).

Anhand der vorliegenden Literatur wird klar ersichtlich, dass eine Besiedlung oder ggf. auch Infektion mit multiresistenten Erregern bei einer Vielzahl der pflegebedürftigen Menschen im Versorgungsbereich der ambulanten Pflege vorkommt, was u. a. spezielle Hygienemaßnahmen erfordert. Das Vorliegen von multiresistenten Erregern stellt somit ein qualitätsrelevantes Merkmal für die ambulante Pflege dar, durch das hohe Anforderungen an ein adäquates Hygiene-management gestellt werden und welches es hinsichtlich der Gewährleistung einer sicheren und qualitativ hochwertige ambulante pflegerischen bzw. medizinisch-pflegerischen Versorgung zu berücksichtigen gilt.

Messbarkeit und konzeptionelle Definition

Die Abbildbarkeit einer Besiedlung bzw. Infektion mit multiresistenten Erregern über die Abrechnungsdaten der Kranken- bzw. Pflegekassen wurde insgesamt als möglich eingeschätzt. In den Datenbeständen nach § 295 SGB V zur ambulanten vertragsärztlichen Versorgung sowie § 301 SGB V zur Krankenhausbehandlung sind anhand von verschiedenen Diagnosen spezifische Informationen zum Vorliegen von „Infektionserregern mit Resistenzen gegen bestimmte Antibiotika oder Chemotherapeutika" (BfArM 2021b) enthalten (siehe Abschnitt 8.5). Darüber hinaus stehen für die Abrechnung im ambulant vertragsärztlichen Bereich verschiedene Gebührenordnungspositionen mit Bezug zur Identifikation und Behandlung von MRSA-Träger:innen zur Verfügung. Des Weiteren sind auch im Rahmen der häuslichen Krankenpflege nach § 37 SGB V verschiedene Leistungen zur Behandlung von multiresistenten Erregern verordnungsfähig, anhand derer pflegebedürftige Menschen mit multiresistenten Erregern erfasst werden können. Da im Forschungsdatensatz sowohl die Datenbestände nach den §§ 295 sowie 301 SGB V als auch nach § 302 SGB V zur häuslichen Krankenpflege vorlagen, war die Messbarkeit der Kennzahl über die Datenbestände des Forschungsdatensatzes grundsätzlich gegeben. Bei der Operationalisierung konnten jedoch zusätzlich zu den Diagnosen keine Leistungen aus der ambulanten vertragsärztlichen Versorgung berücksichtigt werden, weil der Datenbestand nach § 295 SGB V im Forschungsdatensatz keine Informationen zu den vertragsärztlichen abgerechneten Gebührenordnungspositionen gemäß EBM-Katalog enthielt (Tabelle 9.1). Die Operationalisierung der entsprechenden Kennzahl konnte daher nur auf Basis der Diagnosedaten aus den Datenbeständen zur ambulanten vertragsärztlichen Versorgung (§ 295 SGB V) und zur Krankenhausbehandlung (§ 301 SGB V) sowie den abgerechneten Gebührenordnungspositionen zu Leistungen der häuslichen Krankenpflege (§ 302 SGB V) erfolgen.

Im ersten Schritt der Operationalisierung wurden als Grundgesamtheit auch für diese Kennzahl alle pflegebedürftigen Menschen, die in einem Quartal Pflegesachleistungen oder Kombinationsleistungen nach SGB XI oder Leistungen der häuslichen Krankenpflege nach SGB V erhalten, definiert. Davon sollten diejenigen pflegebedürftigen Menschen, bei denen das interessierende Ereignis „Besiedlung oder Infektion mit einem multiresistenten Erreger" vorliegt, erfasst werden. Zur Erfassung einer Besiedlung oder Infektion mit einem multiresistenten Erreger sollten die ambulanten sowie stationären Diagnosen zum Vorliegen von multiresistenten Erregern sowie Leistungen der häuslichen Krankenpflege zur Behandlung einer MRE-Besiedlung (MRE-Behandlung) genutzt werden. Im zweiten Schritt wurden daraufhin die relevanten Diagnosen gemäß der zum Zeitpunkt der empirischen Analysen gültigen ICD-10-GM-Klassifikation zu Infektionserregern mit Resistenzen gegen bestimmte Antibiotika ausgewählt (Kapitel XXII (U80-U85);

BfArM 2021b) sowie aus dem bundeseinheitlichen Positionsnummernverzeichnis für Leistungen der häuslichen Krankenpflege (GKV-Spitzenverband 2022e) die Abrechnungspositionsnummern für die entsprechenden Einzelleistungen bzw. Pauschalen zusammengestellt. Die Auswahl der einschlägigen ICD-Kodes orientierte sich dabei an der Liste von ICD-Kodes zu multiresistenten Erregern, die im externen Qualitätssicherungsverfahren „Vermeidung nosokomialer Infektionen: Postoperative Wundinfektionen" berücksichtigt werden (IQTIG 2022d), um Patient:innen mit multiresistenten Erregern gesondert zu erfassen und auszuwerten (IQTIG 2021). Bei den Abrechnungspositionsnummern der häuslichen Krankenpflege wurde alle Positionsnummern (GOP) mit Bezug zu Maßnahmen der Behandlung von pflegebedürftigen Menschen mit multiresistenten Erregern herausgefiltert. Der dritte Schritt bestand auch hier in der konkreten Formulierung der Rechenregel zur Berechnung der vorgesehenen Kennzahl. In der entsprechenden Rechenregel wurde festgelegt, dass bei den Diagnosen alle gesicherten Diagnosen aus dem Datenbestand nach § 295 (vertragsärztliche Versorgung) sowie die Haupt- als auch Nebendiagnosen aus dem Datenbestand nach § 301 SGB V (Krankenhausbehandlung) einbezogen werden sollten. Die Leistungen der häuslichen Krankenpflege zur MRE-Behandlung sollten unabhängig vom Vorliegen einer ambulanten oder stationären Diagnose zusätzlich berücksichtigt werden (ODER-Verknüpfung). Die entsprechend operationalisierte Kennzahl „Pflegebedürftige Menschen in der ambulanten Pflege mit multiresistenten Erregern" ist Tabelle 10.19 zu entnehmen.

10.4.7.2 Ergebnisse der empirischen Analysen

Zu Beginn der empirischen Prüfung der vorliegenden Kennzahl wurden für einen ersten Überblick verschiedene explorative Auszählungen der Häufigkeiten von ambulant versorgten pflegebedürftigen Menschen mit einer Diagnose zur Besiedlung oder Infektion mit multiresistenten Erregern (MRE-Diagnose) sowie zu den MRE-spezifischen Leistungen der häuslichen Krankenpflege (MRE-GOP) anhand des Forschungsdatensatzes vorgenommen (siehe Abbildung 10.16). Im Durchschnitt der Quartale der Berichtsjahre 2018 bzw. 2019 betrug der Anteil der ambulant versorgten pflegebedürftigen Menschen mit einer ambulanten oder stationären MRE-Diagnose 1,9 %. Bei durchschnittlich 66 % der pflegebedürftigen Menschen mit einer MRE-Diagnose basierte die Diagnose dabei alleinig auf der stationären Haupt- oder Nebendiagnose einer Krankenhausbehandlung. Damit lag nur bei gut einem Drittel (34 %) der pflegebedürftigen Menschen mit einer MRE-Diagnose eine entsprechende ambulante Diagnose aus der vertragsärztlichen Versorgung vor.

Tabelle 10.19 Datenblatt mit der Operationalisierung der Kennzahl „Pflegebedürftige Menschen in der ambulanten Pflege mit multiresistenten Erregern"

Anteil pflegebedürftiger Menschen in der ambulanten Pflege mit multiresistenten Erregern			
Beschreibung	Anteil pflegebedürftiger Menschen bei denen im Quartal der ambulanten Pflege eine Besiedlung oder Infektion mit multiresistenten Erregern (MRE) vorlag.		
Zähler	Anzahl der pflegebedürftigen Menschen mit • einer ambulant gesicherten Diagnose „multiresistenter Erreger" im Leistungsquartal **ODER** • einer stationären Haupt- oder Nebendiagnose „multiresistenter Erreger" im Leistungsquartal **ODER** • mindestens einer HKP-Leistung „MRE-Behandlung" im Leistungsquartal.		
Nenner	Anzahl der Versicherten, die im Quartal mindestens eine • Pflegesachleistung oder Kombinationsleistungen nach SGB XI **ODER** • Leistung der häuslichen Krankenpflege (§ 37 SGB V) erhalten haben		
Kodes	**ICD-10-GM[6]**	**Multiresistenter Erreger**		
	U80.-!	Erreger mit bestimmten Antibiotikaresistenzen, die besondere therapeutische oder hygienische Maßnahmen erfordern		
	U81!	Bakterien mit Multiresistenz gegen Antibiotika		
	GOP[7]	**MRE-Behandlung**	**GOP**	**MRE-Behandlung**
	918	MRSA begleitende Maßnahmen	928	MRSA Dekontamination von Haut und Haaren mit antiseptischen Substanzen (dermatologische Behandlung/Bad)

(Fortsetzung)

Tabelle 10.19 (Fortsetzung)

Anteil pflegebedürftiger Menschen in der ambulanten Pflege mit multiresistenten Erregern

919	MRSA Medikamentengabe + begleitende Maßnahmen	A18	Anleitung bei MRSA-Eradikationstherapie (MRSA-Sanierung) einschließlich aller damit zusammenhängenden Leistungen
920	MRSA Tagespauschale ohne SGB XI	A95	MRSA Mund- und Rachenspülung mit einer antiseptischen Lösung
921	MRSA Tagespauschale mit SGB XI	A96	MRSA Applikation einer antibakteriellen Nasensalbe oder eines antiseptischen Nasengels
922	MRSA Zuschlag	A97	MRSA Begleitende Maßnahmen bei Versicherten ohne Anspruch auf Leistungen nach dem SGB XI
923	MRSA-Medikamentengabe	B73	MRSA Zuschlag je Hausbesuch ohne Leistungen SGB XI
924	MRSA-Eradikation für Versicherte mit Anspruch auf Leistungen nach SGB XI	B74	MRSA Zuschlag je Hausbesuch mit Leistungen SGV XI
925	MRSA-Eradikation für Versicherte ohne Anspruch auf Leistungen nach SGB XI	B95	Einsatzpauschale MRE – Multiresistente Erreger

Leistungen der häuslichen Krankenpflege zur Versorgung von pflegebedürfti-
gen Menschen mit multiresistenten Erregern wurden bei den pflegebedürftigen
Menschen mit ambulanten Pflegeleistungen nur sehr selten identifiziert. Im
Durchschnitt der Quartale wurde im Berichtsjahr 2018 bei knapp 0,03 % aller
ambulant versorgten pflegebedürftigen Menschen eine MRE-Behandlung abgerechnet, im Berichtsjahr 2019 bei 0,02 % aller pflegebedürftigen Menschen.
Sowohl eine MRE-Diagnose als auch eine abgerechnete Leistung der häuslichen
Krankenpflege zur MRE-Behandlung lag im Mittel lediglich bei 0,018 % aller
ambulant versorgten pflegebedürftigen Menschen vor (siehe Abbildung 10.16).

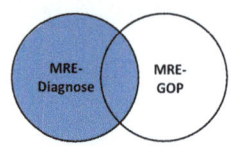

Jahr	Anzahl (n)	Anteil an allen pflege-bedürftigen Menschen (%)
2018	2.859	1,9
2019	2.763	1,8

Jahr	Anzahl (n)	Anteil an allen pflege-bedürftigen Menschen (%)
2018	39	0,026
2019	33	0,021

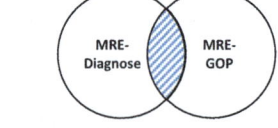

Jahr	Anzahl (n)	Anteil an allen pflege-bedürftigen Menschen (%)
2018	29	0,019
2019	26	0,016

Abbildung 10.16 Häufigkeiten der Diagnosen zur Besiedlung oder Infektion mit multiresistenten Erregern (MRE-Diagnose) und abgerechneten MRE-spezifischen Leistungen
der häuslichen Krankenpflege (MRE-GOP) bei pflegebedürftigen Menschen mit ambulanten Pflegeleistungen im Durchschnitt der Quartale der Berichtsjahre 2018 bzw. 2019 (eigene
Berechnung)

Bei der ausschließlichen Betrachtung der pflegebedürftigen Menschen, die
HKP-Leistungen erhielten (Tabelle 10.3), zeigte sich nur eine leicht höhere
Rate an abgerechneten MRE-GOP. Hier wurde im Durchschnitt der Quartale bei

0,028 % der pflegebedürftigen Menschen mit Leistungen der häuslichen Krankenpflege eine abgerechnete Einzelleistung oder Pauschale zur MRE-Behandlung identifiziert (nicht dargestellt). Eine zusätzliche MRE-Diagnose war insgesamt bei 75 % der pflegebedürftigen Menschen mit einer abgerechneten Leistung der häuslichen Krankenpflege zur MRE-Behandlung kodiert. D. h. bei gut einem Viertel der pflegebedürftigen Menschen mit einer Leistung der häuslichen Krankenpflege zur MRE-Behandlung war keine entsprechende ambulante oder stationäre Diagnose zum Vorliegen eines multiresistenten Erregers vorhanden.

Die nachfolgende Berechnung der operationalisierten Kennzahl ergab, dass im Durchschnitt aller Quartale der beiden Berichtsjahre insgesamt bei 1,8 % aller ambulant versorgten pflegebedürftigen Menschen eine Diagnose zur Besiedlung oder Infektion mit multiresistenten Erregern oder eine Leistung der häuslichen Krankenpflege zur MRE-Behandlung vorlag (siehe Abbildung 10.17).

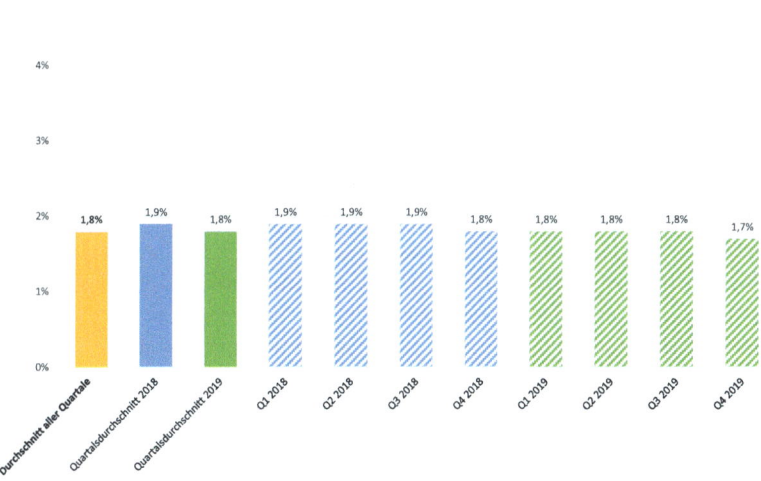

Abbildung 10.17   Anteil pflegebedürftiger Menschen in der ambulanten Pflege mit multiresistenten Erregern (eigene Berechnung)

Eine zusätzliche Auswertung der Kennzahl, bei der die Leistungen der häuslichen Krankenpflege zur MRE-Behandlung nicht berücksichtigt wurden, ergab hierbei keine Änderungen der durchschnittlichen Quartalsergebnisse (Tabelle 10.20).

Tabelle 10.20 Anteil pflegebedürftiger Menschen in der ambulanten Pflege mit multiresistenten Erregern ohne Berücksichtigung der Leistungen der häuslichen Krankenpflege zur MRE-Behandlung (Berichtjahre 2018 und 2019) (eigene Berechnung)

Jahr	Quartal	Anteil pflegebedürftiger Menschen mit multiresistenten Erregern an allen pflegebedürftigen Menschen im Quartal (in %)
2018	1	1,9
	2	1,9
	3	1,9
	4	1,8
	Durchschnitt der Quartale 2018	1,9
2019	1	1,8
	2	1,8
	3	1,8
	4	1,8
	Durchschnitt der Quartale 2019	1,8
	Durchschnitt aller Quartale	**1,8**

10.4.7.3   Fazit und Limitationen

Mit den Ergebnissen der empirischen Prüfung wird deutlich, dass die vorliegende Kennzahl anhand der Abrechnungsdaten bei den Kranken- bzw. Pflegekassen grundsätzlich operationalisierbar ist. Die berechnete Prävalenz einer Besiedlung oder Infektion von ambulant versorgten pflegebedürftigen Menschen mit einem multiresistenten Erreger von 1,8 % liegt dabei im unteren Bereich der in der Literatur genannten Prävalenz für eine Besiedlung mit multiresistenten Erregern bei 1–14 % der pflegebedürftigen Menschen in der ambulanten Pflege (siehe Abschnitt 10.4.7.1). Anhand des Kennzahlergebnisses wird damit ebenfalls ersichtlich, dass im Versorgungsbereich der ambulanten Pflege bei einer relevanten Anzahl von pflegebedürftigen Menschen eine Besiedlung oder Infektion mit multiresistenten Erregern vorliegt und die Berücksichtigung dieses pflegerelevanten gesundheitsbezogenen Parameters damit eine wichtige Voraussetzung für die Gewährleistung einer sicheren und qualitativ hochwertigen ambulanten Pflege ist. Auch für die vorliegende operationalisierte routinedatenbasierte Kennzahl ist somit zusammenfassend festzuhalten, dass hiermit – vornehmlich auf Basis der Diagnosedaten – eine valide Erfassung von ambulant versorgten pflegebedürftigen

Menschen mit multiresistenten Erregern anhand der Routinedaten der Kranken- bzw. Pflegekassen grundsätzlich möglich ist.

Durch die explorativen Analysen wird deutlich, dass die berechnete Prävalenz hauptsächlich auf den Diagnosedaten beruht. Um die ambulant versorgten pflegebedürftigen Menschen mit multiresistenten Erregern möglichst vollständig zu erfassen, wurden sowohl die ambulant gesicherten Diagnosen als auch die stationären Diagnosen in der Rechenregel der Kennzahl berücksichtigt. Die Ergebnisse der empirischen Analysen der Diagnosedaten zeigten dabei, dass im Durchschnitt bei 66 % der ambulant versorgten pflegebedürftigen Menschen mit der Diagnose eines multiresistenten Erregers, ausschließlich eine stationäre Diagnose und zusätzlich keine ambulante Diagnose vorlag. Die mit der Kennzahl berechnete Prävalenz beruht demnach überwiegend auf den Diagnosedaten von stationären Krankenhausbehandlungen. Der Anteil der ambulant kodierten Diagnosen erscheint im Verhältnis zu den stationär kodierten Diagnosen sehr gering. Eine mögliche Erklärung für den hohen Anteil von alleinig stationär kodierten Diagnosen könnte sein, dass aufgrund der speziellen Empfehlungen der KRINKO für Krankenhäuser, bei der stationären Aufnahme von Patient:innen grundsätzlich auf multiresistente Erreger zu screenen (Ruscher 2014), gerade erst durch den Aufnahmeprozess in ein Krankenhaus, pflegebedürftige Menschen mit multiresistenten Erregern identifiziert werden und daraufhin die notwendigen Maßnahmen zur Dekolonisierung eingeleitet werden. Wird durch die Maßnahmen zur Dekolonisierung bereits während des stationären Krankenhausaufenthalts eine Sanierung erreicht, sind in der weiteren ambulanten Versorgung keine Maßnahmen mehr notwendig. Dies kann dazu führen, dass sich in den ambulanten Abrechnungsdaten berechtigterweise keine entsprechenden Diagnosen mehr befinden. Diese pflegebedürftigen Menschen müssten dann aus der Rechenregel der Kennzahl ausgeschlossen werden. Da die Dauer z. B. einer MRSA-Sanierung jedoch in der Regel ca. zwei Wochen dauert (KBV 2023), kann es häufig vorkommen, dass die Dauer des Krankenhausaufenthaltes nicht für den Abschluss der Sanierung ausreicht. Vielfach bedarf es daher, aufgrund einer noch nicht beendeten oder aber auch einer nicht erfolgreichen Dekolonisierung, der Fortführung der Sanierung und Kontrolle der Behandlung im ambulanten Versorgungsbereich, um eine langfristige Dekolonisierung zu erreichen (KBV 2023, Ruscher 2014). Daher könnte erwartet werden, dass auch in der ambulant vertragsärztlichen Abrechnung deutlich häufiger entsprechende Diagnosen zu multiresistenten Erregern kodiert werden. Da für die Leistungsvergütung im vertragsärztlichen Versorgungsbereich aber vor allem die Angabe der für die erbrachten Leistungen festgelegten Gebührenordnungsposition relevant ist, könnte die Nichtberücksichtigung der ambulanten Leistungsdaten (GOP gemäß EBM-Katalog) bei der Berechnung der Kennzahl dazu führen, dass möglicherweise der Anteil der ambulant versorgten pflegebedürftigen Menschen mit multiresistenten Erregern unterschätzt wird (siehe Abschnitt 7.3). Zwar ist laut der ambulanten Kodiervorgaben pro Quartal die Angabe der Behandlungsdiagnosen, zu denen eine ärztliche Leistung erbracht wurde, generell erforderlich (KBV 2021), jedoch könnten weitere empirische Analysen zu Validierung der ambulanten Diagnosedaten sinnvoll sein, um zu prüfen, inwieweit unabhängig von einer ambulanten Diagnose zu multiresistenten Erregern etwaige Gebührenordnungsposition (z. B. GOP 30942 „Behandlung und Betreuung eines Risikopatienten der Träger von MRSA ist, oder einer positiven MRSA-Kontaktperson") auch alleine in den Abrechnungsdaten der vertragsärztlichen Versorgung vorkommen. Daraufhin könnte entschieden werden, ob die zusätzliche Berücksichtigung der im Rahmen der ambulant vertragsärztlichen Versorgung abgerechneten Gebührenordnungspositionen dazu beitragen kann, den Anteil ambulant versorgter pflegebedürftiger Menschen mit einer Besiedlung oder Infektion mit multiresistenten Erregern noch umfassender und zielgenauer zu erfassen oder ob weiterhin die Berücksichtigung auch der stationären Diagnosedaten notwendig ist.

Neben den Diagnosedaten sollten zudem die Leistungen der häuslichen Krankenpflege zur Behandlung einer Besiedlung oder Infektion mit multiresistenten Erregern herangezogen werden, um ambulant versorgte pflegebedürftige Menschen mit multiresistenten Erregern umfänglich zu erfassen. Hierfür lagen im einheitlichen Positionsnummernverzeichnis für Leistungen der häuslichen Krankenpflege und Haushaltshilfe verschiedene spezifische Abrechnungspositionsnummern vor. Diese umfassten jedoch nur eine Pauschale für den Einsatz bei pflegebedürftigen Menschen mit multiresistenten Erregern, alle weiteren Pauschalen und Einzelleistungen beziehen sich speziell auf die Behandlung von pflegebedürftigen Menschen mit MRSA. Die empirischen Analysen der Häufigkeiten zeigten, dass nur bei einem sehr geringen Teil der pflegebedürftigen Menschen eine Leistung der häuslichen Krankenpflege zur MRE-Behandlung abgerechnet wurde. Die geringe Anzahl von Leistungen der häuslichen Krankenpflege zur MRE-Behandlung ist möglicherweise darauf zurückzuführen, dass gemäß HKP-Richtlinie entsprechende Leistungen nur verordnungsfähig sind, wenn „[...] die Patientin bzw. der Patient aufgrund von körperlichen und geistigen Einschränkungen oder entwicklungsbedingt noch nicht vorhandene Fähigkeiten nicht in der Lage ist, die im Rahmen der MRSA-Sanierungsbehandlung erforderlichen Maßnahmen mit ärztlicher Einleitung, Anleitung bzw. Überwachung selbst durchzuführen." (G-BA 2022f: 43) Bei pflegebedürftigen Menschen, die die erforderlichen Maßnahmen zur Dekolonisierung (u. a. Applikation einer antibakteriellen Nasensalbe, Mund- und Rachenspülung mit antiseptischen Substanzen) selbstständig oder mit Unterstützung eines pflegenden Angehörigen durchführen können, sind die einbezogenen Leistungen zur MRE-Behandlung grundsätzlich nicht als Leistung der häuslichen Krankenpflege verordnungsfähig bzw. werden verordnete Leistungen möglicherweise von der zuständigen Krankenkassen nicht genehmigt. Eine vergleichende empirische Analyse zwischen den Verordnungsdaten der häuslichen Krankenpflege und den schlussendlich abgerechneten und von der Krankenkasse vergüteten Leistungen könnte hierzu aufschlussreich sein. Entsprechende Analysen waren anhand des Forschungsdatensatzes jedoch nicht möglich, da hierin keine Daten zur Verordnung von Leistungen der häuslichen Krankenpflege zur Verfügung standen. Des Weiteren könnten auch die bereits dargestellten Einschränkungen aufgrund der bestehenden Abrechnungs- und Vergütungsmodalitäten bei Leistungen der häuslichen Krankenpflege dazu führen, dass einzelne Leistungen zur MRE-Behandlung in den Abrechnungsdaten nicht mehr als solche identifiziert werden können. Da möglicherweise kassenindividuelle GOP zur Abrechnung von Leistungen bzw. Leistungskomplexen vergeben werden oder abgerechnete Einzelleistungen zum Zwecke einer pauschalen Vergütung kassenintern zu Leistungskomplexen/-pauschalen zusammengefasst werden, sind die Leistungen zur MRE-Behandlung nicht mehr explizit im Einzelnen erkennbar (siehe Abschnitt 10.4.2.3). Darüber hinaus wurde durch die empirischen Analysen deutlich, dass bei den pflegebedürftigen Menschen, bei denen eine Leistung der häuslichen Krankenpflege zur MRE-Behandlung abgerechnet wurde, bei ca. einem Viertel keine entsprechende Diagnose in den Daten zu finden war, obwohl bei der Verordnung von entsprechenden Leistungen immer eine begründende Diagnose anzugeben ist (siehe Abschnitt 7.2.2). Eine weitere Auseinandersetzung mit den Daten der häuslichen Krankenpflege erscheint hier sinnvoll, um entscheiden zu können, ob deren detailliertere Aufbereitung möglicherweise zu einer noch umfänglicheren Erfassung von ambulant versorgten pflegebedürftigen Menschen mit multiresistenten Erregern beitragen kann.

Diskussion und Beantwortung der Forschungsfrage

11

11.1 Zusammenfassung und kritische Diskussion der Ergebnisse

11.1.1 Identifikation der qualitätsrelevanten Versorgungsaspekte

Zur Identifikation der qualitätsrelevanten struktur-, prozess- und ergebnisbezogenen Versorgungsaspekte im Versorgungsbereich der ambulanten Pflege wurde eine umfassende systematische Literaturrecherche in Anlehnung an das methodische Vorgehen zur Erstellung von Scoping Reviews durchgeführt. Dabei wurde sowohl Literatur zur aktuellen Versorgungssituation in der ambulanten Pflege sowie zu den Erfahrungen und Erwartungen der an der ambulanten Pflege beteiligten Personen als auch aggregierte Evidenz (Leitlinien, Expertenstandards), die wesentliche Kriterien für eine gute Qualität in der ambulanten pflegerischen Versorgung adressiert, recherchiert. Im Ergebnis wurden insgesamt 222 relevante Publikationen eingeschlossen, welche die Grundlage für die Ableitung der relevanten Versorgungsaspekte im Bereich der ambulanten Pflege bildeten. Nach Aufbereitung und Analyse der Literatur konnten 17 struktur-, prozess- und ergebnisbezogene Versorgungsaspekte abgeleitet werden, die jeweils eine breite Evidenzgrundlage aufweisen. Die strukturbezogenen Versorgungsaspekte adressieren dabei die (strukturellen) Rahmenbedingungen und Anforderungen unter denen die ambulante Pflege stattfindet sowie die notwendige Qualifikation der Pflege(fach)kräfte in der ambulanten Pflege. Darüber hinaus adressieren verschiedene Versorgungsaspekte die Beziehungsgestaltung im Rahmen des häuslichen Pflegearrangements sowie die Unterstützung von pflegebedürftigen Menschen und deren pflegende Angehörige bei der Bewältigung der Pflegesituation. Zudem

K. Wehner, *Nutzung von Routinedaten für die Qualitätsmessung in der ambulanten Pflege*, https://doi.org/10.1007/978-3-658-45323-7_11

wurden wesentliche prozessbezogene Versorgungsaspekte identifiziert, die die adäquate, bedarfs- und bedürfnisorientierte Versorgung von pflegebedürftigen Menschen fokussieren. Des Weiteren wurden mehrere ergebnisbezogene Versorgungsaspekte, welche u. a. die Kontinuität der Versorgung bzw. pflege- und gesundheitsbezogene (Outcome-)Parameter adressieren, abgeleitet.

Zur Einschätzung der Relevanz der identifizierten Versorgungsaspekte im Hinblick auf die Beschreibung und Beurteilung der Qualität in der ambulanten Pflege wurden die Versorgungsaspekte in einem nachfolgenden Schritt einem Rahmenkonzept für Qualität (IQTIG 2022c), das sechs generische Anforderungen an eine qualitativ hochwertige Gesundheitsversorgung (Qualitätsdimensionen) definiert, gegenübergestellt. Dabei zeigte sich, dass jeder der identifizierten Versorgungsaspekte mindestens einer dieser Qualitätsdimensionen zugeordnet werden konnte und damit ein wichtiges Kriterium für die Qualität in der ambulanten Pflege beschreibt. Verschiedene Versorgungsaspekte konnten dabei mehreren Qualitätsdimensionen zugeordnet werden, was sowohl die Mehrdimensionalität der Qualität in der ambulanten Pflege als auch die Komplexität des Versorgungsbereichs insgesamt und die daraus resultierenden Herausforderungen für die Gewährleistung einer guten pflegerischen bzw. medizinisch-pflegerischen Versorgungsqualität verdeutlicht.

Durch die Zusammenführung der identifizierten qualitätsrelevanten Versorgungsaspekte entlang der Qualitätsdimensionen wurde schließlich ein Qualitätsmodell für die ambulante Pflege entwickelt, das als grundlegender Rahmen für die Messung sowie umfassende Beurteilung der Qualität in der ambulanten Pflege dienen kann.

Für die Ableitung der qualitätsrelevanten Versorgungsaspekte sowie die Entwicklung des Qualitätsmodells ist auf folgende methodische Limitationen hinzuweisen. Die systematische Recherche nach Literatur und Leitlinien/Expertenstandards, als Basis für die Ableitung der qualitätsrelevanten Versorgungsaspekte, erfolgte überwiegend durch ausschließlich eine Person. Lediglich bei Unentschiedenheit hinsichtlich des Einschlusses eines Volltextes wurde eine zweite Einschätzung eingeholt. Waffenschmidt et al. (2019) weisen in ihrem methodischen systematischen Review zur Überprüfung der Gleichwertigkeit des konventionellen Doppelscreenings mit dem einfachen Screening darauf hin, dass ein doppeltes Screening von Titel und Abstract der bei der bibliographischen Datenbanksuche gefundenen Studien in der Regel einem einfachen Screening nur durch eine Person vorzuziehen sei, da ansonsten mehr wesentliche Studien übersehen würden (Waffenschmidt et al. 2019). Aufgrund dessen, dass in der vorliegenden Arbeit sowohl das Titel-/Abstractscreening als auch überwiegend das

Volltextscreening als einfaches Screening durchgeführt wurden, kann nicht ausgeschlossen werden, dass potenziell relevante Publikationen übersehen wurden und es möglicherweise zu einer systematischen Verzerrung beim Einschluss von Publikationen kam. Darüber hinaus wurde der Fokus ausschließlich auf Literatur mit einem bestimmten Evidenzniveau (keine „graue Literatur") gelegt, um die relevanten Versorgungsaspekte aus wissenschaftlich fundiertem Wissen abzuleiten und eine hinreichende Evidenzbasis sicherzustellen, um damit im Weiteren eine evidenzbasierte Messung und Beurteilung der Versorgungsqualität in der ambulanten Pflege erreichen zu können. Dadurch konnte – entgegen dem grundsätzlichen Anspruch von Scopings Reviews – kein vollständiger Überblick über die vorhandene Literatur zum betrachteten Themenbereich gegeben werden. Es ist daher nicht auszuschließen, dass ggf. einige Themen, die für pflegebedürftige Menschen und deren pflegende Angehörige relevant wären, nicht identifiziert wurden.

Die Ableitung der qualitätsrelevanten Versorgungsaspekte erfolgte demnach rein literatur-basiert. Um über die Literatur hinaus noch mögliche weitere Erkenntnisse zu einem adressierten Thema zu gewinnen, kann zusätzlich ein direkter Austausch mit Beteiligten sinnvoll sein. Colquhoun et al. (2014) listen in ihrer methodischen Arbeit zu Scoping Reviews diesbezüglich als letzte, optionale Phase bei der Erstellung eines Scoping Reviews die Konsultation von themenbezogenen Interessengruppen auf, um zusätzliche Hinweise zum interessierenden Thema zu erhalten und Erkenntnisse zu gewinnen, die über die Literatur hinausgehen (Colquhoun et al. 2014). Auch bei der Entwicklung von Qualitätssicherungsverfahren für die externe gesetzliche Qualitätssicherung nach §§ 136 ff. SGB V ist im Rahmen der grundlegenden Erschließung eines Themenbereichs und der Ableitung der relevanten Qualitätsaspekte der Versorgung die Durchführung von Fokusgruppen mit Patient:innen sowie Versorgenden vorgesehen, um damit neben der Literatur auch die an der Versorgung Beteiligten direkt einzubeziehen und deren qualitätsrelevante Themen und Anforderungen an die Versorgung zu berücksichtigen (IQTIG 2022c). Vor diesem Hintergrund hätte es auch im Rahmen dieser Arbeit sinnvoll sein können, zur umfassenden Identifikation von qualitätsrelevanten Themen und Anforderungen im Versorgungsbereich der ambulanten Pflege, zusätzlich ergänzende Interviews oder Fokusgruppen mit pflegebedürftigen Menschen sowie weiteren an der Pflege Beteiligten (u. a. pflegende Angehörige, Mitarbeitende von ambulanten Pflegediensten) durchzuführen, um zusätzlich zu den aus der Literatur abgeleiteten, auch darüber hinausgehende oder ergänzende qualitätsrelevante Themen oder relevante Merkmale einer qualitativ hochwertigen pflegerischen Versorgung aus der Perspektive der direkt Beteiligten zu ermitteln.

Es ist jedoch hervorzuheben, dass trotz der ausschließlich literaturbasierten Ableitung der Versorgungsaspekte, die identifizierten Versorgungsaspekte grundsätzlich mit weiteren in der Literatur beschriebenen übergeordneten Themenbereichen, die für Qualität in der (ambulanten) Pflege als relevant eingeschätzt wurden, übereinstimmen. Beispielsweise wurden im Bericht von Büscher et al. (2018b) zur Entwicklung von Instrumenten und Verfahren für die Qualitätsprüfung und -darstellung in der ambulanten Pflege ebenfalls verschiedene, für die Qualität in der ambulanten Pflege relevante Themenbereiche dargelegt. Diese bezogen sich u. a. – wie auch die im Rahmen dieser Arbeit abgeleiteten Versorgungsaspekte zur Beziehungsgestaltung und Unterstützung von pflegebedürftigen Menschen und deren pflegenden Angehörigen – auf den Bereich der „Persönlichkeit und Beziehungen" im ambulanten Pflegearrangement (z. B. Berücksichtigung individueller Wünsche und Bedürfnisse bei der Ausgestaltung der pflegerischen Versorgung, die Wahrung der Privatsphäre oder die Zusammenarbeit mit den pflegenden Angehörigen) (Büscher et al. 2018b). Darüber hinaus wurden weitere Themenbereiche, z. B. „gesundheitliche Versorgung und Erhalt der Selbständigkeit", „Sicherheit", oder „Dienstleistungsqualität und Qualitätsmanagement", definiert, deren beschriebene Anforderungen sich ebenso in den identifizierten qualitätsrelevanten Versorgungsaspekten wiederfinden (z. B. Schulung, Anleitung und Beratung, Unterstützung des Selbstmanagements, bedarfsgerechte Unterstützung bei der Verrichtung der Aktivitäten des täglichen Lebens, Koordination und Vernetzung mit anderen Berufsgruppen sowie strukturelle Anforderungen wie Erreichbarkeit des ambulanten Pflegedienstes und fachliche Qualifikation der Pflegekräfte) (Büscher et al. 2018b). Auch bereits in der Ausarbeitung von Hasseler et al. (2013) zu Indikatoren zur Messung der Struktur,- Prozess- und Ergebnisqualität sowie Lebensqualität in der ambulanten pflegerischen Versorgung wurden – übereinstimmend mit den im Rahmen dieser Arbeit identifizierten qualitätsrelevanten Versorgungsaspekten – als wesentliche fachliche Anforderungen an die ambulante Pflege u. a. Aspekte wie die Unterstützung und Stabilisierung des häuslichen Pflegearrangements (z. B. individuelle und personenzentrierte Pflege, Unterstützung von pflegenden Angehörigen, Unterstützung und Erhalten der Selbständigkeit), die Beziehungsgestaltung und Kommunikation mit den pflegebedürftigen Menschen und deren pflegenden Angehörigen, die Beratung, Anleitung und Information von pflegebedürftigen Menschen, die Umsetzung einer adäquaten Pflege gemäß der relevanten Expertenstandards sowie die Kooperation an den Schnittstellen der Versorgung angeführt (Hasseler et al. 2013). Dementsprechend wird davon ausgegangen, dass das entwickelte Qualitätsmodell die wesentlichen Versorgungsaspekte zur Beschreibung und Beurteilung der Qualität in der ambulanten Pflege abbildet. Zur weiteren Prüfung und Validierung hätte es darüber hinaus ggf. sinnvoll sein können, das final entwickelte Qualitätsmodell zusätzlich mit einem Expertengremium, zusammengesetzt aus Vertreter:innen der verschiedenen Professionen im Versorgungsbereich der ambulanten Pflege sowie pflegebedürftigen Menschen und pflegenden Angehörigen, zu diskutieren, um einen Abgleich der aus der Literatur identifizierten mit den in der täglichen Versorgung wahrgenommenen Qualitätsdefiziten und relevanten Versorgungsaspekten durchzuführen.

11.1.2 Abbildbarkeit der qualitätsrelevanten Versorgungsaspekte anhand der Routinedaten der Kranken- bzw. Pflegekassen

Für die identifizierten qualitätsrelevanten Versorgungsaspekte wurde im Anschluss geprüft, inwieweit diese mit den Routinedaten der Kranken- bzw. Pflegekassen grundsätzlich abgebildet werden können, da dies die wesentliche Voraussetzung für eine spätere Operationalisierung der Versorgungsaspekte darstellt. Dabei wurden sowohl die Datenbestände der pflegerischen Leistungsabrechnung nach § 105 SGB XI als auch die Datenbestände der medizinischen Leistungsabrechnung der ambulant vertragsärztlichen Versorgung nach § 295 SGB V und stationären Krankenhausversorgung nach § 301 SGB V geprüft. Zudem erfolgte eine Prüfung der Abrechnungs- bzw. Verordnungsdaten zur Arznei- und Verbandmittelversorgung nach § 300 SGB V sowie der Datenbestände nach § 302 SGB V zur häuslichen Krankenpflege gemäß § 37 SGB V sowie zur Heil- und Hilfsmittelversorgung.

Im Ergebnis konnten lediglich drei der 17 qualitätsrelevanten Versorgungsaspekte als vollständig oder teilweise über die Routinedaten der Kranken- bzw. Pflegekassen abbildbar eingeschätzt werden. Hierbei liegen vorwiegend zur Erfassung der ergebnisbezogenen Versorgungsaspekte geeignete Informationen in den Abrechnungs- und Verordnungsdaten bei den Kranken- bzw. Pflegekassen vor. Die Versorgungsaspekte, für die eine grundsätzliche Abbildbarkeit über die Routinedaten der Kranken- bzw. Pflegekassen gesehen wird, sind die ergebnisbezogenen Versorgungsaspekte „Kontinuität in der Versorgung" sowie „Pflege- und gesundheitsbezogene (Outcome-)Parameter". Ebenso sind in den Routinedaten der Kranken- bzw. Pflegekasse Informationen zur Abbildung von Teilen des Versorgungsaspekts „Medikamentenmanagement" enthalten, der neben struktur- und prozessbezogenen Merkmalen auch die Ergebnisqualität eines adäquaten Medikamentenmanagements adressiert. Zum Versorgungsaspekt „Beratung, Schulung und Anleitung von pflegebedürftigen Menschen/pflegenden Angehörigen" liegen ebenfalls verschiedene Informationen bei den Kranken- bzw. Pflegekassen vor. Der Versorgungsaspekt konnte jedoch aufgrund der eingeschränkten Möglichkeit, anhand der diesbezüglich vorliegenden Informationen die Inhalte des Versorgungsaspekts zielgenau abbilden zu können, schlussendlich nur als „eingeschränkt abbildbar" eingeschätzt werden und wurde daher im Folgenden nicht weiter betrachtet.

Für die übrigen 13 und damit der Mehrzahl der identifizierten qualitätsrelevanten Versorgungsaspekte zeigte die Prüfung, dass eine Abbildung über die Routinedaten der Kranken- bzw. Pflegekassen nicht möglich ist. Dies liegt darin begründet, dass diese Versorgungsaspekte zum einen strukturelle Merkmale der ambulanten häuslichen Pflege bzw. strukturbezogene Anforderungen an die an der Versorgung beteiligten ambulanten Pflegedienste adressieren, die bei der Leistungsabrechnung und -vergütung in der Regel keine Rolle spielen und damit per se nicht in den Routinedaten der Kranken- bzw. Pflegekassen enthalten sind. Gleiches gilt für die Versorgungsaspekte, die sich auf die Prozesse der Kommunikation, Interaktion und Unterstützung von pflegebedürftigen Menschen und deren pflegenden Angehörigen sowie insgesamt die Beziehungsgestaltung im Rahmen des Pflegearrangements beziehen. Die innerhalb des Pflegearrangements zwischen den pflegebedürftigen Menschen, deren pflegenden Angehörigen und den professionellen Pflegekräften stattfindenden Interaktions-, Aushandlungs- und Entscheidungsprozesse sind kein Bestandteil der bisher allein auf die pflegerischen Verrichtungen ausgerichteten Leistungsabrechnung nach SGB XI bzw. der bestehenden Vergütungsregelungen mit den Kranken- bzw. Pflegekassen. Dies wurde bereits in den Ergebnissen eines Modellprojekts von Büscher et al. (2007) zu den Auswirkungen der Vergütungsregelungen in der ambulanten häuslichen Pflege angedeutet. Hierbei zeigte sich, dass relevante Teile der Kernleistungen der ambulanten pflegerischen Versorgung, die den Großteil der täglichen Pflegesituationen bestimmen, kein Gegenstand der bisherigen Abrechnungs- und Vergütungsregelungen auf Basis von Leistungskomplexen sind und die Komplexität der häuslichen Pflegesituation damit nicht in den bestehenden Vergütungsregelungen widergespiegelt wird (Büscher et al. 2007). Als relevante sog. erweiterte Kernleistungen wurden u. a. die Gestaltung von Aushandlungsprozessen (u. a. Vertrauensbildung oder Entscheidungshilfen geben), die Unterstützung bei der kontinuierlichen Situationsevaluation (u. a. Wissensdefizite erkennen und Informationen vermitteln) sowie die Funktion als Kontaktperson (u. a. Trost und Zuwendung geben, sich unterhalten oder „Begleiten") genannt (Büscher et al. 2007).

Zum anderen wird von der Mehrzahl der übrigen nicht abbildbaren Versorgungsaspekte die Durchführung einer bedarfs- und bedürfnisorientierten Pflege sowie die adäquate Umsetzung von pflegerischen bzw. medizinisch-pflegerischen Tätigkeiten gemäß dem allgemeinen Stand pflegefachlicher Erkenntnisse adressiert. Damit beziehen sich diese Versorgungsaspekte vorwiegend auf prozessbezogene Merkmale des pflegerischen bzw. medizinisch-pflegerischen Handelns, die ebenfalls kein Bestandteil der Leistungsabrechnung mit bzw. Leistungsvergütung durch die Kranken- bzw. Pflegekassen sind.

Eine generelle Einschränkung der Abbildung der identifizierten Versorgungsaspekte über die Routinedaten der Kranken- bzw. Pflegekassen wird durch die speziellen Abrechnungs- und Vergütungsmodalitäten in der ambulanten Pflege, die durch ein komplexes Vertrags- und Leistungsrecht bedingt sind, deutlich. So werden im Regelungsbereich des SGB XI die grundsätzlichen Leistungsinhalte sowie Abrechnungsbedingungen der ambulanten Pflege in individuellen Versorgungsverträgen nach § 72 SGB XI und Vergütungsvereinbarungen nach § 89 SGB XI zwischen den Pflegekassen und den Trägern von ambulanten Pflegediensten geschlossen. Als Grundlage für diese Versorgungsverträge sowie Vergütungsvereinbarungen dienen landesspezifische Rahmenverträge nach § 75 Absatz 1 SGB XI, die allgemeine Vorgaben zu den Abrechnungs- und Vergütungsmodalitäten geben. Diese haben sich dabei wiederum an der Bundesempfehlung gemäß § 75 Absatz 6 SGB XI, welche übergeordnet die Art und die Inhalte der ambulanten Pflegeleistungen sowie die allgemeinen Bedingungen der Abrechnung und Vergütung festlegt, zu orientieren. Die Regelung der Leistungsinhalte sowie der Abrechnungs- und Vergütungsmodalitäten in landesspezifischen und damit im Detail unterschiedlichen Rahmenverträgen und Vergütungsvereinbarungen führt dazu, dass sich der Datenbestand der Leistungsabrechnung nach § 105 SGB XI hinsichtlich der abgerechneten Leistungspakete/-komplexe sowie der zugeordneten Abrechnungsziffern stark unterscheidet, sodass die generelle Abbildbarkeit der Versorgungsaspekte anhand dieses Datenbestandes nur eingeschränkt oder gar nicht möglich ist. Hierzu wäre es erforderlich, alle landesspezifischen Rahmenverträge und Vergütungsvereinbarungen einzusehen, die jedoch nicht alle öffentlich zugänglich sind. Die Prüfung von fünf einsehbaren Rahmenverträgen nach § 75 Absatz 1 SGB XI machte jedoch bereits deutlich, dass diese im Hinblick auf die definierten Leistungspakete/-komplexe sehr heterogen sind. Darüber hinaus führt die für die pflegerischen Leistungen nach SGB XI vorgesehene Abrechnung und Vergütung ausschließlich als Leistungspakete/-komplexe dazu, dass die einzelnen erbrachten pflegerischen Leistungen zur Abrechnung und Vergütung so übergeordnet zusammengefasst werden, dass in der Regel keine Einzelheiten zu den erbrachten Leistungen mehr vorliegen und damit die Möglichkeiten der

Nutzung der Daten der pflegerischen Leistungsabrechnung für eine zielgenaue Abbildung der Versorgungsaspekte grundsätzlich eingeschränkt werden (Laux et al. 2014). Zusammenfassend zeigt sich dementsprechend, dass die Abrechnungsdaten von pflegerischen Leistungen nach § 105 SGB XI in der derzeit vorliegenden Form nicht für eine differenzierte und zielgenaue Abbildung der identifizierten qualitätsrelevanten Versorgungsaspekte in der ambulanten Pflege nutzbar sind.

Die Abbildung von Versorgungsaspekten über die Routinedaten der Kranken- bzw. Pflegekassen ist vor allem auf Grundlage der Datenbestände nach SGB V möglich. Die Abrechnungsdaten sowohl zur ambulant vertragsärztlichen Versorgung als auch zur Krankenhausbehandlung sowie die Abrechnungs- und Verordnungsdaten der Arznei-, Heil- und Hilfsmittelversorgung und häuslichen Krankenpflege nach § 37 SGB V basieren auf bundeseinheitlichen Abrechnungsregelungen sowie bundeseinheitlichen Klassifikationssystemen (z. B. ICD-10-GM, EBM-Katalog) bzw. Positionsnummernverzeichnissen (z. B. Hilfsmittelverzeichnis nach § 139 SGB V oder bundeseinheitliches Positionsnummernverzeichnis für Leistungen der häuslichen Krankenpflege). Die entsprechend den Klassifikationssystemen bzw. bundeseinheitlichen Positionsnummernverzeichnissen abgerechneten Leistungen sowie die Verordnungsdaten von Leistungen bleiben bei den Kranken- bzw. Pflegekassen als solche in den jeweiligen Datenbeständen bestehen, sodass hierüber eine fundierte Einschätzung hinsichtlich einer zielgenauen Abbildung der qualitätsrelevanten Versorgungsaspekte möglich ist.

Die im Ergebnis grundsätzlich eher gute Abbildbarkeit der Versorgungsaspekte wird dennoch auch bei bestimmten Datensätzen nach SGB V durch verschiedene leistungsrechtliche Bestimmungen eingeschränkt. So unterliegen sowohl die verordneten Leistungen zur Hilfs- und Heilmittelversorgung sowie auch die verordneten Leistungen der häuslichen Krankenpflege nach § 37 SGB V einem Genehmigungsverfahren und damit der Pflicht einer vorherigen Genehmigung durch die Kranken- bzw. Pflegekassen. Dies kann dazu führen, dass bestimmte Leistungen zwar verordnet, aber nicht von den Kranken- bzw. Pflegekassen genehmigt werden und die pflegebedürftigen Menschen schlussendlich diese Leistungen nicht erhalten. Dies kann in den Datenbeständen jedoch nicht immer differenziert werden. Beispielsweise wird bei der Verordnung von Hilfsmitteln im Datenbestand nach § 302 SGB V nicht eindeutig ersichtlich, ob das Hilfsmittel auch tatsächlich genehmigt und an den betreffenden pflegebedürftigen Menschen ausgeliefert wurde. Bei diesen Datenbeständen ist dementsprechend eine Einschätzung im Hinblick auf eine zielgenaue Abbildung des Versorgungsaspekts nicht immer uneingeschränkt möglich. Darüber hinaus ist es im Rahmen der Versorgung mit häuslicher Krankenpflege nach

§ 37 SGB V möglich – ähnlich wie bei Leistungen nach SGB XI – in den zu vereinbarenden Versorgungsverträgen und Vergütungsvereinbarungen nach § 132a Absatz 4 SGB V individuelle Abrechnungs- und Vergütungsmodalitäten festzulegen. Gemäß der übergeordneten Rahmenempfehlung nach § 132a Absatz 1 SGB V hat die Leistungsabrechnung zwar gemäß § 302 SGB V auf Grundlage des einschlägigen bundeseinheitlichen Positionsnummernverzeichnisses zu erfolgen, jedoch hat der Gesetzgeber diesbezüglich ein „Schlupfloch" offen gelassen, in dem er erlaubt, dass abweichend von den Rahmenempfehlungen zwischen den Landesverbänden der Krankenkassen und den Verbänden der ambulanten Pflegedienste auf Landes- bzw. Bundesebene davon abweichende Gebührenordnungspositionen festgelegt werden können. Hinzu kommt, dass auch die Festlegung verschiedener Vergütungsformen (u. a. Einzelleistungsvergütung oder Vergütung von Leistungskomplexen/-pauschalen) möglich ist. Dementsprechend entsteht auch für den Datenbestand nach § 302 SGB V für die Leistungen der häuslichen Krankenpflege gemäß § 37 SGB V das Problem, dass sowohl die umfassende Abbildung der Versorgungsaspekte durch das Vorliegen von verschiedenen, in Teilen unbekannten, Abrechnungsziffern für Leistungen der häuslichen Krankenpflege eingeschränkt wird als auch, dass durch die Zusammenfassung von abgerechneten Einzelleistungen zu Leistungskomplexen/-pauschalen zum Zwecke der Vergütung, eine differenzierte und zielgenaue Abbildung der qualitätsrelevanten Versorgungsaspekte nicht mehr möglich ist.

Neben den Routinedaten der Kranken- bzw. Pflegekassen wäre es im Hinblick auf eine abschließende Prüfung der generellen Abbildbarkeit der identifizierten qualitätsrelevanten Versorgungsaspekte über Routinedaten zudem notwendig gewesen, auch die Routinedaten der weiteren Sozialversicherungsträger in die Prüfung mit einzubeziehen. Zwar konnte durch die Darlegung der Verteilung der Kostenträger für Leistungen der ambulanten Pflege sowie für ärztliche und weitere Leistungen von ambulanten Einrichtungen gezeigt werden, dass der Großteil dieser Leistungen zu Lasten der gesetzlichen Krankenversicherung bzw. sozialen Pflegeversicherung erbracht werden. Aufgrund der Komplexität der Leistungserbringung im Versorgungsbereich der ambulanten Pflege hätten möglicherweise jedoch auch noch die Datenbestände von anderen Sozialversicherungsträgern wichtige Informationen zur umfassenden Abbildung der qualitätsrelevanten Versorgungsaspekte enthalten können. Zu nennen wären hier z. B. die Datenbestände zu den Leistungen nach SGB XII, die zu Lasten der Träger der Sozialhilfe erbracht werden, und ebenso einen Teil der Leistungen in der ambulanten Pflege umfassen.

11.1.3 Operationalisierung und empirische Prüfung ausgewählter Versorgungsaspekte mittels Routinedaten einer Kranken- bzw. Pflegekasse

Auf Basis der grundsätzlichen Einschätzung der Abbildbarkeit der qualitätsrelevanten Versorgungsaspekte wurden die drei Versorgungsaspekte, die als vollständig bzw. teilweise über die Routinedaten der Kranken- bzw. Pflegekassen abbildbar beurteilt wurden, in die weitere konkrete Operationalisierung und empirische Prüfung überführt. Da jeder der Versorgungsaspekte dabei eine Vielzahl an verschiedenen qualitätsrelevanten Merkmalen bzw. relevanten Endpunkten zusammenfasste, wurde, mit dem Ziel einer möglichst detaillierten Operationalisierung sowie umfassenden und tiefergehenden explorativen Analyse, eine Auswahl der im Weiteren zu betrachtenden qualitätsrelevanten Merkmale bzw. relevanten Endpunkte getroffen. Die Auswahl der qualitätsrelevanten Merkmale bzw. relevanten Endpunkte orientierte sich dabei an deren Relevanz in der ambulanten pflegerischen Versorgung sowie ihrer Messbarkeit anhand des zur Verfügung gestellten Forschungsdatensatzes. Für die weitere Operationalisierung sowie empirische Prüfung wurden demzufolge sieben qualitätsrelevante Merkmale bzw. relevante Endpunkte der Versorgungsaspekte „Medikamentenmanagement" sowie „Pflege- und gesundheitsbezogene (Outcome-)Parameter" ausgewählt und zu Kennzahlen operationalisiert:

- Pflegebedürftige Menschen ($\geq$ 65 Jahre) in der ambulanten Pflege mit Verordnungen von inadäquaten Psychopharmaka
- Pflegebedürftige Menschen in der ambulanten Pflege mit Dekubitus
- Pflegebedürftige Menschen in der ambulanten Pflege mit Mangel-/ Unterernährung
- Pflegebedürftige Menschen in der ambulanten Pflege mit einer Hospitalisierung aufgrund von sturzassoziierten Verletzungen
- Pflegebedürftige Menschen in der ambulanten Pflege mit einer Hospitalisierung aufgrund einer Pneumonie
- Pflegebedürftige Menschen in der ambulanten Pflege mit Harninkontinenz
- Pflegebedürftige Menschen in der ambulanten Pflege mit multiresistenten Erregern

Der für die Operationalisierung und empirische Prüfung verfügbare Forschungsdatensatz wurde entsprechend eines vorab definierten Selektionskriteriums mit dem Fokus auf Versicherte, die in den Jahren 2018 oder 2019 mindestens einen Tag im Quartal eine Sach- oder Kombinationsleistung nach SGB XI oder eine

Leistung der häuslichen Krankenpflege nach SGB V erhalten haben zusammengestellt. Der Forschungsdatensatz umfasste insgesamt 278.091 Versicherte in den Berichtsjahren 2018 und 2019. Die Operationalisierung erfolgte entlang der im Forschungsdatensatz enthaltenen Informationen der verfügbaren Datenbestände. Zur Verfügung gestellt werden konnten dabei Informationen zu den Stammdaten der Versicherten, zu pflegerischen Leistungen gemäß § 105 SGB XI, zu Leistungen der ambulant vertragsärztlichen Versorgung gemäß § 295 SGB V sowie zur Krankenhausbehandlung gemäß § 302 SGB V. Darüber hinaus wurden Informationen zur Arznei- und Verbandmittelversorgung gemäß § 300 SGB V sowie zur Heilmittelversorgung und zu Leistungen der häuslichen Krankenpflege nach § 37 SGB V gemäß § 302 SGB V zur Verfügung gestellt. Auf Grundlage der im ersten Schritt vorgenommenen konkreten Operationalisierung von einzelnen Kennzahlen anhand der Datenbestände des Forschungsdatensatzes erfolgte in einem weiteren Schritt die empirische Prüfung und explorative Analyse der routinedatenbasierten Kennzahlen mit dem Ziel, die verwendeten Abrechnungskodes sowie die formulierten Rechenregeln anhand von Echtdaten zu prüfen und mögliche Limitationen aufzudecken.

Als Resultat zeigte sich für alle sieben ausgewählten pflegesensitiven bzw. pflegerelevanten Kennzahlen, dass eine spezifische Operationalisierung mittels der Abrechnungs- und Verordnungsdaten bei den Kranken- bzw. Pflegekassen grundsätzlich möglich ist. Die Berechnung der Kennzahlen anhand des Forschungsdatensatzes ergab, dass ca. 11 % der ambulant versorgten pflegebedürftigen Menschen ≥ 65 Jahre inadäquate Psychopharmaka verordnet bekamen. Bei ca. 4 % der ambulant versorgten pflegebedürftigen Menschen lag ein Dekubitus und bei 14,6 % der pflegebedürftigen Menschen eine Mangel-/Unterernährung vor. Des Weiteren zeigte sich, dass ca. 3 % der ambulant versorgten pflegebedürftigen Menschen aufgrund einer schweren sturzassoziierten Verletzung stationär in ein Krankenhaus aufgenommen werden mussten. Eine Pneumonie war bei ca. 1 % der ambulant versorgten pflegebedürftigen Menschen der Grund für eine ungeplante stationäre Krankenhausaufnahme. Die Kennzahlergebnisse unterstreichen zudem, dass bei einem hohen Anteil von ambulant versorgten pflegebedürftigen Menschen die pflegerelevante Diagnose einer Harninkontinenz vorliegt (33 %). Ebenso pflegerelevant ist das Vorliegen einer Besiedlung oder Infektion mit multiresistenten Erregern. Hier zeigte sich für die ambulant versorgten pflegebedürftigen Menschen eine Prävalenz von 1,8 %. Die ermittelten Kennzahlergebnisse liegen damit insgesamt im Bereich der in der Literatur angegebenen Prävalenzen bzw. Inzidenzen. Dies verdeutlicht, dass für diese Kennzahlen eine valide Erfassung über die Routinedaten der Kranken- bzw. Pflegekassen grundsätzlich möglich ist. Gleichzeitig werden durch die berechneten Ergebnisse der routinedatenbasierten Kennzahlen die in Studien aufgezeigten Versorgungs- und Qualitätsdefizite im Versorgungsbereich der ambulanten Pflege anhand eines umfangreichen Datensatzes aus der Routineversorgung untermauert.

Im Hinblick auf die Generalisierbarkeit der berechneten Kennzahlergebnisse auf die Gesamtheit der gesetzlich versicherten ambulant versorgten pflegebedürftigen Menschen in Deutschland ist jedoch darauf hinzuweisen, dass die Kennzahlergebnisse ausschließlich auf den Daten der Versichertenpopulation der AOK basieren. Zwar wurde in Abschnitt 10.3 ausführlich dargestellt, dass für die Studienpopulation eine Repräsentativität im Hinblick auf Alter, Geschlecht sowie den Grad der Pflegebedürftigkeit für die gesamte GKV-Versichertenpopulation angenommen werden kann. Jedoch können darüber hinaus auch noch weitere Faktoren (Morbiditäten, sozioökonomischer Status etc.) Auswirkungen auf die Kennzahlergebnisse haben. Verzerrungen der Kennzahlergebnisse aufgrund der spezifischen Mitgliederstruktur der AOK können daher nicht vollständig ausgeschlossen werden (Hoffmann und Icks 2012, Slagman et al. 2023).

Die Operationalisierung einiger Kennzahlen sowie deren empirische Prüfung wurden zudem z. T. dadurch eingeschränkt, dass nicht alle bei den Kranken- bzw. Pflegekassen vorliegenden Datenbestände, die für die Abbildung eines qualitätsrelevanten Merkmals bzw. relevanten Endpunktes generell als geeignet eingeschätzt wurden, auch im zur Verfügung gestellten Forschungsdatensatz enthalten waren. Zu nennen sind hier beispielsweise die Daten zur Hilfsmittelversorgung nach § 302 SGB V sowie die Daten zu ambulant vertragsärztlichen Leistungen nach § 295 SGB V (Gebührenordnungspositionen nach EBM-Katalog). Im Hinblick auf die berechneten Kennzahlergebnisse wurden daher im Rahmen der empirischen Prüfung der jeweiligen Kennzahlen Ansatzpunkte für weitere sinnvolle Analysen (u. a. zur Überprüfung der definierten Rechenregeln oder zum Einbezug zusätzlicher Datenbestände) für eine mögliche weitere Optimierung der Operationalisierung der Kennzahlen aufgezeigt, um so ggf. eine noch zielgenauere und validere Erfassung der adressierten qualitätsrelevanten Merkmale bzw. relevanten Endpunkte zu erreichen.

Bei kritischer Betrachtung der ausgewählten Kennzahlen wird des Weiteren deutlich, dass mit diesen zwar bedeutsame qualitätsrelevante Merkmale sowie relevante Endpunkte adressiert und mit den Ergebnissen wichtige Problemlage in der ambulanten häuslichen Pflege aufgezeigt werden können, jedoch kann nicht zwingend jedes dieser Ergebnisse allein auch ursächlich der professionellen ambulanten Pflege zugeschrieben werden. Dies bedeutet, dass die vorliegenden pflegesensitiven bzw. pflegerelevanten Kennzahlen zwar bereits gut dafür geeignet sind, im Sinne einer ersten Versorgungsanalyse, Aussagen über die Versorgungsqualität von ambulant versorgten pflegebedürftigen Menschen, bei denen ein ambulanter Pflegedienst an der pflegerischen Versorgung beteiligt ist, treffen zu können. Für eine leistungserbringervergleichende Messung der Qualität der professionellen pflegerischen Versorgung durch ambulante Pflegedienste sind sie jedoch nur teilweise geeignet, da nicht alle adressierten Aspekte auch in den alleinigen Verantwortungsbereich von ambulanten Pflegediensten fallen. Ein Beispiel hierfür stellt die Kennzahl „Pflegebedürftige Menschen ($\geq$ 65 Jahre) in der ambulanten Pflege mit Verordnungen von inadäquaten Psychopharmaka" dar. Die Kennzahl liefert wichtige Erkenntnisse über die Versorgungssituation von älteren pflegebedürftigen Menschen in der ambulanten Pflege und zeigt ein Versorgungs- und Qualitätsdefizit im Hinblick auf ein adäquates Medikamentenmanagement auf. Jedoch kann die Verordnung von inadäquaten Psychopharmaka nur bedingt durch die professionelle Pflege beeinflusst werden, sodass ein diesbezüglich inadäquates Medikamentenmanagement nicht alleinig in die Verantwortung der beteiligten ambulanten Pflegedienste gestellt werden kann. Für die Weiterentwicklung der bisher eher beschreibenden Kennzahlen zu routinedatenbasierten Kennzahlen, die für die Messung und Darstellung der durch ambulante Pflegedienste erbrachten Qualität in der ambulanten Pflege geeignet sind, wären dementsprechend Kriterien der Beeinflussbarkeit der Ergebnisse durch ambulante Pflegedienste sowie die Zuschreibbarkeit der Verantwortung zukünftig zwingend zu beachten. Dies entspricht auch dem Vorgehen bei der Entwicklung von Qualitätsindikatoren für Qualitätssicherungsverfahren der externen gesetzlichen Qualitätssicherung nach §§ 136 ff. SGB V. Hier sind verschiedene Eignungskriterien für Qualitätsindikatoren definiert, die von Indikatoren, die für eine leistungserbringerbezogene Qualitätsmessung und -beurteilung geeignet sein sollen, erfüllt werden müssen. Neben Kriterien wie u. a. die „Bedeutung für die Patientinnen und Patienten" sowie „Zusammenhang mit einem unmittelbar patientenrelevanten Merkmal" ist dabei die „Beeinflussbarkeit durch den Leistungserbringer" ein wesentliches Eignungskriterium, dessen Erfüllung als Voraussetzung für die Zuschreibung der Verantwortung der Indikatorergebnisse beschrieben wird (IQTIG 2022c).

Die Auswahl der im Detail zu operationalisierenden und im Rahmen der empirischen Prüfung zu untersuchenden Kennzahlen orientierte sich an deren Relevanz in der ambulanten pflegerischen Versorgung sowie deren Messbarkeit anhand des Forschungsdatensatzes. Um eine detaillierte Operationalisierung sowie eine umfassende und tiefergehende explorative Analyse durchführen zu können, wurde entschieden, lediglich auf sieben qualitätsrelevante Merkmale bzw. relevante Endpunkte mit vergleichsweise hoher Relevanz in der ambulanten pflegerischen

Versorgung zu fokussieren. Mit den ausgewählten Merkmalen bzw. Endpunkten werden sowohl wesentliche Bereiche der Pflege, wie z. B. Ernährung- und Hygienemanagement oder pflegerische Prophylaxen als auch pflegerelevante gesundheitsbezogene Aspekte (z. B. Harninkontinenz) adressiert. Darüber hinaus wurden jedoch auch weitere qualitätsrelevante Merkmale bzw. relevante Endpunkte der über Routinedaten abbildbaren Versorgungsaspekte identifiziert, für die sich anhand der Literatur grundsätzlich eine Relevanz in der ambulanten pflegerischen Versorgung zeigte, die in dieser Arbeit jedoch nicht weiterverfolgt wurden bzw. aufgrund der fehlenden Messbarkeit anhand der Daten des zur Verfügung gestellten Forschungsdatensatzes nicht weiterverfolgt werden konnten. Für eine umfassende Beschreibung der Versorgungsqualität in der ambulanten Pflege ist jedoch auch die Betrachtung dieser Versorgungsaspekte unerlässlich. Zu nennen wären hier beispielsweise Aspekte, wie eine inadäquate Schmerzmedikation oder das Vorliegen von chronischen Wunden oder Beeinträchtigungen der Mundgesundheit.

Darüber hinaus ist im Hinblick auf die explorativen Analysen der sieben operationalisierten Kennzahlen auf einige Limitationen hinzuweisen, die Auswirkungen auf die Kennzahlergebnisse haben.

Aufgrund des, entsprechend der zugrunde liegenden Fragestellung dieser Arbeit, definierten Selektionskriteriums mit dem Fokus auf pflegebedürftige Menschen, die mindestens einen Tag im Quartal eine Sach- oder Kombinationsleistung nach SGB XI oder eine Leistung der häuslichen Krankenpflege nach SGB V erhalten haben, ist die Studienpopulation des Forschungsdatensatzes in ihrer Zusammensetzung sehr heterogen. So sind zum einen solche Versicherte einbezogen, die innerhalb eines Quartals und ggf. auch nur einmal im jeweiligen Berichtsjahr alleinig eine Leistung der häuslichen Krankenpflege nach § 37 SGB V erhielten und dementsprechend nur kurzzeitig eine pflegerische Versorgung benötigten. Zum anderen sind Versicherte enthalten, die über mehrere Quartale und beide Berichtsjahre hinweg Sach- oder Kombinationsleistungen nach SGB XI oder auch Leistungen der häuslichen Krankenpflege nach SGB V über mehrere Monate erhielten und damit Langzeitpflegebedürftig sind. Bei Versicherten die nur kurzfristig, z. B. zur Vermeidung oder Verkürzung einer Krankenhausbehandlung, Leistungen der häuslichen Krankenpflege erhalten, kann davon ausgegangen werden, dass die Versorgungsrisiken, wie z. B. die Entstehung eines Dekubitus, geringer sind als bei Versicherten, die kontinuierlich Sach- oder Kombinationsleistungen nach SGB XI aufgrund einer langanhaltenden Pflegebedürftigkeit erhalten. Demzufolge wäre zukünftig ggf. eine zusätzliche stratifizierte Betrachtung der Kennzahlergebnisse entsprechend der beiden Subgruppen sinnvoll, um Auswirkungen auf die Kennzahlergebnisse und mögliche

Verzerrungen der Ergebnisse aufgrund der heterogenen Zusammensetzung der Studienpopulation identifizieren zu können.

Des Weiteren entsteht bei der Analyse der Kennzahlen eine Einschränkung aufgrund des Quartalsbezugs im Forschungsdatensatz, wodurch gewisse Ungenauigkeiten bei den Auswertungen entstehen können. Wie zuvor beschrieben, wurde ein Versicherter in die Studienpopulation eingeschlossen, wenn er im Quartal mindestens 1 Tag eine Sach- oder Kombinationsleistung nach SGB XI oder eine Leistung der häuslichen Krankenpflege nach § 37 SGB V erhalten hat. Diese Leistungen können damit in dem jeweils betreffenden Quartal sowohl kurzzeitig als auch im gesamten Quartal vorliegen. Aufgrund des Quartalsbezugs ist lediglich ersichtlich, dass die Versicherten eine entsprechende Leistung zu irgendeinem Zeitpunkt im Quartal erhalten haben. Ein genauer(er) Zeitpunkt bzw. Zeitraum der Leistungen im Quartal ist nicht identifizierbar. Gleiches gilt für die jeweiligen Leistungen, die für die Versicherten der Studienpopulation selektiert wurden (z. B. Diagnosedaten der ambulant vertragsärztlichen und stationären Versorgung). Auch hier besteht lediglich ein Quartalsbezug, sodass eine genaue (zeitliche) Verortung der Leistungen im Quartal nicht erfolgen kann. So kann z. B. ein Versicherter der zu Beginn eines Quartals aufgrund einer sturzassoziierten Verletzung stationär in ein Krankenhaus aufgenommen wurde, aber erst im späteren Verlauf des Quartals erstmals z. B. Leistungen der häuslichen Krankenpflege nach SGB V oder Sach- oder Kombinationsleistungen nach SGB XI erhält, aufgrund der quartalsbezogenen Auswertung bei der Kennzahlberechnung zur Hospitalisierung von pflegebedürftigen Menschen aufgrund von sturzassoziierten Verletzungen als Fall berücksichtigt werden, obwohl zum Zeitpunkt der Verletzung bei dem Versicherten eigentlich noch keine Pflegebedürftigkeit im hier definierten Sinne vorlag. Die beiden Ereignisse könnten komplett unabhängig voneinander aufgetreten sein oder die pflegerischen Leistungen nach SGB XI bzw. der häuslichen Krankenpflege nach SGB V erst in der Folge der stationär behandlungsbedürftigen Verletzung notwendig geworden sein. Dadurch kann es in den jeweiligen Kennzahlen zu einer teilweisen Überschätzung der tatsächlichen Anteile der betroffenen ambulant versorgten pflegebedürftigen Menschen kommen. Diese Ungenauigkeiten sind vor allem bei Kennzahlen, die in die Verantwortung von ambulanten Pflegediensten gestellt werden und einem Leistungserbringervergleich dienen sollen, zukünftig genauer zu berücksichtigen.

11.2   Eignung der Routinedaten der Kranken- bzw. Pflegekassen für die Qualitätsmessung und -darstellung in der ambulanten Pflege

Die Prüfung der generellen Abbildbarkeit sowie der Operationalisierbarkeit der vorab identifizierten qualitätsrelevanten Versorgungsaspekte zeigt, dass die Routinedaten der Kranken- bzw. Pflegekassen für die Messung und Darstellung bestimmter Aspekte der Versorgungsqualität in der ambulanten Pflege geeignet sind. Hierbei können vor allem ergebnisbezogene Versorgungsaspekte gut abgebildet und zielgerichtet erfasst werden. Hierfür eignen sich vorwiegend die Datenbestände aus dem Abrechnungskontext nach SGB V.

In der Zusammenschau der Ergebnisse der verschiedenen Prüfschritte wird jedoch auch deutlich, dass eine Reihe von qualitätsrelevanten Versorgungsaspekten über die Routinedaten der Kranken- bzw. Pflegekassen nur eingeschränkt bzw. gar nicht erfasst werden können. Dies ist zum einen dadurch begründet, dass sich diese Versorgungsaspekte auf qualitätsrelevante struktur- und prozessbezogene Aspekte der Versorgung beziehen, zu deren Erfassung in den Routinedaten – aufgrund deren ursprünglicher Zweckbestimmung – keine Informationen zur Verfügung stehen.

Zum anderen wird eine Erfassung der Versorgungsaspekte über die Routinedaten der Kranken- bzw. Pflegekassen durch leistungsrechtliche Bestimmung sowie spezifische Abrechnungs- und Vergütungsregelungen eingeschränkt bzw. erschwert. Vor allem im Regelungsbereich des SGB XI führt dies dazu, dass einzelne erbrachte Leistungen nach Abrechnung und Vergütung nicht mehr als solche in den Routinedaten identifizierbar sind, sondern lediglich noch Daten zu Leistungspaketen/-komplexen vorliegen, die keine detaillierten Rückschlüsse auf die erbrachten Leistungen und spezifische Erfassung mehr zulassen. Zudem wird die Erfassung und übergreifende Auswertung von erbrachten Leistungen nach SGB XI dadurch erschwert, dass die Abrechnungs- bzw. Vergütungsregelungen für diese Leistungen in jeweils landesspezifischen Verträgen bzw. Vereinbarungen festgelegt und insgesamt eher heterogen ausgestaltet sind. Aber auch im Regelungsbereich des SGB V gibt es verschiedene leistungsrechtliche Bestimmungen und spezifische Abrechnungs- und Vergütungsregelungen, welche die Erfassung der Versorgungsaspekte über die Datenbestände nach SGB V teilweise einschränken bzw. erschweren. So lassen ebenfalls die Empfehlungen zur Abrechnung und Vergütung von Leistungen der häuslichen Krankenpflege nach § 37 SGB V zu, dass in landesspezifischen Versorgungsverträgen einzelne Regelungen getroffen werden, die von der bundesweiten Rahmenempfehlung – z. B. im Hinblick auf die Verwendung eigener Abrechnungsziffern, die nicht dem bundeseinheitlichen Positionsnummernverzeichnis entsprechen – abweichen. Darüber hinaus besteht auch für die Leistungen der häuslichen Krankenpflege die Möglichkeit, dass erbrachte und einzeln abgerechnete Leistungen zum Zwecke der Vergütung von den Kranken- bzw. Pflegekassen zu Leistungskomplexen/-pauschalen zusammengefasst werden und somit in den Routinedaten diesbezüglich schlussendlich nur noch aggregierte Informationen enthalten sind.

Es wird deutlich, dass vor allem eine Erfassung von pflegerischen (SGB XI) und teils auch der medizinisch-pflegerischen Leistungen (HKP), die von ambulanten Pflegediensten erbracht und abgerechnet werden, über die Routinedaten der Kranken- bzw. Pflegekassen Probleme bereitet. Wogegen die Erfassung von medizinischen und therapeutischen Leistungen nach SGB V, die von den entsprechenden Leistungserbringern (z. B. vertragsärztlich tätige Ärzt:innen, Krankenhäuser) erbracht oder verordnet werden, über die Routinedaten in der Regel detailliert und zielgenau möglich ist. Damit ist eine Messung und Darstellung verschiedener ergebnisbezogener Aspekte der Versorgungsqualität von pflegebedürftigen Menschen, die ambulant durch einen Pflegedienst (mit)versorgt werden, anhand der Routinedaten der Kranken- bzw. Pflegekassen grundsätzlich möglich. Die Messung und Darstellung der Qualität speziell im Hinblick auf die pflegerische Versorgung fällt aufgrund der geltenden Rahmenbedingungen jedoch schwer. Die derzeitigen Abrechnungs- und Vergütungsregelungen sowie die leistungsrechtlichen Bestimmungen konterkarieren die Nutzbarkeit der Routinedaten der Kranken- bzw. Pflegekassen für die Messung und Darstellung der pflegerischen Versorgungsqualität. Um die Daten der pflegerischen Leistungsabrechnung für eine routinedatenbasierte Erfassung von Versorgungsaspekten nutzen zu können, wären dementsprechend bundeseinheitliche Regelungen für die Abrechnung und Vergütung vor allem für die pflegerischen Leistungen nach SGB XI, aber auch zum Teil für Leistungen der häuslichen Krankenpflege nach § 37 SGB V notwendig. In diesem Kontext ist vor allem im Hinblick auf die Regelungen zur häuslichen Krankenpflege nach § 37 SGB V bemerkenswert, dass trotz der bereits bundeseinheitlichen Vorgaben der HKP-Richtlinie sowie des bundeseinheitlichen Positionsnummernverzeichnisses für die Leistungsabrechnung, dennoch Möglichkeiten von landesspezifischen oder auch regional abweichenden Festlegungen in den entsprechenden Versorgungsverträgen eingeräumt werden (Büscher et al. 2021), wodurch die einheitliche Erfassung und übergreifende Auswertung wieder eingeschränkt wird.

Insgesamt konnte jedoch verdeutlicht werden, dass die Routinedaten der Kranken- bzw. Pflegekassen durchaus für die Messung und anschließende Darstellung der Versorgungsqualität in der ambulanten Pflege geeignet sind. Gut nutzbar sind hierzu bereits die Daten der medizinischen und therapeutischen Versorgung. Voraussetzung für eine umfassende Messung und Darstellung der Versorgungsqualität in der ambulanten Pflege ist es jedoch, auch die spezifischen pflegerischen bzw. medizinisch-pflegerischen Daten nutzbar(er) zu machen.

Fazit und Ausblick

12

In der vorliegenden Arbeit wurde dargelegt, dass die Routinedaten der Kranken- bzw. Pflegekassen für eine Qualitätsmessung im Versorgungsbereich der ambulanten Pflege grundsätzlich nutzbar sind. Mit der Identifikation der qualitätsrelevanten Versorgungsaspekte und deren Prüfung im Hinblick auf eine generelle Abbildbarkeit sowie Operationalisierbarkeit anhand von Routinedaten wurde eine Grundlage für die zukünftige Nutzung von Routinedaten für die Qualitätsmessung in der ambulanten Pflege geschaffen. Bereits jetzt ermöglichen es die anhand der AOK-Routinedaten operationalisierten und berechneten Kennzahlen, die aktuelle Versorgungssituation in der ambulanten Pflege in Teilen zu beschreiben. Dabei untermauern die Kennzahlergebnisse die bestehenden Hinweise auf relevante Versorgungs- und Qualitätsdefizite in der ambulanten Pflege.

Darüber hinaus ergeben sich aus den Ergebnissen der vorliegenden Arbeit wichtige Impulse für weitere Forschungen im Bereich der ambulanten Pflege. Vorstellbar wären beispielsweise weitere Untersuchungen dahingehend, inwieweit die Ergebnisse dieser Arbeit auf den Bereich der informellen ambulanten Pflege und damit z. B. auch auf ambulant versorgte pflegebedürftige Menschen, die ausschließlich Pflegegeld erhalten, übertragen und angewendet werden können.

Ausgeführt wurde aber auch, dass vor allem im Regelungsbereich des SGB XI die Nutzung der Abrechnungsdaten von pflegerischen Leistungen nach § 105 SGB XI für eine routinedatenbasierte Qualitätsmessung durch das derzeitige Leistungsrecht weitestgehend verhindert wird. Hier wäre eine Veränderung der gesetzlichen Rahmenbedingungen sowie der geltenden Empfehlungen und Rahmenverträge im Hinblick auf die Leistungsabrechnung und Vergütungsregelungen erforderlich, damit die de facto bereits erbrachten einzelnen Leistungen der ambulanten pflegerischen Versorgung nicht in zusammengeführten und zumeist

K. Wehner, *Nutzung von Routinedaten für die Qualitätsmessung in der ambulanten Pflege*, https://doi.org/10.1007/978-3-658-45323-7_12

landesspezifischen Leistungskomplexen/-pauschalen intransparent zusammengefasst werden, sondern in den Abrechnungsdaten als solche identifiziert und für
die Qualitätsmessung genutzt werden können. Eine weitere Erkenntnis der Arbeit
ist, dass viele qualitätsrelevante Aspekte der ambulanten pflegerischen Versorgung sich nicht im Abrechnungs- und Vergütungssystem widerspiegeln, was ggf.
in gesundheits- und pflegepolitischen Diskussionen aufgegriffen werden sollte.

Die über Routinedaten der Kranken- bzw. Pflegekassen erfassbaren Kennzahlen können prinzipiell eine sinnvolle Ergänzung der bisher entwickelten
Instrumente und Verfahren für die Qualitätsprüfung nach §§ 114 ff. SGB XI und
die Qualitätsdarstellung nach § 115 Absatz 1a SGB XI in der ambulanten Pflege
(Büscher et al. 2018b) darstellen. Die Kennzahlen bieten die Möglichkeit, auf-
wandsarm auch sektoren- und sozialleistungsträgerübergreifende Informationen
bei der Messung der Versorgungsqualität von ambulanten Pflegediensten berück-
sichtigen zu können (Büscher und Krebs 2018). Durch die routinedatenbasierten
Kennzahlen wird damit der grundlegende Ansatz, bei der Entwicklung der neuen
Instrumente und Verfahren der Qualitätsprüfung und -darstellung weniger die
Dokumentationsqualität, sondern mehr die Prozess- und Ergebnisqualität in den
Fokus der Qualitätsprüfung und -darstellung in der ambulanten Pflege zu neh-
men, unterstützt (Büscher und Krebs 2018, Büscher et al. 2018b). Vor allem im
Hinblick auf die Prüfung der Ergebnisqualität können die routinedatenbasierten
Kennzahlen dabei einen wichtigen Beitrag leisten.

Voraussetzung für die Nutzung der entwickelten routinedatenbasierten Kennzahlen auch für eine entsprechende leistungserbringervergleichende Qualitätsmessung und -beurteilung sowie anschließende Qualitätsdarstellung ist es jedoch, dass
deren Ergebnisse auch im direkten Verantwortungsbereich der ambulanten Pflegedienste liegen und von diesen beeinflussbar sind. Dies bedeutet, dass für die
entwickelten Kennzahlen im Weiteren zu prüfen ist, inwieweit die Ergebnisse
den ambulanten Pflegediensten verantwortlich zugeschrieben werden können. Des
Weiteren sollten u. a. soziodemographische und gesundheitsbezogene Faktoren
auf Seiten der pflegebedürftigen Menschen identifiziert werden, welche die Kennzahlergebnisse möglicherweise systematisch beeinflussen, aber nicht von den
ambulanten Pflegediensten beeinflusst werden können. Diesbezüglich ist perspek-
tivisch die Notwendigkeit einer Risikoadjustierung zu prüfen (IQTIG 2022c). Auf
Grundlage der entsprechend weiterentwickelten routinedatenbasierten Kennzahlen wäre dann ein fairer Vergleich von ambulanten Pflegediensten im Hinblick auf
die erbrachte Versorgungsqualität und damit auch eine valide leistungserbringervergleichende Qualitätsmessung, -beurteilung und -darstellung in der ambulanten
Pflege auf Basis von Routinedaten möglich.

Literatur

ANA (kein Datum). International Guidelines for Home Health Nursing. International Home Care Nurses Organization (IHCNO). URL: https://ihcno.org/resources/Documents/International-guidelines-with-watermark2-largerfont.pdf (zuletzt abgerufen am 1. August 2020).

Andrade, AM; Silva, KL; Seixas, CT; Braga, PP (2017). Nursing practice in home care: an integrative literature review. *Revista Brasileira de Enfermagem* 70(1): 199–208.

Anker-Hansen, C; Skovdahl, K; McCormack, B; Tønnessen, S (2018). The third person in the room: The needs of care partners of older people in home care services – A systematic review from a person-centred perspective. *Journal of Clinical Nursing* 27(7–8): e1309-e1326.

Anonym (2011). Ambulante Pflegedienste: Hoher Kenntnisstand über Schmerzmanagement in der Wundbehandlung. *ProCare* 3: 35.

AOK-Bundesverband (2020). Zahlen und Fakten 2020. Berlin: AOK-Bundesverband. URL: https://aok-bv.de/imperia/md/aokbv/aok/zahlen/zuf_2020_web.pdf (zuletzt abgerufen am 3. März 2023).

AOK-Bundesverband; FEISA; HELIOS Kliniken; WIdO (Hrsg.) (2007). Qualitätssicherung der stationären Versorgung mit Routinedaten (QSR). Abschlussbericht. Bonn: AOK-Bundesverband, Forschungs- und Entwicklungsinstitut für das Sozial- und Gesundheitswesen Sachsen-Anhalt (FEISA), HELIOS Kliniken, Wissenschaftliches Institut der AOK (WIdO). URL: https://www.qualitaetssicherung-mit-routinedaten.de/imperia/md/qsr/publikationen/wido_kra_qsr-abschlussbericht_0407.pdf (zuletzt abgerufen am 3. März 2023).

AOK Bayern (2020). Rahmenvereinbarung gemäß § 45 SGB XI. München: Pflegekasse bei der AOK Bayern – Die Gesundheitskasse, Arbeiterwohlfahrt – Landesverband Bayern e. V., Deutscher Caritasverband – Landesverband Bayern e. V., Diakonisches Werk – Landesverband der Inneren Mission e. V., Bayerisches Rotes Kreuz, Paritätischer Wohlfahrtsverband – Landesverband Bayern e. V., Landesverband der israelitischen Kultusgemeinden in Bayern, Lebenshilfe – Landesverband Bayern e. V. URL: https://www.aok.de/gp/fileadmin/user_upload/Pflege/Ambulante_Pflege/Pflegekurse/by_wfvb_rv_endfassung.pdf (zuletzt abgerufen am 3. März 2023).

AQUA (2014). Sektorenübergreifende Qualitätssicherung im Gesundheitswesen nach § 137a SGB V. Arthroskopie am Kniegelenk. Anhang zum Abschlussbericht. Göttingen: AQUA – Institut für angewandte Qualitätsförderung und Forschung im Gesundheitswesen GmbH. URL: https://www.aqua-institut.de/fileadmin/aqua_de/Projekte/419_Art hroskopie_am_Kniegelenk_2013/Abschlussbericht_Arthroskopie_am_Kniegelenk_A nhang_2013.pdf (zuletzt abgerufen am 3. März 2023).

Arksey, H; O´Malley, L (2005). Scoping Studies: Towards a Methodological Framework. *International Journal of Social Research Methodology* 8(1): 19–32.

AWMF (2016). Händedesinfektion und Händehygiene. S2k-Leitlinie. AWMF-Leitlinien-Register Nr. 029/027. Berlin: Arbeitskreis „Krankenhaus- & Praxishygiene" der Arbeitsgemeinschaft der Wissenschaftlichen Medizinischen Fachgesellschaften e. V. (AWMF) URL: https://www.awmf.org/uploads/tx_szleitlinien/029-027l_S2k_Haende desinfektion_Haendehygiene_2016-08.pdf (zuletzt abgerufen am 1. August 2020).

bad e. V.; Landesverbände der Ersatzkassen; vdek e. V. (2018). Rahmenvertrag gemäß §§ 132 und 132a SGB V zur Erbringung von häuslicher Krankenpflege und Haushaltshilfe. Magdeburg, Cottbus, Kassel: Bundesverband Ambulante Dienste und Stationäre Einrichtungen (bad) e.V. und BKK Landesverband Mitte, Sozialversicherung für Landwirtschaft, Forsten und Gartenbau, KNAPPSCHAFT Regionaldirektion Cottbus, Verband der Ersatzkassen e.V. (vdek). URL: https://www.vdek.com/LVen/SAH/Ver tragspartner/Pflegeversicherung/Haeusliche_Krankenpflege/_jcr_content/par/download_ 1675274064/file.res/219_Anlage.pdf (zuletzt abgerufen am 12. Juni 2021).

Bahrmann, A; Abel, A; Specht-Leible, N; Abel, A; Wörz, E; Hölscher, E; Zieschang, T; Oster, P; Zeyfang, A (2010). Behandlungsqualität bei geriatrischen Patienten mit Diabetes mellitus in verschiedenen häuslichen Versorgungsstrukturen. *Zeitschrift für Gerontologie und Geriatrie* 43(6): 386–392.

Bahrmann, A; Worz, E; Specht-Leible, N; Oster, P; Bahrmann, P (2015). Behandlungsqualität des Diabetes mellitus und Inzidenz schwerer Hypoglykämien in stationären und ambulanten Versorgungseinrichtungen: Heidelberger Diabetesstudie. *Zeitschrift für Gerontologie und Geriatrie* 48(3): 246–254.

Balzer, K; Bremer, M; Schramm, S; Lühmann, D; Raspe, H (2012). Sturzprophylaxe bei älteren Menschen in ihrer persönlichen Wohnumgebung. Köln: Deutsches Institut für Medizinische Dokumentation und Information (DIMDI). URL: https://portal.dimdi.de/ de/hta/hta_berichte/hta255_bericht_de.pdf (zuletzt abgerufen am 3. März 2023).

Beeckman, D; Matheï, C; Van Lancker, A; Van Houdt, S; Vanwalleghem, G; Gryson, L; Heyman, H; Thyse, C; Toppets, A; Stordeur, S; Van den Heede, K (2012). A National Guideline for the prevention of pressure ulcers. Good Clinical Practice (GCP). KCE Reports 193C. Brüssel: Belgian Health Care Knowledge Centre (KCE). URL: https://kce.fgov.be/sites/default/files/atoms/files/KCE_193C_prevention_ pressure_ulcers_0.pdf (zuletzt abgerufen am 1. August 2020).

Beerens, HC; Sutcliffe, C; Renom-Guiteras, A; Soto, ME; Suhonen, R; Zabalegui, A; Bökberg, C; Saks, K; Hamers, JPH; Consortium, R (2014). Quality of life and quality of care for people with dementia receiving long term institutional care or professional home care: the European RightTimePlaceCare study. *Journal of the American Medical Directors Association* 15: 54–61.

Behrendt, S; Schwinger, A; Tsiasioti, C; Stieglitz, K; Klauber, J (2020). Qualitätsmessung mit Routinedaten im Pflegeheim am Beispiel Dekubitus. *Das Gesundheitswesen* 82 (Suppl. 1): S52–S61.

Behrendt, S; Tsiasioti, C; Stammann, C; Willms, G; Petri, A-L; Studinski, E; Özdes, T; Köster, C; Hasseler, M; Krebs, S; Katzmarzyk, D; Klauber, J; Schwinger, A (2022a). Qualitätsmessung in der Pflege mit Routinedaten (QMPR): Indikatoren. **Schnittstelle ambulant-ärztliche und pflegerische Versorgung** bei Pflegeheimbewohner:innen. Abschlussbericht. Band II. Berlin: Wissenschaftliches Institut der AOK (WIdO), aQua-Institut GmbH, Ostfalia Hochschule für angewandte Wissenschaften. URL: https://www.wido.de/fileadmin/Dateien/Dokumente/Forschung_Projekte/Pflege/QMPR_Abschlussbericht_2022_Band_2_Indikatoren.pdf (zuletzt abgerufen am 3. März 2023).

Behrendt, S; Tsiasioti, C; Stegbauer, C; Knizia, N-A; Özdes, T; Stammann, C; Willms, G; Klauber, J; Schwinger, A (2022b). Qualitätsmessung in der Pflege mit Routinedaten (QMPR): Indikatoren. **Schnittstelle Hospitalisierung** bei Pflegeheimbewohner:innen. Abschlussbericht. Band II. Berlin: Wissenschaftliches Institut der AOK (WIdO), aQua-Institut GmbH, Ostfalia Hochschule für angewandte Wissenschaften. URL: https://www.wido.de/fileadmin/Dateien/Dokumente/Forschung_Projekte/Pflege/QMPR_Abschlussbericht_2022_Band_2_Indikatoren.pdf (zuletzt abgerufen am 2. März 2023).

Behrendt, S; Tsiasioti, C; Studinski, E; Stammann, C; Lingnau, R; Özdes, T; Willms, G; Klauber, J; Schwinger, A (2022c). Qualitätsmessung in der Pflege mit Routinedaten (QMPR): Indikatoren. **Schnittstelle Arzneimittelversorgung** bei Pflegeheimbewohner:innen. Abschlussbericht. Band II. Berlin: Wissenschaftliches Institut der AOK (WIdO), aQua-Institut GmbH, Ostfalia Hochschule für angewandte Wissenschaften. URL: https://www.wido.de/fileadmin/Dateien/Dokumente/Forschung_Projekte/Pflege/QMPR_Abschlussbericht_2022_Band_2_Indikatoren.pdf (zuletzt abgerufen am 3. März 2023).

Behrendt, S; Tsiasioti, C; Willms, G; Stammann, C; Hasseler, M; Krebs, S; Katzmarzyk, D; Studinski, E; Özdes, T; Klauber, J; Schwinger, A (2022d). Qualitätsmessung in der Pflege mit Routinedaten (QMPR): Konzept und Methodik. Abschlussbericht. Band I. Berlin: Wissenschaftliches Institut der AOK (WIdO), aQua-Institut GmbH, Ostfalia Hochschule für angewandte Wissenschaften. URL: https://www.wido.de/fileadmin/Dateien/Dokumente/Forschung_Projekte/Pflege/QMPR_Abschlussbericht_2022_Band_1_Methode.pdf (zuletzt abgerufen am 3. März 2023).

BfArM (2021a). Anatomisch-therapeutisch-chemische-Klassifikation mit Tagesdosen. Amtliche Fassung des ATC-Index mit DDD-Angaben für Deutschland im Jahre 2022. Stand: 1. Dezember 2021. Bonn/Berlin: Bundesinstitut für Arzneimittel und Medizinprodukte (BfArM) (Hrsg.), Wissenschaftliches Institut der AOK (WIdO) im Auftrag des Bundesministeriums für Gesundheit (BMG). URL: https://www.bfarm.de/SharedDocs/Downloads/DE/Kodiersysteme/ATC/atc-ddd-amtlich-2022.html (zuletzt abgerufen am 20. Oktober 2022).

BfArM (2021b). ICD-10-GM Version 2022, Systematisches Verzeichnis, Internationale statistische Klassifikation der Krankheiten und verwandter Gesundheitsprobleme, 10. Revision, German Modification, Stand: 17. September 2021. Berlin: Bundesinstitut für Arzneimittel und Medizinprodukte (BfArM) (Hrsg.) im Auftrag des Bundesministeriums für Gesundheit (BMG) unter Beteiligung der Arbeitsgruppe ICD des Kuratoriums für Fragen der Klassifikation im Gesundheitswesen (KKG). URL: https://www.bfarm.de/DE/Kodier systeme/Services/Downloads/_node.html (zuletzt abgerufen am 20. Oktober 2022).

BfArM (2022a). Anatomisch-therapeutisch-chemische-Klassifikation mit Tagesdosen. Amtliche Fassung des ATC-Index mit DDD-Angaben für Deutschland im Jahre 2023. Stand: 1. Dezember 2022. Bonn/Berlin: Bundesinstitut für Arzneimittel und Medizinprodukte (BfArM) (Hrsg.), Wissenschaftliches Institut der AOK (WIdO) im Auftrag des Bundesministeriums für Gesundheit (BMG). URL: https://www.bfarm.de/SharedDocs/Downlo ads/DE/Kodiersysteme/ATC/atc-ddd-amtlich-2023.pdf?__blob=publicationFile (zuletzt abgerufen am 28. Dezember 2022).

BfArM (2022b). ICD-10-GM Version 2023, Systematisches Verzeichnis, Internationale statistische Klassifikation der Krankheiten und verwandter Gesundheitsprobleme, 10. Revision, German Modification, Stand: 16. September 2022. Berlin: Bundesinstitut für Arzneimittel und Medizinprodukte (BfArM) (Hrsg.) im Auftrag des Bundesministeriums für Gesundheit (BMG) unter Beteiligung der Arbeitsgruppe ICD des Kuratoriums für Fragen der Klassifikation im Gesundheitswesen (KKG). URL: https://www.bfarm.de/DE/Kodier systeme/Services/Downloads/_node.html (zuletzt abgerufen am 28. Dezember 2022).

BfArM (2022c). OPS Version 2023, Systematisches Verzeichnis, Operationen- und Prozedurenschlüssel, Internationale Klassifikation der Prozeduren in der Medizin (OPS), Stand: 21. Oktober 2022. Berlin: Bundesinstitut für Arzneimittel und Medizinprodukte (BfArM) (Hrsg.) im Auftrag des Bundesministeriums für Gesundheit (BMG) unter Beteiligung der Arbeitsgruppe OPS des Kuratoriums für Fragen der Klassifikation im Gesundheitswesen (KKG). URL: https://www.bfarm.de/DE/Kodiersysteme/Services/Downloads/_node. html (zuletzt abgerufen am 28. Dezember 2022).

Blocher, T; Kirpal, T (2015). Medikamentenmanagement: Transparent und sicher. *Häusliche Pflege* 8: 26–31.

BMG (2011). Abschlussbericht zur Studie „Wirkungen des Pflege-Weiterentwicklungsgesetzes". Berlin/München: TNS Infratest Sozialforschung im Auftrag des Bundesministeriums für Gesundheit (BMG). URL: https://www.bundes gesundheitsministerium.de/fileadmin/Dateien/5_Publikationen/Pflege/Berichte/Abschl ussbericht_zur_Studie_Wirkungen_des_Pflege-Weiterentwicklungsgesetzes.pdf (zuletzt abgerufen am 3. März 2023).

Bohnet-Joschko, S; Valk-Draad, MP; Schulte, T; Groene, O (2022). Nursing home-sensitive conditions: analysis of routine health insurance data and modified Delphi analysis of potentially avoidable hospitalizations [version 2; peer review: 2 approved]. *F1000Research* 10(1223): 1–29.

Bonkowski, T; Eder, S; Forster, J; Hoffmann-Tischner, I; Protz, K; Schmalzbauer, M; Schwarzkopf, A; Sellmer, W; Temme, B (2019). Versorgung von Menschen mit chronischen Wunden – Fokus Wundinfektion in der außerklinischen Versorgung. *WUNDmanagement* 13(5): 244–248.

BT-Drs. 12/5617 vom 04.09.1993. Gesetzentwurf der Bundesregierung. Entwurf eines Gesetzes zur sozialen Absicherung des Risikos der Pflegebedürftigkeit (Pflege-Versicherungsgesetz – PflegeVG). URL: https://dserver.bundestag.de/btd/12/056/120 5617.pdf (zuletzt abgerufen am 3. März 2023).

BT-Drs. 14/5395 vom 23.02.2001. Gesetzentwurf der Bundesregierung. Entwurf eines Gesetzes zur Qualitätssicherung und zur Stärkung des Verbraucherschutzes in der Pflege

(Pflege-Qualitätssicherungsgesetz – PQsG). URL: https://dserver.bundestag.de/btd/14/ 053/1405395.pdf (zuletzt abgerufen am 3. März 2023).

BT-Drs. 16/7439 vom 07.12.2007. Gesetzentwurf der Bundesregierung. Entwurf eines Gesetzes zur strukturellen Weiterentwicklung der Pflegeversicherung (Pflege-Weiterentwicklungs-gesetz). URL: https://dserver.bundestag.de/btd/16/074/1607439. pdf (zuletzt abgerufen am 3. März 2023).

BT-Drs. 18/5926 vom 07.09.2015. Gesetzentwurf der Bundesregierung. Entwurf eines Zweiten Gesetzes zur Stärkung der pflegerischen Versorgung und zur Änderung weiterer Vorschriften (Zweites Pflegestärkungsgesetz – PSG II). URL: https://dserver.bundestag.de/ btd/18/059/1805926.pdf (zuletzt abgerufen am 3. März 2023).

Budnick, A; Kuhnert, R; Wenzel, A; Tse, M; Schneider, J; Kreutz, R; Dräger, D (2020). Pain-Associated Clusters Among Nursing Home Residents and Older Adults Receiving Home Care in Germany. *Journal of Pain and Symptom Management* 60(1): 48–59.

Büenfeld, E; Luhmann, E; Stockebrand, C (2015). Erhebung zur Qualität – Umgang mit Arzneimitteln in ambulanten Pflegediensten. Article. *Pharmazeutische Zeitung* 160(29): 2250–2255.

Burton, E; Farrier, K; Galvin, R; Johnson, S; Horgan, NF; Warters, A; Hill, KD (2019). Physical activity programs for older people in the community receiving home care services: systematic review and meta-analysis. *Clinical Interventions in Aging* 14: 1045–1064.

Burton, E; Lewin, G; Boldy, D (2015). A Systematic Review of Physical Activity Programs for Older People Receiving Home Care Services. *Journal of Aging and Physical Activity* 23(3): 460–470.

Büscher, A (2011). Ambulante Pflege. In: Schaeffer, D; Wingenfeld, K (Hrsg.). Handbuch Pflegewissenschaft. Weinheim: Beltz Juventa, 491–512.

Büscher, A (2015). Gutachten zur Klärung von Grundsatzfragen zur Weiterentwicklung der Qualitätssicherung und -berichterstattung in der häuslichen Pflege auf der Basis der gegenwärtigen Rahmenbedingungen. Osnabrück: Hochschule Osnabrück, Fakultät Wirtschafts- und Sozialwissenschaften, Deutsches Netzwerk für Qualitätsentwicklung in der Pflege (DNQP). URL: https://www.bagfw.de/fileadmin/user_upload/Veroeffentlichu ngen/Pressemeldungen/PM_2015/BAGFW_Kurzgutachten_Qualita__t_ambulant_final_ Mai_2015.pdf (zuletzt abgerufen am 3. März 2023).

Büscher, A (2020). Bedarfslagen in der häuslichen Pflege. In: Jacobs, K; Kuhlmey, A; Greß, S; Klauber, J; Schwinger, A (Hrsg.). Pflege-Report 2020 – Neuausrichtung von Versorgung und Finanzierung. Wissenschaftliches Institut der AOK (WIdO), 55–63.

Büscher, A; Astedt-Kurki, P; Paavilainen, E; Schnepp, W (2011). Negotiations about helpfulness – the relationship between formal and informal care in home care arrangements. *Scandinavian Journal of Caring Sciences* 25: 706–715.

Büscher, A; Budroni, H; Hartenstein, A; Holle, B; Vosseler, B (2007). Vergütungsfragen der häuslichen Pflege. Ein Modellprojekt zur Einführung personenbezogener Budgets. *Gesundheits- und Sozialpolitik* 61(9–10): 26–34.

Büscher, A; Krebs, M (2018). Qualität in der ambulanten Pflege. In: Jacobs, K; Kuhlmey, A; Greß, S; Klauber, J; Schwinger, A (Hrsg.). Pflege-Report 2018 – Qualität in der Pflege. Berlin: Wissenschaftliches Institut der AOK (WIdO), 127–134.

Büscher, A; Krebs, M (2022). Qualität in der Pflege. München: Ernst Reinhardt Verlag.

Büscher, A; Wingenfeld, K; Igl, G (2018a). Weiterentwicklung der gesetzlichen Qualitätssicherung in der Sozialen Pflegeversicherung. In: Jacobs, K; Kuhlmey, A; Greß, S; Klauber,

J; Schwinger, A (Hrsg.). Pflege-Report 2018 – Qualität in der Pflege. Berlin: Wissenschaftliches Institut der AOK (WIdO), 37–44.

Büscher, A; Wingenfeld, K; Wibbeke, D; Loetz, F; Rode, M; Gruber, E-M; Stomberg, D (2018b). Entwicklung der Instrumente und Verfahren für Qualitätsprüfungen nach §§ 114 ff. SGB XI und die Qualitätsdarstellung nach § 115 Abs. 1a SGB XI in der ambulanten Pflege. Abschlussbericht. Osnabrück/Bielefeld: Hochschule Osnabrück Fakultät Wirtschafts- und Sozialwissenschaften, Institut für Pflegewissenschaft an der Universität Bielefeld (IPW). URL: https://www.gs-qsa-pflege.de/wp-content/uploads/2022/06/Ver fahren-Qualita%CC%88t-ambulant-Abschlussbericht-HSOS-IPW-samt-Anha%CC% 88ngen-13.-September-2018.pdf (zuletzt abgerufen am 3. März 2023).

Büscher, A; Zeiser, S; Gruber, EM (2021). Unterschiede in den Verträgen zur häuslichen Krankenpflege in Deutschland und ihre Konsequenzen. *Gesundheitsökonomie & Qualitätsmanagement* 26(03): 161–166.

Colquhoun, HL; Levac, D; O´Brien, KK; Straus, S; Tricco, AC; Perrier, L; Kastner, M; Moher, D (2014). Scoping reviews: time for clarity in definition, methods, and reporting. *Journal of Clinical Epidemiology* 67: 1291–1294.

Cooper, C; Cenko, B; Dow, B; Rapaport, P (2017). A systematic review evaluating the impact of paid home carer training, supervision, and other interventions on the health and wellbeing of older home care clients. *International Psychogeriatrics* 29(4): 595–604.

D'Astous, V; Abrams, R; Vandrevala, T; Samsi, K; Manthorpe, J (2019). Gaps in Understanding the Experiences of Homecare Workers Providing Care for People with Dementia up to the End of Life: A Systematic Review. *Dementia* 18(3): 970–989.

Dahlgaard, K; Schiemann, D (1996). Qualitätsentwicklung in der Pflege. Teil 1: Voraussetzungen und Darstellung der Methode der Stationsgebundenen Qualitätssicherung. In: Bundesministeriums für Gesundheit (Hrsg.). Qualitätsentwicklung in der Pflege – Abschlussbericht (Schriftenreihe des Bundesministeriums für Gesundheit – Band 79). Bonn: Bundesministerium für Gesundheit, 1–79.

DBfK (2022). Übersicht zu den Rahmenverträgen gemäß § 45 SGB XI mit BARMER, DAK, IKK classic, TK und AOK Bayern. Berlin: Deutscher Berufsverband für Pflegeberufe e. V. (DBfK). URL: https://www.dbfk-unternehmer.de/45 > Gegenüberstellung der DBfK- Rahmenverträge gem. § 45 SGB XI (zuletzt abgerufen am 3. März 2023).

Department of Health (2016). Improving outcomes and supporting transparency. Part 2: Summary technical specifications of public health indicators. London: Department of Health. URL: https://assets.publishing.service.gov.uk/government/uploads/sys tem/uploads/attachment_data/file/545605/PHOF_Part_2.pdf (zuletzt abgerufen am 3. März 2023).

DGEpi (2018). Leitlinien und Empfehlungen zur Sicherung von Guter Epidemiologischer Praxis (GEP). Langversion. Aktualisierung September 2018. Ulm: Deutsche Gesellschaft für Epidemiologie (DGEpi) in Zusammenarbeit mit der Deutschen Gesellschaft für Medizinische Informatik, Biometrie und Epidemiologie (GMDS), Deutschen Gesellschaft für Sozialmedizin und Prävention (DGSMP), Deutschen Region der Internationalen Biometrischen Gesellschaft (IBS-DR), TMF – Technologie- und Methodenplattform für die vernetzte medizinische Forschung e. V., dem Deutschen Netzwerk Versorgungsforschung (DNVF) e. V. URL: https://www.dgepi.de/assets/Leitlinien-und-Empfehlun gen/Leitlinien_fuer_Gute_Epidemiologische_Praxis_GEP_vom_September_2018.pdf (zuletzt abgerufen am 3. März 2023).

DGG (2019). S2e-Leitlinie Harninkontinenz bei geriatrischen Patienten, Diagnostik und Therapie. AWMF-Registernummer 084–001. Berlin: Deutsche Gesellschaft für Geriatrie (DGG). URL: https://www.awmf.org/uploads/tx_szleitlinien/084-001l_S2e_Harnin kontinenz_geriatrische_Patienten_Diagnostik-Therapie_2019-01.pdf (zuletzt abgerufen am 1. August 2020).

DGKH (2017). Risikoeinschätzung/-bewertung bei Multiresistenten Erregern in der ambulanten und stationären Kranken- und Altenpflege/Rehabilitation. *Hygiene & Medizin* 42(7/8): 130–134.

DGU; DMGP (2019). Management und Durchführung des Intermittierenden Katheterismus (IK) bei neurogener Dysfunktion des unteren Harntraktes. S2k-Leitlinie. AWMF-Register Nr.: 043/048. Deutsche Gesellschaft für Urologie (DGU), Deutschsprachige Medizinische Gesellschaft für Paraplegiologie e.V. (DMGP). URL: https://www.awmf. org/uploads/tx_szleitlinien/043-048l_S2k_Management-Durchfuehrung-Intermittier ender-Katheterismus-neurogene-Dysfunktion-unterer-Harntrakt_2020-02_1_01.pdf (zuletzt abgerufen am 1. August 2020).

DIMDI (2018). ICD-10-WHO Version 2019, Band 1 – Systematisches Verzeichnis, Internationale statistische Klassifikation der Krankheiten und verwandter Gesundheitsprobleme, 10. Revision, WHO-Ausgabe, Stand: August 2018. Köln: Deutsches Institut für Medizinische Dokumentation und Information (DIMDI) im Auftrag des Bundesministeriums für Gesundheit (BMG). URL: https://www.bfarm.de/DE/Kodiersysteme/Services/Dow nloads/_node.html.

DNQP (2013). Expertenstandard „Sturzprophylaxe in der Pflege – 1. Aktualisierung 2013". Osnabrück: Deutsches Netzwerk für Qualitätsentwicklung in der Pflege (DNQP).

DNQP (2014a). Expertenstandard „Förderung der Harnkontinenz in der Pflege – 1. Aktualisierung 2014". Osnabrück: Deutsches Netzwerk für Qualitätsentwicklung in der Pflege (DNQP).

DNQP (2014b). Expertenstandard nach § 113a SGB XI „Erhaltung und Förderung der Mobilität in der Pflege". Abschlussbericht. Osnabrück: Deutsches Netzwerk für Qualitätsentwicklung in der Pflege (DNQP) im Auftrag der Vertragsparteien nach § 113 Abs. 1 SGB XI. URL: https://www.gs-qsa-pflege.de/wp-content/uploads/2018/10/20140714_Expert enstandard_Mobilita%CC%88tAbschlussbericht.pdf (zuletzt abgerufen am 1. August 2020).

DNQP (2015). Expertenstandard „Pflege von Menschen mit chronischen Wunden – 1. Aktualisierung 2015". Osnabrück: Deutsches Netzwerk für Qualitätsentwicklung in der Pflege (DNQP).

DNQP (2017a). Expertenstandard „Dekubitusprophylaxe in der Pflege – 2. Aktualisierung 2017". Osnabrück: Deutsches Netzwerk für Qualitätsentwicklung in der Pflege (DNQP).

DNQP (2017b). Expertenstandard „Ernährungsmanagement zur Sicherung und Förderung der oralen Ernährung in der Pflege – 1. Aktualisierung 2017". Osnabrück: Deutsches Netzwerk für Qualitätsentwicklung in der Pflege (DNQP).

DNQP (2019). Expertenstandard „Beziehungsgestaltung in der Pflege von Menschen mit Demenz". Osnabrück: Deutsches Netzwerk für Qualitätsentwicklung in der Pflege (DNQP).

DNQP (2020). Expertenstandard „Schmerzmanagement in der Pflege – Aktualisierung 2020". Osnabrück: Deutsches Netzwerk für Qualitätsentwicklung in der Pflege (DNQP).

DNQP (2021). Expertenstandard „Förderung der Mundgesundheit in der Pflege". Osnabrück: Deutsches Netzwerk für Qualitätsentwicklung in der Pflege (DNQP).

DNQP (2022). Expertenstandard „Sturzprophylaxe in der Pflege – 2. Aktualisierung 2022". Osnabrück: Deutsches Netzwerk für Qualitätsentwicklung in der Pflege (DNQP).

Dostálová, V; Bártová, A; Bláhová, H; Holmerová, I (2020). The needs of older people receiving home care: a scoping review. *Aging Clinical and Experimental Research* 33: 495–504.

Eberlein-Gonska, M; Rink, O; Winklmair, C (2017). Das Peer Review Verfahren – Wie wir Qualität verbessern. In: Eberlein-Gonska, M; Martin, J; Zacher, J (Hrsg.). Handbuch IQM. Konsequent transparent – Qualität mit Routinedaten! 2. Auflage. Berlin: IQM Initiative Qualitätsmedizin e. V., MWV Medizinisch Wissenschaftliche Verlagsgesellschaft mbH & Co. KG, 53–64.

Eggert, S; Sulmann, D; Teubner, C (2016). ZQP-Analyse: Erfahrung mit Hygiene in ambulanten Pflegediensten. Berlin: Zentrum für Qualität in der Pflege (ZQP). URL: https://www.zqp.de/wp-content/uploads/Analyse_Hygiene_Ambulant_Pflege.pdf (zuletzt abgerufen am 3. März 2023).

Eggert, S; Sulmann, D; Teubner, C (2019). ZQP-Analyse: Medikation in der häuslichen Pflege aus Sicht pflegender Angehöriger. Berlin: Zentrum für Qualität in der Pflege (ZQP). URL: https://www.zqp.de/wp-content/uploads/ZQP-Analyse-Medikation.pdf (zuletzt abgerufen am 3. März 2023).

Eggert, S; Sulmann, D; Teubner, C (2020). ZQP-Analyse: Sicherheitskultur in der ambulanten Pflege. Berlin: Zentrum für Qualität in der Pflege (ZQP). URL: https://www.zqp.de/wp-content/uploads/ZQP-Analyse-SicherheitskulturAmbulant.pdf (zuletzt abgerufen am 3. März 2023).

Ermer, M; Harder, S (2011). Medication review of community-dwelling seniors using intensified home-care service. *International Journal of Clinical Pharmacology and Therapeutics* 49(3): 179–184.

Escobar Pinzón, LC; Münster, E; Fischbeck, S; Unrath, M; Claus, M; Martini, T; Weber, M (2010). End-of-life care in Germany: Study design, methods and first results of the EPACS study (Establishment of Hospice and Palliative Care Services in Germany). *BMC Palliative Care* 9: 16.

Ewers, M; Schaepe, C; Lehmann, Y (2017). Alles sicher? – Risikosituationen in der häuslichen Intensivpflege aus Sicht beatmeter Patienten und ihrer Angehörigen. *Pflege*: 1–9.

Ezzat, N; Müller-Barna, P; Krüger, C; Randzio, O (2019). Psychopharmakaverordnungen mit potentiell freiheitseinschränkender Wirkung – eine Auswertung von Pflegebegutachtungsdaten des MDK Bayern. *Das Gesundheitswesen* 81: 1029–1036.

Fjordside, S; Morville, A (2016). Factors influencing older people's experiences of participation in autonomous decisions concerning their daily care in their own homes: a review of the literature. *International Journal of Older People Nursing* 11(4): 284–297.

Fleer, B (2014). Aus Fehlern lernen. *Häusliche Pflege* 9: 20–25.

Frohnhofen, H; Stieglitz, S (2021). Pneumonie im hohen Lebensalter. *Der Pneumologe* 18: 174–181.

G-BA (2021). Richtlinie des Gemeinsamen Bundesausschusses über die Verordnung von Hilfsmitteln in der vertragsärztlichen Versorgung (Hilfsmittel-Richtlinie/HilfsM-RL). In der Fassung vom 21. Dezember 2011/15. März 2012, zuletzt geändert am 18.

März 2021, in Kraft getreten am 1. April 2021. Berlin: Gemeinsamer Bundesausschuss (G-BA). URL: https://www.g-ba.de/downloads/62-492-2467/HilfsM-RL_2021-03-18_iK-2021-04-01.pdf (zuletzt abgerufen am 20. Oktober 2022).

G-BA (2022a). QMPR – Qualitätsmessung in der Pflege mit Routinedaten (Förderkennzeichen: 01VSF18029). URL: https://innovationsfonds.g-ba.de/projekte/versorgungsforschung/qmpr-qualitaetsmessung-in-der-pflege-mit-routinedaten.226 (zuletzt aufgerufen am 28. Dezember 2022).

G-BA (2022b). Richtlinie des Gemeinsamen Bundesausschusses über die Verordnung von Arzneimitteln in der vertragsärztlichen Versorgung (Arzneimittel-Richtlinie/AM-RL). In der Fassung vom 18. Dezember 2008/22. Januar 2009, zuletzt geändert am 19. Mai 2022, in Kraft getreten am 2. August 2022. Berlin: Gemeinsamer Bundesausschuss (G-BA). URL: https://www.g-ba.de/downloads/62-492-2897/AM-RL_2022-05-19_iK-2022-08-02_AT-01-08-2022-B1.pdf (zuletzt abgerufen am 20. Oktober 2022).

G-BA (2022c). Richtlinie des Gemeinsamen Bundesausschusses über die Verordnung von Heilmitteln in der vertragsärztlichen Versorgung (Heilmittel-Richtlinie/HeilM-RL). In der Fassung vom 19. Mai 2011, zuletzt geändert am 17. Februar 2022, in Kraft getreten am 1. Juli 2022. Berlin: Gemeinsamer Bundesausschuss (G-BA). URL: https://www.g-ba.de/downloads/62-492-2857/HeilM-RL_2022-02-17_iK-2022-07-01.pdf (zuletzt abgerufen am 20. Oktober 2022).

G-BA (2022d). Richtlinie des Gemeinsamen Bundesausschusses zur datengestützten einrichtungsübergreifenden Qualitätssicherung (DeQS-RL). In der Fassung vom 19. Juli 2018, zuletzt geändert am 21. Juli 2022, in Kraft getreten am 1. Januar 2023. Berlin: Gemeinsamer Bundesausschuss (G-BA). URL: https://www.g-ba.de/downloads/62-492-3011/DeQS-RL_2022-07-21_iK-2023-01-01.pdf (zuletzt abgerufen am 28. Dezember 2022).

G-BA (2022e). Richtlinie des Gemeinsames Bundesausschusses über die Verordnung von außerklinischer Intensivpflege (Außerklinische Intensivpflege-Richtlinie/AKI-RL). In der Fassung vom 19. November 2021, in Kraft getreten am 18. März 2022. Berlin: Gemeinsamer Bundesausschuss (G-BA). URL: https://www.g-ba.de/downloads/62-492-2772/AKI-RL_2021-11-19_iK-2022-03-18.pdf (zuletzt abgerufen am 20. Oktober 2022).

G-BA (2022f). Richtlinie des Gemeinsames Bundesausschusses über die Verordnung von häuslicher Krankenpflege (Häusliche Krankenpflege-Richtlinie). In der Fassung vom 17. September 2009, zuletzt geändert am 19. November 2021, in Kraft getreten am 26. März 2022. Berlin: Gemeinsamer Bundesausschuss (G-BA). URL: https://www.g-ba.de/downloads/62-492-2778/HKP-RL_2021-11-19_iK-2022-03-26.pdf (zuletzt abgerufen am 20. Oktober 2022).

Galatsch, M; Jian, L; zu Sayn-Wittgenstein, F; Schnepp, W (2017). Family caregiver satisfaction with home-based palliative care services in north rhine-westphalia, Germany. *Central European Journal of Nursing and Midwifery* 8(4): 723–730.

Ganann, R; Weeres, A; Lam, A; Chung, H; Valaitis, R (2019). Optimization of home care nurses in Canada: A scoping review. *Health & Social Care in the Community* 27(5): e604-e621.

Geschäftsstelle Qualitätsausschuss Pflege (2020). Qualitätsausschuss Pflege nach § 113b SGB XI – Tätigkeitsbericht 2016 bis 2019. Berlin: Geschäftsstelle Qualitätsausschuss

Pflege e. V. URL: https://www.gs-qsa-pflege.de/wp-content/uploads/2020/02/Ta%CC% 88tigkeitsbericht-qsa_web.pdf (zuletzt abgerufen am 3. März 2023).

Geschäftsstelle Qualitätsausschuss Pflege (2022). Entwicklung von Instrumenten zur Prüfung der Qualität in der ambulanten Pflege gemäß § 113 Absatz 4 Satz 2 Nr. 3 SGB XI – Aktueller Entwicklungsstand. URL: https://www.gs-qsa-pflege.de/unsere-pro jekte/ (zuletzt auf-gerufen am 3. März 2023).

Giebel, C; Sutcliffe, C; Verbeek, H; Zabalegui, A; Soto, M; Hallberg, IR; Saks, K; Renom-Guiteras, A; Suhonen, R; Challis, D (2016). Depressive symptomatology and associated factors in dementia in Europe: home care versus long-term care. *International Psychogeriatrics* 28(4): 621–630.

GKV-Spitzenverband (2006). Richtlinien der Spitzenverbände der Krankenkassen nach § 302 Abs. 2 SGB V über Form und Inhalt des Abrechnungsverfahrens mit „Sonstigen Leistungserbringern" sowie mit Hebammen und Entbindungspflegern (§ 301a SGB V) vom 9. Mai 1996, in der geänderten Fassung vom 20. November 2006. Berlin: Arbeitsgemeinschaft der Spitzenverbände der gesetzlichen Krankenkassen bestehend aus AOK-Bundesverband, BKK Bundesverband, IKK-Bundesverband, See-Krankenkasse, Bundesverband der landwirtschaftlichen Krankenkassen, Knappschaft, Verband der Angestellten-Krankenkassen e. V., AEV – Arbeiter-Ersatzkassen-Verband e. V. URL: https://www.gkv-datenaustausch.de/media/dokumente/leistungserbringer_1/sonstige_ leistungserbringer/Richtlinien-Text_061120.pdf (zuletzt abgerufen am 18. November 2022).

GKV-Spitzenverband (2015). Pflege-Transparenzvereinbarung Ambulant (PTVA): Vereinbarung nach § 115 Abs. 1a Satz 8 SGB XI über die Kriterien der Veröffentlichung sowie die Bewertungssystematik der Qualitätsprüfungen nach § 114 Abs. 1 SGB XI von ambulanten Pflegediensten. Berlin: GKV-Spitzenverband, Vereinigungen der Träger der Pflegeeinrichtungen auf Bundesebene, Bundesarbeitsgemeinschaft der überörtlichen Träger der Sozialhilfe, Bundesvereinigung der kommunalen Spitzenverbände. URL: https://www.gkv-spitzenverband.de/media/dokumente/pflegeversicherung/richtlinien_ _vereinbarungen__formulare/transparenzvereinbarungen/pvta_neu_ab_2017_01_01_a mbulant/2015_12_15_Pflege_ambulant_PTVA.pdf (zuletzt abgerufen am 18. November 2022).

GKV-Spitzenverband (2018a). Bekanntmachung des Spitzenverbandes Bund der Krankenkassen (GKV-Spitzenverband) – Fortschreibung der Produktgruppe 03 „Applikationshilfen" des Hilfsmittelverzeichnisses nach § 139 SGB V vom 11.12.2018. Berlin: GKV-Spitzenverband. URL: https://hilfsmittel.gkv-spitzenverband.de/home/verzeichnis/ 45d10433-eb9f-4a6d-ad89-f9fdebfb7c5a (zuletzt abgerufen am 18. November 2022).

GKV-Spitzenverband (2018b). Bekanntmachung des Spitzenverbandes Bund der Krankenkassen (GKV-Spitzenverband) – Fortschreibung der Produktgruppe 11 „Hilfsmittel gegen Dekubitus" des Hilfsmittelverzeichnisses nach § 139 SGB V vom 06.12.2018. Berlin: GKV-Spitzenverband. URL: https://hilfsmittel.gkv-spitzenverband.de/home/verzeichnis/ 6b532eb4-72b1-4107-8e20-d1b5239bc1b0 (zuletzt abgerufen am 18. November 2022).

GKV-Spitzenverband (2018c). Bekanntmachung des Spitzenverbandes Bund der Krankenkassen (GKV-Spitzenverband) – Fortschreibung der Produktgruppe 17 „Hilfsmittel zur Kompressionstherapie" des Hilfsmittelverzeichnisses nach § 139 SGB V vom 14.08.2018. Berlin: GKV-Spitzenverband. URL: https://hilfsmittel.gkv-spitzenverband.

de/home/verzeichnis/7c51a666-bee0-452b-94a9-e367216d5b2e (zuletzt abgerufen am 18. November 2022).

GKV-Spitzenverband (2019a). Empfehlungen nach § 37 Absatz 5 SGB XI zur Qualitätssicherung der Beratungsbesuche nach § 37 Absatz 3 SGB XI vom 29.05.2018, zuletzt geändert am 21.05.2019. Berlin: GKV-Spitzenverband, Vertragsparteien nach § 113 SGB XI. URL: https://www.gkv-spitzenverband.de/media/dokumente/pflegeversicher ung/richtlinien__vereinbarungen__formulare/richtlinien_zur_pflegeberatung_und_pfl egebeduerftigkeit/2019_08_13_Pflege_Empfehlungen_QS_37Abs.5_21_05_2019.pdf (zuletzt abgerufen am 18. November 2022).

GKV-Spitzenverband (2019b). Richtlinie des GKV-Spitzenverbandes nach § 282 Abs. 2 Satz 3 SGB V über die Durchführung und den Umfang von Qualitäts- und Abrechnungsprüfungen gemäß § 275b SGB V von Leistungserbringern mit Verträgen nach § 132a Abs. 4 SGB V (Qualitätsprüfungs-Richtlinie häusliche Krankenpflege – QPR-HKP), in der Fassung vom 27. September 2017, in angepasster Form als Richtlinie nach § 282 Abs. 2 Satz 3 SGB V am 18. Dezember 2019 erlassen. Berlin: GKV-Spitzenverband. URL: https://www.gkv-spitzenverband.de/media/dokumente/krankenversicherung_1/ ambulante_leistungen/haeusliche_krankenpflege/2020_07_15_QPR-HKP_ab_2021.pdf (zuletzt abgerufen am 18. November 2022).

GKV-Spitzenverband (2019c). Richtlinien nach § 37 Abs. 5a SGB XI zur Aufbereitung, Bewertung und standardisierten Dokumentation der Erkenntnisse aus dem jeweiligen Beratungsbesuch durch die Pflegekasse oder das private Versicherungsunternehmen. Stand: 18.12.2019. Berlin: GKV-Spitzenverband, Verband der Privaten Krankenversicherung e. V. URL: https://www.gkv-spitzenverband.de/media/dokumente/pflegeversic herung/richtlinien__vereinbarungen__formulare/richtlinien_zur_pflegeberatung_und_ pflegebeduerftigkeit/20201218_Pflege_RiLi_37_Abs5a_SGB_XI.pdf (zuletzt abgerufen am 18. November 2022).

GKV-Spitzenverband (2020a). Richtlinien des GKV-Spitzenverbandes über die Prüfung der in Pflegeeinrichtungen erbrachten Leistungen und deren Qualität nach § 114 SGB XI (Qualitätsprüfungs-Richtlinien – QPR) vom 27. September 2017, in der Fassung vom 2. Juni 2020. Berlin: GKV-Spitzenverband, Medizinischer Dienst des Spitzenverbandes Bund der Krankenkassen, Prüfdienst des Verbandes der Privaten Krankenversicherung e. V. URL: https://www.aok.de/gp/fileadmin/user_upload/Pflege/Qualitaet_in_der_Pflege/ Qualitaetspruefung/QPR_Teil_1_und_2_Ambulante_Stationaere_Pflege.PDF (zuletzt abgerufen am 18. November 2022).

GKV-Spitzenverband (2020b). Technische Beschreibung zur einheitlichen Struktur und zum elektronischen Austausch des Versorgungsplans nach § 17 Abs. 1a Satz 4 SGB XI. Stand: 29.09.2020. Berlin: GKV-Spitzenverband, Medizinischer Dienst Bund. URL: https://www.gkv-spitzenverband.de/media/dokumente/pflegeversicherung/beratung_ und_betreuung/pflegeberatung/2020-09-29_Pflegeberatungs-RiLi_Anlage_Technische_ Beschreibung.pdf (zuletzt abgerufen am 18. November 2022).

GKV-Spitzenverband (2021a). Arzneimittelabrechnungsvereinbarung gemäß § 300 Absatz 3 SGB V vom 01.04.2021. Berlin: GKV-Spitzenverband, Deutscher Apothekerverband e. V. (DAV). URL: https://www.gkv-spitzenverband.de/media/dokumente/krankenversi cherung_1/arzneimittel/rahmenvertraege/apotheken/20210401_Arzneimittelabrechnun gsvereinbarung_nach_300_SGB_V.pdf (zuletzt abgerufen am 18. November 2022).

GKV-Spitzenverband (2021b). Bekanntmachung des Spitzenverbandes Bund der Krankenkassen (GKV-Spitzenverband) – Fortschreibung der Produktgruppe 15 „Inkontinenzhilfen" des Hilfsmittelverzeichnisses nach § 139 SGB V vom 13.09.2021. Berlin: GKV-Spitzenverband. URL: https://hilfsmittel.gkv-spitzenverband.de/home/verzeichnis/ 1c409b8e-16f1-44ee-acb6-0635f95206f4 (zuletzt abgerufen am 18. November 2022).

GKV-Spitzenverband (2021c). Bekanntmachung des Spitzenverbandes Bund der Krankenkassen (GKV-Spitzenverband) – Fortschreibung der Produktgruppe 19 „Krankenpflegeartikel" des Hilfsmittelverzeichnisses nach § 139 SGB V vom 06.04.2021. Berlin: GKV-Spitzenverband. URL: https://hilfsmittel.gkv-spitzenverband.de/home/verzeichnis/ 6b780333-4fd8-4840-9aed-56067bd523aa (zuletzt abgerufen am 18. November 2022).

GKV-Spitzenverband (2021d). Rahmenempfehlungen nach § 132a Abs. 1 SGB V zur Versorgung mit Häuslicher Krankenpflege vom 10.12.2013 i.d.F. vom 28.10.2021. Berlin: GKV-Spitzenverband, Arbeitsgemeinschaft Privater Heime und Ambulanter Dienste e. V., Arbeiterwohlfahrt Bundesverband e. V., Arbeitgeber- und BerufsVerband Privater Pflege e. V., Bundesarbeitsgemeinschaft Hauskrankenpflege e. V., Bundesverband Ambulanter Dienste und Stationärer Einrichtungen (bad) e. V., Bundesverband Häusliche Kinderkrankenpflege e. V., Bundesverband privater Anbieter sozialer Dienste e. V., Deutscher Berufsverband für Pflegeberufe e. V., Deutscher Caritasverband e. V., Deutscher Paritätischer Wohlfahrtsverband – Gesamtverband e. V., Deutsches Rotes Kreuz e. V., Diakonie Deutschland – Evangelisches Werk für Diakonie und Entwicklung e. V., Verband Deutscher Alten- und Behindertenhilfe e. V., Zentralwohlfahrtsstelle der Juden in Deutschland e. V.. URL: https://www.gkv-spitzenverband.de/media/dokumente/kra nkenversicherung_1/ambulante_leistungen/haeusliche_krankenpflege/20211028_HKP_ Rahmenempfehlungen_132a_Abs_1_SGB_V.pdf (zuletzt abgerufen am 18. November 2022).

GKV-Spitzenverband (2021e). Richtlinien des GKV-Spitzenverbandes nach § 112a SGB XI zu den Anforderungen an das Qualitätsmanagement und die Qualitässicherung für ambulante Betreuungsdienste vom 17.07.2019, mit Änderung vom 08.02.2021. Berlin: GKV-Spitzenverband. URL: https://www.gkv-spitzenverband.de/media/dokumente/pfl egeversicherung/richtlinien__vereinbarungen__formulare/richtlinien_und_grundsaetze_ zur_qualitaetssicherung/2021_Pflege_Richtlinien_nach_112a_SGB_XI.pdf (zuletzt abgerufen am 18. November 2022).

GKV-Spitzenverband (2021f). Richtlinien des GKV-Spitzenverbandes über die Prüfung der in Pflegeeinrichtungen erbrachten Leistungen und deren Qualität nach § 114 SGB XI (Qualitätsprüfungs-Richtlinie – QPR ambulante Pflege). Teil 1b – Ambulante Betreuungsdienste vom 08.02.2021. Berlin: GKV-Spitzenverband. URL: https://www.gkvspitzenverband.de/media/dokumente/pflegeversicherung/richtlinien__vereinbarungen_ _formulare/richtlinien_und_grundsaetze_zur_qualitaetssicherung/qpr_2021_amb/202102-08_QPR_Teil_1b-_Ambulante_Betreuungsdienste.pdf (zuletzt abgerufen am 18. November 2022).

GKV-Spitzenverband (2021g). Richtlinien des GKV-Spitzenverbandes zur einheitlichen Durchführung der Pflegeberatung nach § 7a SGB XI vom 7. Mai 2018 (PflegeberatungsRichtlinien), geändert durch Beschluss vom 20.12.2021. Berlin: GKV-Spitzenverband, Medizinischer Dienst Bund. URL: https://www.gkv-spitzenverband.de/media/dokume nte/pflegeversicherung/beratung_und_betreuung/pflegeberatung/20211220__Pflegeber atungs-Richtlinien.pdf (zuletzt abgerufen am 18. November 2022).

GKV-Spitzenverband (2022a). Anlage 3 Schlüsselverzeichnisse zu den Richtlinien der Spitzenverbände der Krankenkassen nach § 302 Abs. 2 SGB V über Form und Inhalt des Abrechnungsverfahrens mit „Sonstigen Leistungserbringern" sowie mit Hebammen und Entbindungspflegern (§ 301a SGB V), Version 17. Stand: 13.04.2022. Berlin: GKV-Spitzenverband. URL: https://www.gkv-datenaustausch.de/media/dokumente/leistungs erbringer_1/sonstige_leistungserbringer/technische_anlagen_aktuell_4/Anlage_3_TP5_V17_20220413.pdf (zuletzt abgerufen am 4. September 2022).

GKV-Spitzenverband (2022b). Anlage 3 Schlüsselverzeichnisse zur Regelung der Datenübermittlung nach § 105 Abs. 2 SGB XI, Version 5.4. Stand: 25.08.2022. Berlin: GKV-Spitzenverband. URL: https://www.gkv-datenaustausch.de/media/dokumente/lei stungserbringer_1/pflege/technische_anlagen_aktuell_2/TA3_5.4_20220825_oA.pdf (zuletzt abgerufen am 4. September 2022).

GKV-Spitzenverband (2022c). Bekanntmachung des Spitzenverbandes Bund der Krankenkassen (GKV-Spitzenverband) – Fortschreibung der Produktgruppe 22 „Mobilitätshilfen" des Hilfsmittelverzeichnisses nach § 139 SGB V vom 16.08.2022. Berlin: GKV-Spitzenverband. URL: https://hilfsmittel.gkv-spitzenverband.de/home/verzeichnis/37077c1f-51a3-40c8-bda4-a7e22d5c26a4 (zuletzt abgerufen am 18. November 2022).

GKV-Spitzenverband (2022d). Bundeseinheitliches Positionsnummernverzeichnis für Heilmittelleistungen, gültig ab 01.10.2022. Stand: 01.09.2022. Berlin: GKV-Spitzenverband. URL: https://www.gkv-datenaustausch.de/media/dokumente/leistungserbringer_1/son stige_leistungserbringer/positionsnummernverzeichnisse_archiv/Heilmittel_20220901. pdf (zuletzt abgerufen am 4. September 2022).

GKV-Spitzenverband (2022e). Bundeseinheitliches Positionsnummernverzeichnis für Leistungen der häuslichen Krankenpflege und Haushaltshilfe. Stand: 07.07.2022. Berlin: GKV-Spitzenverband. URL: https://www.gkv-datenaustausch.de/media/dokumente/lei stungserbringer_1/sonstige_leistungserbringer/positionsnummernverzeichnisse_archiv/Haeusliche-Krankenpflege_20220707.pdf (zuletzt abgerufen am 4. September 2022).

GKV-Spitzenverband (2022f). Einvernehmliche Festlegung über Form und Inhalt der Abrechnungsunterlagen sowie Einzelheiten des Datenträgeraustausches gemäß § 105 Abs. 2 SGB XI vom 05.10.2022. Berlin/Hannover/Dortmund/Essen/Köln/Freiburg/Frankfurt a. M.: GKV-Spitzenverband, Arbeiterwohlfahrt Bundesverband, Arbeitgeber- und Berufsverband privater Pflege e. V., Arbeitsgemeinschaft Privater Heime e. V., Bundesarbeitsgemeinschaft Hauskrankenpflege e. V., Bundesinnungsverband für Orthopädietechnik, Bundesverband ambulanter Dienste e. V., Bundesverband der kommunalen Senioren- und Behinderteneinrichtungen e. V., Bundesverband des Sanitätsfachhandels, Bundesverband Häusliche Kinderkrankenpflege e. V., Bundesverband privater Altenheime und ambulanter Dienste e. V., Deutscher Caritasverband, Deutscher Landkreistag, Deutscher Paritätischer Wohlfahrtsverband Gesamtverband, Deutscher Städtetag, Deutsches Rotes Kreuz, Diakonie Deutschland Evangelisches Werk für Diakonie und Entwicklung e. V., Verband Deutscher Alten- und Behindertenhilfe e. V., Zentralwohlfahrtsstelle der Juden in Deutschland e. V.. URL: https://www.gkv-datenaustausch.de/media/dokumente/leistungserbringer_1/pflege/2022_12_21_Einvernehmliche_Festle gung_nach__105_Abs._2_SGB_XI_Stand_05.10.2022.pdf (zuletzt abgerufen am 20. Oktober 2022).

GKV-Spitzenverband (2022g). Grundsätze ordnungsmäßiger Aufbewahrung im Sinne des § 110a SGB IV, Voraussetzungen der Rückgabe und Vernichtung von Unterlagen sowie

Aufbewahrungsfristen für Unterlagen für den Bereich der gesetzlichen Kranken- und Pflegeversicherung, Version 4.0. Berlin: GKV-Spitzenverband. URL: https://www.hkk. de/fileadmin/dateien/hkk.de/datenschutz/fristenkatalog_aufbewahrung.pdf (zuletzt abgerufen am 4. September 2022).

GKV-Spitzenverband (2022h). Maßstäbe und Grundsätze für die Qualität und Qualitätssicherung sowie für die Entwicklung eines einrichtungsinternen Qualitätsmanagements nach § 113 SGB XI in der ambulanten Pflege vom 27. Mai 2011, zuletzt geändert am 09.11.2022. Berlin: GKV-Spitzenverband, Bundesarbeitsgemeinschaft der überörtlichen Träger der Sozialhilfe, Bundesvereinigung der Kommunalen Spitzenverbände, Vereinigung der Träger der ambulanten Pflegeeinrichtungen auf Bundesebene. URL: https:// www.gkv-spitzenverband.de/media/dokumente/pflegeversicherung/richtlinien__verein barungen__formulare/richtlinien_und_grundsaetze_zur_qualitaetssicherung/20221222_ MuG_ambulante-Pflege_Vereinbarungstext.pdf (zuletzt abgerufen am 3. März 2023).

GKV-Spitzenverband (2022i). Regelung der Datenübermittlung nach § 105 Abs. 2 SGB XI – Technische Anlage (Anlage 1). Anhang 5 zur Anlage 1 Kostenträgerdatei. Stand: 11.04.2022. Berlin: GKV-Spitzenverband. URL: https://www.gkv-datenaustausch. de/media/dokumente/leistungserbringer_1/pflege/technische_anlagen_aktuell_2/TA1_ ANH5_20220411_105_oA.pdf (zuletzt abgerufen am 4. September 2022).

GKV-Spitzenverband (2022j). Technische Anlage für Abrechnung auf maschinell verwertbaren Datenträgern zur Regelung der Datenübermittlung nach § 105 Abs. 2 SGB XI. Stand: 11.04.2022. Berlin: GKV-Spitzenverband. URL: https://www.gkv-datenaust ausch.de/media/dokumente/leistungserbringer_1/pflege/technische_anlagen_aktuell_2/ TA1_4.0_20220411_oA.pdf (zuletzt abgerufen am 4. September 2022).

GKV-Spitzenverband (2022k). Technische Anlage für die maschinelle Abrechnung (elektronische Datenübermittlung) zu den Richtlinien der Spitzenverbände der Krankenkassen nach § 302 Abs. 2 SGB V über Form und Inhalt des Abrechnungsverfahrens mit „Sonstigen Leistungserbringern" sowie mit Hebammen und Entbindungspflegern (§ 301a SGB V). Anlage 1, Stand: 14.07.2022. Berlin: GKV-Spitzenverband. URL: https:// www.gkv-datenaustausch.de/media/dokumente/leistungserbringer_1/sonstige_leistungs erbringer/technische_anlagen_archiv_4/Anlage_1_TP5_V18_20220714.pdf   (zuletzt abgerufen am 4. September 2022).

GKV-Spitzenverband (2022l). Vereinbarung gemäß § 301 Absatz 3 SGB V über das Verfahren zur Abrechnung und Übermittlung der Daten nach § 301 Absatz 1 SGB V (Datenübermittlungs-Vereinbarung). Stand: 08.07.2022. Berlin: GKV-Spitzenverband, Deutsche Krankenhausgesellschaft e. V. URL: https://www.gkv-datenaustausch.de/ media/dokumente/leistungserbringer_1/krankenhaeuser/gesamtdokument/20220708_ Gesamtdokument.pdf (zuletzt abgerufen am 4. September 2022).

GKV-Spitzenverband (2022m). Vereinbarung nach § 115 Abs. 1a SGB XI über die Darstellung und Bewertung der Qualitätsindikatoren gemäß § 113 Absatz 1a SGB XI und der Ergebnisse aus Qualitätsprüfungen nach §§ 114 f. SGB XI. Qualitätsdarstellungsvereinbarung für die stationäre Pflege (QDVS) vom 19.03.2019, zuletzt geändert am 09.11.2022. Berlin: GKV-Spitzenverband, Vereinigung der Träger der Pflegeeinrichtungen auf Bundesebene, Bundesarbeitsgemeinschaft der überörtlichen Träger der Sozialhilfe, Kommunale Spitzenverbände auf Bundesebene. URL: https://www.gkv-spi tzenverband.de/media/dokumente/pflegeversicherung/richtlinien__vereinbarungen__for mulare/transparenzvereinbarungen/qdvs_stat_neu_ab_11_2022/2022-11-09_Qualitats darstellungsvereinbarung-fur-die-stationare-Pflege-QDVS.pdf (zuletzt abgerufen am 28. Dezember 2022).

Gnass, I; Krutter, S; Nestler, N (2018). Herausforderungen ambulanter Pflegedienste im Schmerzmanagement von Tumorpatienten: Eine qualitative Untersuchung. *Der Schmerz* 32(5): 339–347.

Gödecke, C; Kohlen, H (2013). Ambulante Intensivpflege und Heimbeatmung. Wie erleben Pflegekräfte die häusliche Heimbeatmung? *Pflegezeitschrift* 66(4): 226–30.

Godemann, F; Sievers, C; Hackel, N (2013). Die Qualität der Behandlung von Menschen mit demenziellen Störungen in Deutschland: Eine Analyse mit Routinedaten einer Krankenkasse. In: Repschläger, U; Schulte, C; Osterkamp, N (Hrsg.). Gesundheitswesen aktuell 2013 – Beiträge und Analysen. Barmer GEK, 288–313.

Godfrey, CM; Harrison, MB; Lang, A; Macdonald, M; Leung, T; Swab, M (2013). Homecare safety and medication management with older adults: A scoping review of the quantitative and qualitative evidence. Article. *JBI Database of Systematic Reviews and Implementation Reports* 11(7): 82–130.

Görres, S; Warfelmann, C; Meinecke, P; Riemann, M (2018). Perspektivenwerkstatt Patientensicherheit in der ambulanten Pflege. Abschlussbericht für das Zentrum für Qualität in der Pflege (ZQP). Bremen: Universität Bremen – Institut für Public Health und Pflegeforschung (IPP), UBC Zentrum für Alterns- und Pflegeforschung. URL: https://www.zqp.de/wp-content/uploads/ZQP-Patientensicherheit-Abschlussbericht.pdf (zuletzt abgerufen am 3. März 2023).

Götze, H; Perner, A; Anders, D; Brähler, E (2010). „Die Kommunikation untereinander ist häufig nicht vorhanden"- Interviews mit Pflegedienstmitarbeitern zur ambulanten Palliativversorgung. *Das Gesundheitswesen* 72(11): e60-e64.

Graessel, E; Luttenberger, K; Bleich, S; Adabbo, R; Donath, C (2011). Home nursing and home help for dementia patients: Predictors for utilization and expected quality from a family caregiver's point of view. *Archives of Gerontology and Geriatrics* 52(2): 233–238.

Gregory, A; Mackintosh, S; Kumar, S; Grech, C (2017). Experiences of health care for older people who need support to live at home: A systematic review of the qualitative literature. *Geriatric Nursing* 38(4): 315–324.

Grewe, HA; Blättner, B (2017). Arzneimitteltherapiesicherheit (AMTS) in der ambulanten und der stationären Langzeitpflege. Optionen und Hindernisse für den Beitrag von Pflegekräften. *Pflegewissenschaft* 19(11/12): 557–564.

Haaß, FA; Rellecke, J; Beikirch, E; Nolting, H-D (2021). Pilotierung der neuen ambulanten Qualitätsprüfung. Pilotierung der Instrumente und Verfahren für Qualitätsprüfungen nach §§ 114 ff. SGB XI und die Qualitätsdarstellung nach § 115 Abs. 1a SGB XI in der ambulanten Pflege. Abschlussbericht über die reguläre Untersuchungsphase für den Qualitätsausschuss Pflege. Berlin: IGES Institut GmbH. URL: https://www.gs-qsa-pflege.de/wp-content/uploads/2021/03/Pilotierung-ambulant-Abschlussbericht-IGES.pdf (zuletzt abgerufen am 3. März 2023).

Hajek, A; Lehnert, T; Wegener, A; Riedel-Heller, SG; König, H-H (2018). Langzeitpflegepräferenzen der Älteren in Deutschland – Ergebnisse einer bevölkerungsrepräsentativen Umfrage. *Das Gesundheitswesen* 80: 685–692.

Haltbakk, J; Graue, M; Harris, J; Kirkevold, M; Dunning, T; Sigurdardottir, AK (2019). Integrative review: Patient safety among older people with diabetes in home care services. *Journal of Advanced Nursing* 75(11): 2449–2460.

Hasseler, M; Fünfstück, M (2015). Die professionelle pflegerische Versorgung darstellen. Qualitätsentwicklung und Qualitätsberichterstattung in der stationären Langzeitpflege – Eine Debatte über Anforderungen und Herausforderungen (Teil I). *Pflegezeitschrift* 68(6): 366–369.

Hasseler, M; Görres, S; Fünfstück, M (2013). Indikatoren zur Messung von Struktur-, Prozess- und Ergebnisqualität sowie Lebensqualität in der ambulanten pflegerischen Versorgung. Expertise im Auftrag des GKV-Spitzenverbandes der Pflegekassen. Berlin: GKV-Spitzenverband.

Hasseler, M; Stemmer, R (2018). Entwicklung eines wissenschaftlich basierten Qualitätsverständnisses für die Pflegequalität. In: Jacobs, K; Kuhlmey, A; Greß, S; Klauber, J; Schwinger, A (Hrsg.). Pflegereport 2018 – Qualität in der Pflege. Berlin: Wissenschaftliches Institut der AOK (WIdO), 23–36.

Hasseler, M; Stemmer, R; Macsenaere, M; Arnold, J; Weidekamp-Maicher, M (2016). Entwicklung eines wissenschaftlich basierten Qualitätsverständnisses für die Pflege- und Lebensqualität. Abschlussbericht. Wolfenbüttel/Mainz/Düsseldorf: Ostfalia Hochschule für angewandte Wissenschaften, Katholische Hochschule Mainz, IKJ ProQualitas GmbH, Hochschule Düsseldorf. URL: https://www.gkv-spitzenverband.de/media/dok umente/pflegeversicherung/qualitaet_in_der_pflege/wiss_qualitaetsverstaendnis/2016-08-25_Abschlussbericht_wiss_Qualitaetsverstaendnis.pdf (zuletzt abgerufen am 3. März 2023).

Heiber, A (2019). Leistungskataloge und Vergütungen SGB XI 2018. Ein bundesweiter Vergleich – Studie. Hannover: Vicentz Network GmbH & Co. KG.

Heidemann, C; Scheidt-Nave, C; Beyer, A-K; Baumert, J; Thamm, R; Maier, B; Neuhauser, H; Fuchs, J; Kuhnert, R; Hapke, U (2021). Gesundheitliche Lage von Erwachsenen in Deutschland – Ergebnisse zu ausgewählten Indikatoren der Studie GEDA 2019/2020-EHIS. *Journal of Health Monitoring* 6(3): 3–27.

Heidenblut, S; Schacke, C; Zank, S (2013). Früherkennung und Prävention von Misshandlung und Vernachlässigung in der familialen Pflege: Die Entwicklung des PURFAM-Assessments. *Zeitschrift für Gerontologie und Geriatrie* 46(5): 431–440.

Heinze, C (2019). Sturzprävention zuhause. *Heilberufe* 71(12): 12–14.

Heller, G (2008). Zur Messung und Darstellung von medizinischer Ergebnisqualität mit administrativen Routinedaten in Deutschland. *Bundesgesundheitsblatt, Gesundheitsforschung, Gesundheitsschutz* 51: 1173–1182.

Heller, G; Broge, B; Szecsenyi, J (2015). Nutzung von Sekundärdaten in der gesetzlichen Qualitätssicherung. In: Swart, E; Ihle, P; Gothe, H; Matusiewicz, D (Hrsg.). Routinedaten im Gesundheitswesen. Handbuch Sekundärdatenanalyse: Grundlagen, Methoden und Perspektiven. 2., vollständig überarbeitete Auflage. Bern: Hans Huber Verlag, 460–473.

Hengelaar, AH; van Hartingsveldt, M; Wittenberg, Y; van Etten-Jamaludin, F; Kwekkeboom, R; Satink, T (2018). Exploring the collaboration between formal and informal care from the professional perspective – A thematic synthesis. *Health & Social Care in the Community* 26(4): 474–485.

Heuberger, M (2010). Einfluss baulicher Gegebenheiten in der ambulanten Pflege: Auswirkungen und Strategien zur Sicherstellung der Pflegequalität – Ergebnisse einer explorativen Studie. *Pflege* 23(5): 331–338.

Hignett, S; Edmunds Otter, M; Keen, C (2016). Safety risks associated with physical inter-actions between patients and caregivers during treatment and care delivery in Home Care settings: A systematic review. *International Journal of Nursing Studies* 59: 1–14.

Hoffmann, F; Icks, A (2012). Unterschiede in der Versichertenstruktur von Krankenkassen und deren Auswirkungen für die Versorgungsforschung: Ergebnisse des Bertelsmann-Gesundheitsmonitors. *Das Gesundheitswesen* 74(5): 291–297.

Holt, S; Schmiedl, S; Thürmann, PA (2010). Potentially Inappropriate Medications in the Elderly: The PRISCUS List. *Deutsches Ärzteblatt International* 107(31–32): 543–551.

Holt, S; Schmiedl, S; Thürmann, PA (2011). PRISCUS-Liste potenziell inadäquater Medi-kation für ältere Menschen. Witten/Wuppertal: Lehrstuhl für Klinische Pharmakologie (Private Universität Witten/Herdecke gGmbH), Philipp Klee-Institut für Klinische Phar-makologie (HELIOS Klinikum Wuppertal). URL: https://media.gelbe-liste.de/docume nts/priscus-liste.pdf (zuletzt abgerufen am 3. März 2023).

HSCIC (2013). Indicator 12.7 – Rate of hospital admissions for fractured neck of femur in the elderly. London: Health & Social Care Information Centre. URL: https://files.digital.nhs. uk/B1/F0ADA0/Spec_LBOI_12.07_11_10_V1.pdf (zuletzt abgerufen am 3. März 2023).

Hübner, NO; Dittmann, K; Begunk, R; Kramer, A; the Action Group Infection Prevention (AGIP) (2017). Infection control measures and prevalence of multidrug-resistant orga-nisms in non-hospital care settings in northeastern Germany: results from a one-day point prevalence study. *The Journal of Hospital Infection* 97(3): 234–240.

Igl, G (2007). Qualitätsanforderungen in der Langzeitpflege: Wie hat eine rechtliche Rah-menordnung auszusehen? – Eine historische, rechtliche und rechtspolitische Analyse – *Die Sozialgerichtsbarkeit* 54(7): 381–394.

Illiger, K; Walter, U; Koppelin, F (2018). Alleinlebende mit Demenz – Eine Datenanalyse der ambulanten Pflege in einer kreisfreien Großstadt. *Pflegewissenschaft* 20(9/10): 437–444.

InEK (2021). aG-DRG German Diagnosis Related Groups Version 2022, Definitionshand-buch Kompaktversion, Band 1 (DRGs A01A-K77Z). Siegburg: Institut für das Ent-geltsystem im Krankenhaus GmbH (InEK). URL: https://www.g-drg.de/ag-drg-system-2022/Definitionshandbuch/Definitionshandbuch_20222 (zuletzt abgerufen am 3. März 2023).

InEK (2022). Allgemeine und Spezielle Kodierrichtlinien für die Verschlüsselung von Kran-kenheiten und Prozeduren. Version 2022. Berlin: Deutsche Krankenhausgesellschaft e. V. (DKG), GKV-Spitzenverband, Verband der privaten Krankenversicherung e. V. (PKV), Institut für das Entgeltsystem im Krankenhaus GmbH (InEK). URL: https:// www.g-drg.de/aG-DRG-System_2022/Kodierrichtlinien/Deutsche_Kodierrichtlinien_ 2022 (zuletzt abgerufen am 3. März 2023).

IQM (2022). Qualitätsergebnisse der Mitgliedskliniken der Initiative Qualitätsmedizin. Ber-lin: IQ[M] Initiative Qualitätsmedizin e. V. URL: https://www.initiative-qualitaetsmedizin. de/fileadmindownloads/mitglieder/qualitaetsergebnisse/IQM_100_DE_2022.pdf (zuletzt abgerufen am 3. März 2023).

IQM (2023a). Das IQM Peer Review. URL: https://www.initiative-qualitaetsmedizin.de/qua litaetsmethodik/peer-review (zuletzt aufgerufen am 3. März 2023).

IQM (2023b). Qualitätsergebnisse. Konsequent transparent – Qualität mit Routineda-ten. URL: https://www.initiative-qualitaetsmedizin.de/mitglieder/qualitaetsergebnisse (zuletzt aufgerufen am 3. März 2023).

IQM (2023c). Qualitätsindikatoren: Verbesserungspotential identifizieren. URL: https://
www.initiative-qualitaetsmedizin.de/qualitaetsmethodik/qualitaetsmessung (zuletzt aufgerufen am 3. März 2023).

IQM; 3M (2021). German Inpatient Quality Indicators. G-IQI Version 5.3 2021. Berlin,
Neuss: IQ^M Initiative Qualitätsmedizin e. V., 3M Deutschland GmbH. URL: https://
www.initiative-qualitaetsmedizin.de/fileadmin/downloads/qualiaetsmethodik/qualitaet
smessung/Doku_3M_GIQI_V53_2021_final.pdf (zuletzt abgerufen am 3. März 2023).

IQTIG (2017). Aktualisierung und Erweiterung des QS-Verfahrens *Versorgung von voll-
jährigen Patienten und Patientinnen mit Schizophrenie, schizotypen und wahnhaften
Störungen*. Anhang zum Abschlussbericht. Berlin: Institut für Qualitätssicherung und
Transparenz im Gesundheitswesen (IQTIG). URL: https://iqtig.org/downloads/berichte/
2017/IQTIG_QS-Verfahren-Schizophrenie_Anhang-zum-Abschlussbericht_2017-12-
22.pdf (zuletzt abgerufen am 3. März 2023).

IQTIG (2018a). Ambulant erworbene Pneumonie – Qualitätsindikatoren. Bundesauswertung zum Erfassungsjahr 2017. Berlin: Institut für Qualitätssicherung und Transparenz im Gesundheitswesen (IQTIG). URL: https://iqtig.org/downloads/auswertung/2017/
pneu/QSKH_PNEU_2017_BUAW_V02_2018-08-01.pdf (zuletzt abgerufen am 3. März
2023).

IQTIG (2018b). Pflege: Dekubitusprophylaxe – Qualitätsindikatoren. Bundesauswertung
zum Erfassungsjahr 2017. Berlin: Institut für Qualitätssicherung und Transparenz
im Gesundheitswesen (IQTIG). URL: https://iqtig.org/downloads/auswertung/2017/dek/
QSKH_DEK_2017_BUAW_V02_2018-08-01.pdf (zuletzt abgerufen am 3. März 2023).

IQTIG (2021). Vermeidung nosokomialer Infektionen – postoperative Wundinfektionen
(ambulant) – Verfahren in Erprobung. Bundesauswertung zum Erfassungsjahr 2019.
Berlin: Institut für Qualitätssicherung und Transparenz im Gesundheitswesen (IQTIG).
URL: https://iqtig.org/downloads/auswertung/2019/wia/DeQS_WI-A_2019_BUAW_
V01_2021-08-09.pdf (zuletzt abgerufen am 3. März 2023).

IQTIG (2022a). Ambulant erworbene Pneumonie (PNEU). Anwenderinformation QS-Filter
(QS-Spezifikation 2022 V07). Berlin: Institut für Qualitätssicherung und Transparenz im
Gesundheitswesen (IQTIG). URL: https://iqtig.org/downloads/erfassung/2022/v07/pneu/
Anwenderinformation_PNEU.html (zuletzt aufgerufen am 3. März 2023).

IQTIG (2022b). Bundesqualitätsbericht 2022. Berlin: Institut für Qualitätssicherung und
Transparenz im Gesundheitswesen (IQTIG). URL: https://iqtig.org/downloads/berichte/
2022/IQTIG_Bundesqualitaetsbericht-2022_2022-10-28.pdf (zuletzt abgerufen am 3.
März 2023).

IQTIG (2022c). Methodische Grundlagen Version 2.0. Berlin: Institut für Qualitätssicherung
und Transparenz im Gesundheitswesen (IQTIG). URL: https://iqtig.org/downloads/ber
ichte-2/meg/IQTIG_Methodische-Grundlagen_Version-2.0_2022-04-27_barrierefrei.
pdf (zuletzt abgerufen am 3. März 2023).

IQTIG (2022d). Vermeidung nosokomialer Infektionen: Postoperative Wundinfektionen
(fallbezogen). Anwenderinformation QS-Filter (QS-Spezifikation 2022 V07). Berlin:
Institut für Qualitätssicherung und Transparenz im Gesundheitswesen (IQTIG). URL:
https://iqtig.org/downloads/erfassung/2022/v07/nwif/Anwenderinformation_NWIF.html
(zuletzt aufgerufen am 3. März 2023).

Isfort, M (2016). Ambulante Pflege: Wachstum mit Hindernissen. *Die Schwester Der Pfleger*
55(5/16): 13–18.

Isfort, M; Rottländer, R; Weidner, F; Tucman, D; Gehlen, D; Hylla, J (2016). Pflege-Thermo-meter 2016. Eine bundesweite Befragung von Leitungskräften zur Situation der Pflege und Patientenversorgung in der ambulanten Pflege. Köln: Deutsches Institut für angewandte Pflegeforschung e. V. (dip). URL: https://www.dip.de/fileadmin/data/pdf/projekte_DIP-Institut/Endbericht_Pflege-Thermometer_2016-MI-2.pdf (zuletzt abgerufen am 3. März 2023).

Isfort, M; Weidner, F; von der Malsburg, A; Lüngen, M (2012). Mehr als Minutenpflege? Was brauchen ältere Menschen, um ein selbstbestimmtes Leben in ihrer eigenen Häuslichkeit zu führen? Expertise im Auftrag der Abteilung Wirtschafts- und Sozialpolitik der Friedrich-Ebert-Stiftung. Bonn: Abteilung Wirtschafts- und Sozialpolitik der Friedrich-Ebert-Stiftung. URL: https://library.fes.de/pdf-files/wiso/09559-20130123.pdf (zuletzt abgerufen am 3. März 2023).

Jachimiec, JA; Obrecht, J; Kavanaugh, K (2015). Interactions between parents of technology-dependent children and providers – an integrative review. *Home Healthcare Now* 33(3): 155–166.

Jeschke, E; Günster, C (2022). Qualitätsindikatoren für stationäre Leistungen: das Verfahren Qualitätssicherung mit Routinedaten (QSR). *G+G Wissenschaft* 22(4): 25–34.

John, G; Gerstel, E; Jung, M; Dallenbach, P; Faltin, D; Petoud, V; Zumwald, C; Rutschmann, OT (2014). Urinary incontinence as a marker of higher mortality in patients receiving home care services. *BJU International* 113: 113–119.

Jordan, AR; Micheelis, W (2016). Fünfte Deutsche Mundgesundheitsstudie (DMS V). Köln: Institut der Deutschen Zahnärzte (IDZ). URL: https://www.idz.institute/fileadmin/Content/Publikationen-PDF/Bd_35-Fuenfte_Deutsche_Mundgesundheitsstudie_DMS_V.pdf (zuletzt abgerufen am 3. März 2023).

Jungnitz, L; Neise, M; Brucker, U; Kimmel, A; Zank, S (2017). Gewaltfreie Pflege – Prävention von Gewalt gegen Ältere in der pflegerischen Langzeitversorgung. Abschlussbericht. Essen: Medizinischer Dienst des Spitzenverbandes Bund der Krankenkassen e. V. (MDS). URL: https://www.mds-ev.de/fileadmin/dokumente/Publikationen/SPV/Gewalt freie_Pflege/090418_Abschlussbericht_Projekt_GfP_Final.pdf (zuletzt abgerufen am 3. März 2023).

Junod Perron, N; Le Breton, J; Perrier-Gros-Claude, O; Schusselé Filliettaz, S; Hudelson, P; Pautex, S (2019). Written interprofessional communication in the context of home healthcare: A qualitative exploration of Swiss perceptions and practices. *Home Health Care Services Quarterly* 38(3): 224–240.

KBV (2021). Kodiervorgaben nach § 295 Abs. 4 SGB V. Berlin: Kassenärztliche Bundesvereinigung (KBV) im Benehmen mit dem Spitzenverband Bund der Krankenkassen (GKV-SV), der Deutschen Krankenhausgesellschaft e. V. (DKG) sowie dem Deutschen Institut für medizinische Dokumentation und Information (BfArM). URL: https://www.kbv.de/media/sp/Ambulante_Kodierunterstuetzung.pdf (zuletzt abgerufen am 3. März 2023).

KBV (2022a). Einheitlicher Bewertungsmaßstab (EBM), Stand: 3. Quartal 2022 (12.09.2022). Berlin: Kassenärztliche Bundesvereinigung (KBV). URL: https://www.kbv.de/media/sp/EBM_Gesamt_-_Stand_3._Quartal_2022.pdf (zuletzt abgerufen am 20. Oktober 2022).

KBV (2022b). Richtlinie der Kassenärztlichen Bundesvereinigung nach § 75 Absatz 7 SGB V zur Vergabe der Arzt-, Betriebsstätten-, Praxisnetz- sowie der Netzverbundnummern. Berlin: Kassenärztliche Bundesvereinigung (KBV). URL: https://www.kbv.de/media/sp/Arztnummern_Richtlinie.pdf (zuletzt abgerufen am 3. März 2023).

KBV (2023). Sanierung von MRSA-Trägern. URL: https://www.kbv.de/html/themen_129 2.php (zuletzt aufgerufen am 3. März 2023).

Kiesswetter, E; Colombo, MG; Meisinger, C; Peters, A; Thorand, B; Holle, R; Ladwig, K-H; Schulz, H; Grill, E; Diekmann, R; Schrader, E; Stehle, P; Sieber, CC; Volkert, D (2020). Malnutrition and related risk factors in older adults from different health-care settings: an enable study. *Public Health Nutrition* 23(3): 446–456.

Kiesswetter, E; Pohlhausen, S; Uhlig, K; Diekmann, R; Lesser, S; Heseker, H; Stehle, P; Sieber, CC; Volkert, D (2013). Malnutrition is related to functional impairment in older adults receiving home care. *The Journal of Nutrition, Health and Aging* 17(4): 345–350.

Kiesswetter, E; Pohlhausen, S; Uhlig, K; Diekmann, R; Lesser, S; Uter, W; Heseker, H; Stehle, P; Sieber, CC; Volkert, D (2014). Prognostic differences of the Mini Nutritional Assessment short form and long form in relation to 1-year functional decline and mortality in community-dwelling older adults receiving home care. *Journal of the American Geriatrics Society* 62(3): 512–517.

Kiesswetter, E; Volkert, D (2014). Ein Brot-und-Butter-Job. *Häusliche Pflege* 1: 40–43.

Knüppel Lauener, S; Imhof, L; Indermaur, E; Rieder, E; Wieber, F (2019). Psychisch kranke Menschen zu Hause: Was braucht es? Eine Beschreibung des Versorgungbedarfs von psychisch kranken Menschen durch die spitalexterne Pflege. *Pflegewissenschaft* 21(9/10): 444–455.

Kohn, J; Tov, E (2013). Pflegearrangements und Einstellung zur Spitex bei Migrantinnen und Migranten in der Schweiz. Eine Studie im Auftrag des Nationalen Forums Alter und Migration. Bern/Basel: Fachhochschule Nordschweiz (FHNW)/Schweizerisches Rotes Kreuz (SRK). URL: https://www.bag.admin.ch/dam/bag/de/dokumente/nat-gesundhei tsstrategien/nat-programm-migration-und-gesundheit/chancengleichheit-in-der-gesund heitsversorgung/gesundheit-aelterer-migrantinnen-und-migranten/spitexnutzung-durch-migranten.pdf.download.pdf/spitexnutzung-durch-migranten.pdf (zuletzt abgerufen am 3. März 2023).

Kottner, J; Boronat, X; Blume-Peytavi, U; Lahmann, N; Suhr, R (2015). The epidemiology of skin care provided by nurses at home: a multicentre prevalence study. *Journal of Advanced Nursing* 71(3): 570–580.

Kranabetter, R (2010). Hygiene im ambulanten Bereich: Effektive Pneumonieprophylaxe bei der Heimbeatmung. *Die Schwester Der Pfleger* 1: 12–14.

Kremeike, K; Karow, B; Mohr, A (2016a). Dem Fachkräftemangel begegnen: Häusliche Kinderkrankenpflege in Niedersachsen. *ProCare* 6–7: 36–40.

Kremeike, K; Mohr, A; Nachtmann, J; Reinhardt, D; Geraedts, M; Sander, A (2016b). Evaluation der spezialisierten ambulanten pädiatrischen Palliativversorgung in Niedersachsen – Eine qualitative Studie zur Elternsicht. *Das Gesundheitswesen* 78(5): 306–312.

Kröger, K; Jöster, M (2018). Prevalence of Chronic Wounds in Different Modalities of Care in Germany. *EWMA Journal* 19(1): 45–49.

Krutter, S; Schaffler-Schaden, D; Essl-Maurer, R; Wurm, L; Seymer, A; Kriechmayr, C; Mann, E; Osterbrink, J; Flamm, M (2020). Comparing perspectives of family caregivers and healthcare professionals regarding caregiver burden in dementia care: results of a mixed methods study in a rural setting. Article. *Age and Ageing* 49(2): 199–207.

Kuhlen, M; Schlote, A; Borkhardt, A; Janßen, G (2014). Häusliche Palliativversorgung von Kindern: Eine Meinungsumfrage bei verwaisten Eltern nach unheilbarer onkologischer Erkrankung. *Klinische Pädiatrie* 226(3): 182–187.

KZBV (2022). Einheitlicher Bewertungsmaßstab für zahnärztliche Leistungen gemäß § 87 Abs. 2 und 2h SGB V (BEMA). Anlage A zum Bundesmantelvertrag – Zahnärzte (BMV-Z). In der Fassung vom 04. Juni und 05. November 2003, zuletzt geändert durch Beschlüsse des Bewertungsausschusses für die zahnärztlichen Leistungen vom 15.11.2021 und 06.12.2021, Datum des Inkrafttretens: 01.01.2022. Berlin: Kassenzahnärztliche Bundesvereinigung (KZBV). URL: https://www.kzbv.de/gebuehrenverzeichn isse.334.de.html (zuletzt abgerufen am 20. Oktober 2022).

Lademann, J; Schaepe, C; Ewers, M (2017). Die Perspektive Angehöriger in der häuslichen Beatmungspflege – „Dass ich dann auch ernst genommen werde und nicht nur die Bürde zu tragen habe". Article. *Pflege* 30(2): 77–83.

Lahmann, N; Kuntz, S; Raeder, K (2015a). Pflegerelevante Gesundheitsprobleme in der ambulanten Pflege und Versorgung in der Bundesrepublik Deutschland 2015. Berlin: Charité-Universitätsmedizin Berlin, Institut für Medizin/Pflegepädagogik und Pflegewissenschaft im Auftrag des ZQP. URL: https://www.zqp.de/wp-content/uploads/Abs chlussbericht_Gesundheitsprobleme_Ambulanten_Pflege_Versorgung.pdf (zuletzt abgerufen am 3. März 2023).

Lahmann, NA; Suhr, R; Kuntz, S; Kottner, J (2015b). Over- and undersupply in home care: a representative multicenter correlational study. *Aging Clinical and Experimental Research* 27(2): 209–219.

Lahmann, NA; Tannen, A; Suhr, R (2016). Underweight and malnutrition in home care: A multicenter study. *Clinical Nutrition* 35(5): 1140–1146.

Landesverbände der Krankenkassen Schleswig-Holstein (2013). Rahmenvertrag gemäß §§ 132, 132a SGB V für Schleswig-Holstein. Kiel: AOK Nordwest – Die Gesundheitskasse, BKK-Landesverband NORDWEST, IKK Nord, Knappschaft, Sozialversicherung für Landwirtschaft, Forsten und Gartenbau (SVLFG) als Landwirtschaftliche Krankenkasse – LKK, Verband der Ersatzkassen e. V. (vdek) Landesvertretung Schleswig-Holstein und Arbeiterwohlfahrt Landesverband Schleswig-Holstein e. V., Bundesverband privater Anbieter sozialer Dienste e. V., Caritasverband für Schleswig-Holstein e. V., Deutsches Rotes Kreuz Landesverband Schleswig-Holstein e. V., Diakonisches Werk Schleswig-Holstein, Landesverband der Inneren Mission e. V., Kommunaler Pflegeverband Schleswig-Holstein e. V., Paritätischer Wohlfahrtsverband Schleswig-Holstein e. V.. URL: https://www.vdek.com/LVen/SHS/Vertragspartner/dow nload-center/Pflege/_jcr_content/par/download_624899165/file.res/Rahmenvertrag% 20Schleswig-Holstein%2001.04.2013.pdf (zuletzt abgerufen am 3. März 2023).

Landesverbände der Pflegekassen Baden-Württemberg (2016). Rahmenvertrag über ambulante pflegerische Versorgung gem. § 75 Abs. 1 SGB XI für das Land Baden-Württemberg vom 22. Januar 2016. Stuttgart: AOK Baden-Württemberg, Verband der Ersatzkassen e. V. (vdek) Landesvertretung Baden-Württemberg, BKK Landesverband Süd Regionaldirektion Baden-Württemberg, IKK classic, Sozialversicherung für Landwirtschaft, Forsten und Gartenbau (SVLFG) als Landwirtschaftliche Krankenkasse, Knappschaft Regionaldirektion München sowie Arbeiterwohlfahrt Bezirksverband Baden e. V., Arbeiterwohlfahrt Bezirksverband Württemberg e. V., Baden-Württembergische Krankenhausgesellschaft e. V., Deutscher Paritätischer Wohlfahrtsverband, Landesverband Baden-Württemberg e. V., Diakonisches Werk der evangelischen Kirche in Württemberg e. V., Diakonisches Werk der Evangelischen Landeskirche Baden e. V., Caritasverband der Diözese Rottenburg-Stuttgart e. V., Caritasverband für die Erzdiözese Freiburg e. V., Deutsches Rotes Kreuz Landesverband Badisches Rotes Kreuz e. V., Deutsches Rotes Kreuz Landesverband Baden-Württemberg e. V., Israelitische Religionsgemeinschaft Württemberg, Israelitische Religionsgemeinschaft Baden, Arbeitgeber- und Berufsverband Privater Pflege e. V. Geschäftsstelle Süd, Bundesarbeitsgemeinschaft Hauskrankenpflege e. V., Landesvertretung Baden-Württemberg, Bundesverband Ambulante Dienste e. V. Geschäftsstelle Süd, Bundesverband privater Anbieter sozialer Dienste e. V., Verband Deutscher Alten- und Behindertenhilfe Landesverband Baden-Württemberg e. V., Verband privater Klinikträger in Baden-Württemberg e. V., Städtetag Baden-Württemberg, Landkreistag Baden-Württemberg, Gemeindetag Baden-Württemberg. URL: https://www.biva.de/dokumente/gesetze/Landesrahmenvertrag_AP_BW.pdf (zuletzt abgerufen am 3. März 2023).

Landesverbände der Pflegekassen Berlin (2007). Rahmenvertrag gemäß § 75 Abs. 1 und 2 SGB XI zur ambulanten pflegerischen Versorgung. Berlin: AOK Berlin – Die Gesundheitskasse, Knappschaft Dienststelle Berlin, Verband der Angestellten-Krankenkassen e. V. (VdAK) Landesvertretung Berlin, AEV – Arbeiter-Ersatzkassen-Verband e. V. Landesvertretung Berlin, BKK-Landesverband Ost Landesrepräsentanz Berlin-Brandenburg, BIG Gesundheit – Die Direktkrankenkasse, LKK Landesverband Berlin – Krankenkasse für den Gartenbau sowie AWO – Arbeiterwohlfahrt Landesverband Berlin e. V., Caritasverband für das Erzbistum Berlin e. V., DPW – Der Paritätische Wohlfahrtsverband Landesverband Berlin e. V., Deutsches Rotes Kreuz Landesverband Berliner Rotes Kreuz e. V., Diakonisches Werk Berlin-Brandenburg-schlesische Oberlausitz e. V., Jüdische Gemeinde zu Berlin, Arbeitsgemeinschaft Hauskrankenpflege Berlin e. V. (AGH), ArbeitgeberVerband im Gesundheitswesen e. V. (AVG), Arbeitgeber- und BerufsVerband Privater Pflege e. V. Geschäftsstelle Ost (ABVP), Bundesverband privater Anbieter sozialer Dienste e. V. (bpa) Landesgeschäftsstelle Berlin/Brandenburg, Verein für Krankenpflegeeinrichtungen in Berlin (ViB e. V.). URL: https://www.biva.de/dokumente/gesetze/Landesrahmenvertrag_AP_BE.pdf (zuletzt abgerufen am 3. März 2023).

Landesverbände der Pflegekassen der Freien und Hansestadt Hamburg (2017). Rahmenvertrag gemäß § 75 SGB XI zur ambulanten pflegerischen Versorgung in der Freien und Hansestadt Hamburg. Hamburg: AOK Rheinland/Hamburg – Die Gesundheitskasse, BKK-Landesverband Nordwest, IKK classic, Knappschaft – Regionaldirektion Nord, Verband der Ersatzkassen e. V. (vdek) Landesvertretung Hamburg sowie Arbeiterwohlfahrt Landesverband Hamburg e. V., Bundesverband privater Anbieter sozialer Dienste e. V. Landesvertretung Hamburg, Caritasverband für Hamburg e. V., Deutsches Rotes Kreuz Landesverband Hamburg e. V., Diakonisches Werk Hamburg, Landesverband der Inneren Mission e. V., PARITÄTISCHER Wohlfahrtsverband Hamburg e. V., Zentralverband Hamburger Pflegedienste e. V. URL: https://www.biva.de/dokumente/gesetze/Landesrahmenvertrag_AP_HH.pdf (zuletzt abgerufen am 3. März 2023).

Landesverbände der Pflegekassen der Freien und Hansestadt Hamburg (2020). Anlage 1 zum Rahmenvertrag gemäß § 75 SGB XI zur ambulanten pflegerischen Versorgung in der Freien und Hansestadt Hamburg vom 01.01.2017. Leistungsverzeichnis ab 01.01.2020. Hamburg: AOK Rheinland/Hamburg – Die Gesundheitskasse, BKK-Landesverband Nordwest, IKK classic, Knappschaft Regionaldirektion Nord, Verband der Ersatzkassen e. V. (vdek) Landesvertretung Hamburg sowie Arbeiterwohlfahrt Landesverband Hamburg e. V., Bundesverband privater Anbieter sozialer Dienste e. V. Landesvertretung Hamburg, Caritasverband für Hamburg e. V., Deutsches Rotes Kreuz Landesverband Hamburg e. V., Diakonisches Werk Hamburg, Landesverband der Inneren Mission e. V., PARITÄTISCHER Wohlfahrtsverband Hamburg e. V., Zentralverband Hamburger Pflegedienste e. V. URL: https://www.hamburg.de/contentblob/13370200/cb2d461ede41939 d4a0ccdd39df435c0/data/anlage1-rv-pflegerische-versorgung-2020.pdf (zuletzt abgerufen am 3. März 2023).

Landesverbände der Pflegekassen Hessen (2017). Leistungsbeschreibung und Vergütungsregelung im Rahmen der ambulanten Pflegeleistungen in Hessen. Anlage zur Vergütungsvereinbarung nach § 89 SGB XI. Wiesbaden: AOK – Die Gesundheitskasse in Hessen, BKK-Landesverband Süd, Regionaldirektion Hessen, IKK classic, Sozialversicherung für Landwirtschaft, Forsten und Gartenbau (SVLFG) als Landwirtschaftliche Krankenkasse, Knappschaft Regionaldirektion Frankfurt/Main, Verband der Ersatzkassen e. V. (vdek) – vdek-Landesvertretung Hessen. URL: https://www.vdek.com/LVen/ HES/Vertragspartner/Pflege/ambulante-pflege/_jcr_content/par/download_284763213/ file.res/Leistungsbeschreibung%20und%20Verg%c3%bctungsregelung%20im%20R ahmen%20der%20ambulanten%20Pf....pdf (zuletzt abgerufen am 3. März 2023).

Landesverbände der Pflegekassen in Niedersachsen (2015). Rahmenvertrag gemäß § 75 Abs. 1 SGB XI zur ambulanten pflegerischen Versorgung. Hannover: AOK – Die Gesundheitskasse für Niedersachsen, BKK Landesverband Mitte, IKK classic, Verband der Ersatzkassen e. V. (vdek) Landesvertretung Niedersachsen, Sozialversicherung für Landwirtschaft, Forsten und Gartenbau (SVLFG) als Landwirtschaftliche Krankenkasse, Knappschaft Regionaldirektion Nord sowie Arbeiterwohlfahrt Bezirksverband Hannover e. V., Arbeiterwohlfahrt Bezirksverband Braunschweig e. V., Arbeiterwohlfahrt Bezirksverband Weser-Ems e. V., Diakonisches Werk evangelischer Kirchen in Niedersachsen e. V., Jüdische Wohlfahrt Hannover, Arbeitsgemeinschaft der Caritasverbände in Niedersachsen, Paritätischer Wohlfahrtsverband Niedersachsen e. V., Deutsches Rotes Kreuz Landesverband Niedersachsen e. V., Arbeitgeber- und BerufsVerband Privater Pflege e. V., Arbeitsgemeinschaft Privater Heime und Ambulanter Dienste Bundesverband e. V., Bundesverband Ambulante Dienste und Stationäre Einrichtungen (bad) e. V., Bundesverband privater Anbieter sozialer Dienste e. V., Deutscher Berufsverband für Pflegeberufe Nordwest e. V., Verband Deutscher Alten- und Behindertenhilfe e. V., Niedersächsischer Landkreistag, Niedersächsischer Städtetag, Niedersächsischer Städte- und Gemeindebund. URL: https://www.biva.de/dokumente/gesetze/Landesrahmenvertrag_AP_NI.pdf (zuletzt abgerufen am 3. März 2023).

Landesverbände der Pflegekassen Schleswig-Holstein (1995). Rahmenvertrag über die ambulante pflegerische Versorgung gemäß § 75 Abs. 1 SGB XI für das Land Schleswig-Holstein. Kiel: AOK Schleswig-Holstein – Die Gesundheitskasse, Bundesknappschaft, See-Krankenkasse, BKK-Landesverband NORD, IKK-Landesverband

Nord, Schleswig-Holsteinische Landwirtschaftliche Krankenkasse, VdAK – Verband der Angestellten-Krankenkassen e. V. Landesvertretung Schleswig-Holstein, AEV – Arbeiter-Ersatzkassen-Verband e. V. Landesvertretung Schleswig-Holstein sowie Arbeiterwohlfahrt Landesverband Schleswig-Holstein, Caritasverband für Schleswig-Holstein, Paritätischer Wohlfahrtsverband Landesverband Schleswig-Holstein, Deutsches Rotes Kreuz Landesverband Schleswig-Holstein, Diakonisches Werk in Schleswig-Holstein, Jüdische Gemeinde in Hamburg, Arbeitsgemeinschaft Hauskrankenpflege e. V. Landesvertretung Nord-Ost, Bundesverband privater Alten- und Pflegeheime und sozialer Dienste e. V., Städtetag Schleswig-Holstein, Städtebund Schleswig-Holstein, Schleswig-Holsteiner Landkreistag, Schleswig-Holsteiner Gemeindetag. URL: https://www.biva.de/dokumente/gesetze/Landesrahmenvertrag_AP_SH.pdf (zuletzt abgerufen am 3. März 2023).

Lautenschläger, S; Dörge, C (2016). Kultursensible Pflege in der ambulanten Versorgung: Eine qualitative Studie. *Pflege & Gesellschaft* 21(1): 64–77.

Laux, G; Bauer, E; Stock, C (2014). Nutzung von Routinedaten zur Einschätzung der Versorgungsqualität. *Public Health Forum* 22(2): 17–19.

Lee, J; Clarke, S; Lynn, F (2020). Understanding the Causes of Work-Related Stress among Registered Nurses Working with Children at Home: An Integrative Literature Review. *Comprehensive Child and Adolescent Nursing* 44(2): 90–121.

Lehmann, Y; Ewers, M (2020). Sicherheit in der häuslichen Intensivversorgung beatmeter Patienten aus Sicht professioneller Akteure. *Das Gesundheitswesen* 82(1): 75–81.

Leiske, M; Lahmann, NA; Lindena, G; Centmayer, R; Suhr, R (2015). Schmerz bei Patienten in der ambulanten Pflege. Eine bundesweite Querschnittsstudie mit Pfadmodell. *Der Schmerz* 29(4): 431–439.

Leitlinienprogramm Onkologie (2020). Palliativmedizin für Patienten mit einer nichtheilbaren Krebserkrankung, Langversion 2.2, AWMF-Registernummer: 128/001OL. Berlin: Arbeitsgemeinschaft der Wissenschaftlichen Medizinischen Fachgesellschaften e. V. (AWMF), Deutsche Krebsgesellschaft e. V. (DKG), Deutsche Krebshilfe (DKH). URL: https://www.leitlinienprogramm-onkologie.de/fileadmin/user_upload/Downloads/Leitlinien/Palliativmedizin/Version_2/LL_Palliativmedizin_Langversion_2.2.pdf (zuletzt abgerufen am 3. März 2023).

Lichterfeld-Kottner, A; Lahmann, N; Blume-Peytavi, U; Mueller-Werdan, U; Kottner, J (2018). Dry skin in home care: A representative prevalence study. *Journal of Tissue Viability* 27(4): 226–231.

Lindahl, B; Kirk, S (2019). When technology enters the home – a systematic and integrative review examining the influence of technology on the meaning of home. *Scandinavian Journal of Caring Sciences* 33: 43–56.

Lindahl, B; Lidén, E; Lindblad, B (2011). A meta-synthesis describing the relationships between patients, informal caregivers and health professionals in home-care settings. Review. *Journal of Clinical Nursing* 20(3–4): 454–463.

Liu, P-Y; Kohlen, H (2018). Tensions in Diabetes Care Practice: Ethical Challenges with a Focus on Nurses in a Home-Based Care Team. In: Krause, F; Boldt, J (Hrsg.). Care in Healthcare: Reflections on Theory and Practice. London: Palgrave Macmillan, 211–235.

Lüngen, M; Lauterbach, KW (2000). Upcoding – eine Gefahr für den Einsatz von Diagnosis – Related Groups (DRG)? *Deutsche Medizinische Wochenschrift* 125(28/29): 852–856.

Macdonald, M; McLean, H (2018). Home care and home support worker safety: a scoping review. *Perspectives: The Journal of the Gerontological Nursing Association* 40(1): 18–26.

Macdonald, M; Moody, E; MacLean, H (2017). Organizational Considerations for Supporting the Safety of Home Support Workers: Results From a Scoping Review. *Home Health Care Management & Practice* 29(4): 242–248.

Maier, B; Gothe, H; Kieschke, J (2015). Registerdaten. In: Swart, E; Ihle, P; Gothe, H; Matusiewicz, D (Hrsg.). Routinedaten im Gesundheitswesen. Handbuch Sekundärdatenanalyse: Grundlagen, Methoden und Perspektiven. 2., vollständig überarbeitete Auflage. Berlin: Hans Huber Verlag, 234–244.

Mallon, T; Ernst, A; Brettschneider, C; König, H-H; Luck, T; Röhr, S; Weyerer, S; Werle, J; Mösch, E; Weeg, D; Fuchs, A; Pentzek, M; Kleineidam, L; Heser, K; Riedel-Heller, S; Maier, W; Wiese, B; Scherer, M; group, AAs (2018). Prevalence of pain and its associated factors among the oldest-olds in different care settings – results of the AgeQualiDe study. *BMC Family Practice* 19: 85–93.

Mann, N-K; Mathes, T; Sönnichsen, A; Pieper, D; Klager, E; Moussa, M; Thürmann, PA (2023). Potentially inadequate medications in the elderly: PRISCUS 2.0 – first update of the PRISCUS list. *Deutsches Ärzteblatt International* 120: 3–10.

Mansky, T; Nimptsch, U (2010). German Inpatient Quality Indicators (G-IQI) – Qualitätsmessung in der Initiative Qualitätsmedizin. In: Kuhlen, R; Rink, O; Zacher, J (Hrsg.). Jahrbuch Qualitätsmedizin 2010. Berlin: IQ^M Initiative Qualitätsmedizin e. V. und MWV Medizinisch Wissenschaftliche Verlagsgesellschaft mbH & Co. KG, 17–31.

Marschall, P; Hübner, N-O; Maletzki, S; Wilke, F; Dittmann, K; Kramer, A (2016). Attitudes and perceptions of health care workers in Northeastern Germany about multidrug-resistant organisms. *American Journal of Infection Control* 44(6): e91-e94.

Martin-Borrink, M (2016). Drohender Verlust der Privatsphäre von Familien mit chronisch kranken Kindern durch ständige Präsenz eines Kinderintensivpflegedienstes. *Kinderkrankenschwester* 35(2): 45–50.

Martinsen, B; Mortensen, AS; Norlyk, A (2018). Nordic homecare nursing from the perspective of homecare nurses – a meta-ethnography. *British Journal of Community Nursing* 23(12): 597–604.

McGowan, J; Sampson, M; Salzwedel, DM; Cogo, E; Foerster, V; Lefebvre, C (2016). PRESS Peer Review of Electronic Search Strategies: 2015 Guideline Statement. *Journal of Clinical Epidemiology* 75: 40–46.

MDS (2020). 6. Pflege-Qualitätsbericht des MDS nach § 114A Abs. 6 SGB XI – Qualität in der ambulanten und stationären Pflege. Essen: Medizinischer Dienst des Spitzenverbandes Bund der Krankenkassen e. V. (MDS). URL: https://md-bund.de/fileadmin/dokumente/Publikationen/SPV/MDS-Qualitaetsberichte/6._PflegeQualitaetsbericht_des_MDS.pdf (zuletzt abgerufen am 3. März 2023).

Meyer-Massetti, C; Kaiser, E; Hedinger-Grogg, B; Luterbacher, S; Hersberger, K (2012). Medikationssicherheit im Home-Care-Bereich: Identifikation von kritischen Prozessschritten. *Pflege* 25(4): 261–269.

Meyer-Massetti, C; Krummenacher, E; Hedinger-Grogg, B; Luterbacher, S; Hersberger, KE (2016). Medikationssicherheit im Home Care Bereich: Entwicklung und Pilotierung eines Critical Incident Reporting Systems. *Pflege* 29(5): 247–255.

NCEC (2013). Prevention and Control Methicillin-Resistant Staphylococcus aureus (MRSA). National Clinical Guideline No. 2. Irland: National Clinical Effectiveness Committee (NCEC). URL: https://assets.gov.ie/11637/16cc6fd28fb147bf8066dd2de90 2072e.pdf (zuletzt abgerufen am 1. August 2020).

NCGC (2014). Pressure ulcer prevention. The prevention and management of pressure ulcers in primary and secondary care. Clinical Guideline 179. London: National Clinical Guideline Centre (NCGC). URL: https://www.nice.org.uk/guidance/cg179/evidence/full-gui deline-prevention-547610509 (zuletzt abgerufen am 1. August 2020).

NCGC (2015). Care of dying adults in the last days of life. Clinical guideline NG31. London: National Clinical Guideline Centre (NCGC). URL: https://www.nice.org.uk/guidance/ ng31/evidence/full-guideline-2240610301 (zuletzt abgerufen am 1. August 2020).

Neumann, N; Mischler, D; Cuny, C; Hogardt, M; Kempf, VAJ; Heudorf, U (2016). Multiresistente Erreger bei Patienten ambulanter Pflegedienste im Rhein-Main-Gebiet 2014: Prävalenz und Risikofaktoren. *Bundesgesundheitsblatt, Gesundheitsforschung, Gesundheitsschutz* 59(2): 292–299.

NICE (2013). Falls: Assessment and prevention of falls in older people. NICE Clinical Guideline CG161. Manchester: National Institute for Health and Care Excellence (NICE). URL: https://www.nice.org.uk/guidance/cg161/evidence/falls-full-guidance-190033741 (zuletzt abgerufen am 1. August 2020).

NICE (2015). Home care: delivering personal care and practical support to older people living in their own homes. NICE Guideline 21. London: National Institute for Health and Care Excellence (NICE). URL: https://www.nice.org.uk/guidance/ng21/resources/home-care-delivering-personal-care-and-practical-support-to-older-people-living-in-their-own-homes-pdf-1837326858181 (zuletzt abgerufen am 1. August 2020).

NICE (2016). End of life care for infants, children and young people with life-limiting conditions: planning and management. NICE Guideline 61. London: National Institute for Health and Care Excellence (NICE). URL: https://www.nice.org.uk/guidance/ng61/ resources/end-of-life-care-for-infants-children-and-young-people-with-lifelimiting-con ditions-planning-and-management-pdf-1837568722885 (zuletzt abgerufen am 1. August 2020).

NICE (2017). Healthcare-associated infections: prevention and control in primary and community care. Clinical Guideline CG139. London: National Institute for Health and Care Excellence (NICE). URL: https://www.nice.org.uk/guidance/cg139/resources/healthcar eassociated-infections-prevention-and-control-in-primary-and-community-care-pdf-351 09518767045 (zuletzt abgerufen am 1. August 2020).

NICE (2018). Dementia: assessment, management and support for people living with dementia and their carers. NICE Guideline 97. London: National Institute for Health and Care Excellence (NICE). URL: https://www.nice.org.uk/guidance/ng97/resources/dem entia-assessment-management-and-support-for-people-living-with-dementia-and-their-carers-pdf-1837760199109 (zuletzt abgerufen am 1. August 2020).

Nitschke, I; Majdani, M; Sobotta, BAJ; Reiber, T; Hopfenmüller, W (2010). Dental care of frail older people and those caring for them. *Journal of Clinical Nursing* 19(13–14): 1882–1890.

NPUAP; EPUAP; PPPIA (2019). Prevention and Treatment of Pressure Ulcers/Injuries: Quick Reference Guide. Emily Haesler (Ed.). National Pressure Ulcer Advisory Panel (NPUAP), European Pressure Ulcer Advisory Panel (EPUAP), Pan Pacific Pressure

Injury Alliance (PPPIA). URL: https://internationalguideline.com/static/pdfs/Quick_Ref erence_Guide-10Mar2019.pdf (zuletzt abgerufen am 1. August 2020).

Olsen, CF; Bergland, A; Debesay, J; Bye, A; Langaas, AG (2019). Striking a balance: Health care providers' experiences with home-based, patient-centered care for older people – A meta-synthesis of qualitative studies. *Patient Education and Counseling* 102(11): 1991–2000.

Paquet, R (2020). Struktureller Reformbedarf in der Pflegeversicherung – ein Vierteljahrhundert nach ihrer Einführung. In: Jacobs, K; Kuhlmey, A; Greß, S; Klauber, J; Schwinger, A (Hrsg.). Pflege-Report 2020 – Neuausrichtung von Versorgung und Finanzierung. Berlin: Wissenschaftliches Institut der AOK (WIdO), 3–21.

Peters, MDJ; Casey, M; Tricco, AC; Pollock, D; Munn, Z; Alexander, L; McInerney, P; Godrey, CM; Khalil, H (2020). Updated methodological guidance for the conduct of scoping reviews. *JBI Evidence Synthesis* 18(10): 2119–2126.

Pieper, D; Jülich, F; Antoine, S-L; Bächle, C; Chernyak, N; Genz, J; Eikelmann, M; Icks, A (2015). Studies analysing the need for health-related information in Germany – a systematic review. *BMC Health Services Research* 15: 407–424.

Plantholz, M; Richter, U (2022). Zur leistungserbringungsrechtlichen Umsetzung des neuen Pflegebedürftigkeitsbegriffs. *Nachrichtendienst des Deutschen Vereins für öffentliche und private Fürsorge e. V.* 102(8): 405–412.

PMV (2015). Epidemiologie und Versorgung von Patienten mit chronischen Wunden – Eine Analyse auf der Basis der Versichertenstichprobe AOK Hessen/KV Hessen. Berlin: Forschungsgruppe Primärmedizinische Versorgung (PMV). URL: http://www.info-wundve rsorgung.de/download/pmv-abschlussbericht-2015-12-03 (zuletzt abgerufen am 3. März 2023).

Pohlhausen, S; Uhlig, K; Kiesswetter, E; Diekmann, R; Heseker, H; Volkert, D; Stehle, P; Lesser, S (2016). Energy and Protein Intake, Anthropometrics, and Disease Burden in Elderly Home-care Receivers – A Cross-sectional Study in Germany (ErnSIPP Study). *The Journal of Nutrition, Health and Aging* 20(3): 361–368.

Protz, K (2019). Vom Wert ambulanter Wundversorgung: Hoher Bedarf, geringe Erstattung. *Die Schwester Der Pfleger* 10: 49–52.

Rabbetts, L; Harrington, A; Breaden, K (2020). Nurses' experience of providing home-based palliative care in the country setting: An integrated literature review. *International Journal of Nursing Practice* 26(1): e12773 – e12784.

Rabold, S; Goergen, T (2013). Abuse and neglect of older care recipients in domestic settings – results of a survey among nursing staff of home care services in Hanover (Germany). *Journal of Adult Protection* 15(3): 127–140.

Raeder, K; Strube-Lahmann, S; Müller-Werdan, U; Kottner, J; Lahmann, NA; Suhr, R (2019). Prävalenz und Einflussfaktoren von chronischen Wunden bei Klienten von ambulanten Pflegediensten in Deutschland. *Zeitschrift für Evidenz, Fortbildung und Qualität im Gesundheitswesen* 140: 14–21.

Rapin, J; D'Amour, D; Dubois, C-A (2015). Indicators for Evaluating the Performance and Quality of Care of Ambulatory Care Nurses. *Nursing Research and Practice* 2015(Article ID 861239): 1–8.

Ris, I; Schnepp, W; Mahrer Imhof, R (2019). An integrative review on family caregivers' involvement in care of home-dwelling elderly. *Health & Social Care in the Community* 27(3): e95-e111.

RKI (2013). Das Unfallgeschehen bei Erwachsenen in Deutschland. Ergebnisse des Unfallmoduls der Befragung »Gesundheit in Deutschland aktuell 2010« (Gesundheitsberichterstattung des Bundes). Berlin: Robert Koch-Institut (RKI). URL: https://www.rki.de/DE/Content/Gesundheitsmonitoring/Gesundheitsberichterstattung/GBE DownloadsB/unfallbericht_geda.pdf%3F__blob%3DpublicationFile (zuletzt abgerufen am 3. März 2023).

RKI (2016). Gesundheit in Deutschland – die wichtigsten Entwicklungen. Gesundheitsberichterstattung des Bundes. Gemeinsam getragen von RKI und Destatis. Berlin: Robert Koch-Institut (RKI). URL: https://www.rki.de/DE/Content/Gesundheitsmonitoring/Ges undheitsberichterstattung/GBEDownloadsGiD/2015/kurzfassung_gesundheit_in_deut schland.pdf?__blob=publicationFile (zuletzt abgerufen am 3. März 2023).

RKI (2018). Erhebung von Risikofaktoren einer Besiedlung/Infektion mit MRE im außer(akut)-klinischen Bereich. *Epidemiologisches Bulletin* 7: 75–79.

RNAO (2011a). End-of-life Care During the Last Days and Hours. Toronto: Registered Nurses' Association of Ontario (RNAO). URL: https://rnao.ca/sites/rnao-ca/files/End-of-Life_Care_During_the_Last_Days_and_Hours_0.pdf (zuletzt abgerufen am 1. August 2020).

RNAO (2011b). Kontinenzförderung durch Aufforderung zur Blasenentleerung (Best-Practice-Leitlinie für die Pflege). Toronto: Registered Nurses' Association of Ontario (RNAO). URL: https://rnao.ca/sites/rnao-ca/files/RNAO_Guideline_Prompted_Voiding_-_German.pdf (zuletzt abgerufen am 1. August 2020).

RNAO (2011c). Risk Assessment & Prevention of Pressure Ulcers. Toronto: Registered Nurses' Association of Ontario (RNAO). URL: https://rnao.ca/sites/rnao-ca/files/Risk_Asse ssment_and_Prevention_of_Pressure_Ulcers.pdf (zuletzt abgerufen am 1. August 2020).

RNAO (2013). Assessment and Management of Pain. Third Edition. Toronto: Registered Nurses' Association of Ontario (RNAO). URL: https://rnao.ca/sites/rnao-ca/files/AssessAndManagementOfPain_15_WEB-_FINAL_DEC_2.pdf (zuletzt abgerufen am 1. August 2020).

RNAO (2016a). Assessment and Management of Pressure Injuries for the Interprofessional Team. Third Edition. Toronto: Registered Nurses' Association of Ontario (RNAO). URL: https://rnao.ca/sites/rnao-ca/files/PI_BPG_FINAL_WEB_June_10_2016.pdf (zuletzt abgerufen am 1. August 2020).

RNAO (2016b). Delirium, Dementia, and Depression in Older Adults: Assessment and Care. Toronto: Registered Nurses' Association of Ontario (RNAO). URL: https://rnao.ca/sites/rnao-ca/files/DDD_BPG.pdf (zuletzt abgerufen am 1. August 2020).

RNAO (2017). Preventing Falls and Reducing Injury from Falls. Fourth Edition. Toronto: Registered Nurses' Association of Ontario (RNAO). URL: https://rnao.ca/sites/rnao-ca/files/bpg/FALL_PREVENTION_WEB_1207-17.pdf (zuletzt abgerufen am 1. August 2020).

RNAO (2020). A Palliative Approach to Care in the Last 12 Months of Life. Toronto: Registered Nurses' Association of Ontario (RNAO). URL: https://rnao.ca/sites/rnao-ca/files/bpg/PALLATIVE_CARE_WEB_1_0.pdf (zuletzt abgerufen am 1. August 2020).

Rodrigues, RAP; Bueno, AdA; Casemiro, FG; Cunha, ANd; Carvalho, LPNd; Almeida, VC; Reis, NAd; Seredynskyj, FL (2019). Assumptions of good practices in home care for the elderly: a systematic review. *Revista Brasileira de Enfermagem* 72(Suppl 2): 302–310.

Rommel, A; Kottner, J; Suhr, R; Lahmann, N (2019). Häufigkeit von Stürzen unter Klienten ambulanter Pflegedienste: Die Bedeutung pflegerischer und sozialer Risikofaktoren. *Zeitschrift für Gerontologie und Geriatrie* 52: 3–9.

Roser, M; Petry, H; Kleinberger, U; Imhof, L (2013). Sprachbarrieren in der Spitex: Für alle frustrierend. *Krankenpflege* 106(1): 13–15.

Rupp, M; Walter, N; Pfeifer, C; Lang, S; Kerschbaum, M; Krutsch, W; Baumann, F; Alt, V (2021). The incidence of fractures among the adult population of Germany – an analysis from 2009 through 2019. *Deutsches Ärzteblatt International* 118: 665–669.

Ruscher, C (2014). Empfehlungen zur Prävention und Kontrolle von Methicillin-resistenten *Staphylococcus aureus*-Stämmen (MRSA) in medizinischen und pflegerischen Einrichtungen – Empfehlung der Kommission für Krankenhaushygiene und Infektionsprävention (KRINKO) beim Robert Koch-Institut. *Bundesgesundheitsblatt, Gesundheitsforschung, Gesundheitsschutz* 6(57): 696–732.

Rust, L; Klaaßen-Mielke, R; Kugler, C (2016). Einfluss von Wundexperten auf Selbstmanagement, Schmerzen und Lebensqualität von Menschen mit chronischen Wunden im häuslichen Setting. *Pflege & Gesellschaft* 21(4): 314–330.

Santomassino, M; Costantini, GD; McDermott, M; Primiano, D; Slyer, JT; Singleton, JK (2012). A systematic review on the effectiveness of continuity of care and its role in patient satisfaction and decreased hospital readmissions in the adult patient receiving home care services. *JBI Library of Systematic Reviews* 10(21): 1214–1259.

Sarmento, VP; Gysels, M; Higginson, IJ; Gomes, B (2017). Home palliative care works: but how? A meta-ethnography of the experiences of patients and family caregivers. *BMJ Supportive & Palliative Care* 7(4): 390–403.

Schaeffer, D; Müller-Mundt, G (2012). Bewältigung komplexer Medikamentenregime bei chronischer Erkrankung – Herausforderungen und Unterstützungserfordernisse aus der Sicht der Gesundheitsprofessionen. *Pflege* 25(1): 33–48.

Schaepe, C; Ewers, M (2017). 'I need complete trust in nurses' – home mechanical ventilated patients' perceptions of safety. *Scandinavian Journal of Caring Sciences* 31(4): 948–956.

Schilgen, B; Handtke, O; Nienhaus, A; Mösko, M (2019). Work-related barriers and resources of migrant and autochthonous homecare nurses in Germany: A qualitative comparative study. *Applied Nursing Research* 46: 57–66.

Schilgen, B; Nienhaus, A; Mösko, M (2020). The Extent of Psychosocial Distress among Immigrant and Non-Immigrant Homecare Nurses – A Comparative cross Sectional Survey. *International Journal of Environmental Research and Public Health* 17(5): 1635–1654.

Schneider, J; Algharably, E; Budnick, A; Wenzel, A; Dräger, D; Kreutz, R (2020). Deficits in pain medication in older adults with chronic pain receiving home care: A cross-sectional study in Germany. *PloS ONE* 15(2): e0229229 (1–14).

Schneider, N (2015). Anforderungen an eine patientenorientierte ambulante Palliativversorgung. Faktencheck Gesundheit im Auftrag der Bertelsmann Stiftung. Gütersloh: Bertelsmann Stiftung. URL: https://faktencheck-gesundheit.de/fileadmin/files/Projekte/Faktencheck_Gesundheit/Paper_Anforderungen_Palliativversorgung.pdf (zuletzt abgerufen am 3. März 2023).

Schöll, N; Rohde, GGU (2019). Ambulant erworbene Pneumonie bei älteren Menschen. *Pneumologie* 73(10): 605–616.

Schubert, I; Küpper-Nybelen, J; Ihle, P; Thürmann, P (2013). Prescribing potentially inappropriate medication (PIM) in Germany's elderly as indicated by the PRISCUS list. An analysis based on regional claims data. *Pharmacoepidemiology and Drug Safety* 22(7): 719–727.

Schuster, AK; Pick, J; Saalmann, F; Pfeiffer, N (2018). Inanspruchnahme von augenärztlichen Leistungen bei Versicherten mit Pflegebedarf: Analysen anhand von Routinedaten der AOK Baden-Württemberg. *Der Ophthalmologe* 115(10): 832–841.

Schütz, LH; Boronat-Garrido, X; Moser, FA; Suhr, R; Lahmann, N (2019). Dementia-specific drug treatment in home care settings: A German multicentre study. *Journal of Clinical Nursing* 28(5–6): 862–869.

Schwinger, A; Behrendt, S; Tsiasioti, C; Stieglitz, K; Breitkreuz, T; Grobe, T; Klauber, J (2018). Qualitätsmessung mit Routinedaten in deutschen Pflegeheimen: Eine erste Standortbestimmung. In: Jacobs, K; Kuhlmey, A; Greß, S; Klauber, J; Schwinger, A (Hrsg.). Pflege-Report 2018 – Qualität in der Pflege. Berlin: Wissenschaftliches Institut der AOK (WIdO), 97–125.

Seemann, A-K; Fischer, H (2017). Was macht Freude im Arbeitsalltag, und was belastet? *HeilberufeSCIENCE* 8(3/4): 136–141.

Seger, W; Sittaro, NA; Lohse, R; Rabba, J (2011). Vergleich der Sterblichkeit Ambulanter und Stationärer Pflegepatienten im Langzeitverlauf – Hannover Morbiditäts- und Mortalitäts-Pflegestudie. *Deutsche Medizinische Wochenschrift* 136(28–29): 1465–1471.

Seidlein, AH; Buchholz, I; Buchholz, M; Salloch, S (2019). Relationships and burden: An empirical-ethical investigation of lived experience in home nursing arrangements. Article. *Bioethics* 33(4): 448–456.

Seow, H; Bainbridge, D (2018). A Review of the Essential Components of Quality Palliative Care in the Home. *Journal of Palliative Medicine* 21(S1): S37-S44.

SIGN (kein Datum). Systematic Reviews. Edinburgh: Scottish Intercollegiate Guidelines Network (SIGN). URL: https://www.sign.ac.uk/what-we-do/methodology/search-filters/ [Auswahl: Resources > Systematic Review] (zuletzt abgerufen am 3. März 2023).

Slagman, A; Hoffmann, F; Horenkamp-Sonntag, D; Swart, E; Vogt, V; Herrmann, WJ (2023). Analyse von Routinedaten in der Gesundheitsforschung: Validität, Generalisierbarkeit und Herausforderungen. *Zeitschrift für Allgemeinmedizin* 2023: 1–7.

Sonntag, PT; Krobisch, V; Ruf, V; Schenk, L (2015). Ambulante pflegerische Versorgung älterer (türkeistämmiger) Migrantinnen und Migranten in Berlin. Eine Online-Befragung von Pflegediensten. Endbericht für das ZQP. Berlin: Zentrum für Qualität in der Pflege (ZQP) (Hrsg.). URL: https://www.zqp.de/wp-content/uploads/Abschlussbericht-Ambulante-Pflegerische-Versorgung-Migranten.pdf (zuletzt abgerufen am 3. März 2023).

Spegel, H; Höller, C; Randzio, O; Liebl, B; Herr, C (2013). Infektionshygiene in der ambulanten Pflege – Eine Untersuchung zur Strukturqualität. *Das Gesundheitswesen* 75(2): 111–118.

Spitzenverbände der Pflegekassen; Bundesarbeitsgemeinschaft der überörtlichen Träger der Sozialhilfe; Bundesvereinigung der kommunalen Spitzenverbände; Vereinigung der Träger der Pflegeeinrichtungen (1995). Gemeinsame Empfehlung gemäß § 75 Abs. 5 SGB XI zum Inhalt der Rahmenverträge nach § 75 Abs. 2 SGB XI zur ambulanten pflegerischen Versorgung. Bergisch Gladbach/Berlin/Bonn/Bremerhaven/ Essen/Frankfurt a.M./Freiburg/Hamburg/Hannover/Kassel/Siegburg/Stuttgart: Spitzenverbände der Pflegekassen (AOK-Bundesverband, BKK-Bundesverband,

IKK-Bundesverband, See-Krankenkasse, Bundesverband der landwirtschaftlichen Krankenkassen, Bundesknappschaft, Verband der Angestellten-Krankenkassen e. V., AEV – Arbeiter-Ersatzkassen-Verband e. V. unter Beteiligung des Medizinischen Dienstes der Spitzenverbände der Krankenkassen e. V.) und der Bundesarbeitsgemeinschaft der überörtlichen Träger der Sozialhilfe, der Bundesvereinigung der kommunalen Spitzenverbände und den Vereinigungen der Träger der Pflegeeinrichtungen auf Bundesebene (Arbeiterwohlfahrt Bundesverband e. V., Deutscher Caritasverband e. V., Deutscher Paritätischer Wohlfahrtsverband Gesamtverband e. V., Deutsches Rotes Kreuz e. V., Diakonisches Werk der Evangelischen Kirche in Deutschland e. V., Zentralwohlfahrtsstelle der Juden in Deutschland e. V., Bundesverband privater Alten- und Pflegeheime und sozialer Dienste e. V., ArbeitgeberVerband ambulanter Pflegedienste e. V., Arbeitsgemeinschaft Hauskrankenpflege e. V., Berufsverband Hauskrankenpflege in Deutschland e. V., Bundesarbeitsgemeinschaft Hauskrankenpflege e. V., Bundesverband Ambulante Dienste e. V., Verband Deutscher Alten- und Behindertenhilfe e. V.. URL: https://www.gkv-spitzenverband.de/media/dokumente/pflegeversicherung/richtlinien__verein barungen__formulare/rahmenvertraege__richlinien_und_bundesempfehlungen/75AMB. pdf (zuletzt abgerufen am 3. März 2023).

Statistisches Bundesamt (2019). DRG-Statistik 2019. Vollstationäre Patienten der Krankenhäuser (einschl. Sterbe- und Stundenfälle) 2019 – Hauptdiagnose (ICD10) nach der Fachabteilung mit der längsten Verweildauer. Wiesbaden: Statistisches Bundesamt.

Statistisches Bundesamt (2020). Pflegestatistik. Pflege im Rahmen der Pflegeversicherung Deutschlandergebnisse 2019. Wiesbaden: Statistisches Bundesamt. URL: https://www.statistischebibliothek.de/mir/receive/DEHeft_mods_00146747 (zuletzt abgerufen am 3. März 2023).

Statistisches Bundesamt (2022a). Gesundheitsausgaben 2020 in Deutschland in Mio. €. Gliederungsmerkmale: Jahre, Art der Einrichtung – Ambulante Einrichtungen, Art der Leistung, Ausgabenträger. Bonn: Statistisches Bundesamt (Zweigstelle). URL: www. gbe-bund.de > Ausgaben, Kosten, Finanzierung > Ausgaben > Gesundheitsausgabenrechnung > Tabelle (gestaltbar) > Jahr 2020 > Art der Einrichtung: Ambulante Einrichtungen (zuletzt erstellt am 4. September 2022).

Statistisches Bundesamt (2022b). Gesundheitsausgaben 2020 in Deutschland in Mio. €. Gliederungsmerkmale: Jahre, Art der Einrichtung – Ambulante Pflege, Art der Leistung, Ausgabenträger. Bonn: Statistisches Bundesamt (Zweigstelle). URL: www.gbe-bun d.de > Ausgaben, Kosten, Finanzierung > Ausgaben > Gesundheitsausgabenrechnung > Tabelle (gestaltbar) > Jahr 2020 > Art der Einrichtung: Ambulante Pflege (Tabelle zuletzt erstellt am 4. September 2022).

Statistisches Bundesamt (2022c). Pflegestatistik. Pflege im Rahmen der Pflegeversicherung. Deutschlandergebnisse 2021. Wiesbaden: Statistisches Bundesamt. URL: https://www.destatis.de/DE/Themen/Gesellschaft-Umwelt/Gesundheit/Pflege/Publikationen/_publik ationen-innen-pflegestatistik-deutschland-ergebnisse.html (zuletzt abgerufen am 3. März 2023).

Statistisches Bundesamt (2022d). Statistik über ambulante Pflegeeinrichtungen. Pflegebedürftige (ambulant): Deutschland, Stichtag, Geschlecht, Altersgruppen. Wiesbaden: Statistisches Bundesamt. URL: https://www-genesis.destatis.de/genesis/online?ope ration=previous&levelindex=1&step=0&titel=Tabellen&levelid=1666362829255&lev elid=1666362812019#abreadcrumb > Tabelle: Code 22411–0003 Pflegebedürftige (ambulant): Deutschland, Stichtag, Geschlecht, Altersgruppen > Stichtag: 15.12.2019 > Altersgruppen: jede Altersgruppe (Tabelle zuletzt erstellt am 20. Oktober 2022).

Statistisches Bundesamt (2022e). Sterbefälle, Sterbeziffern (je 100.000 Einwohner, alters-standardisiert) 2019. Gliederungsmerkmale: Jahre, Region, Alter, Geschlecht, Nationa-lität, ICD-10, Art der Standardisierung. Bonn: Statistisches Bundesamt (Zweigstelle). URL: www.gbe-bund.de > Gesundheitliche Lage > Sterblichkeit > Mortalität und Todes-ursachen > Tabellen (gestaltbar): Sterbefälle, Sterbeziffern (ab 1998) (Tabelle zuletzt erstellt am 27. Oktober 2022).

Statistisches Bundesamt (2023). 15. koordinierte Bevölkerungsvorausberechnung. Annah-men und Ergebnisse. Wiesbaden: Statistisches Bundesamt. URL: https://www.destatis. de/DE/Themen/Gesellschaft-Umwelt/Bevoelkerung/Bevoelkerungsvorausberechnung/ begleitheft.html (zuletzt aufgerufen am 3. März 2023).

Stelzhammer, D (2010). Hauskrankenpflege – Status quo und Perspektiven. *ProCare* 10: 20–23.

Strube-Lahmann, S (2019). Hygienemanagement: Umgang mit MRE in der ambulanten Pflege. *Die Schwester Der Pfleger* 9: 18–21.

Strube-Lahmann, S; Suhr, R; Kuntz, S; Lahmann, N (2018). Patientensicherheit – Einsatz von Richtlinien zum Umgang mit multiresistenten Erregern in der ambulanten Pflege. *Zeitschrift für Evidenz, Fortbildung und Qualität im Gesundheitswesen* 135–136: 27–33.

Suhr, R; Lahmann, NA (2018). Urinary incontinence in home care: a representative multicen-ter study on prevalence, severity, impact on quality of life, and risk factors. *Aging Clinical and Experimental Research* 30(6): 589–594.

Suhr, R; Raeder, K; Kuntz, S; Strube-Lahmann, S; Latendorf, A; Klingelhöfer-Noe, J; Lah-mann, N (2019). Strukturparameter und pflegerische Ergebnisqualität in der ambulanten Pflege. *Das Gesundheitswesen* 81(8–09): 590–598.

Sundmacher, L; Fischbach, D; Schuettig, W; Naumann, C; Augustin, U; Faisst, C (2015). Which hospitalisations are ambulatory care-sensitive, to what degree, and how could the rates be reduced? Results of a group consensus study in Germany. *Health Policy* 119(11): 1415–1423.

SVR Gesundheit (2007). Kooperation und Verantwortung – Voraussetzungen einer zielori-entierten Gesundheitsversorgung. Bonn: Sachverständigenrat zur Begutachtung der Ent-wicklung im Gesundheitswesen (SVR Gesundheit). Deutscher Bundestag. Drucksache 16/6339. URL: http://dipbt.bundestag.de/dip21/btd/16/063/1606339.pdf (zuletzt abgeru-fen am 3. März 2023).

SVR Gesundheit (2014). Bedarfsgerechte Versorgung – Perspektiven für ländliche Regio-nen und ausgewählte Leistungsbereiche. Bonn: Sachverständigenrat zur Begutachtung der Entwicklung im Gesundheitswesen (SVR Gesundheit). URL: https://www.svr-ges undheit.de/fileadmin/Gutachten/Gutachten_2014/Langfassung2014.pdf (zuletzt abgeru-fen am 3. März 2023).

Swart, E; Gothe, H; Geyer, S; Jaunzeme, J; Maier, B; Grobe, TG; Ihle, P (2015). Gute Praxis Sekundärdatenanalyse (GPS): Leitlinien und Empfehlungen. 3. Fassung; Version 2012/ 2014. *Das Gesundheitswesen* 77: 120–126.

Swart, E; Ihle, P (2015). Vorwort der ersten Auflage Sekundärdatenanalyse: Aufgaben und Ziele. In: Swart, E; Ihle, P; Gothe, H; Matusiewicz, D (Hrsg.). Routinedaten im Gesund-heitswesen. Handbuch Sekundärdatenanalyse: Grundlagen, Methoden und Perspektiven. 2., vollständig überarbeitete Auflage. Bern: Verlag Hans Huber, 16–18.

Sworn, K; Booth, A (2020). A systematic review of the impact of 'missed care' in primary, community and nursing home settings. *Journal of Nursing Management* 00(Special Issue Paper): 1–25.

Tezcan-Güntekin, H; Breckenkamp, J (2017). Die Pflege älterer Menschen mit Migrationshintergrund. *G+G Wissenschaft* 17(2): 15–23.

Tezcan-Güntekin, H; Breckenkamp, J; Razum, O (2015). Pflege und Pflegeerwartungen in der Einwanderungsgesellschaft. Expertise im Auftrag der Beauftragten der Bundesregierung für Migration, Flüchtlinge und Integration. Berlin: Sachverständigenrat deutscher Stiftungen für Integration und Migration (SVR Integration und Migration). URL: https://www.bundesregierung.de/resource/blob/975228/392728/4b9f196e32ba930 064ba84c94f11e80f/2015-11-16-svr-studie-data.pdf?download=1 (zuletzt abgerufen am 3. März 2023).

Theobald, H; Leidig, HA (2018). Pflegearbeit in Deutschland, Japan und Schweden. Wie werden Pflegekräfte mit Migrationshintergrund und Männer in die Pflegearbeit einbezogen? Düsseldorf: Hans-Böckler-Stiftung. URL: https://www.boeckler.de/pdf/p_study_hbs_383.pdf (zuletzt abgerufen am 3. März 2023).

Tricco, AC; Lillie, E; Zarin, W; O′Brien, KK; Colquhoun, H; Levac, D; Moher, D; Peters, MDJ; Horsley, T; Weeks, L; Hempel, S; Akl, EA; Chang, C; McGowan, J; Stewart, L; Hartling, L; Aldcroft, A; Wilson, MG; Garritty, C; Lewin, S; Godrey, CM; Mcdonald, MT; Langlois, EV; Soares-Weiser, K; Moriarty, J; Clifford, T; Tunçalp, Ö; Straus, SE (2018). PRISMA Extension for Scoping Reviews (PRISMA-ScR): Checklist and Explanation. *Annals of Internal Medicine* 169: 467–473.

Vaartio-Rajalin, H; Fagerström, L (2019). Professional care at home: Patient-centredness, interprofessionality and effectivity? A scoping review. *Health & Social Care in the Community* 27(4): e270-e288.

van den Bussche, H; Jahncke-Latteck, Ä-D; Ernst, A; Tetzlaff, B; Wiese, B; Schramm, U (2013). Zufriedene Hausärzte und kritische Pflegende – Probleme der interprofessionellen Zusammenarbeit in der Versorgung zu Hause lebender Menschen mit Demenz. *Das Gesundheitswesen* 75(5): 328–333.

van den Bussche, H; Jahncke-Latteck, Ä-D; Tetzlaff, B; Ernst, A; Scherer, M; Wiese, B; Kaduszkiewicz, H; Schramm, U (2012). Ambulante Versorgung zuhause lebender Patienten mit Demenz: Reichen die Versorgungsleistungen aus? Eine empirische Untersuchung der Sichtweise von Pflegediensten und Hausärzten. Article. *Zeitschrift für Allgemeinmedizin* 88(12): 513–519.

Van Eenoo, L; van der Roest, H; Onder, G; Finne-Soveri, H; Garms-Homolova, V; Jonsson, PV; Draisma, S; van Hout, H; Declercq, A (2018). Organizational home care models across Europe: A cross sectional study. *International Journal of Nursing Studies* 77: 39–45.

vdek (2021). Übersicht über vereinbarte ambulante Leistungskomplexe in den Bundesländern (Stand: 01.07.2021). Anlage 7 zum Siebten Pflegebericht der Bundesregierung über die Entwicklung der Pflegeversicherung und den Stand der pflegerischen Versorgung in der Bundesrepublik Deutschland. Berichtszeitraum: 2016–2019. Berlin: Verband der Ersatzkassen e. V. (vdek). URL: https://www.bundesgesundheitsministerium.de/filead min/Dateien/3_Downloads/P/Pflegebericht/siebter_pflegebericht_anlage_7_ambulante_leistungskomplexe_bf.pdf (zuletzt zugegriffen am 3. März 2023).

Ventura, AD; Burney, S; Brooker, J; Fletcher, J; Ricciardelli, L (2014). Home-based palliative care: a systematic literature review of the self-reported unmet needs of patients and carers. *Palliative Medicine* 28(5): 391–402.

von Elm, E; Schreiber, G; Haupt, CC (2019). Methodische Anleitung für Scoping Reviews (JBI-Methodologie). *Zeitschrift für Evidenz, Fortbildung und Qualität im Gesundheitswesen* 143: 1–7.

von Reibnitz, C; Sonntag, K (2018). Ambulante Intensivpflege: Bedarf an qualifiziertem Personal wächst. *Pflegezeitschrift* 71(12): 19–21.

Waffenschmidt, S; Knelangen, M; Sieben, W; Bühn, S; Pieper, D (2019). Single screening versus conventional double screening for study selection in systematic reviews: a methodological systematic review. *BMC Medical Research Methodology* 19(132): 1–9.

Wehner, K; Schwinger, A; Büscher, A (2021). Qualität in der ambulanten Pflege – Übersichtsarbeit über die relevanten struktur-, prozess- und ergebnisbezogenen Versorgungsaspekte. *Zeitschrift für Evidenz, Fortbildung und Qualität im Gesundheitswesen (ZEFQ)* 167: 15–24.

Weidner, F; Tucman, D; Jacobs, P (2017). Gewalt in der Pflege. Erfahrungen und Einschätzungen von Pflegefachpersonen und Schülern der Pflegeberufe. Köln: Deutsches Institut für angewandte Pflegeforschung e. V. (DIP). URL: https://www.dip.de/filead min/data/pdf/projekte_DIP-Institut/Studienbericht-DIP-B_Braun_GiP-final2.pdf (zuletzt abgerufen am 3. März 2023).

Wenzel, A; Budnick, A; Schneider, J; Kreutz, R; Dräger, D (2020). Pflegerisches Schmerzmanagement bei ambulant versorgten Pflegebedürftigen. *Pflege* 33(2): 63–73.

WHO (2003). List of Member States by WHO region and mortality stratum. In: WHO (Hrsg.). The World Health Report 2003: Shaping the Future. Geneva: World Health Organization (WHO), 182–183. URL: https://apps.who.int/iris/bitstream/handle/10665/ 42789/9241562439.pdf?sequence=1&isAllowed=y (zuletzt abgerufen am 3. März 2023).

WHO (2017). Integrated care for older people. Guidelines on community-level interventions to manage declines in intrinsic capacity. Geneva: World Health Organization (WHO). URL: https://apps.who.int/iris/bitstream/handle/10665/258981/978924155 0109-eng.pdf?sequence=1 (zuletzt abgerufen am 1. August 2020).

WIdO (2022). QSR-Verfahren. Indikatorenhandbuch. Verfahrensjahr 2022. Berlin: Wissenschaftliches Institut der AOK (WIdO). URL: https://www.qualitaetssicherung-mitroutinedaten.de/imperia/md/qsr/methoden/indikatorenhandbuch_2022.pdf (zuletzt abgerufen am 3. März 2023).

Willener, R; Jenni, G; Gonzales, N; Frey Münger, A; Barbezat, I; Geese, F; Hürlimann, B; Spichinger, E (2015). Pflege von erwachsenen Personen mit Blasenkatheter. Bern: Inselspital Universitätsspital Bern. URL: http://www.inselgruppe.ch/?id=1962 (zuletzt abgerufen am 1. August 2020).

Wingenfeld, K; Stegbauer, C; Willms, G; Voigt, C; Woitzik, R (2018). Entwicklung der Instrumente und Verfahren für Qualitätsprüfungen nach §§ 114 ff. SGB XI und die Qualitätsdarstellung nach § 115 Abs. 1a SGB XI in der stationären Pflege. Abschlussbericht: Darstellung der Konzeptionen für das neue Prüfverfahren und die Qualitätsdarstellung. Bielefeld/Göttingen: Institut für Pflegewissenschaft an der Universität Bielefeld (IPW)/ aQua - Institut für angewandte Qualitätsförderung und Forschung im Gesundheitswesen GmbH. URL: https://www.gs-qsa-pflege.de/wp-content/uploads/2018/10/20180903_

Entwicklungsauftrag_stationa%CC%88r_Abschlussbericht.pdf (zuletzt abgerufen am 3. März 2023).

Zanuzdana, A; Köpke, K; Haas, W (2016). Influenza und ambulant erworbene Pneumonie in hausärztlich tätigen Arztpraxen in Deutschland. *Bundesgesundheitsblatt, Gesundheitsforschung, Gesundheitsschutz* 59(11): 1492–1502.

ZQP (2017). ZQP-Umfrage: Rechte Pflegebedürftiger werden zu häufig verletzt – Ergebnisse einer Repräsentativbefragung. Berlin: Zentrum für Qualität in der Pflege (ZQP). URL: https://www.zqp.de/wp-content/uploads/2017_04_20_Rechte_Pflegebed%C3%BCrftigervf.pdf (zuletzt abgerufen am 3. März 2023).

ZQP (2018). ZQP-Perspektivenwerkstatt 2018 – Patientensicherheit in der ambulanten Pflege – Zentrale Ergebnisse. Berlin: Zentrum für Qualität in der Pflege (ZQP). URL: https://www.zqp.de/wp-content/uploads/ZQP-Patientensicherheit-Ergebnispapier.pdf (zuletzt abgerufen am 3. März 2023).

ZQP (2019). Fachpersonenmangel in der ambulanten Pflege – Ergebnisse einer ZQP-Befragung, September 2019. Berlin: Zentrum für Qualität in der Pflege (ZQP). URL: https://www.zqp.de/wp-content/uploads/ZQP-Kurzbericht-Personalmagel-Ambulant.pdf (zuletzt abgerufen am 3. März 2023).

GPSR Compliance

The European Union's (EU) General Product Safety Regulation (GPSR) is a set of rules that requires consumer products to be safe and our obligations to ensure this.

If you have any concerns about our products, you can contact us on ProductSafety@springernature.com

In case Publisher is established outside the EU, the EU authorized representative is:

Springer Nature Customer Service Center GmbH
Europaplatz 3
69115 Heidelberg, Germany

The manufacturer's authorised representative in the EU is Springer
Nature Customer Service Centre GmbH, Europaplatz 3, 69115 Heidelberg,
Germany. If you have any concerns regarding our products, please
contact ProductSafety@springernature.com

Printed and bound by CPI Group (UK) Ltd, Croydon, CR0 4YY
24/04/2026
02096373-0003